眼睛是人类认识世界、获取外部信息的主要感觉器官。

眼睛的健康正是提高生活质量不可或缺的要素。

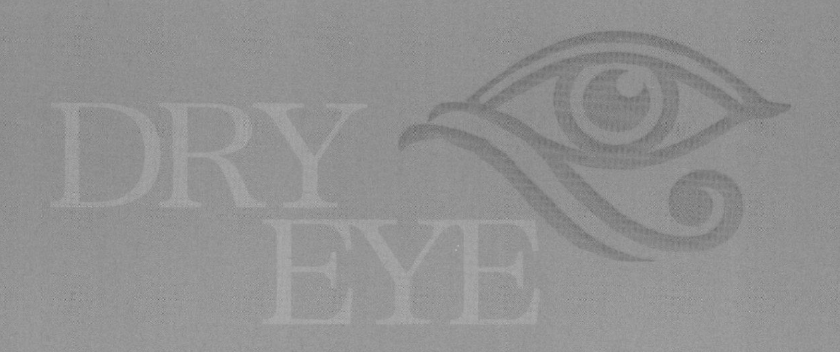

我国干眼患者已占眼科门诊患者的30%以上，

是目前我国眼科门诊最常见的眼病之一。

同仁干眼实用诊疗

DRY EYE

● 主　编　接　英　田　磊

● 副主编　邓世靖　李　上　于　静

人民卫生出版社

·北　京·

图书在版编目（CIP）数据

同仁干眼实用诊疗 / 接英，田磊主编．一北京：人民卫生出版社，2023.7

ISBN 978-7-117-34655-9

Ⅰ.①同… Ⅱ.①接…②田… Ⅲ.①干眼病－诊疗 Ⅳ.①R591.41

中国国家版本馆 CIP 数据核字（2023）第 050682 号

人卫智网	www.ipmph.com	医学教育、学术、考试、健康，购书智慧智能综合服务平台
人卫官网	www.pmph.com	人卫官方资讯发布平台

同仁干眼实用诊疗

Tongren Ganyan Shiyong Zhenliao

主　　编：接　英　田　磊
出版发行：人民卫生出版社（中继线 010-59780011）
地　　址：北京市朝阳区潘家园南里 19 号
邮　　编：100021
E - mail：pmph @ pmph.com
购书热线：010-59787592　010-59787584　010-65264830
印　　刷：廊坊一二〇六印刷厂
经　　销：新华书店
开　　本：787 × 1092　1/16　　**印张：**25
字　　数：488 千字
版　　次：2023 年 7 月第 1 版
印　　次：2023 年 9 月第 1 次印刷
标准书号：ISBN 978-7-117-34655-9
定　　价：198.00 元

编者（以姓氏汉语拼音为序）

保佳玉 首都医科大学附属北京同仁医院 北京市眼科研究所
陈　楠 首都医科大学附属北京同仁医院
陈文譞 首都医科大学附属北京同仁医院 北京市眼科研究所
陈小鸟 首都医科大学附属北京同仁医院
崔　莉 首都医科大学附属北京同仁医院
邓世靖 首都医科大学附属北京同仁医院
董桂霞 首都医科大学附属北京同仁医院
冯　珺 首都医科大学附属北京同仁医院 北京市眼科研究所
谷易轩 首都医科大学附属北京同仁医院 北京市眼科研究所
郭一涵 首都医科大学附属北京同仁医院 北京市眼科研究所
郝怡然 首都医科大学附属北京同仁医院 北京市眼科研究所
胡晓丹 首都医科大学附属北京同仁医院
接　英 首都医科大学附属北京同仁医院 北京市眼科研究所
李　傲 首都医科大学附属北京同仁医院 北京市眼科研究所
李　上 首都医科大学附属北京同仁医院
李思源 首都医科大学附属北京同仁医院 北京市眼科研究所
刘淑贤 首都医科大学附属北京同仁医院
刘梓煜 首都医科大学附属北京同仁医院 北京市眼科研究所
陆立新 首都医科大学附属北京同仁医院
骆　非 首都医科大学附属北京同仁医院
阮　方 首都医科大学附属北京佑安医院
田　磊 首都医科大学附属北京同仁医院 北京市眼科研究所
王　辉 首都医科大学附属北京同仁医院
王　霜 首都医科大学附属北京同仁医院 北京市眼科研究所
王静漪 首都医科大学附属北京同仁医院 北京市眼科研究所
王静怡 首都医科大学附属北京同仁医院
王文莹 首都医科大学附属北京同仁医院
王滢珲 首都医科大学附属北京同仁医院 北京市眼科研究所
王智群 首都医科大学附属北京同仁医院 北京市眼科研究所
闻　雅 首都医科大学附属北京同仁医院 北京市眼科研究所
吴倩如 首都医科大学附属北京同仁医院
闫　超 首都医科大学附属北京同仁医院
杨　珂 首都医科大学附属北京同仁医院
于　静 首都医科大学附属北京同仁医院
张　鹏 首都医科大学附属北京同仁医院
张　阳 首都医科大学附属北京同仁医院 北京市眼科研究所
张晓昭 首都医科大学附属北京同仁医院
赵国宏 首都医科大学附属北京同仁医院
赵梦楠 首都医科大学附属北京同仁医院
朱　蕾 首都医科大学附属北京同仁医院

（兼）**编写秘书** 李思源

DRY EYE

主　编

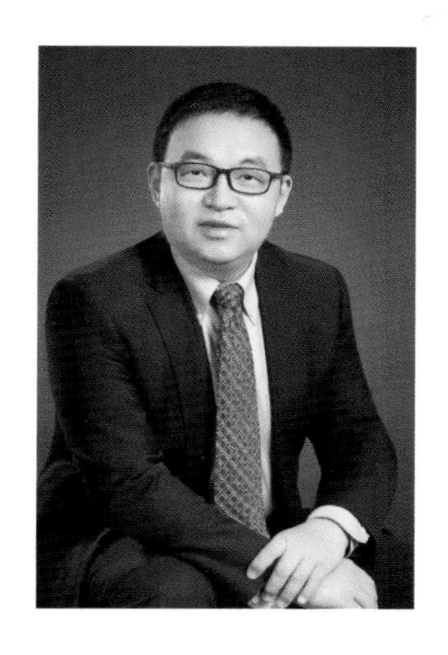

接英

男，主任医师、教授、博士生导师。主要从事角膜和眼表疾病的基础和临床研究。现任首都医科大学附属北京同仁医院角膜病专科主任、北京市眼科研究所副所长。美国哈佛大学和加州大学圣迭戈分校高级访问学者。入选青年北京学者、北京市科技新星、北京市卫生系统高层次人才、国家重点研发计划项目首席科学家。现担任亚洲干眼协会委员，中国医师协会角膜病学组委员，中国医学装备协会眼表疾病学组组长，海峡两岸医药卫生交流协会眼表与泪液学组副组长，中华变态反应学会鼻眼过敏性疾病学组副组长，北京眼科专业委员会委员，中华眼科学会青年委员。担任《眼科》杂志编委，《中华眼科医学杂志》编委，《中华眼科杂志》和《中华实验眼科》杂志通讯编委。先后承担国家科技部重点研发计划重点专项、国家及省部级科研课题 9 项，发表 SCI 论文 100 余篇，获得省部级科技进步奖一等奖 2 项。

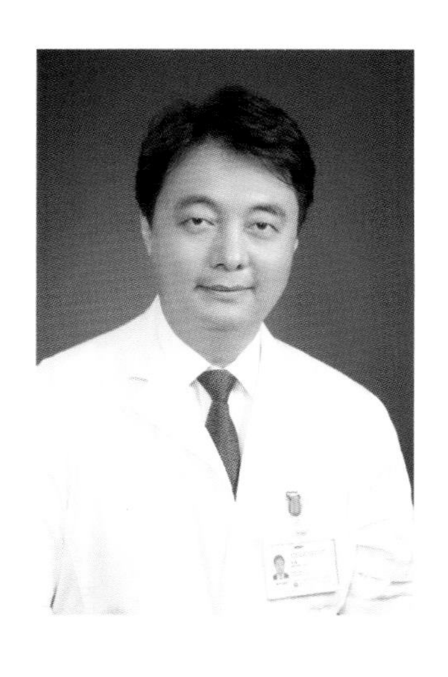

田磊

男，副主任医师、副教授、硕士生导师。主要从事角膜和眼表疾病的基础和临床研究。香港理工大学高级访问学者。入选北京市科技新星，北京市医管局“青苗”人才，中国眼视光英才培育计划“明日之星”，北京同仁医院“杰出”人才。担任中国医学装备协会眼表疾病学组秘书长、中华变态反应学会鼻眼过敏性疾病学组委员、中国医师协会眼表与干眼学组委员、海峡两岸医药卫生交流协会眼表与泪液疾病学组青年委员、北京医学会眼科学分会青年委员会副主任委员、北京医师协会眼科医师分会角膜学组委员等学术职位。担任《中华眼科医学杂志（电子版）》、*Frontiers in Nutrition* 等杂志编委。先后承担国家及省部级科研课题 5 项。发表 SCI 论文 70 余篇。参与制定国内眼科专家共识 10 余部。获得省部级科学技术一等奖 1 项。

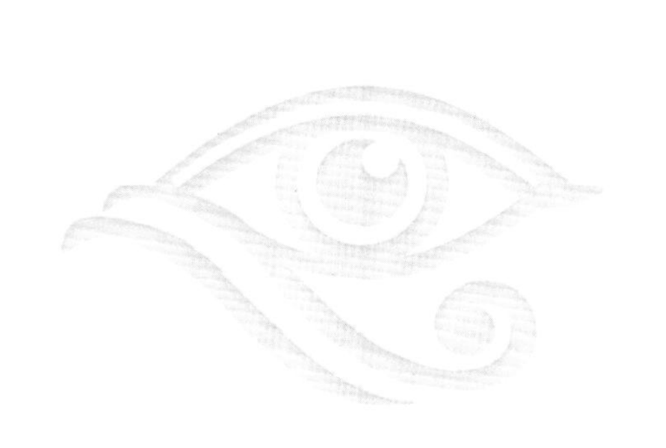

序　一

近年来，干眼的发病率逐年上升，严重影响人们的生活质量。我国的患病率已达到21%～30%，干眼患者比例已占眼科门诊患者的30%以上，是目前我国眼科门诊最常见的眼病之一。干眼发病的病理生理机制复杂，病因繁多，各种因素常相互影响发挥作用，有些全身免疫性疾病可合并严重的干眼，造成角膜溃疡甚至穿孔，严重影响视力。自中国干眼专家共识发布以来，国内干眼领域发展迅速且成果颇丰，但不可否认的是，有关干眼的专著仍较少，缺乏一部能够切实结合临床工作的指导性著作。

首都医科大学附属北京同仁医院眼科是我国主要的眼科中心之一，依托于同仁医院眼角膜病专科而成立的同仁干眼诊疗中心是我国成立较早的干眼中心，是我国具有引领作用的主要干眼临床诊治和科研中心之一。同仁干眼诊疗中心至今已接诊干眼患者逾数十万例，形成了一套具有同仁特色的诊断和治疗体系，同时也积累了丰富的临床实践经验和病例资料，这些宝贵的资料对我国干眼领域的发展、干眼诊疗水平的提高有极大价值。在接英教授和田磊教授的带领下，同仁干眼诊疗中心的各位同道齐心协力，将这些资料汇总、整理成这本著作，可谓首都医科大学附属北京同仁医院干眼临床经验与科研创新的结晶，是干眼领域具有很好指导作用的参考书，对全国各级眼科医生开展干眼临床工作具有积极的意义。

本书内容丰富、条理清晰、图片精美，由检查、治疗和典型病例分析三方面入手，理论与实际病例相结合，深入浅出地讲解了干眼的检查、诊断和治疗全过程，内容全面，重点突出，是便于眼科医生、研究生和眼科科研人员全面、系统地学习干眼临床工作流程和操作的工具书，是重要的参考资料。本书的出版，将为我国眼科各亚专科医生在干眼领域的工作提供指导，极大助力今后我国干眼临床和科研工作的发展。

最后，再次感谢接英教授、田磊教授和他们的团队在繁忙的临床和科研工作中完成这本著作，为提高我国干眼诊疗水平、推动干眼事业发展作出的贡献。

厦门大学眼科研究所所长
教育部长江学者特聘教授
亚洲干眼协会前任主席
海峡两岸医药卫生交流协会眼科学专业委员会主任委员
中国医师学会眼科学分会眼表与干眼学组组长
中华医学会眼科学分会角膜病学组副组长

2023年8月

序　二

干眼是目前临床最常见的眼科疾病之一，发病原因十分复杂，大多数干眼患者，尤其中、重度患者病情迁延不愈，需要长期治疗。我国干眼领域近年来在临床和科研工作中均取得了较大进展。其中，首都医科大学附属北京同仁医院干眼诊疗中心作为我国标志性的干眼临床和科研中心，自 2018 年成立以来取得了快速的发展，同时积累了大量病例资料和临床经验。随着国际泪膜和眼表协会干眼工作组和亚洲干眼协会中国分会相继发布新版专家共识，干眼诊疗引起了眼科各亚专业医生的广泛关注，朝着规范化、精准化方向发展是未来发展所面临的挑战。

正值此时，接英教授和田磊教授带领团队，将同仁干眼诊疗中心的优秀工作经验和珍贵临床资料编写成书，并在人民卫生出版社的支持下出版，无疑对我国干眼规范化诊疗具有积极的推动作用。本书基于最新版国际和中国专家共识，通过检查篇、治疗篇和典型病例分析三个篇章，对干眼眼部和全身检查、诊断流程和标准、五大治疗方向的实际临床应用进行了全方位的详尽阐述。难能可贵的是，全书贯穿了首都医科大学附属北京同仁医院干眼中心各位经验丰富的医生的实际临床经验和心得体会，并在最终篇收录了各类典型干眼病例，在病例的引导下对干眼的诊疗全程予以讲解，以期提供最贴合临床工作的指导性意见。眼科医生和研究生通过研读、学习本书可以更好地了解干眼相关临床知识，规范临床诊疗技术和方法，提高整体临床诊疗水平。

接英教授是首都医科大学附属北京同仁医院角膜病专科主任、北京市眼科研究所副所长、亚洲干眼协会委员，他从事角膜和眼表疾病的基础和临床工作 20 余年，取得了突出的成绩。他曾先后主持国家自然科学基金项目 4 项，获得省部级科技进步奖一等奖 2 项。田磊教授是中国医师协会眼表与干眼学组委员、香港理工大学访问学者，主持国家自然科学基金 2 项，在干眼领域有着丰富的工作积累。

接英教授、田磊教授和首都医科大学附属北京同仁医院的干眼团队在本书的编写过程中付出了辛勤的劳动，本书的出版反映了他们丰富的临床经验、优秀的学术素养和不断探索的执着精神，值得同道们学习。相信本书的出版定能够对国内的广大读者有所裨益。

中华医学会眼科学分会常务委员
角膜病学组组长
山东省第一医科大学附属眼科医院院长
二级教授、主任医师、博士研究生导师
中国民族卫生协会眼科专业委员会主任委员
俄罗斯自然科学院外籍院士
史伟云

2023年8月

前 言

我国有关干眼的历史，最早可以追溯到隋代医家巢元方所著的《诸病源候论》，其中即有关于“目涩候”及其病因的记载。到元明时代，众医家纷纷于各医学典籍中提出“白眼”“干涩昏花症”“神水将枯症”等病症。明代医家傅仁宇在《审视瑶函》中明确提出了“白涩症”，将其描述为“不肿不赤，爽快不得，沙涩昏蒙，名曰白涩”，并将其病机归结为“气分伏隐，脾肺湿热”。

由此可见，干眼并非现代疾病。然而直至近代，随着科技的进步和生活方式的改变，干眼患病率逐年增高，干眼才成为眼科医生广泛关注的领域。美国国立眼科研究所于 1993 年成立了干眼研究小组，并在 1995 年发表的报告中首次对干眼作出定义。之后分别在 2007 年和 2017 年，国际泪膜与眼表协会（Tear Film and Ocular Surface Association，TFOS）发布了两版国际干眼工作小组报告（DEWS Ⅰ和 DEWS Ⅱ），以循证医学的方法，系统、全面地修订了干眼的定义与分类、发病机制、流行病学、诊断标准、治疗原则等。亚洲干眼协会中国分会和中华医学会角膜病学组在参考国际干眼诊疗规范的基础上，充分结合我国干眼患者的特点和我国眼科医生的临床实践，发表了系列的中国干眼专家共识，成为指导我国干眼临床诊疗的重要参考。

首都医科大学附属北京同仁医院干眼诊疗中心自 2018 年成立以来，实现了干眼专病专治诊疗新模式，至今已接诊了数十万例来自全国各地的干眼患者，积累了丰富的临床经验和病例资料。在积极推广干眼诊疗规范的同时，建立了干眼临床和基础研究平台，进行了系列干眼基础和临床研究，对临床诊疗方法进行了一定创新并取得了良好效果。

虽然目前对于干眼的认识已经取得了长足的进步，但由于其发病机制复杂，又与全身性疾病密切相关，新的临床诊疗技术不断涌现，不同医院在干眼的规范化诊疗方面还存在较大差距，因此，我们参考国内外目前在干眼诊疗方面的共识性意见，结合同仁干眼诊疗中心在临床诊疗过程中的实践积累，编写了《同仁干眼实用诊疗》一书，旨在加强对干眼研究和防治工作重要性的认识，提高临床诊疗水平，最终造福广大干眼患者。本书的编者大多是长期在临床一线工作的专家，在干眼诊治方面有着丰富的经验和独到的见解，本着实用性、全面性和先进性的原则，将各自的经验积累和心得体会汇聚成书，但愿本书的出版能为广大眼科医生提供帮助和参考。

本书共分三篇：检查篇、治疗篇和典型病例分析。

在检查篇中，基于国内外共识中的干眼诊断流程及标准，对症状评估、裂隙灯检查、眼部检查和全身检查依次作出了详细介绍。各位编者在介绍各种检查操作方法的同时，还将自己的临床经验和心得体会结合相关文献写入了各章节的临床应用部分。

治疗篇共分为物理治疗、药物治疗、手术治疗、中医药治疗和护理五个章节。从治疗原理入手，阐述了各治疗设备、药物，以及手术方式的操作步骤和适应证。基于查阅的大量文献以及临床应用中积累的经验，较为全面地介绍了各种治疗方式的临床应用。除专家共识中所涉及的一线治疗方式外，治疗篇还介绍了我们团队在干眼领域的最新研究成果，包括口服虾青素治疗干眼，自主创新研发高频热电场干眼治疗仪，专利中药组方治疗干眼，以及岛状眶下神经血管蒂唇腺移植术治疗重度干眼等。

最后的典型病例分析收录了团队所接诊过的各类干眼典型患者，从临床表现到诊断依据及治疗方案，深入浅出地讲解了各种疾病相关干眼的个性化诊疗方案。

本书是首都医科大学附属北京同仁医院干眼团队集体智慧的结晶，是同仁干眼诊疗门诊近年来临床实践的经验总结。我们在参阅最新国内外干眼专家共识和诊疗技术最新进展的基础上，结合同仁干眼诊疗中心的临床资料和各位编者的实践经验，进行汇总、整理后呈现给各位眼科同道，具有较好的可读性和可操作性。

感谢人民卫生出版社的大力支持，使本书得以顺利出版，在此过程中，首都医科大学附属北京同仁医院干眼团队的各位同道在繁忙工作之余收集资料整理成章，在此一并致以谢意！由于著者水平所限，在编写过程中的谬误和不足之处望各位同道不吝指正！

接英 田磊

2023年8月 北京

DRY
EYE

目录

第一篇　检查篇

第二篇　治疗篇

DRY EYE

第一篇 检查篇

第一章

干眼检查流程及干眼诊断标准

一、干眼检查内容

目前，临床上常用的干眼检查方法包括干眼问卷调查、裂隙灯检查、泪膜相关检查、泪液相关检测、睑缘及睑板腺检查、角结膜检查、综合检查和全身检查等几大类，它们各自从不同的角度评估干眼的症状与体征，从而做出诊断与干眼分型，并对干眼病情的轻重程度进行分级，指导干眼治疗决策的选择。

（一）症状评估

干眼问卷调查是进行干眼的症状评估的主要方法，目前比较重要的干眼问卷包括中国干眼问卷量表、眼表疾病指数量表（Ocular Surface Disease Index，OSDI）、干眼 5 项问卷（5-Item Dry Eye Questionnaire，DEQ-5）、McMonnies 量表（McMonnies Dry Eye Questionnaire，MQ）、患者眼干涩感标准评估量表（Standard Patient Evaluation of Eye Dryness，SPEED）、干眼对日常生活的影响（Impact of Dry Eye in Everyday Life，IDEEL）等，不同的问卷侧重点各有不同，因此有不同的临床应用价值[1]。

OSDI 问卷侧重于过去 1 周内干眼常见症状发生频率、视觉质量变化和环境诱发因素的评估，且可对干眼严重程度进行分级，是目前应用最广泛的问卷。中国干眼问卷量表基于中国患者的使用习惯和疾病背景进行改良，内容涵盖干眼相关病史、环境诱发因素、过去 1 周内的眼部症状频率等，更适用于中国干眼人群的筛查[2]。DEQ-5 问卷侧重于评估过去 1 个月内眼部症状严重程度与发生频率，问卷较为简洁，可迅速评估干眼症状。SPEED 问卷侧重评估干眼常见眼部症状的严重程度与发生频率，与睑板腺形态及睑板腺分泌评分的相关性较好，较适用于睑板腺功能障碍（meibomian gland dysfunction，MGD）相关干眼患者。McMonnies 问卷则侧重于干眼患者筛查及干眼危险因素的评估。干眼问卷调查以其便捷、有效、经济的特点，一般作为干眼检查的第一步，于接诊时进行。

（二）体征检查

干眼体征检查可分为裂隙灯检查、泪膜相关检查、泪液相关检测、睑缘及睑板腺检查、角结膜检查、综合检查和全身检查等。

1. 裂隙灯检查 裂隙灯作为眼科基础检查设备，可对患者眼部外观、睑缘、结膜、角膜、泪河、泪点区域等进行详细查体，是门诊诊治的主要依据，一般作为最先进行的体征检查项目。部分裂隙灯下进行的检查如眼表染色评分、睑缘刷上皮病变判断等，均是现有设备检查无法替代的项目。因此，要重视干眼诊治过程中裂隙灯查体的作用。

2. 泪膜相关检查 泪膜相关检查包含泪膜破裂时间（tear breakup time，TBUT）、角膜地形图、泪膜干涉检查等。

TBUT 能有效直观地反映泪膜的稳定性，可分为荧光素染色泪膜破裂时间（fluorescein breakup time，FBUT）与非侵入泪膜破裂时间（non-invasive breakup time，NIBUT），二者各有优势。FBUT 测量时需要应用荧光素钠染色后于裂隙灯钴蓝光下观察泪膜，具有一定的侵入性，可能影响泪膜的真实状态，且测量结果依赖检查者的主观判断，造成结果不准确；但其不依赖相关设备，便于在临床推广。NIBUT 主要基于 Placido 环原理联合计算机数据分析客观测量泪膜破裂时间，对眼表扰动小，极少影响泪膜破裂的真实状态。

角膜地形图可对干眼患者的泪膜情况做出评估，提示由于泪膜稳定性差和角膜上皮缺损等引起的角膜表面不规则性增加。

眼表干涉仪能定量测定泪膜脂质层厚度并客观分析瞬目频率及方式，对于泪膜脂质层缺乏和睑板腺功能障碍型干眼的诊断具有重要意义。泪膜干涉成像仪 Kowa DR-1α、眼表综合分析仪等设备不仅可以非接触测量泪膜破裂时间，还可定性评估泪膜脂质层[3]。

NIBUT、角膜地形图、泪膜脂质层厚度定量测定和泪膜脂质层定性评估是非侵入性的，应先于 FBUT 等侵入性检查进行。

3. 泪液相关检测 泪液相关检测包含泪河高度（tear meniscus height，TMH）、泪液分泌试验（Schirmer's test）、酚红棉线试验、试纸泪河计（strip meniscometry tube，SMTube）、泪液清除率、泪液基质金属蛋白酶 -9（matrix metallopeptidase 9，MMP-9）快速检测、泪液炎症因子实验室检查、泪液渗透压和泪液蕨类试验等。

泪河高度可使用裂隙灯、眼表综合分析仪或眼前节光学相干断层扫描（optical

coherence tomography，OCT）等设备进行测量，可用于间接评估泪液分泌量，为非侵入性检查，应先于侵入性检查项目进行。

泪液分泌试验、酚红棉线试验和 SMTube 均可以迅速、便捷地检测泪液分泌量。泪液分泌试验临床上更为常用；酚红棉线试验对眼部侵入性更小，可以减轻眼部刺激的影响，易于被患者接受；SMTube 具有快捷、侵入性小、检查方便的特点。荧光染色结合荧光分光光度计、眼前节 OCT 等设备可评估泪液清除率，并对结果进行量化[4]。泪液蕨类试验可以通过泪液结晶的不同形态间接反映泪液中各组分的组成情况。泪液分泌试验、酚红棉线试验、试纸泪河计、泪液清除率和泪液蕨类试验均具有侵入性，应在非侵入性检查后进行。

泪液成分的检测包含 MMP-9 快速诊断试剂盒、泪液炎症因子实验室检查等。泪液渗透压可通过 TearLab® 渗透压系统等仪器进行测量。泪液成分和泪液渗透压检测为侵入性检查，但其结果可能会被其他侵入性检查如泪液分泌试验、眼表荧光染色等检查影响，应在非侵入性检查后，其他侵入性检查前进行。

4. 睑缘及睑板腺检查 睑缘及睑板腺检查包含睑缘及睑板腺形态及功能检查、Marx 线检查、眼睑刷检查和螨虫检查等。睑缘及睑板腺是保持泪膜功能稳定的重要组织结构，睑缘及睑板腺的改变是干眼的重要体征，评估睑缘、睑板腺以及眼表微生物的改变，对于诊断干眼尤其是 MGD 相关干眼具有重要价值。

睑缘及睑板腺形态及功能检查包括形态检查及功能评估两部分。在裂隙灯下观察皮肤、睫毛、睑缘及睑板腺开口的形态，挤压睑板腺观察分泌能力和分泌物的性状，翻转眼睑使用睑板腺成像仪拍摄睑板腺图像并分析其缺失及形态变异程度。Marx 线位于睑板腺开口的后方，可被丽丝胺绿、荧光素钠、虎红等染色剂染色，对 MGD 相关干眼具有重要诊断价值。眼睑刷位于睑缘内缘处，与眼球表面相接触起到涂布泪液的作用，使泪液形成泪膜并维护眼表细胞的完整性；干眼患者的眼睑刷可被荧光素钠、孟加拉红和丽丝胺绿染色。睑缘螨虫检查可用拔睫毛镜检法（Coston 法）或活体激光共聚焦显微镜（in vivo confocal microscopy，IVCM）进行。

睑缘和睑板腺检查均属于侵入性较强的检查，应在非侵入性检查或侵入性较小的检查后进行。

5. 角结膜检查 角结膜的检查包含眼表细胞染色、活体激光共聚焦显微镜、印迹细胞学、角膜知觉检查等。

眼表细胞染色分为荧光素、虎红和丽丝胺绿染色，荧光素染色主要用于角膜上皮损伤的范围和程度的评估，虎红和丽丝胺绿染色主要用于结膜上皮损伤状态的评估。激光角膜共聚焦显微镜可以清晰直观地观测干眼患者结膜、角膜、睑板腺等眼表结构内正常细胞的形态、免疫炎症细胞数量、神经纤维形态和密度的改变、眼表寄生虫等。印迹细胞学检查可通过特制的醋酸纤维素膜从眼表获取印迹细胞学样本，其中包含上皮细胞、结膜杯状细胞和炎性细胞等浅层细胞，可推测眼表损害和黏蛋白的分泌情况。角膜知觉检查可以反映干眼患者角膜知觉减退的程度，对评估患者病情十分重要，目前较广泛应用的知觉计属于侵入性检查，也有非接触式知觉计，但目前尚未广泛应用。

除非接触式知觉计以外，其他角结膜检查均属于侵入性检查，应在非侵入性检查后进行。其中眼表染色为干眼诊断中较为重要的检查项目，应常规进行。

6. 综合检查设备 眼表综合分析仪、泪液干涉成像仪、眼前节光学相干断层扫描等多种设备均可将上述多种检查项目结合，对干眼患者的眼表状态进行全面检查，综合评估，具有方便快捷的特点，便于在临床推广。眼表综合分析仪可快速、客观地评估干眼患者的泪液量、泪膜的功能和睑板腺的状态，为干眼的诊断以及睑板腺功能的评估提供参考依据。眼表干涉仪能定量测定泪膜脂质层厚度，形成眼表及睑板腺成像，并客观分析瞬目频率及方式，对于泪膜脂质层缺乏和睑板腺功能障碍型干眼的诊断具有重要意义。OCT 可获取生物组织横切面断层成像，用于测量泪河高度、眼表上皮厚度及睑板腺功能。在使用综合检查设备时应注意按照侵入性从小到大的顺序进行，如最后进行睑板腺成像。

7. 全身检查 许多全身疾病与干眼具有相关性，其中风湿性免疫疾病与干眼尤为相关，因此不能忽视干眼患者的全身检查。对于怀疑与全身疾病相关的干眼患者，合理进行必要的全身检查，对于患者的治疗和预后十分重要。

二、合理的干眼检查流程的重要性

干眼与各种眼部疾病和全身疾病密切相关，检查方式多种多样，操作方法各有不同，可分为侵入性和非侵入性，其相关检查也涉及多个临床科室，因而检查结果会产生相互影响，造成部分结果的不准确，导致漏诊、误诊的发生。例如：如果先进行 BUT 和 Schirmer 试验，可能导致反射性泪液分泌，最终使 TMH 结果偏高 [5]；荧光素钠的过多滴入可能会增加泪膜稳定性从而使泪膜破裂时间延长，造成假阴性的结果 [6]；睑板腺图像及睑缘检查等应最后进行，因其刺激性可能会影响 NIBUT、TMH 和 Schirmer 试验等检查项目的结果。

干眼的检查结果直接影响干眼的诊断、分型和治疗，因此在临床工作中，设定合理的干眼检查流程，对于保证检查结果的准确客观、保证治疗效果至关重要。

干眼检查流程应遵循由简单到复杂、由非侵入性到侵入性、由无创到有创、由局部到全身的原则。

三、干眼检查流程及诊断标准

（一）第二版干眼病国际专家共识（dry eye workshop，DEWS Ⅱ）

2017 年泪膜和眼表协会（Tear Film and Ocular Surface Society，TFOS）发表的 TFOS DEWS Ⅱ中，对于干眼检查与诊断流程和推荐优先进行的检查项目做了相关的阐述（图 1-1-0-1）[7]。其基本的原则为临床诊断干眼的各项检查按侵入性最小到最大顺序进行，即使是非侵入性的干眼检查，也应让患者间断眨眼，防止持续睁眼造成的人为干眼及反射性泪液分泌。TFOS DEWS Ⅱ推荐的检查顺序是依次进行症状检查、泪膜破裂时间测定、泪液渗透压测定、Schirmer 试验或酚红棉线检查以及眼表染色[8]。

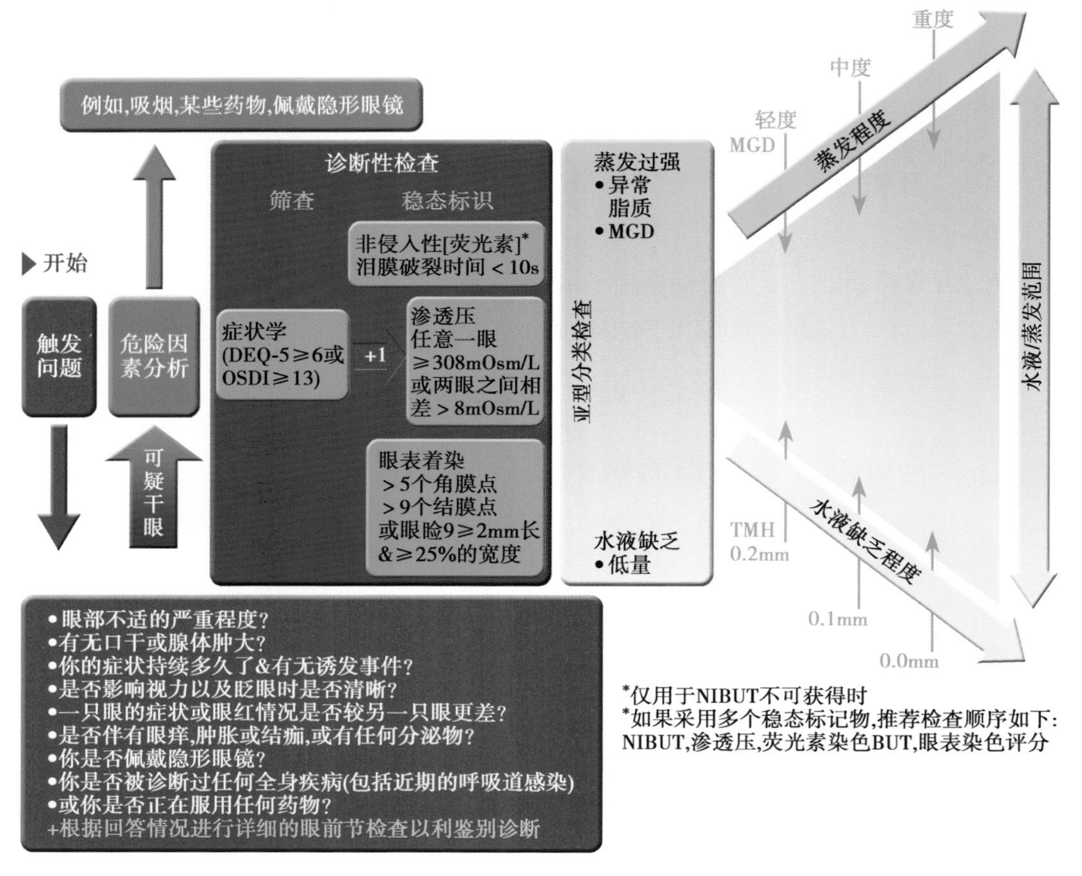

图 1-1-0-1　TFOS DEWS Ⅱ共识干眼检查与诊断[8]

诊断标准为：在症状检查异常（DEQ-5≥6 分或 OSDI≥13 分）的基础上，加上以下任意一项泪膜稳态异常的检查即可诊断干眼。NIBUT 或 FBUT＜10s；任意一眼渗透压≥308mOsm/L 或两眼之间相差＞8mOsm/L；眼表着染＞5 个角膜点，＞9 个结膜点，或睑缘染色同时长度≥2mm，宽度占比≥25%。

（二）中国干眼专家共识

2020年，中国推出了最新的干眼专家共识，对干眼各项检查进行了介绍，同时提出了临床干眼的推荐检查流程（图1-1-0-2）。其流程遵循由非接触到接触、由无创到有创、由局部到全身的原则，尽可能保证结果的准确性[1]。同时其将诊断干眼常用的检查如病史询问、症状评估、泪河高度、泪膜稳定性检测、眼表染色、泪液分泌等放在比较靠前的位置，而其他辅助检查如结膜印迹细胞学检查、泪液成分检测、影像学检查放在比较靠后的位置。

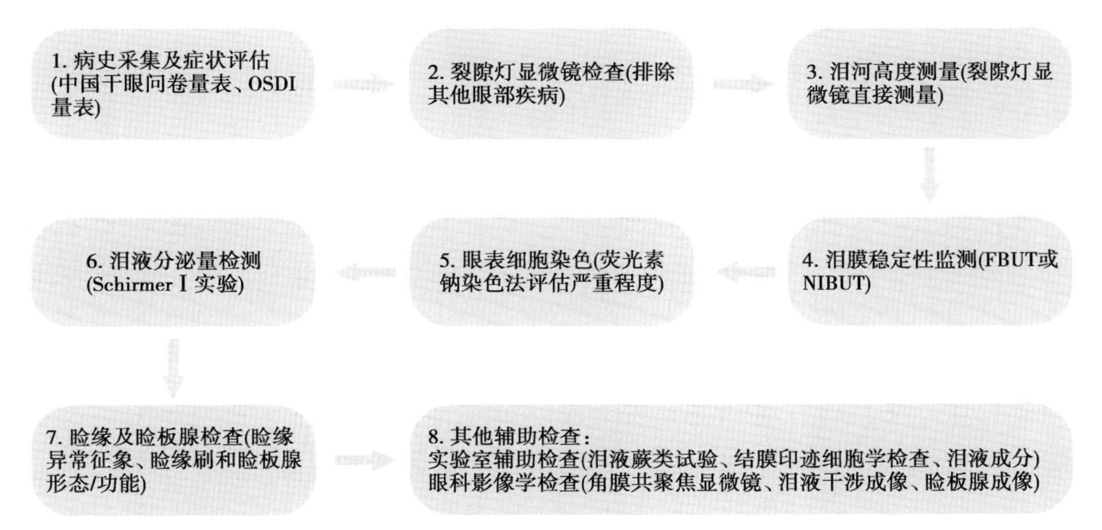

图1-1-0-2　中国干眼专家共识干眼检查流程[1]

诊断标准如下：

1. 患者主诉有眼部干涩感、异物感、烧灼感、疲劳感、不适感、眼红、视力波动等主观症状之一，中国干眼问卷量表≥7分或OSDI评分≥13分；同时，患者FBUT≤5s或NIBUT＜10s或Schirmer Ⅰ试验（无麻醉）≤5mm/5min，可诊断干眼。

2. 患者有干眼相关症状，中国干眼问卷量表≥7分或0SDI≥13分；同时，患者FBUT＞5s且≤10s或NIBUT为10~12s，Schirmer Ⅰ试验（无麻醉）＞5mm/5min且≤10mm/5min，则须采用荧光素钠染色法检查角结膜，染色阳性（≥5个点）可诊断干眼。此外，在诊断过程中应注意对干眼症状与体征分离情况进行分析。患者无症状或症状轻微，但泪膜功能或眼表损伤明显，也应诊断为干眼。

干眼检查项目种类繁多，其中TMH、Schirmer试验、BUT、眼表细胞染色、睑缘及睑板腺检查等项目是临床所需的基础项目，对干眼的诊断和治疗具有重要指导意义。此类检查在各个级别的医院都可以开展，并保证其操作的规范性和结果的准确性。有条件的医院可以根据患者具体情况选择应用特殊检查项目进一步明确干眼病因，以达到精准诊疗。检查时应注意，不同的侵入性检查应间隔 10min 以上，减少检查结果的互相影响[1]。对于易受影响的检查如 BUT、TMH 等，可多次测量取平均值，减小误差。

参 考 文 献

[1] 亚洲干眼协会中国分会，海峡两岸医药卫生交流协会眼科学专业委员会眼表与泪液病学组，中国医师协会眼科医师分会眼表与干眼学组 . 中国干眼专家共识：检查和诊断 (2020 年)[J]. 中华眼科杂志，2020，56(10)：741-747.

[2] 赵慧，刘祖国，杨文照，等 . 我国干眼问卷的研制及评估 [J]. 中华眼科杂志，2015，51(9)：647-654.

[3] ARITA R，YABUSAKI K，HIRONO T，et al. Automated measurement of tear meniscus height with the kowa dr-1alpha tear interferometer in both healthy subjects and dry eye patients[J]. Invest Ophthalmol Vis Sci，2019，60(6)：2092-2101.

[4] GARASZCZUK IK，MOUSAVI M，CERVINO EXPOSITO A，et al. Evaluating tear clearance rate with optical coherence tomography[J]. Cont Lens Anterior Eye，2018，41(1)：54-59.

[5] KOH S，IKEDA C，WATANABE S，et al. Effect of non-invasive tear stability assessment on tear meniscus height[J]. Acta Ophthalmol，2015，93(2)：e135-139.

[6] JOHNSON ME，MURPHY PJ. The Effect of instilled fluorescein solution volume on the values and repeatability of TBUT measurements[J]. Cornea，2005，24(7)：811-817.

[7] CRAIG JP，NICHOLS KK，AKPEK EK，et al. TFOS DEWS Ⅱ definition and classification report[J]. Ocul Surf，2017，15(3)：276-283.

[8] WOLFFSOHN JS，ARITA R，CHALMERS R，et al. TFOS DEWS Ⅱ diagnostic methodology report[J]. Ocul Surf，2017，15(3)：539-574.

第二章

症 状 评 估

一、干眼问卷量表

干眼问卷量表是患者对自身情况的评估。干眼问卷量表起源于医生对患者病史及症状的询问。问卷量表将患者的症状量化并且标准化，有利于临床工作及研究。较早的干眼问卷量表是 McMonnies 问卷，发表于 1987 年[1]。随后，各种干眼相关问卷量表相继发表。

中国干眼专家共识（2020 年）及 TFOS DEWS Ⅱ均建议，接诊患者之后即可使用干眼问卷评估患者的眼表症状[2-3]。依据问卷量表是否包括生活质量相关的问题，可以将各问卷量表大致分为两类。中国干眼问卷量表、OSDI、IDEEL 中涉及生活质量相关问题，而 DEQ-5、SPEED 及 McMonnies 量表中的问题主要为眼表不适症状的频率和强度。

二、常见干眼问卷量表特点及临床应用

共识及指南推荐的量表包括中国干眼问卷量表、OSDI 和 DEQ-5。临床上主要应用的干眼问卷量表还有 SPEED 问卷、McMonnies 量表、IDEEL 问卷等（表 1-2-0-1）。

表 1-2-0-1 临床常用干眼问卷总结

名称	内容	回忆期	问题数量 / 个	总分范围 / 分	诊断界值 / 分	严重程度	特点
OSDI	症状频率 生活质量 相关问题	1 周	12	0~100	≥ 13	13~22 轻度 23~32 中度 > 33 重度	应用广泛

续表

名称	内容	回忆期	问题数量 / 个	总分范围 / 分	诊断界值 / 分	严重程度	特点
中国干眼问卷量表	症状频率 生活质量相关问题 病史及危险因素	1 周	12	0~48	> 7		适用于中国人
DEQ-5	症状频率、强度	1 个月	5	0~22	≥ 6 干眼 ≥ 12 可怀疑干燥综合征		区别干燥综合征相关干眼
SPEED 问卷	症状频率、强度	就诊时 3 天 3 个月	20	0~28		1~9 轻中度 ≥ 10 重度	MGD 相关干眼中应用较好
McMonnies 问卷	症状频率 病史及危险因素	-	12	0~45	> 14.5	-	-

（一）OSDI

OSDI 首次发表于 1997 年[4]，由 6 个视觉相关问题、3 个眼部症状问题和 3 个环境触发问题共 12 个问题组成。患者对问题中各事件在过去 1 周内发生的频率进行回答。“从未”为 0 分，“一直”为 4 分，其他分数代表的频率介于这二者之间。分数 $=\frac{\text{各题得分相加}\times 100}{\text{作答题目数}\times 4}$。因此，OSDI 分数范围为 0~100 分。分数≥13 分即达到了干眼症的诊断标准，13~22 分为轻度干眼，23~32 分为中度干眼，33~100 分为重度干眼[3]。

信度和效度是评价问卷的重要指标。信度即可信度，指测量结果的一致性或稳定性，即量表能否稳定测量到它要测量的事项。效度即正确性程度，问卷能正确测出其所要测量的特质的程度[5]。效度越高表示测量结果越能显示出所要测量对象的真正特征。既往文献用内部相关系数（intraclass correlation coefficient，ICC）评价 OSDI 的再测信度，OSDI 的 ICC 为 0.70~0.82（通常当 ICC＞0.75 时，表示再测信度较好）；用 Cronbach’s α 系数评价 OSDI 的内部一致性信度，OSDI 的 α 系数为 0.78~0.92（一般要求问卷的 α 系数＞0.80）[6]。OSDI 与其他干眼问卷量表的相关程度比较高，因此 OSDI 的同时效度也较为理想。OSDI 的信度和效度指标均达到标准，因此 OSDI 具有良好的心理测量学特性。

同时，作为干眼的诊断标准之一，OSDI 的敏感性与特异性也较好[6]，在区别干眼与正常人群时，受试者工作特征曲线（receiver operating characteristic curve，ROC）下面积（the area under the ROC curve，AUC）介于 0.73~0.83；区分不同严重程度的干眼时，AUC 介于 0.91~0.96（AUC＞0.5，证明具有一定的诊断价值；AUC 接近 1，证明诊断试验的真实性较好）。除此以外，OSDI 问卷还可以用于区分原发性干燥综合征与正常人[7]。

基于以上优点，OSDI 是临床工作和临床研究中应用最为广泛的干眼诊断性问卷。但是 OSDI 问卷在临床应用当中也存在一定的局限性：眼部症状问题中不包括眼部异物感这一常见的干眼症状；眼部症状问题仅涵盖频率，不涉及不适症状的强度；视觉相关问题中的阅读、开夜车、计算机工作几项会因为受调查者的年龄或受教育程度不同而造成应答率下降。

（二）中国干眼问卷量表

刘祖国教授团队在 2015 年于《中华眼科杂志》发表了中国干眼问卷量表[8]。该量表结合 OSDI 和 McMonnies 问卷，基于我国人群的使用习惯和疾病背景进行改良。此问卷可以分为两部分，6 个病史及环境触发问题和 6 个眼部症状发生频率问题，共 12 个问题。每题对应的分数是 0~4 分，问卷总分 48 分。指定过去 1 周为回忆期。

该研究在中国人群中对比了此问卷与 OSDI。中国干眼问卷量表的信度指标符合标准，Cronbach's α 系数为 0.794，ICC 为 0.99。效度指标也较为理想，与 OSDI 的相关程度较高（r =0.812，P＜0.01）。ROC 曲线分析中，AUC 为 0.814。该研究中，OSDI 的信度指标略好于中国干眼问卷量表，但是 AUC 略低于该问卷。中国干眼问卷量表更易于中国人群理解，各项问题的应答率可达到 100%，但仍需在更广泛的人群中应用并且验证。

另一个中文干眼问卷量表为基于 IDEEL 的中文问卷（Chinese version of dry eye related quality of life，CDERQOL）[9]。IDEEL 问卷包括 57 个问题，而此中文版问卷有 45 个问题。CDERQOL 信度及效度已检验，但是样本量较小。较多的问题数量也使得患者作答时间延长。

（三）DEQ 及衍生问卷

DEQ 发表于 2001 年，由 21 个问题组成，包括生活质量相关问题以及眼部不适症状的发生频率及强度[10]。DEQ 可以用于区分干眼患者及正常人群，区分干燥综合征相关干眼与非干燥综合征相关干眼[11]，评估干眼严重程度。但是该问卷没有干眼的诊断标准值，且信度和效度的研究并不充分。

DEQ-5 是 DEQ 的简版，由 5 个关于眼部症状严重程度与发生频率相关的问题组成，回忆期为过去 1 个月。每一项频率问题的分值范围 0~4 分，不适强度问题的分值范围 0~5 分。所有问题得分相加，DEQ-5 总分范围 0~22 分。总分≥6 分为干眼诊断标准，总分≥12 分应怀疑干燥综合征[2]。DEQ-5 可以有效地区别干燥综合征相关干眼、非干燥综合征相关干眼与正常人[12]。但是，该量表的信度及效度研究并不充分。

接触镜干眼问卷（Contact Lens Dry Eye Questionnaire，CLDEQ）源于 DEQ，包括 36 个问题，在 DEQ 的基础上增加了戴镜时眼表症状问题。CLDEQ-8 是 CLDEQ 的简版，仅包括与眼表症状相关的 8 个问题，诊断标准为总分≥12 分[13]。

（四）SPEED 问卷及衍生问卷

SPEED 问卷发表于 2005 年[14]，由 20 个问题组成，评估 4 种干眼常见眼部症状的严重程度与发生频率。SPEED 分数范围为 0~28 分，轻中度干眼症状 1~9 分，重度干眼症状≥10 分[15]，此问卷没有指定的干眼诊断标准值。目前对 SPEED 问卷的信度和效度研究不充分。但是 SPEED 问卷与 OSDI 的相关性较好，并且与睑板腺和睑板腺分泌评分的相关性较好，因此 SPEED 问卷常用于评估睑板腺功能障碍[16]。

SPEED Ⅱ问卷源于 SPEED 问卷，发表于 2019 年[17]。SPEED Ⅱ问卷专为白内障及屈光手术患者术前筛查设计。在 SPEED 问卷的基础上，增加了几类问题：筛查其他眼表疾病、评估眼表疾病对视觉的影响程度、识别潜在感染风险等。

（五）McMonnies 问卷

McMonnies 问卷包括 12 个问题，主要用于干眼患者筛查并且评估干眼危险因素，没有明确规定回忆期[18]。问卷总分范围为 0~45 分，干眼的诊断标准为＞14.5 分[19]。其内在一致性信度欠佳，Cronbach’s α 系数为 0.43；再测信度较好，ICC 为 0.86[19]。McMonnies 问卷可以有效区分干燥综合征患者与正常人，以及干眼患者与正常人，大部分研究报道 AUC＞0.8[18]。但是，该问卷不适合分析干眼严重程度[20]。

填写干眼问卷量表时应请患者如实填写。由于患者理解题目的能力不同，有时需要医务人员解释。目前部分问卷已有电子版，患者可以在等待就诊期间，自行于智能手机端填写问卷，使就诊过程方便、快捷。患者一次就诊填写一次，避免重复填写。

眼表不适症状是干眼诊断的重要组成部分。干眼问卷量表是评价眼表不适症状的标准化量化方法。目前已有超过 20 种干眼调查问卷，但部分问卷仍需临床实践进一步验证。本章节重点介绍的几种干眼问卷量表具有较高的诊断价值、适当的题目数量，适合在临床工作中应用。医务工作者在使用干眼调查问卷时应根据患者的具体情况选择诊断价值较高的问卷。

参 考 文 献

[1] MCMONNIES CW，HO A. Responses to a dry eye questionnaire from a normal population[J]. Journal of the American Optometric Association，1987，58(7)：588-591.

[2] WOLFFSOHN JS，ARITA R，CHALMERS R，et al. TFOS DEWS Ⅱ diagnostic methodology report[J]. Ocular Surface，2017，15(3)：539-574.

[3] 亚洲干眼协会中国分会，海峡两岸医药卫生交流协会眼科学专业委员会眼表与泪液病学组，中国医师协会眼科医师分会眼表与干眼学组. 中国干眼专家共识：检查和诊断（2020年）[J]. 中华眼科杂志，2020，56(10)：741-747.

[4] OKUMURA Y，INOMATA T，IWATA N，et al. A review of dry eye questionnaires：measuring patient-reported outcomes and health-related quality of life[J]. Diagnostics，2020，10(8)：1-21.

[5] 李灿，辛玲. 调查问卷的信度与效度的评价方法研究[J]. 中国卫生统计，2008(5)：541-544.

[6] SCHIFFMAN RM，CHRISTIANSON MD，JACOBSEN G，et al. Reliability and validity of the ocular surface disease index[J]. Archives of Ophthalmology，2000，118(5)：615-621.

[7] TUISKU IS，KONTTINEN YT，KONTTINEN LM，et al. Alterations in corneal sensitivity and nerve morphology in patients with primary Sjögren's syndrome[J]. Experimental Eye Research，2008，86(6)：879-885.

[8] 赵慧，刘祖国，杨文照，等. 我国干眼问卷的研制及评估[J]. 中华眼科杂志，2015，51(009)：647-654.

[9] ZHENG B，LIU XJ，YUE-QIAN FS，et al. Development and validation of the Chinese version of dry eye related quality of life scale[J]. Health and Quality of Life Outcomes，2017，15(1)：1-7.

[10] BEGLEY CG，CHALMERS RL，MITCHELL GL，et al. Characterization of ocular surface symptoms from optometric practices in North America[J]. Cornea，2001，20(6)：610-618.

[11] BEGLEY CG，CAFFERY B，CHALMERS RL，et al. Use of the dry eye questionnaire to measure symptoms of ocular irritation in patients with aqueous tear deficient dry eye[J]. Cornea，2002，21(7)：664-670.

[12] CHALMERS RL，BEGLEY CG，CAFFERY B. Validation of the 5-item dry eye questionnaire (DEQ-5)：discrimination across self-assessed severity and aqueous tear deficient dry eye diagnoses[J]. Contact Lens & Anterior Eye，2010，33(2)：55-60.

[13] CHALMERS RL，BEGLEY CG，MOODY K，et al. Contact lens dry eye questionnaire-8 (CLDEQ-8) and opinion of contact lens performance[J]. Optometry

and Vision Science，2012，89(10)：1435-1442.

[14] KORB DR，SCAFFIDI RC，GREINER J V，et al. The effect of two novel lubricant eye drops on tear film lipid layer thickness in subjects with dry eye symptoms[J]. Optometry and Vision Science：Official Publication of the American Academy of Optometry，2005，82(7)：594-601.

[15] BLACKIE CA，SOLOMON JD，SCAFFIDI RC，et al. The relationship between dry eye symptoms and lipid layer thickness[J]. Cornea，2009，28(7)：789-794.

[16] NGO W，SITU P，KEIR N，et al. Psychometric properties and validation of the standard patient evaluation of eye dryness questionnaire[J]. Cornea，2013，32(9)：1204-1210.

[17] STARR CE，GUPTA PK，FARID M，et al. An algorithm for the preoperative diagnosis and treatment of ocular surface disorders[J]. Journal of Cataract and Refractive Surgery，2019，45(5)：669-684.

[18] GUILLEMIN I，BEGLEY C，CHALMERS R，et al. Appraisal of patient-reported outcome instruments available for randomized clinical trials in dry eye：revisiting the standards[J]. Ocular Surface，2012，10(2)：84-99.

[19] NICHOLS KK，NICHOLS JJ，MITCHELL GL. The reliability and validity of McMonnies dry eye index[J]. Cornea，2004，23(4)：365-371.

[20] GOTHWAL VK，PESUDOVS K，WRIGHT TA，et al. McMonnies questionnaire：enhancing screening for dry eye syndromes with rasch analysis[J]. Investigative Ophthalmology and Visual Science，2010，51(3)：1401-1407.

第三章

体 征 检 查

第一节　裂隙灯检查方法

（一）概述

裂隙灯，或称为裂隙灯生物显微镜，是眼科医生最常用的工具之一。完备、详尽、仔细、熟练的裂隙灯检查，是患者查体、疾病个体化诊治、门诊病历书写的基础和必备基本功。对于干眼及相关的眼表疾病，医生须熟练掌握多种裂隙灯查体时的观察方法，并对患者眼部外观、睑缘、结膜、角膜、泪河、泪点区域进行详细查体，方能提高临床诊治水平，避免误诊和漏诊的发生。

对于干眼的诊治，裂隙灯是基础。在没有眼表检查设备的年代，裂隙灯下观察泪河高度、睑板腺睑酯的分泌状态、眼表活体染色的评分等完备的裂隙灯下体征检查，是门诊诊治干眼的主要依据。虽然干眼相关的设备检查越发详尽，但裂隙灯下的第一手资料仍然是正确诊治的主要依据。例如泪道系统的查体、丽丝胺绿染色后的结膜染色评分、睑缘刷上皮病变的判断等，均是目前设备检查无法实施的，但这些查体结果却又是干眼诊治中重要的诊断或鉴别诊断依据。综上，干眼诊治过程中要重视裂隙灯查体的作用。

（二）检查原理

裂隙灯检查，是通过应用裂隙灯的不同照明方式，达到不同部位的观察。通常可选择、可调节的参数包括：光源种类、亮度，裂隙光的长度、宽度、角度，离焦程度、滤光片种类。

1．不同光源种类的检查原理　按照光线的种类进行分类的话，裂隙灯的光源通常采用卤素灯或 LED 灯。笔者推荐采用以 LED 灯为光源的裂隙灯进行眼表组织的观察。由于 LED 光源的色温较为稳定，在不同倍数、不同光照强度下，可保证所观察或拍摄组织的颜色相一致。这对于观察角膜荧光素染色下的泪膜破裂时间具有一定意义。

2. 不同照明方式的检查原理

（1）弥散光、裂隙光与背景光：按照光线的照射方式，裂隙灯发出的光线又可分为弥散光及裂隙光。弥散光常用于大体观察，而裂隙光常用于观察组织的光学切面，或组织位置关系（如结膜水肿、乳头、滤泡、肿物等）。值得注意的是，部分用于拍摄的裂隙灯加装了背景光（分为可见光和钴蓝光两种），可以利于观察焦点区之外的组织背景特征，例如，在观察角膜染色时，钴蓝裂隙光下开启钴蓝背景光，可同时观察或拍摄球结膜及睑缘部是否存在荧光素着染。

（2）裂隙光形态：裂隙光的长度、宽度、角度是确定裂隙灯光带形态的主要参数。常见的裂隙光长度为 8mm，部分机型可达 10mm 或 14mm。相比较而言，10mm 及以上长度的裂隙光较佳，可在角膜查体时，完整观察角膜的光学切面。此外，部分机型可连续调节光带长度，可用于相对定量地在裂隙灯下测量组织或病灶的直径。

（3）离焦调整：离焦程度的调节主要依靠离焦旋钮，可以产生目镜焦点与裂隙光焦点的分离，离焦范围为 −15°~+15°。常用的观察方法下，如弥散法、直接焦点法的裂隙光观察，目镜焦点与裂隙灯光源焦点一致。对于一些非常用方法，如角巩膜缘散射法与部分后照法，则需进行适当离焦调整。

（4）滤光片：除了上述的裂隙灯照明方式外，滤光片的应用是干眼及眼表疾病查体中使用较为广泛的一种裂隙灯部件。其检查原理为屏蔽部分振动方向的光线（如偏振片或减光滤光片），或滤掉部分波段的光线（如无赤光滤光片、钴蓝光滤光片、栅滤光片）。

1）偏振片或减光滤光片：可产生较弱的光线，从而提高患者查体过程中的耐受程度，尤其对于刺激症状重（畏光、流泪等）的患者。

2）无赤光滤光片：常用于观察血管，通过提高血管与背景光的对比度，使血管更易被观察到，但在眼表疾病中应用较少。

3）钴蓝光滤光片、栅滤光片：这两种滤光片均用于眼表荧光素钠染色的观察，单一的钴蓝光滤光片相对常见。荧光素钠染色的光学原理为：裂隙灯光源发射的原始光线为连续波段的可见光，通过钴蓝光滤光片后，仅保留 460~490nm 波段的钴蓝光。这一波段的光线可激发眼表的荧光素钠，激发出 520~530nm 波段的黄绿色荧光。

值得注意的是，裂隙灯光源发射的原始光线虽为连续波段，但部分 LED 光源将部分短波段的强度加以提高，一方面有利于穿透组织，另一方面可通过增强钴蓝光波段强度，从而加强荧光素钠的激发荧光（图 1-3-1-1）。

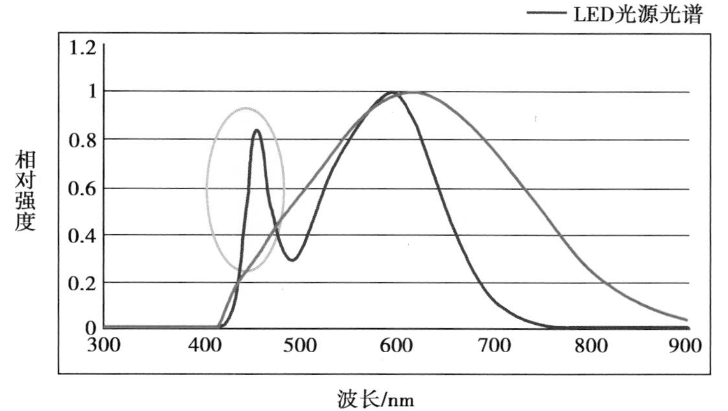

图 1-3-1-1　不同光源裂隙灯的波段及强度分布

常见的裂隙灯(卤素灯光源),通常仅配备有钴蓝光滤光片,依据笔者的经验,目前它存在两个缺点:一方面对于细小的角膜染色难以分辨,另一方面对于延迟的、轻度的角膜渗染,单纯应用钴蓝光滤光片(且无短波段加强)时难以察觉,常被认为是染色后短期内的荧光素潴留。

栅滤光片,起初用于荧光素眼底血管造影,日本学者从 2003 年开始正式将其应用到眼表荧光素钠检查,目的是加强染色效果[1]。栅滤光片的原理:将钴蓝光滤掉,保留激发荧光(图 1-3-1-2)。

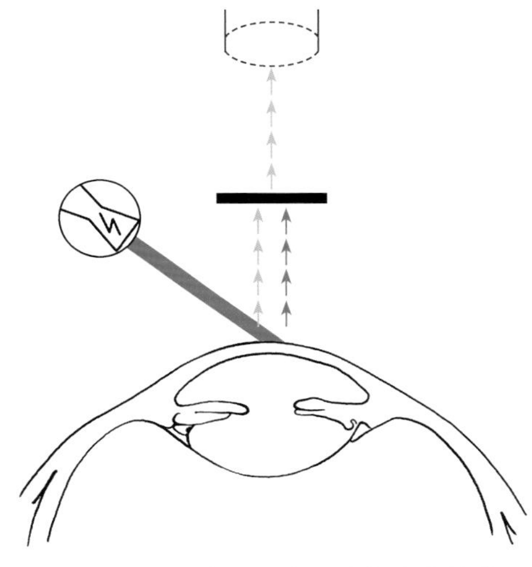
图 1-3-1-2　眼表荧光素钠染色滤光片使用原理图

(三)检查方法及临床应用

1. 检查方法　检查顺序:对患者进行眼表查体时,通常以眼部外观、泪河、角膜、睑缘、结膜的顺序进行。干眼门诊的裂隙灯查体有别于一般眼科门诊,由于部分体征易受其他检查影响,如泪河高度(光线、滴眼液、染液等)、泪膜脂质层条纹(轻翻睑缘、轻压睑板腺等),因此检查的细节、手法及观察顺序均需要详细且合理的规划。

(1)眼部外观:眼部外观查体的目的是排查干眼患者可能存在的以下异常:①眼睑外观或解剖位置异常(泪液动力学异常)(图 1-3-1-3,图 1-3-1-4);②瞬目异常;③合并的皮肤疾病。眼睑外观或解剖位置的异常包括:睑板腺囊肿、睑腺炎、上睑下垂、睑内翻、睑外翻、眼睑退缩、眼睑肿胀、眼睑松弛、眼睑出血、重睑术后、外伤、黄色瘤等;瞬目异常包括:不完全瞬目、眼睑痉挛、抽动症等;合并的皮肤疾病包括:眼睑湿疹、疱

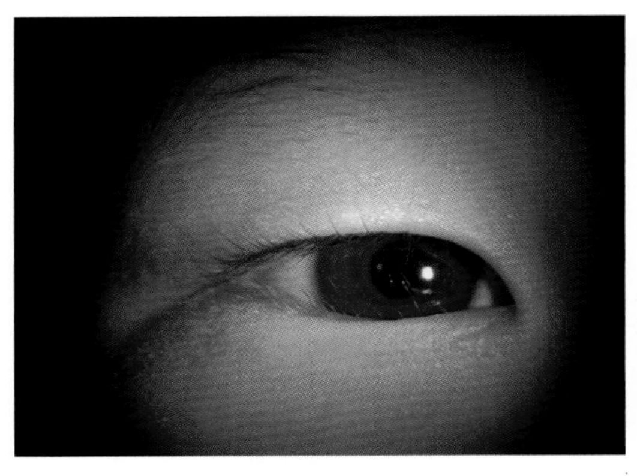

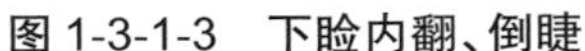

图 1-3-1-3　下睑内翻、倒睫

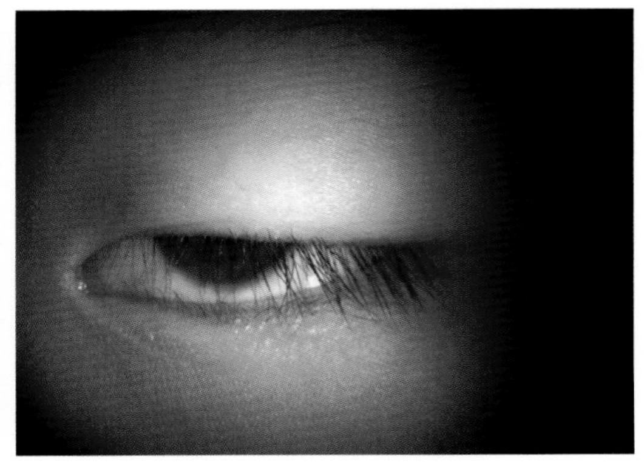

图 1-3-1-4　上睑下垂

疹、脂溢性皮炎、红斑痤疮、接触性皮炎等。

（2）泪河：泪河作为评估眼表泪液量的代表性参数之一，是裂隙灯下大致判断患者泪液量的指标，通常以较易观察到的下泪河高度作为判断依据。由于它极易因各类外界刺激而大幅波动，例如短暂的裂隙灯光线刺激，因此在干眼及眼表疾病查体时，泪河高度的观察应放在外观检查后的第一步。

检查方法：窄裂隙光（宽度 1mm 左右），放大倍数 25 或 40 倍，目镜焦点为泪河表面时（建议同时开启背景光），可观察到清晰的泪河光学切面图，之后可切换至同样倍数的弥散光观察，从而初步判断患者泪河的状态，大致判别泪河高度值，具体包括泪河的有无、高度、连续性及睑酯异常。观察时不建议采用强光，避免引起对侧未观察眼的反射性泪液分泌。泪河高度低于 0.15mm 甚或低于 0.1mm 时相对明显，查体时可记为泪河窄。若泪河大于 0.3mm，常可记为泪河正常。主诉为溢泪的患者，其泪河高度常大于 0.5mm。严重的干燥综合征患者，可出现泪河消失的现象。前睑缘不平整、睑板腺囊肿、结膜松弛等情况下，可出现泪河的断续。脂溢性 MGD 的患者，在没有挤压睑板腺时，偶可在泪河中见到大量的未铺布开的睑酯。部分带有辅助 Placido 盘的裂隙灯加装附件，可将 Placido 盘投影至泪河处，提高泪河区域的辨识度，继而通过裂隙灯图像处理系统的标尺工具计算图像中泪河高度值（图 1-3-1-5，图 1-3-1-6）。

（3）角膜：角膜查体的第一步，可先对泪膜进行直观评价，观察泪膜内有无颗粒，以及泪膜的脂质层干涉条纹。裂隙灯镜面在角膜的投影处，可形成泪膜的镜面反射，由于泪膜脂质层厚度不一，局部可形成典型的干涉条纹，基本原理类似泪膜成像干涉仪 Kowa DR-1α 及眼表综合分析仪的脂质层拍摄（图 1-3-1-7，图 1-3-1-8）。

第二步，通过弥散光和窄裂隙光带（宽度 1mm 左右）对角膜进行全面检查，查体内容包括：角膜上皮病变（上皮粗糙、缺失、糜烂等）、丝状角膜炎，角膜厚度、浸润、溃疡、

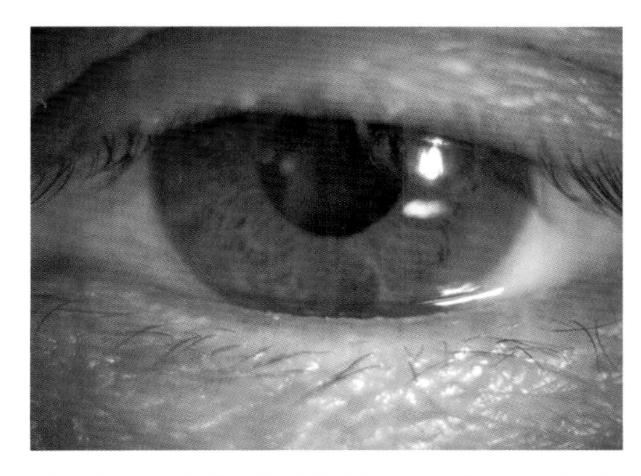

图 1-3-1-5　弥散光下观察泪河，大致的下泪河高度值为 0.3mm

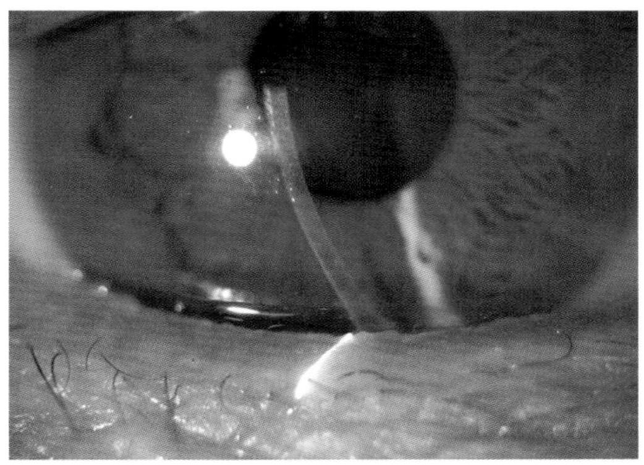

图 1-3-1-6　窄裂隙光下观察泪河

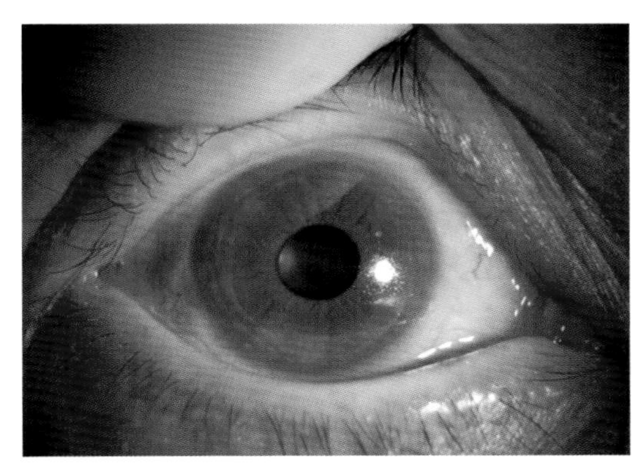

图 1-3-1-7　弥散光观察泪膜中颗粒

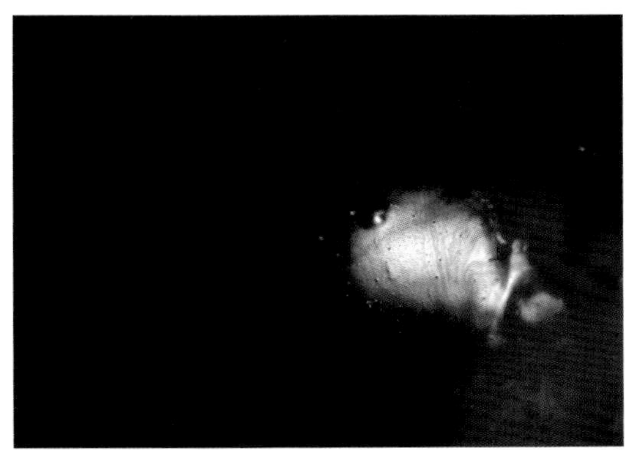

图 1-3-1-8　裂隙灯镜面反射点处的泪膜脂质层干涉条纹

混浊、水肿、瘢痕、血管翳，角膜后沉着物等。

第三步，进行角膜的活体染色，最常用的为荧光素钠染色。配合使用栅滤光片，有助于观察干眼患者更为显著的眼表损害（图 1-3-1-9~ 图 1-3-1-11）。

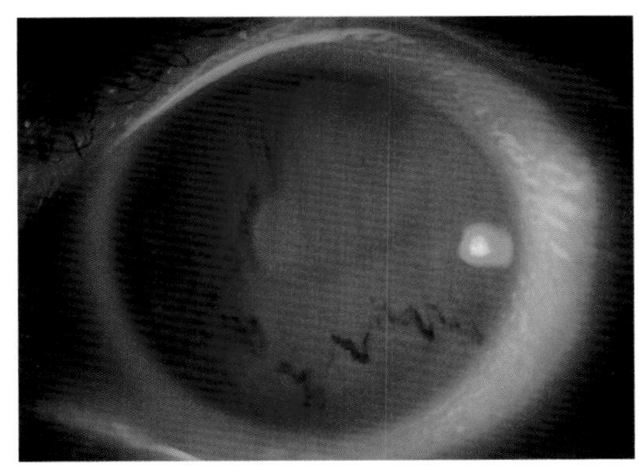

图 1-3-1-9　干眼患者的泪膜破裂条纹，钴蓝光滤光片 + 栅滤光片

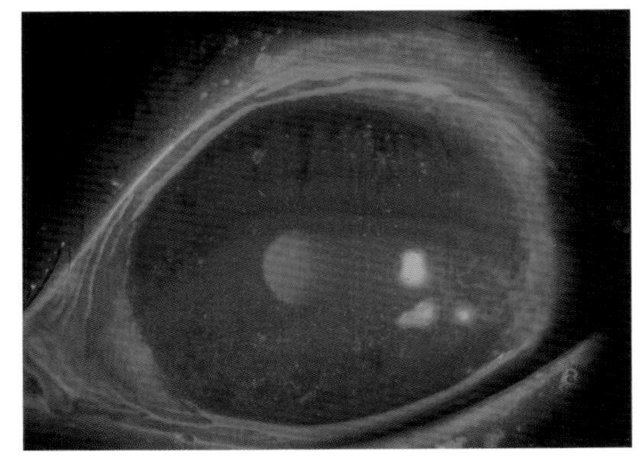

图 1-3-1-10　干燥综合征患者的角膜上皮点染，钴蓝光滤光片 + 栅滤光片

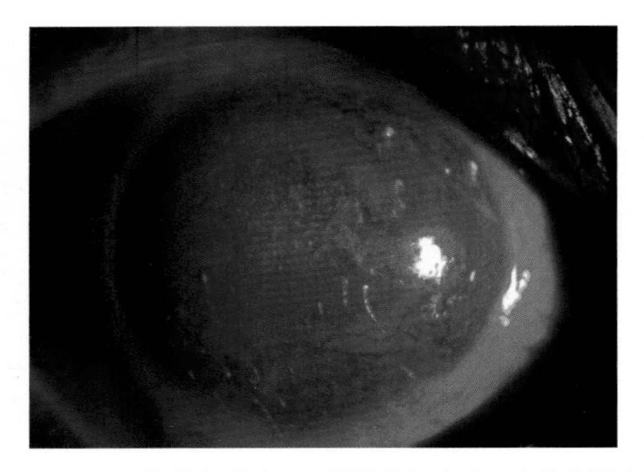

图 1-3-1-11　丝状角膜炎，干燥综合征患者，钴蓝光滤光片

（4）睑缘：睑缘查体分为前部睑缘检查、后部睑缘检查及眼睑刷检查。具体方法参见第四章第四节（图 1-3-1-12~ 图 1-3-1-23）。

1）前部睑缘检查：主要针对睫毛及其对应的眼睑皮肤区域。睫毛检查包括：倒睫、乱睫、双行睫、秃睫、分泌物、鳞屑、蠕形螨、阴虱成虫或虫卵、蜱虫等。前部睑缘皮肤检查包括：皮肤鳞屑、溃疡、充血、毛细血管扩张、丘疹（须排查类脂蛋白沉积症）等。

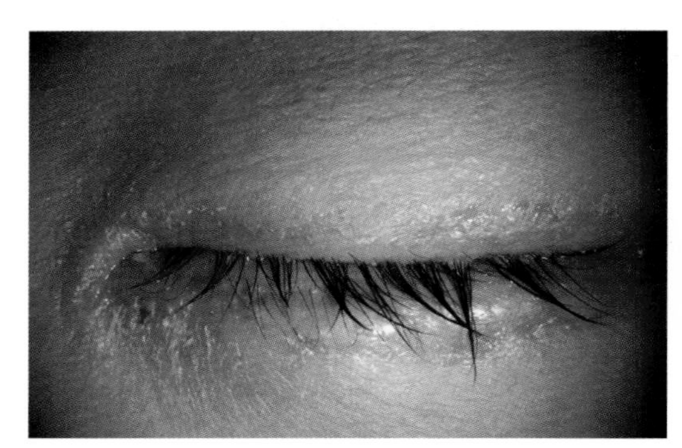

图 1-3-1-12　过敏性睑皮炎

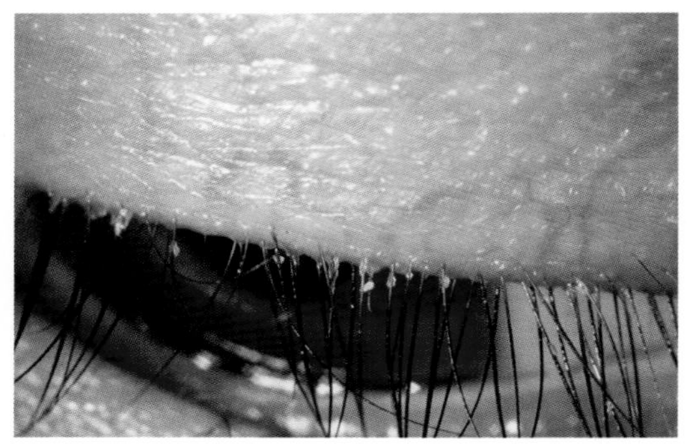

图 1-3-1-13　睑缘炎患者上睑前睑缘可见套袖样分泌物

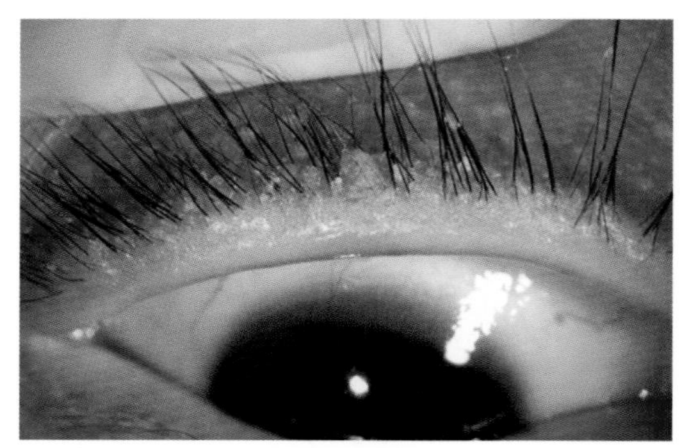

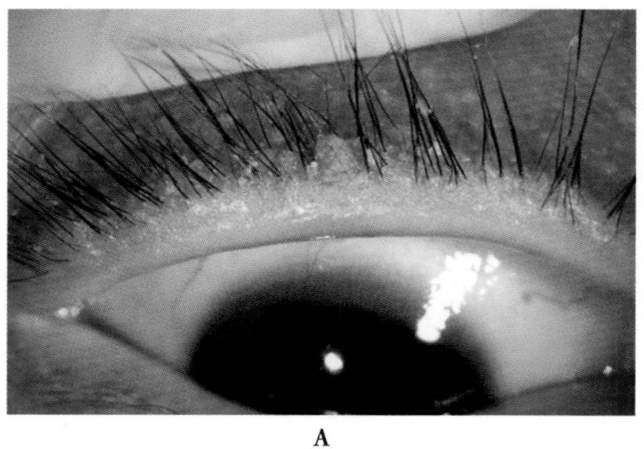

A

B

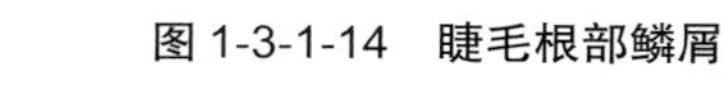

图 1-3-1-14　睫毛根部鳞屑

A. 上睑缘睫毛根部鳞屑；B. 下睑缘睫毛根部鳞屑。

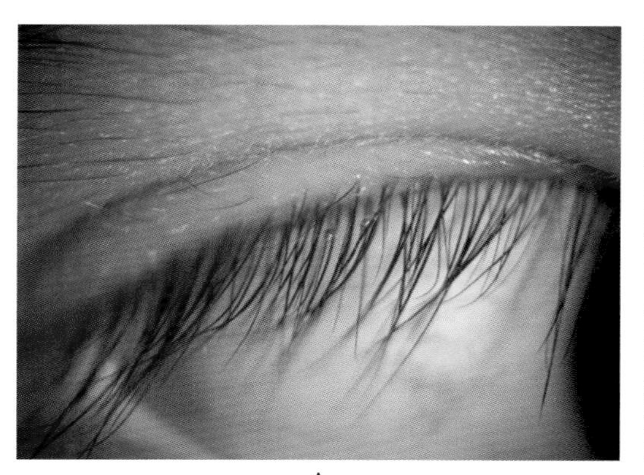

A

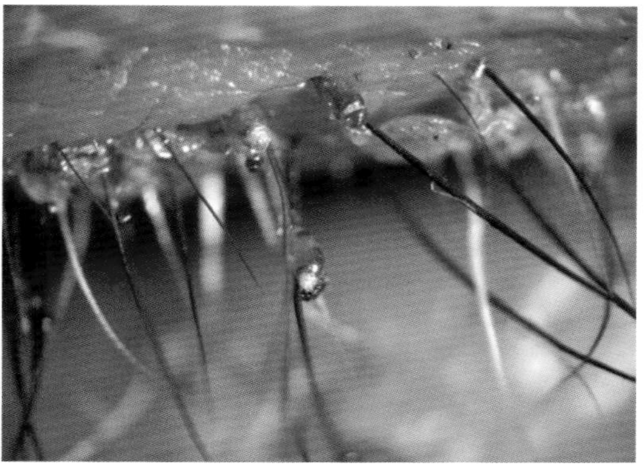

B

图 1-3-1-15　阴虱性睑缘炎（A），上睑睫毛可见阴虱卵（B）

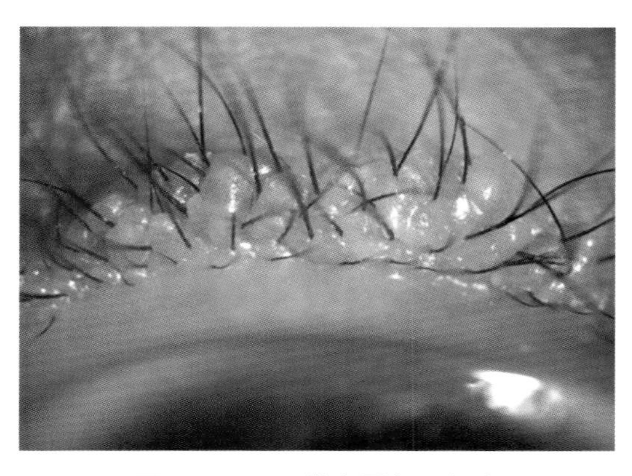

图 1-3-1-16　类脂蛋白沉积症

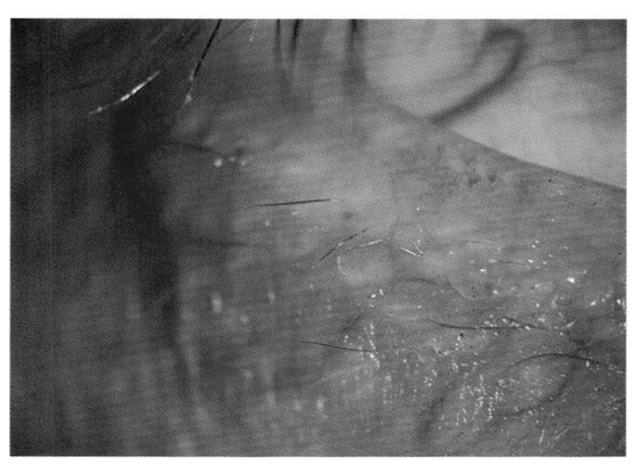

图 1-3-1-17　秃睫

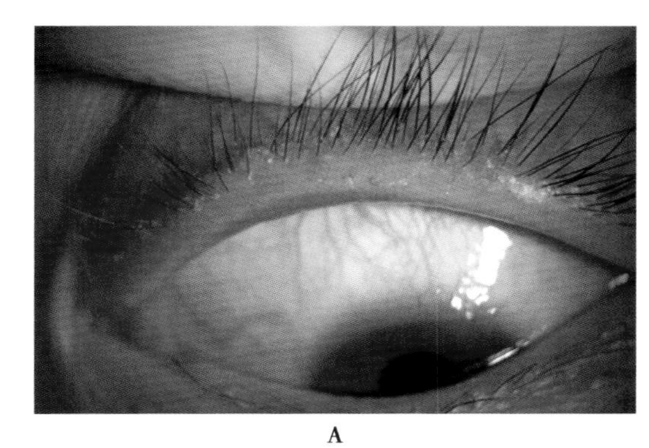

A

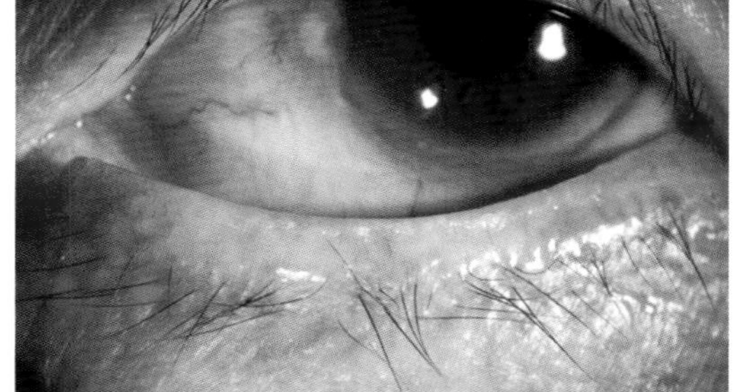

B

图 1-3-1-18　睑缘炎患者的睑缘部查体

A. 上睑后睑缘部可见角化；B. 下睑前睑缘部可见角化。

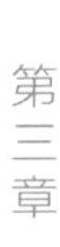

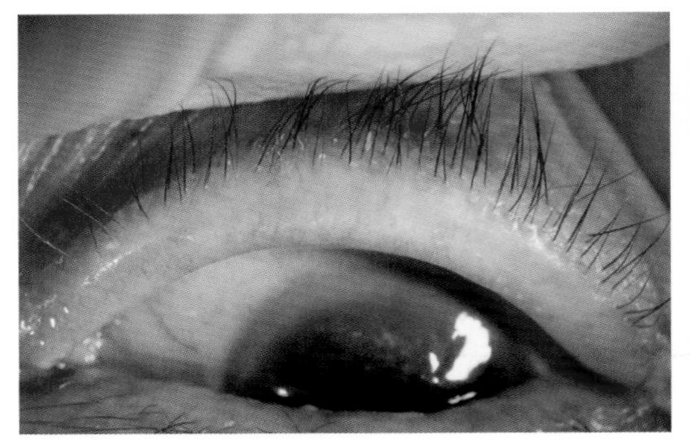

图 1-3-1-19　睑缘肥厚，并可见睑缘充血及毛细血管扩张

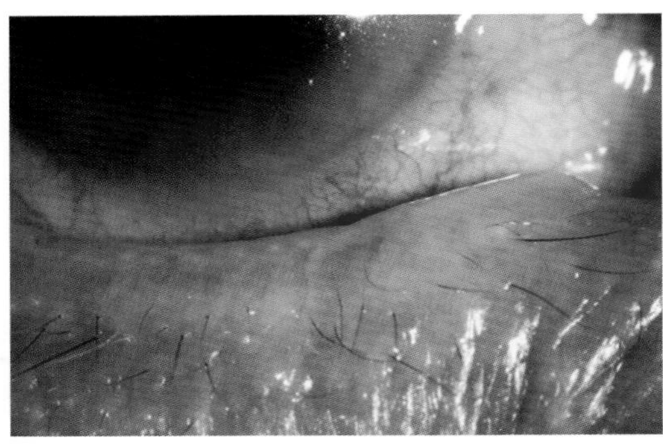

图 1-3-1-20　睑缘切迹

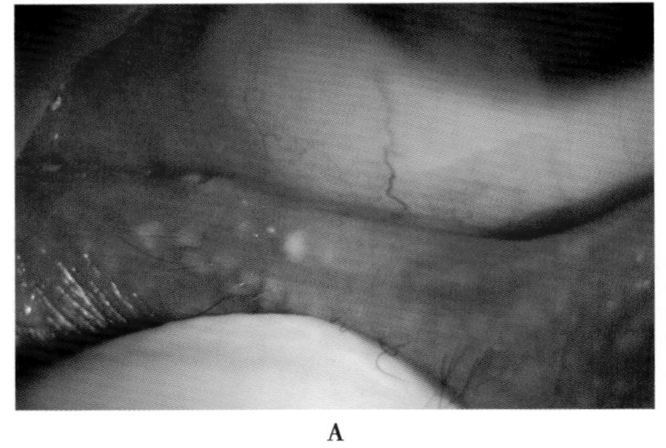

A

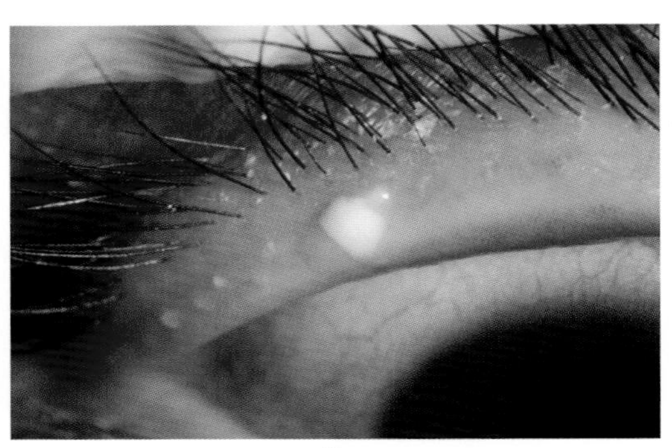

B

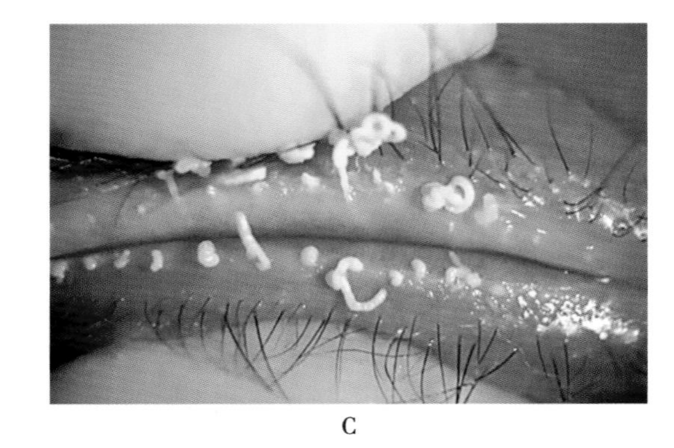

C

图 1-3-1-21　睑酯的不同性状

A. 睑酯混浊，呈白色；B. 睑酯混浊，浓稠呈黄色；C. 牙膏状睑酯。

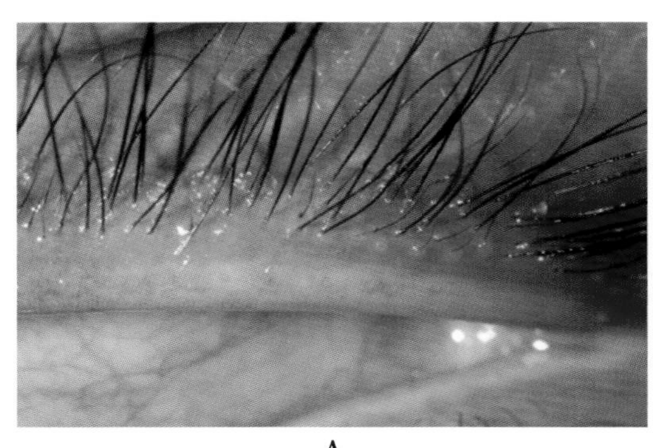

A

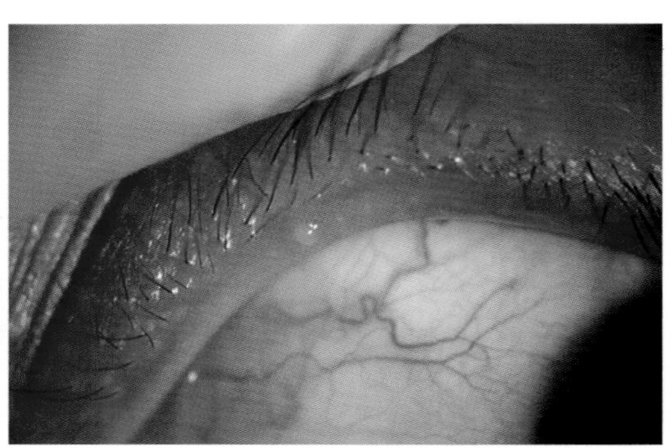

B

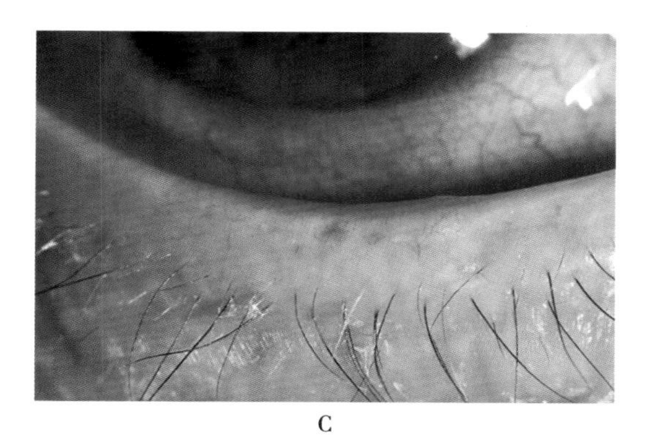

C

图 1-3-1-22　睑板腺开口的不同性状

A. 脂帽；B. 脂栓；C. 睑板腺开口重度阻塞。

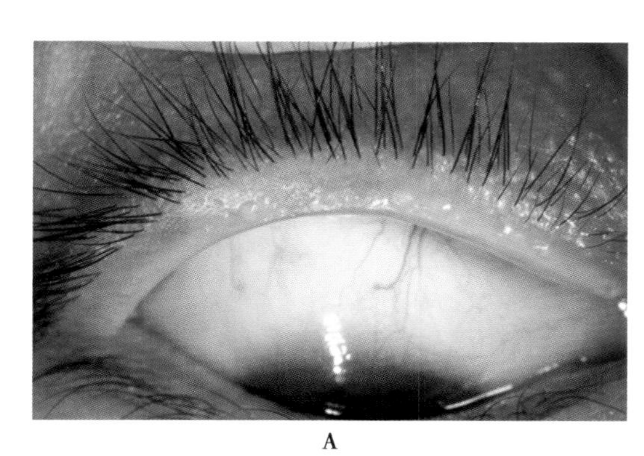

A

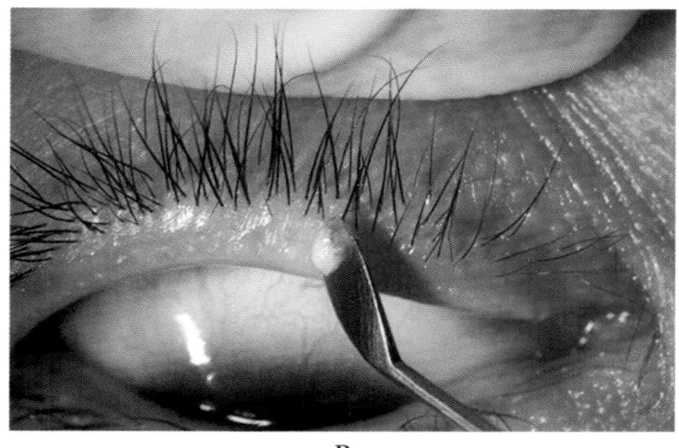

B

图 1-3-1-23　睑缘角化（A）与高尔夫球杆刮除角化物（B）

2）后部睑缘检查：主要针对睑缘形态及睑板腺的检查。睑缘形态检查包括：睑缘充血、毛细血管扩张、肥厚、角化，睑缘不齐、溃疡、结痂、Marx 线（Marx 线与睑板腺开口的位置关系）等。睑板腺检查包括：睑板腺开口状态（脂帽、脂栓、闭锁、睫毛异生、开口移位等），睑板腺分泌状态（分泌物如睑酯）性质：清亮、混浊、混浊伴颗粒状、牙膏状、无分泌物等；睑板腺分泌腺体数量。标准化的睑板腺分泌状态评分，可使用压力固定的辅助工具。

3）眼睑刷检查：眼睑刷位于睑缘的内缘处，与皮肤黏膜交界处、Marx 线相邻。眼睑刷异常通常称为睑缘刷上皮病变，检查时需要进行荧光素钠或丽丝胺绿染色。

（5）结膜：结膜检查包括睑结膜及球结膜检查。除了可见光下查体外，均需要进行活体染色，如荧光素钠、丽丝胺绿、孟加拉红染色等（图 1-3-1-24，图 1-3-1-25）。

睑结膜检查包括：结膜充血（以及眼睑刷区域的充血）、水肿、滤泡形成、乳头增生、分泌物及性质、假膜、出血、瘢痕、睑球粘连、穹窿缩窄等（图 1-3-1-26，图 1-3-1-27）。

球结膜检查包括：结膜充血（图 1-3-1-28）、水肿、干燥斑、角化、皱褶、结膜松弛（图 1-3-1-29）、肿物等。

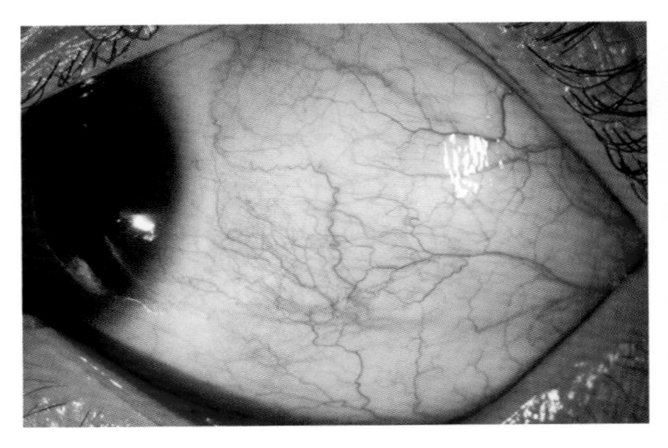

图 1-3-1-24　球结膜查体，干燥综合征患者，结膜充血及丽丝胺绿染色阳性

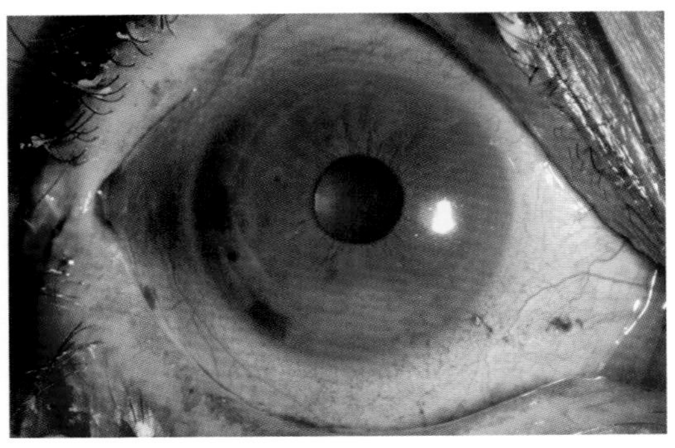

图 1-3-1-25　严重干燥综合征患者，荧光素钠、丽丝胺绿双染均为阳性

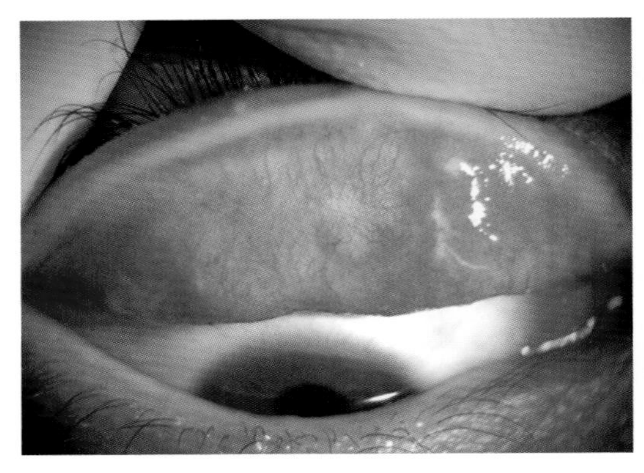

图 1-3-1-26　睑结膜查体，多发性睑板腺囊肿

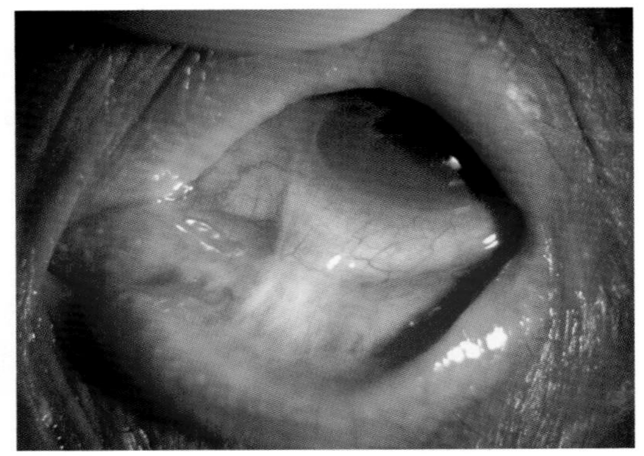

图 1-3-1-27　下睑睑球粘连，类天疱疮

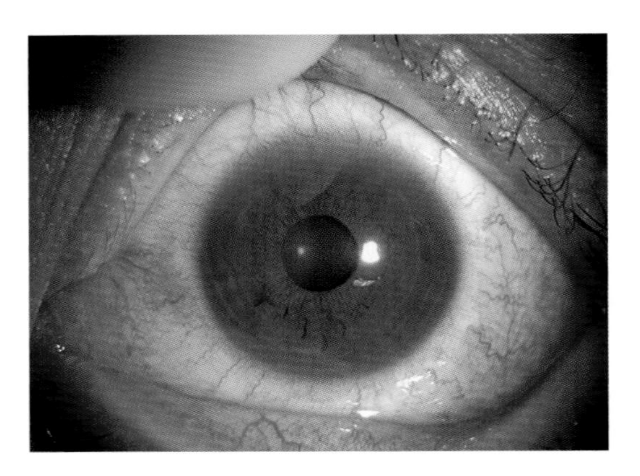

图 1-3-1-28　干眼患者的结膜充血

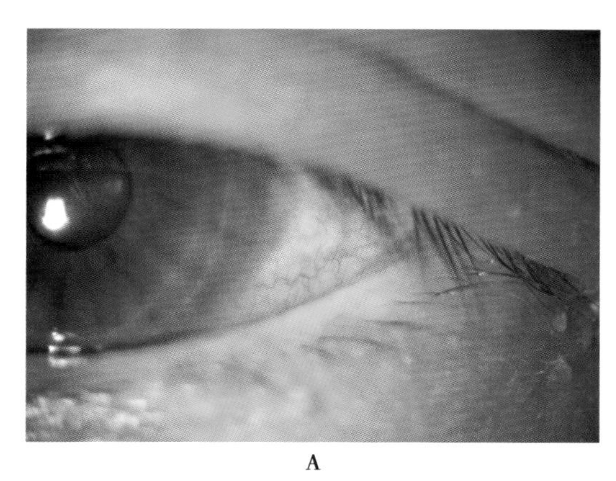

A

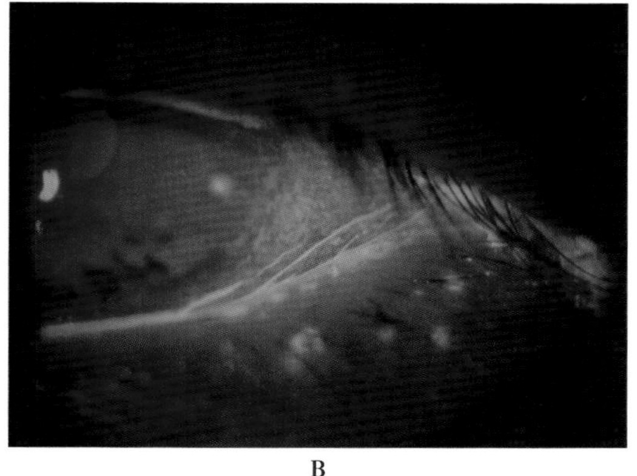

B

图 1-3-1-29　球结膜查体

A. 左眼颞侧可见结膜松弛；B. 荧光素钠染色后，左眼颞侧结膜松弛显著。

2. 检查流程（图 1-3-1-30）

（四）注意事项

1. 裂隙灯检查顺序及标准化流程至关重要　这一点易被临床医生忽略，但顺序是查体结果可靠性的基础。例如在荧光素染色时，染色及观察的时机、染液滴加的量、染色操作对患者的刺激性，均影响角膜染色评分、泪膜破裂时间评估的准确性，详见泪

眼部外观：眼睑外观或解剖位置异常(泪液动力学异常)、瞬目异常、合并的皮肤疾病。

泪河：泪河的有无、高度、连续性及睑酯异常。

角膜：泪膜内有无颗粒、泪膜的脂质层干涉条纹；角膜上皮病变、丝状角膜炎、角膜厚度、浸润、溃疡、水肿、瘢痕、血管翳等。

睑缘：前部睑缘：睫毛及睑缘皮肤；后部睑缘：睑缘形态、睑板腺开口、睑板腺分泌特征；眼睑刷：睑缘刷上皮病变。

结膜：睑结膜：结膜充血(以及眼睑刷区域的充血)、水肿、滤泡形成、乳头增生、分泌物及性质、伪膜、出血、瘢痕、睑球粘连、穹窿缩窄等；球结膜：结膜充血、水肿、干燥斑、角化、皱褶、结膜松弛、肿物等。

图 1-3-1-30　干眼及眼表疾病的裂隙灯查体流程

膜破裂时间部分章节。此外，在关注角膜的荧光素染色时，也要同时关注睑结膜、球结膜、Marx 线等的荧光素染色特点，为临床诊治提供更多客观证据。其中，睑缘的检查及严重程度分级是眼表查体时较易被忽略的，其在眼表疾病的诊治中起着重要的作用。

2. 结膜松弛影响泪河高度的判断 泪河高度观察是会受到结膜松弛的影响的。轻度松弛的球结膜会堆叠在泪河区域，导致泪河高度偏高的假象，临床中要加以注意。此外，笔者不推荐在荧光素钠染色后进行泪河高度评估，虽然染色后提高了泪河的可辨识度，但染色时或多或少会刺激到睑缘和结膜，从而可能引起反射性泪液分泌增多，使泪河高度值偏高。熟练的应用可见光下观察泪河可以进行快速、准确的临床查体需求。

3. 要同时关注患者的与眼表疾病相关的皮肤病、全身病 裂隙灯对眼表体征检查时，要同时关注患者是否同时具有面部皮肤的炎症性疾病，如寻常痤疮、红斑痤疮、面部湿疹等，必要时需要进行皮肤科会诊。例如，反复发作的蠕形螨性睑缘炎，可能同时存在面部的蠕形螨性毛囊炎，皮肤疾病不予干预可能会引起眼部症状反复发作。

（五）总结

随着辅助检查设备的广泛应用，干眼患者群体的日益扩大，裂隙灯下完备、详尽、仔细、熟练查体被渐渐弱化，反而临床医生对仪器检查的依赖程度过高。虽然裂隙灯查体看似简单、基础，但查体的优劣，直接影响疾病种类的判断。忽略查体时的细微体征，是临床误诊和漏诊发生的重要原因之一。因此，对于干眼及眼表疾病的临床诊治，应重视裂隙灯的检查。

参 考 文 献

[1] KOH S，WATANABE H，HOSOHATA J，et al. Diagnosing dry eye using a blue-free barrier filter[J]. American Journal of Ophthalmology，2003，136(3): 513-519.

第二节 泪膜相关检查

一、泪膜破裂时间

（一）概述

1969 年，Norn 提出了“润湿时间”这一概念，指瞬目完成到泪膜出现第一个破裂斑的时间[1]。Norn 用多种染色剂染色后观察泪膜，初步分析了“润湿时间”的影响因素，提出正常人群平均“润湿时间”介于 25~30s。随后，Lemp 等人使用“泪膜破裂时间”替代“润湿时间”，并且进行了更为全面的系列研究[2]。国内对 TBUT 的研究最早见于 1986 年，由华明等人发表于《中国实用眼科杂志》[3]。

现在，TBUT 已成为判断泪膜的稳定性的重要指标。在如今的临床实践中，测量 TBUT 的方法分为 FBUT 与 NIBUT，均广泛应用于临床实践。

（二）测量原理

泪膜是泪液通过瞬目作用在眼表涂布形成的薄膜。泪膜由外向内由三层构成，分别为脂质层、水液层、黏蛋白层。最近的研究认为水液层与黏蛋白层之间没有明显的界限[4]。泪膜的形成可以分解为两步（图 1-3-2-1）。第一步，睁眼时，上睑将泪液向上提拉，使泪液覆盖角膜。第二步，脂质层向上漂移的同时提拉水液层向上。睁眼后，泪膜因为泪河的负静水压进行重分布，水液成分从泪膜中被吸引到泪河处。最终在上、下泪河之间形成相对稳定的泪膜。泪膜形成后，水液层的蒸发使泪膜变薄进而出现破裂点。

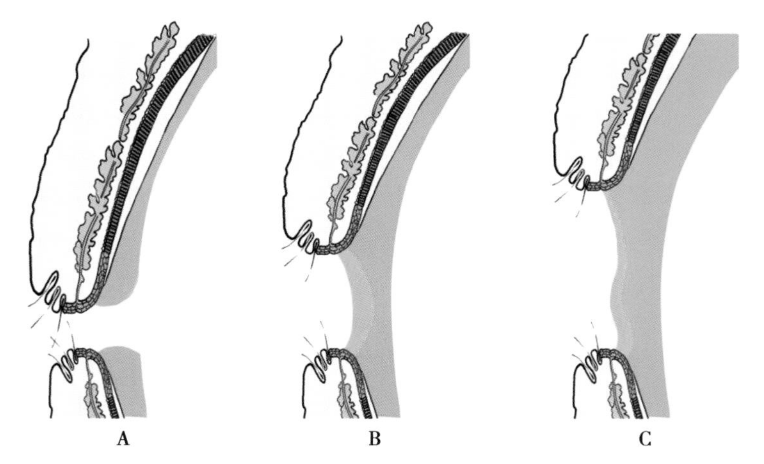

图 1-3-2-1　泪膜形成示意图（水液层——蓝色部分，脂质层——黄色部分）

A. 泪液成分移动；B. 泪膜重新形成；C. 泪膜经重分布后形成相对稳态。

常用的眼表染色剂有荧光素钠和虎红等。虎红染色剂也曾用于观察泪膜破裂点，但其细胞毒性及刺激性相对较大。目前主要应用荧光素钠作为检查 TBUT 的染色剂。用荧光素钠将泪液染为黄色后，在钴蓝光下即可以清晰地看到角膜前的泪膜破裂点。如果在观察系统加上黄色的滤过片（即蓝光滤过片），可以观察到更细节的泪膜破裂特征。

近年来，多种 NIBUT 的测量方法被研发，如 Keeler 泪膜镜、Keratograph 5M 眼表综合分析仪等设备。Keeler 泪膜镜可以发出冷光源并将规则的网格线透射于角膜表面泪膜。当网格线出现模糊或不连续时，说明该处泪膜破裂[5]。Keratograph 5M 基于 Placido 环投射原理，结合自动分析软件，可以客观测量泪膜破裂的位点和时间，测量原理详见“眼表综合分析”章节。NIBUT 的变异性要低于 FBUT，可重复性好于 FBUT[6]。

（三）操作方法及流程

1. FBUT 在常温、湿度适宜、避光室内环境下进行。

（1）打开无菌荧光素钠试纸包装，滴 1 滴抗生素滴眼液浸湿试纸头部，甩去多余液体[或用灭菌滴管吸取 1% 荧光素钠溶液（2μL）滴于结膜囊]。

（2）试纸头部轻轻接触患者下睑缘。

（3）要求患者瞬目 3～4 次，使荧光素钠在眼表均匀分布。

（4）嘱患者保持睁眼，开始计时。

（5）钴蓝光观察患者角膜，至第一个破裂点出现停止计时。

（6）再重复观察两次，取三次平均值作为该患者 FBUT 结果。

2. NIBUT 见“眼表综合分析”章节。

（四）临床应用

目前，FBUT 检查方法诊断干眼的标准为低于 10s[7]。FBUT 属于侵入性检查，主要缺陷包括荧光素钠对眼表稳态的影响，以及测量结果依赖检查者的主观判断。但是该方法操作简单，仍然是临床上最常采用的干眼诊断性检查。

基于 FBUT，日本学者提出不同的泪膜破裂方式代表泪膜中不同成分的缺失[8-9]。泪膜破裂方式可以分为区域状破裂、斑点状破裂、酒窝状破裂、线状破裂以及随机破裂（图 1-3-2-2）。区域状破裂为睁眼过程中，没有或仅有限的荧光素钠随上睑向上移动，即泪膜未能形成。区域状破裂被认为是重度水液缺乏性干眼的表现。斑点状破裂也是在睁眼过程中的破裂，在角膜表面湿润性受损的位置出现。斑点状破裂发生的位置被认为缺乏黏蛋白（mucin，MUC），尤其是 MUC16。酒窝状破裂是睁眼结束后发生的破裂。通常发生于角膜中央区域，被认为同样与角膜表面湿润性受损有关。线状破裂是睁眼结束后，上泪河对水液的牵拉和下泪河对水液的抽吸共同导致的破裂，是轻度水液缺乏性干眼的表现。随机破裂是随水液层蒸发而出现的破裂，在健康的眼表也可以看到随机破裂。关于泪膜破裂方式的各项研究主要集中于日本干眼学界，仍需进一步大样本临床观察与总结。

（五）注意事项

1. 规范使用荧光素钠试纸条。

2. 患者于检查前 4 小时内没有使用滴眼液。

3. 待泪膜形成后再开始计时。

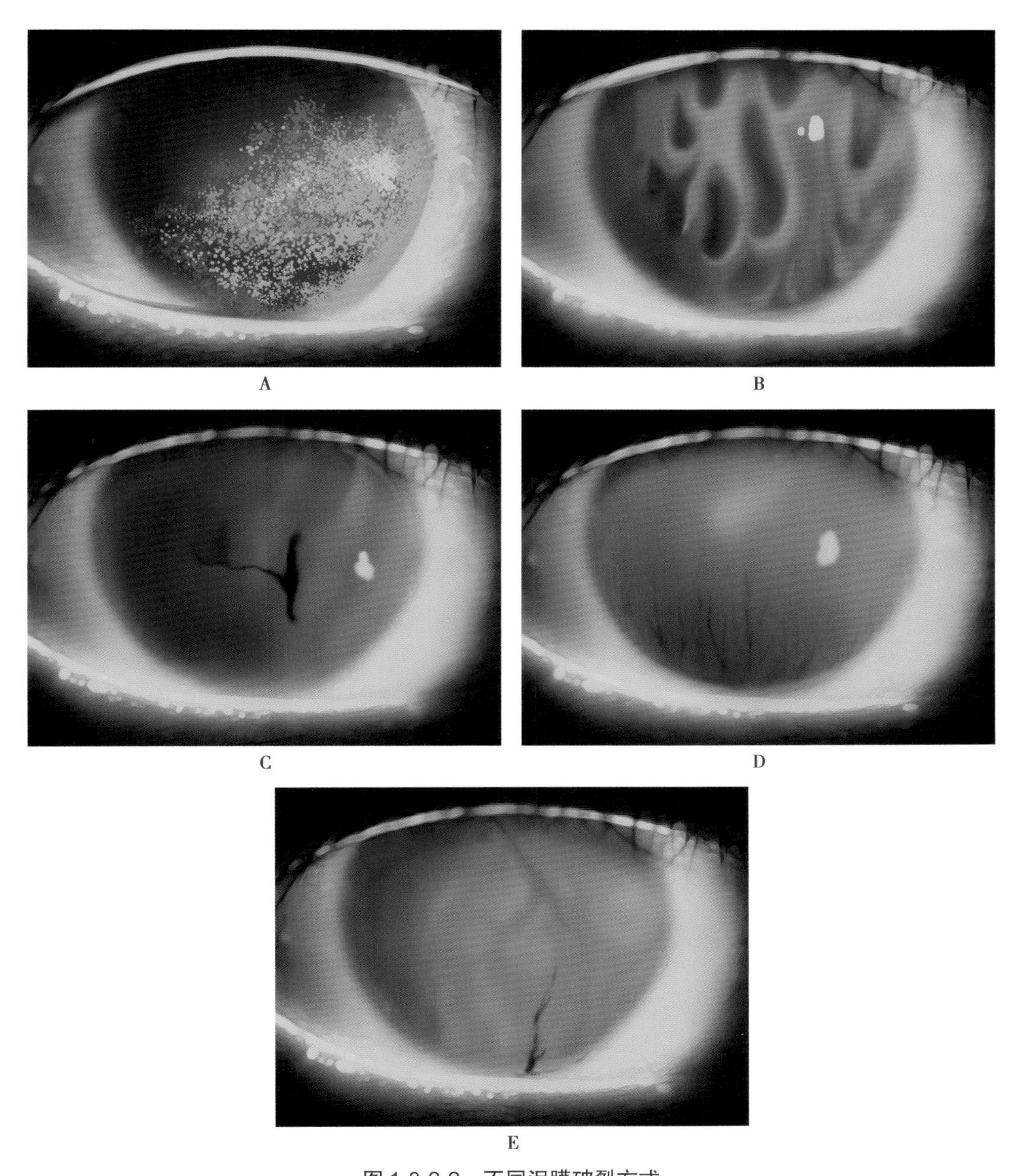

图 1-3-2-2　不同泪膜破裂方式

A. 区域状破裂；B. 斑点状破裂；C. 随机破裂；D. 线状破裂；E. 酒窝状破裂。

4. FBUT 需取三次测量的平均值。

（六）总结

TBUT 是反映泪膜稳态的重要指标。使用 NIBUT 可以获得较为真实的泪膜破裂时间，但是需要进一步提高 NIBUT 检查的敏感性、准确性和可重复性。在临床实践中，侵入性的 FBUT 因其方法简单，仍具有不可替代性。FBUT 的使用应规范，否则会导致较大的变异性。近年发现泪膜不同破裂方式与泪膜不同成分的缺乏相关，为 FBUT 提出了更广阔的应用前景。

二、角膜地形图

角膜地形图是记录和分析角膜表面形态、曲率、屈光特点的方法，其获得的角膜图像通过计算机数字化处理合成、分析并反映角膜的形状及其规则性。随着计算机技术的普及及更新，角膜地形图检查不仅成为屈光手术术前筛查的常规方法，其图像中包含的广泛信息对干眼早期诊断也具有一定价值。

（一）测量原理

目前，角膜地形图广泛使用的标靶是由黑白交替的同心圆环组成的 Placido 环（图 1-3-2-3）。间隙规则分布的环通常见于散光较小的正常角膜，而不规则的环对应的改变则提示不同的角膜状态。基于 Placido 环的各类测量方法通过各种分析可得到角膜形态特征的精确结果。表面规则指数（the surface regularity index，SRI）是由 10 个定位点沿中央 256 个等距半子午线的局部曲率波动之和确定的数值，该指数用于评估角膜中央区域的表面规则性，该区域与进入瞳孔的区域大致对应，光滑的正常角膜表面 SRI 数值接近于零。表面不对称指数（surface asymmetry index，SAI）指在 180°相距的单个角膜图像上对应点之间角膜曲率差异的中央加权总和，是衡量角膜中央不对称性的指标[10]。相比正常人，干眼患者的 SRI 与 SAI 值均有升高，二者与角膜荧光素染色程度及角膜预期视力（potential visual acuity，PVA）显著相关，PVA 降低可能是导致干眼患者视力波动的重要原因，同时也是水液缺乏型干眼患者畏光的原因之一[11]。通过角膜地形图实时测算 SRI、SAI 及 PVA 的数值，检查者可以推知患者角膜表面的不规则性和不对称性。

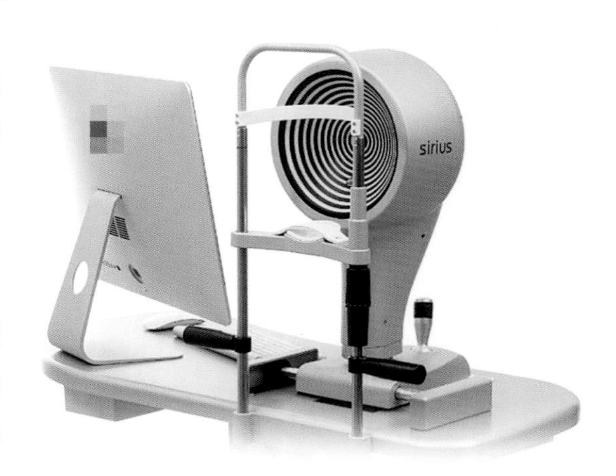

图 1-3-2-3　Placido 环与 Sirius 眼前节分析系统

（二）操作方法及流程

1. 避免强光环境，保持室内光线自然；受试者取坐位，保持固定头位。

2. 嘱受试者注视前方 Placido 环中心，检查过程中尽量避免瞬目。

3. 检查者根据扫描界面中箭头提示控制操作手柄，对焦完成后摄取图像，保存结果并进入分析界面。

4. 摄影完成后检查所摄影像以评估检查质量，所摄取图像应清晰，角膜暴露充分，无严重眼睑遮挡。

5. 检查者根据需要让计算机显示不同结果图，如屈光度、高度、曲率图等，根据要求打印处理后的图像。

（三）临床应用

干眼患者因泪膜稳定性差和角膜上皮缺损，引起角膜表面不规则性增加，眼表局部应力加剧导致的微创伤使病变区域的眼表上皮结构表面覆盖的泪膜涂布欠均匀，计算所得的 SAI 值和 SRI 值会发生相应变化（图 1-3-2-4）。SAI 及 SRI 的测量值增大，PVA 数值也随之降低，提示角膜表面的规则性越差，与干眼的严重程度相关。总之，角膜地形图可对干眼患者的泪膜情况做出相应评估，尤其对准备接受屈光手术的人群，角膜地形图检查结果异常可能提示术后干眼发生的概率。

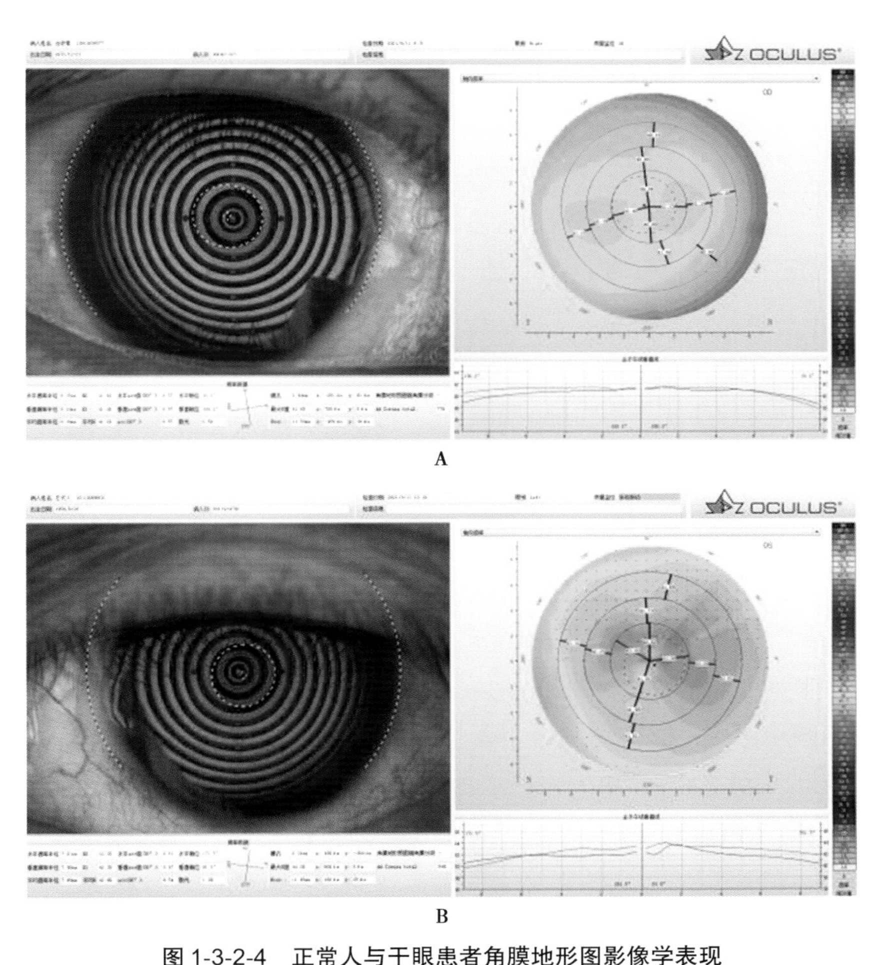

图 1-3-2-4　正常人与干眼患者角膜地形图影像学表现

A. 正常人角膜地形图影像学；B. 干眼患者角膜地形图影像学。

（四）注意事项

1. 角膜前表面不规则或泪膜不稳定会影响图片采集质量，拍摄前应嘱患者瞬目几次使泪膜分布均匀，避免使用表面麻醉剂。

2. 如患者上睑下垂或睁眼困难，可上提患者眼睑，操作手法尽量轻柔，切勿大力按压眼球导致角膜形状改变。

3. 技术员的娴熟度及操作习惯可能对检查结果造成影响，重复检查有利于提高诊断准确性。

（五）总结

角膜地形图具有非创伤性、易重复测量的优点，Placido 环可以提供关于角膜表面的大量信息，部分参数可对干眼患者的泪膜情况做出相应评估。

三、泪膜干涉检查

（一）概述

自 1989 年 Doane[12] 利用光学干涉图像系统观察泪膜脂质层以来，到目前已经出现多种泪膜干涉成像设备，如 Tearscope (Keeler，Windsor，United Kingdom)、DR-1α(Kowa，Aichi，Japan)、Lipiscanner (Visual Optics，Chuncheon，Korea) 和 LipiView (TearScience，Morrisville，NC) 等[13]。其中 1997 年，日本 Kowa 公司推出干眼干涉仪 DR-1，可以根据 Yokoi 等的分级标准进行泪膜脂质层的观察。2015 年，Kowa 公司推出它的改进型产品 DR-1α，实现了非侵入性泪膜破裂时间的测量。基于该设备 Arita 等[14] 开发出一种泪膜脂质层干涉图像分类系统，通过该分类系统结合泪膜破裂时间可以用来区分干眼亚型。

（二）测量原理

泪膜由外到内分为脂质层、水样层和黏蛋白层，利用镜面反射的原理，DR-1α 在脂质层表面反射的与在脂质层背面（水样层界面）反射的不同光路会产生不同的干涉图像（图 1-3-2-5）。DR-1α 通过图像采集系统记录从泪膜表面反射回来的图像，观察脂质层

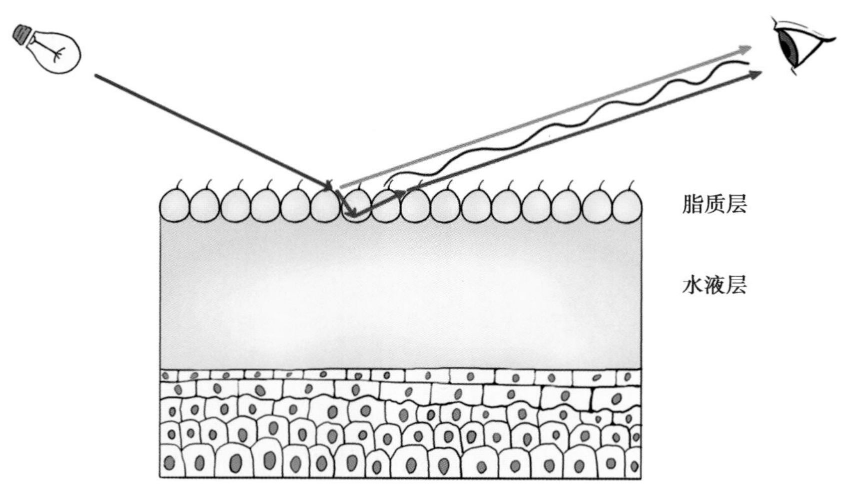

图 1-3-2-5　干涉原理图

光线（蓝光）在脂质层表面反射的（黄线）与在脂质层背面（水样层界面，红线）反射的不同光路会产生不同的干涉图像。

的变化。DR-1α 有专门为角膜形态设计的精密光学系统，可以观察更大面积的泪膜干涉图像。除了通过镜面反射原理观察脂质层之外，DR-1α 还可以测量 NIBUT。

（三）检查流程

用 DR-1α 可以非侵入性测量泪膜破裂时间并且观察脂质层干涉图像。首先让患者调整到合适的位置，下巴放到下颌托上，双眼平视前方，先让患者眨眼数次，操作者将光源对准患者瞳孔，自然眨眼两次，然后再尽可能长的时间睁眼。开始评估泪膜破裂时间并记录脂质层干涉图像。干涉图像视频会储存在计算机中，整个拍摄过程约 30 秒。记录大约 150 帧图像[15]。第二只眼检查在第一只眼检查完至少 1 分钟后进行。

（四）临床应用

DR-1α 可以非侵入性地测量泪膜破裂时间，并通过脂质层干涉图像来反映泪膜脂质层和水样层之间的平衡，从而区分干眼亚型。

Arita 等[14]使用 DR-1α 观察正常人、水液缺乏型干眼和 MGD 患者泪膜干涉图像，开发出一种泪膜脂质层干涉图像分类系统，通过该系统结合泪膜破裂时间可以用来区分干眼亚型，其干涉图像模式与临床分类相吻合（图 1-3-2-6）。该分类评分者间信度为 0.57~0.94，评分者内信度为 0.90，表明这种分类体系适合对干涉数据测量

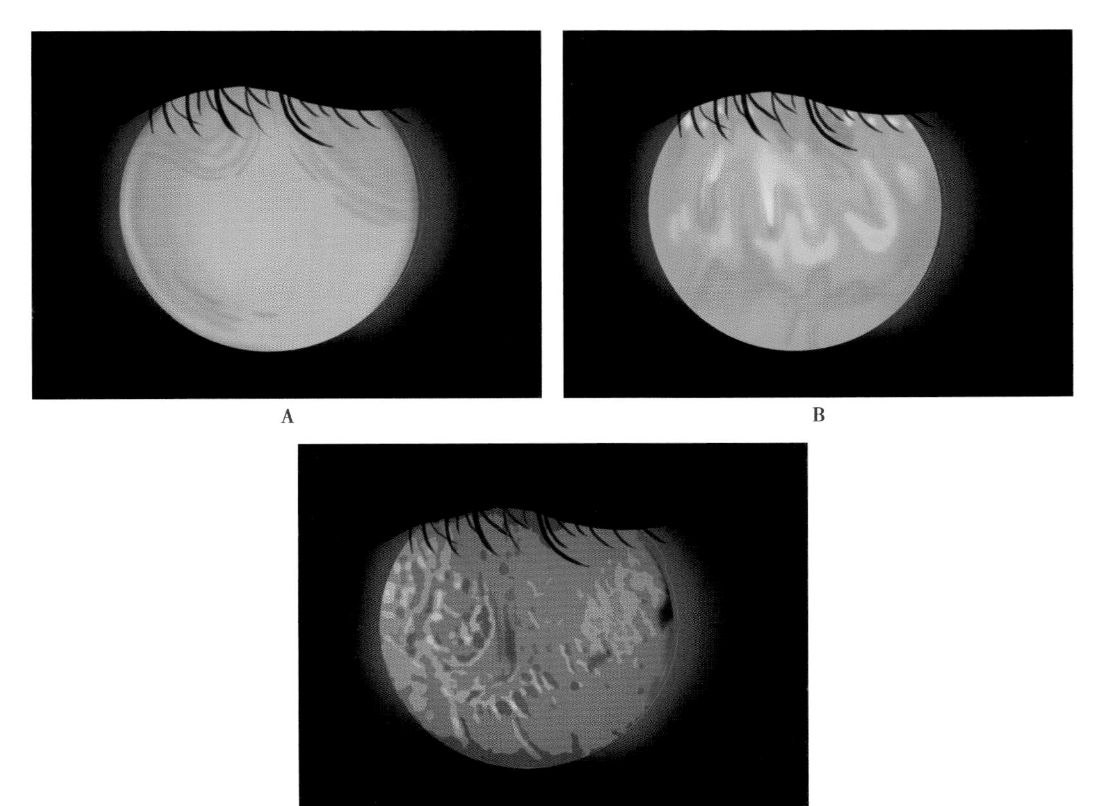

图 1-3-2-6　分类标准图

A. 干涉模式 0 级；B. 干涉模式 1 级；C. 干涉模式 2 级。

的评估。

Arita 等建议分类标准如下：

干涉模式 0 级：非侵入性泪膜破裂时间≥5s 的单调灰色或多色干涉条纹，呈珍珠样外观，对应正常图像（图 1-3-2-6A）。

干涉模式 1 级：非侵入性泪膜破裂时间＜5s 的多色干涉条纹，呈木星样外观，对应非干燥综合征水液缺乏型干眼（图 1-3-2-6B）。

干涉模式 2 级：非侵入性泪膜破裂时间＜5s 的浅灰色无定形干涉条纹，呈晶状体样外观，对应睑板腺功能障碍（图 1-3-2-6C）。

在干涉图像中，脂质层只有在＞70nm 时才能观察到多色干涉条纹。如果既有水液缺乏型干眼又有 MGD，可能表现为干涉模式 1 或者干涉模式 2，检查结果受到检查时泪膜状态的影响，需要结合其他检查进行综合诊断。

相对于 LipiView 能定量测量泪膜脂质层厚度，DR-1α 只能做到定性分析而且只能观察中央角膜 8.0mm 宽 ×7.2mm 长区域的脂质层干涉图像。但是 DR-1α 还可以非侵入性测量泪膜破裂时间。通过结合泪膜破裂时间和脂质层干涉图像可以区分干眼亚型。最近一项研究发现 DR-1α 可以通过新开发的软件实现泪河高度的测量，但是测量方法还需要进一步临床验证[16]。

（五）注意事项

1. 检测前眼周勿用油性化妆品。

2. 检查前勿用力揉眼睛。

3. 眼部炎症、外伤、角膜瘢痕、角膜上皮不完整、3 个月内做过眼部手术的患者，检查结果可能受到影响，需结合临床判读结果。

（六）总结

DR-1α 可以通过光干涉技术测量非侵入式泪膜破裂时间，同时基于干涉图像分类标准进行泪膜脂质层评估，以此诊断和区分干眼亚型。但是这种干涉图像评估存在一定的局限性，在泪液明显减少或者严重的角膜上皮病变，如干燥综合征（Sjögren syndrome，SS）、Stevens-Johnson 综合征和移植物抗宿主病（graft versus-host disease，GVHD）等，由于泪液的缺乏，无法观察到干涉条纹，所以 DR-1α 无法用于此类患者[14]。未来 DR-1α 可以通过新开发的软件实现泪河高度的测量，结合非侵入性的泪膜破裂时间及泪膜脂质层的干涉图像对干眼的诊断和分型将会更加有利。

参 考 文 献

[1] NORN MS. Desiccation of the precorneal film：Ⅰ. corneal wetting-time[J]. Acta Ophthalmol (Copenh)，1969，47(4)：865-880.

[2] LEMP MA，HAMILL J. Factors affecting tear film breakup in normal eyes[J]. Archives of Ophthalmology，1973，89(2)：103.

[3] 华明，程微，丁国贞. 泪膜破裂时间的测定及意义[J]. 中国实用眼科杂志，1986，11：667-668.

[4] WILLCOX MDP，ARGUESO P，GEORGIEV GA，et al. TFOS DEWS Ⅱ tear film report[J]. Ocul Surf，2017，15(3)：366-403.

[5] 张晓博，陈绮，王耀增. 办公室干眼泪膜脂质层形态分析[J]. 中华眼视光学与视觉科学杂志，2014，16(3)：4.

[6] ELIZABETH L，DOWNIE. Automated tear film surface quality breakup time as a novel clinical marker for tear hyperosmolarity in dry eye disease[J]. Investigative Ophthalmology & Visual Science，2015，56(12)：7260-7268.

[7] WOLFFSOHN JS，ARITA R，CHALMERS R，et al. TFOS DEWS Ⅱ diagnostic methodology report[J]. Ocul Surf，2017，15(3)：539-574.

[8] YOKOI N，GEORGIEV GA. Tear film-oriented diagnosis and tear film-oriented therapy for dry eye based on tear film dynamics[J]. Investigative Opthalmology & Visual Science，2018，59(14)：DES13-22.

[9] YOKOI N，GEORGIEV GA，KATO H，et al. Classification of fluorescein breakup patterns：a novel method of differential diagnosis for dry eye[J]. American Journal of Ophthalmology，2017，180：72-85.

[10] WILSON SE，KLYCE SD. Quantitative descriptors of corneal topography：a clinical study[J]. Arch Ophthalmol，1991，109(3)：349.

[11] BELIN MW，KHACHIKIAN SS. An introduction to understanding elevation-based topography：how elevation data are displayed-a review[J]. Clinical & Experimental Ophthalmology，2010，37(1)：14-29.

[12] DOANE MG. An instrument for in vivo tear film interferometry[J]. Optom Vis Sci，1989，66(6)：383-388.

[13] ARITA R，FUKUOKA S，MORISHIGE N. New insights into the lipid layer of the tear film and meibomian glands[J]. Eye Contact Lens，2017，43(6)：335-339.

[14] Arita R，Morishige N，Fujii T，et al. Tear interferometric patterns reflect clinical tear dynamics in dry eye patients[J]. Invest Ophthalmol Vis Sci，2016，57(8)：3928-3934.

[15] 杨庆松，王宁利，孙旭光，等. DR-1泪膜干涉成像仪动态成像法诊断干眼症的临床研究[J]. 眼科，2005，14(3)：158-161.

[16] ARITA R, YABUSAKI K, HIRONO T, et al. Automated measurement of tear meniscus height with the Kowa DR-1 alpha tear interferometer in both healthy subjects and dry eye patients[J]. Invest Ophthalmol Vis Sci, 2019, 60(6): 2092-2101.

第三节 泪液相关检查

一、泪液分泌试验（Schirmer 试验）

（一）概述

泪器是分泌泪液和维持眼表稳定的基础，充足的泪液分泌可以保证角膜正常的生理功能。目前，临床上尚无直接检测泪腺功能的方法。1903 年 Schirmer 发明了一种试纸以评估泪液分泌功能，这种试纸一端钩在下眼睑进行测量。这种检查方法称为 Schirmer 试验，是目前最常用的定量检测水液性泪液分泌的方法。

（二）测量原理

Schirmer 试纸曾经采用过滤纸、石蕊纸和吸墨水纸。1961 年，Halberg 和 Berens 设计的标准 Schirmer 试纸由 NO.589 Black Ribbon 滤纸生产，按照 5mm × 35mm 的尺寸裁剪成长条状[1]。

标准的 Schirmer 试验是不使用表面麻醉剂的 Schirmer Ⅰ试验，此外还存在两种衍生试验，一种是使用表面麻醉剂的基础 Schirmer 试验，也称 Jones 试验[2]；另一种是进行无表面麻醉的 Schirmer Ⅰ试验的同时，使用小棉拭子刺激鼻黏膜观察泪液分泌量，称为 Schirmer Ⅱ试验。Jones 首次区分基础分泌和反射性分泌，并且通过在眼部滴用表面麻醉剂来测量基础分泌。故 Schirmer Ⅰ试验主要用于测量主、副泪腺的基础分泌和反射性分泌，Jones 试验主要用于测量基础分泌，Schirmer Ⅱ试验主要用于测量主、副泪腺反射性分泌[3]（图 1-3-3-1）。

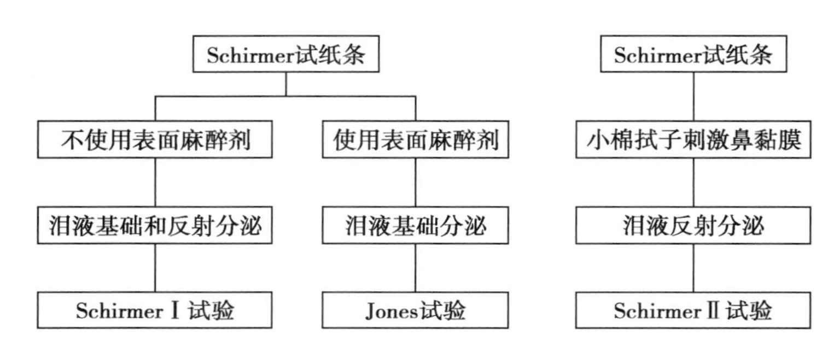

图 1-3-3-1 Schirmer 试验分类图

（三）操作方法及流程

1. Schirmer Ⅰ试验

（1）无须表面麻醉。

（2）方法同基础 Schirmer 试验。

（3）正常值为试纸润湿长度＞10mm/5min。

2. Schirmer Ⅱ试验

（1）先行 Schirmer Ⅰ试验。

（2）将小棉拭子（长度约 8mm，顶端宽约 3.5mm）沿鼻腔外侧壁平行向上轻轻插入鼻腔，刺激中鼻甲前鼻黏膜。

（3）5 分钟后取出试纸，测定试纸湿润长度。

（4）正常值为试纸润湿长度＞10mm/5min。

3. Jones 试验（基础 Schirmer 试验）

（1）在室内柔和光线下操作，双眼表面麻醉。

（2）将棉签放在预计安放试纸处的结膜处，把结膜囊内的泪液吸干。

（3）使用标准的泪液 Schirmer 试纸，其上印有 1mm 刻度标尺，头端为钝圆形，且在 5mm 处有一缺口（图 1-3-3-2），在此折成 90°角，然后将试纸头端置入下结膜囊的中外 1/3 交界处（图 1-3-3-3），嘱患者正常瞬目。

（4）5 分钟后嘱患者睁开双眼并向上看，取出试纸。

（5）测定试纸湿润长度并记录，例如“10mm/5min”。如果试纸在 5 分钟前完全浸湿，应提前取出并记录时间，例如“30mm/3min”。

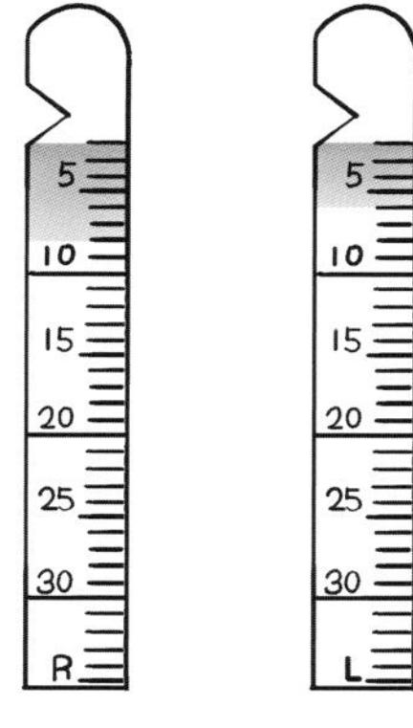

图 1-3-3-2　Schirmer 试验试纸及结果读数

记录为右眼 8mm/5min，左眼 6mm/5min。

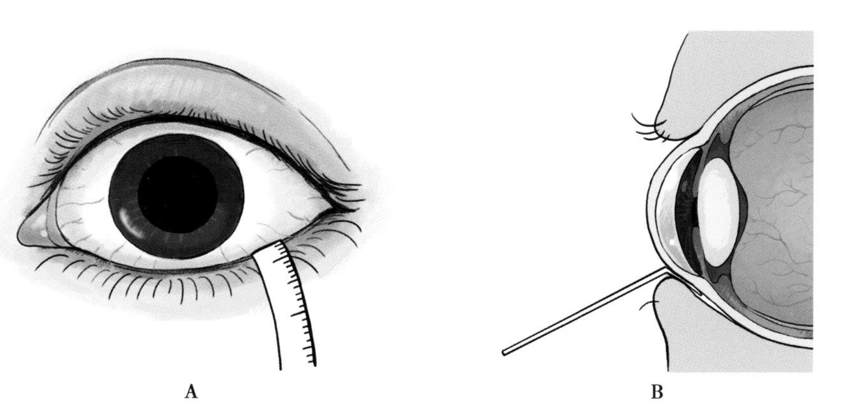

图 1-3-3-3　试纸放置位置应在下结膜囊的中外 1/3 交界处

A. 正面观；B. 侧面观。

（四）临床应用

泪液主要由泪腺分泌，泪腺分泌的泪液量在正常情况下能够湿润角膜和防止结膜表面干燥。泪腺分泌可分为基础分泌和反射性分泌。基础分泌主要由副泪腺供给，不需要特殊刺激即可连续分泌。反射性分泌主要由主泪腺承担，其分泌依赖于各种刺激并受精神及神经因素支配。反射性分泌增多可使基础泪液分泌减少，即主泪腺可降低副泪腺功能，二者互相辅助又相互制约。临床中 Schirmer 试验以其检查方法简单易行而被广泛应用，对干眼的诊断具有重要的参考价值，但是也存在着检测结果重复性不强的局限性。

Schirmer Ⅰ试验可测量泪腺对眼表刺激的反应，其结果异常可能是泪腺疾病、眼表敏感性降低或缺乏，或眼表至脑部的传入神经异常所致。在泪腺正常的情况下，也可能由于角膜敏感性下降而导致泪液分泌减少。当 Schirmer Ⅰ试验异常时，Schirmer Ⅱ试验可帮助判断泪液分泌减少的原因究竟是眼表异常还是泪腺异常。如果 Schirmer Ⅱ试验的结果大于 Schirmer Ⅰ试验，说明眼表异常。如果 Schirmer Ⅰ和 Schirmer Ⅱ结果均异常，则表明可能是泪腺异常。

目前，临床干眼诊断中多采用无表面麻醉的 Schirmer Ⅰ试验。根据 2020 年我国干眼专家共识的干眼诊断标准，主诉有干眼症状，中国干眼问卷量表≥7 分或 OSDI 评分≥13 分，同时患者 FBUT≤5s 或 NIBUT＜10s 或 Schirmer Ⅰ试验≤5mm/5min，可诊断干眼。或者中国干眼问卷量表≥7 分或 OSDI≥13 分，同时患者 FBUT＞5s 且≤10s，或 NIBUT 为 10～12s，Schirmer Ⅰ试验＞5mm/5min 且≤10mm/5min，角膜荧光素钠染色≥5 个点，可诊断干眼[4]。

（五）注意事项

1. 测试时建议在室温约 25℃，湿度约 50% 的安静环境下进行。

2. 放置试纸时应当注意放置的位置为下睑中外 1/3 处的结膜囊内。

3. 测量过程嘱患者放松，不要说话，以减少外界刺激引起的分泌增加。

4. 试验结果与临床观察出现明显偏差时，本试验需重复测定，均为分泌增加或分泌降低才能下结论。

5. 如有明显流泪，应注意是否有明显的外界刺激，如强光刺激可引起反射性分泌增加。

6. 如有眼部病变，如结膜松弛、眼睑外翻等需注意保证试纸与泪河接触，未被结膜组织遮挡。

（六）总结

虽然 Schirmer 试验是干眼诊断中应用最广的方法之一，但是检查过程中仍然有一些问题需要注意。Schirmer 试验属于侵入性检查，如需要同时测量泪膜破裂时间和进行眼表染色检查时，应最后做 Schirmer 试验，以避免 Schirmer 试验对眼表的损伤，影响其他测量结果的准确性。若 Schirmer 试验的受试者在试验过程中眼部不适感强，依从性差，试验结果易受眼球位置、环境因素（如室内亮度、温度、湿度等）、操作手法、试纸质量和受试者心理因素、年龄等影响，有时需要多次测量提高准确性。

二、酚红棉线试验

（一）概述

干眼是常见的眼科疾病之一，随着现代化生活方式的逐渐普及，干眼患病率逐年升高，困扰着全球数亿人口的正常生活。在临床诊断及疗效评价过程中，Hamano 等人于 1982 年发明了酚红棉线试验（phenol red thread test，PRT test）：将一根预先浸染酚红染料的棉线放置于下睑颞侧结膜囊内 15 秒，棉线根据泪液 pH 值变化而发生变色，通过测量棉线变色长度评估泪液分泌量。相较发明于 1903 年的 Schirmer 试验，酚红棉线具有体感舒适、测量时长较短等优势，易于为儿童接受，但也有研究认为 PRT 测量数值与干眼临床症状的相关性不高[5]，目前我国及国际制定的专家共识仍以 Schirmer 试验为主流诊断标准。

（二）测量原理

由酚红染料浸泡过的棉线遇生理状态下偏碱性的泪液（pH 介于 7~8 之间）则变色，通过定时测量泪液浸湿棉线的变色长度确定泪液分泌状况。酚红棉线试验的原理与 Schirmer 试验大致相同，主要提示主副泪腺的基础分泌量。目前市面可见的棉线通常为黄色，顶端的弯折部用于钩住下睑并固定，遇泪液发生反应后棉线呈现粉红色，棉线外包装背面印有测量刻度，以便操作者及时读取泪液分泌量数值。

（三）操作方法及流程

1. 光线自然偏暗的室内操作，无须表面麻醉。

2. 将棉签放在预计放置棉线处的结膜囊处，轻轻将结膜囊内的泪液吸干。

3. 标准酚红棉线总长 75mm，顶端长约 3mm 的反折部分用于固定，将棉线反折端置于中外 1/3 的下睑结膜囊内，线的其余部分自然垂于受试者脸颊（图 1-3-3-4）。

4. 嘱受试者直视前方并正常瞬目，15 秒后轻柔取下棉线，测定变色棉线长度。测量时注意勿将棉线头端的 3mm 反折部计算在内。

5. 正常个体棉线湿润变色长度应＞20mm，≤20mm 提示泪液分泌减少。

（四）临床应用

Schirmer 试验测量由于对眼表有一定刺激，导致结果变异较大。部分学者认为

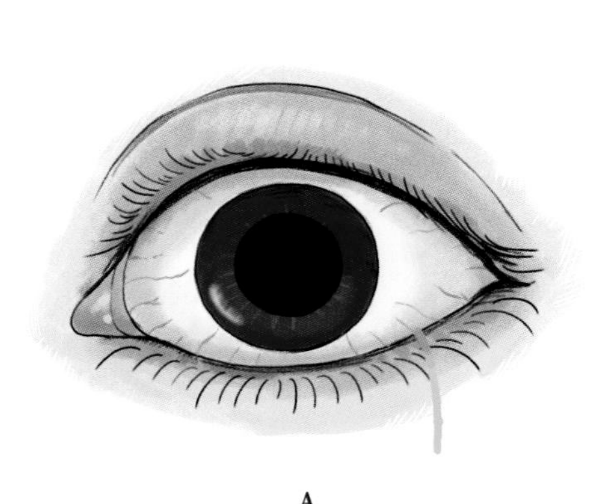
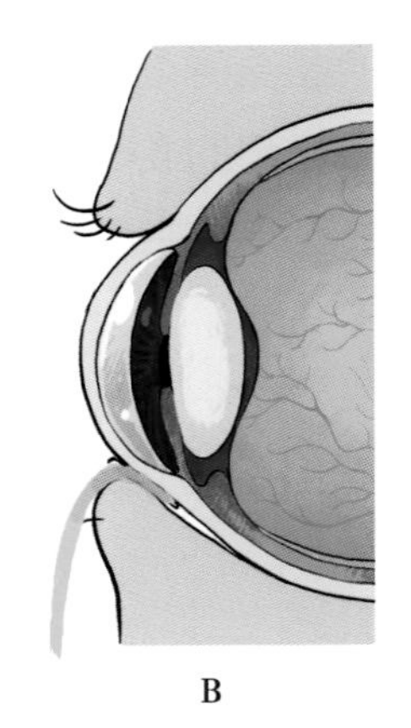

A　　　　B

图 1-3-3-4　酚红棉线放置位置示意图

棉线反折端置于中外 1/3 的下睑结膜囊内，A 正面观；B 侧面观。

细棉线的低刺激（甚至无刺激）对患者的眼表体感影响小，试验完成仅需 15 秒，产生的反射性溢泪较少，且睁眼与闭眼测量的数值之间无明显统计学差异。早期临床研究表明，亚洲人的 PRT 平均测量数值低于白种人 2~3mm，男性的 PRT 结果普遍高于女性[6]。

文献报道 PRT 和 Schirmer 试验结果的 Kappa 值为 0.96，表明两种试验之间有很强的一致性[7]，但我国目前仍以 TBUT，Schirmer Ⅰ试验及角结膜荧光素染色结果制定干眼临床诊断标准。TFOS DEWS 在 2007 年出版的指南中曾简要提及酚红棉线试验作为干眼诊断标准（此版本指南 PRT 试验建议值为 10mm，但此数值灵敏度较低，仅为 25%），2017 年发布的 TFOS DEWS Ⅱ指南中将酚红棉线试验作为干眼诊断的参考或辅助手段[8]。我们对 63 名眼表不适患者进行酚红棉线试验来测试其有效性，结果表明酚红棉线试验的重复性较好（实验组 ICC=0.747，对照组 ICC=0.723，$P<0.01$）而一致性一般（实验组 ICC=0.588，对照组 ICC=0.610，$P<0.01$），其与 Schirmer Ⅰ试验和 TMH 试验的相关性较弱，故酚红棉线试验的结果可作为干眼诊断的辅助及参考。

（五）注意事项

1. 进行试验时尽量避免手指直接接触棉线反折端以避免皮肤油脂污染。

2. 如有明显流泪，应注意到是否有明显的外界刺激，如强光刺激可引起反射性分泌增多。

3. 本试验需反复测定，根据结果的平均值及一致性判断干眼程度。

4. 建议测试温度 26~28℃，湿度 50%。湿度低于 30% 的干燥气候及湿度高于 80% 的热带气候均可影响试验结果的准确性。

（六）总结

影响酚红棉线试验结果的混杂因素包括结膜囊大小的差异或眼睑的解剖差异，多项研究表明酚红棉线试验也会在一定程度上刺激反射性泪液分泌，临床实际应用时应当合理与 Schirmer 试验进行联合，特别在水液缺乏型干眼的诊断过程中，二者联合应用有助于提高测量结果的精准度。

三、试纸泪河计

（一）概述

泪液分泌对维持健康的眼表和视力至关重要。评估泪液量或分泌量是诊断干眼的重要条件，目前临床上用于测量泪液分泌量的方法有 Schirmer 试验和酚红棉线试验；此外，应用前节 OCT 和眼表综合分析仪等测量泪河高度或泪液容量也成为评估泪液量的重要方法。2006 年，日本庆应大学的 M. Dogru 等人首次发表了 SMTube 技术的相关文章[9]。目前，SMTube 已被用于临床检测，并发现 SMTube 的测量值与 Schirmer 试验、前节 OCT 测量的泪河高度均有明确的相关性[9-11]。

（二）测量原理

SMTube 试纸条形状细长且薄（长 85mm，宽 7mm，厚 0.3mm），其长轴方向的中央部有可以吸收泪液的空心管构造（宽 1mm，长 100μm），在空心管内填充有孔径为 8μm 的硝酸纤维素膜滤纸，滤纸的顶端为天然蓝色染料。SMTube 试纸条边缘两侧印有 1~25mm 的刻度（图 1-3-3-5）。

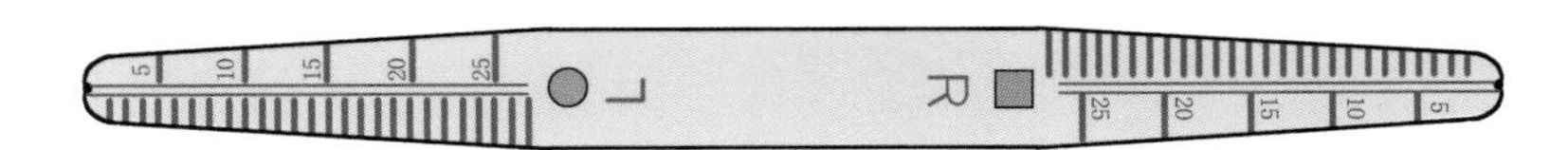

图 1-3-3-5　SMTube 试纸条构造示意图

将 SMTube 试纸条前端浸入下睑泪河中，由于毛细管虹吸作用，泪液被吸收进入空心管，与空心管前端的蓝色指示剂接触后向中央移动。根据刻度可读取一定时间内的泪液吸收量（图 1-3-3-6）。

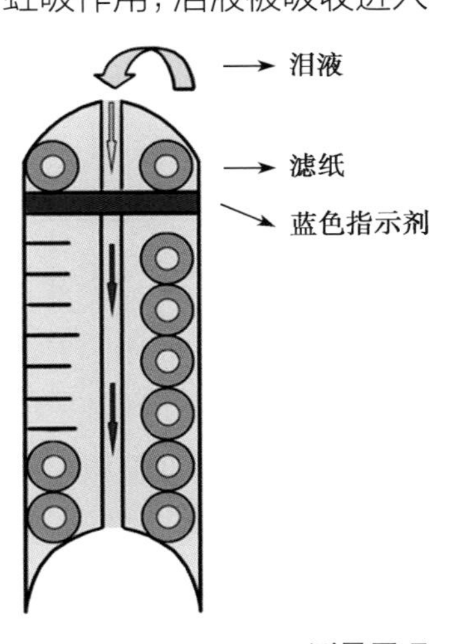

图 1-3-3-6　SMTube 测量原理

（三）操作方法及流程

1. 无须表面麻醉。

2. 可直接测量，也可以用裂隙灯显微镜观察。

3. 从无菌包装中取出标准的 SMTube 试纸条，握住试纸条中心部分，不要接触含有蓝色指示剂的顶端。R 标记一侧用于右眼，L 标记一侧用于左眼。

4. 将 SMTube 试纸条的一端放置到下睑外侧 1/3 处的泪河边缘，注意避免接触角结膜（图 1-3-3-7）。

5. 5 秒后取出 SMTube 试纸条。

6. 读取空心毛细管变色长度，并记录，例如“8mm/5s”。

7. 测试结束后，及时询问患者有无刺激或不适感。

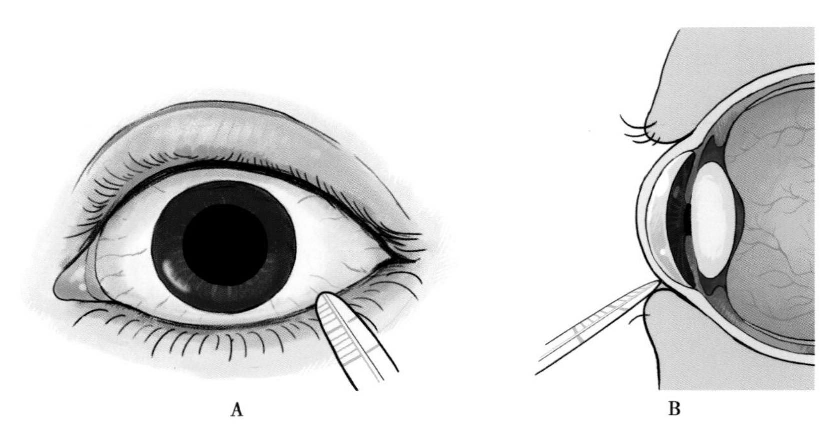

图 1-3-3-7　试纸条放置位置示意图

（四）临床应用

SMTube 是一种新型测量泪液分泌量的技术。SMTube 试验诊断干眼的界值为＜5mm/5s，其检查诊断干眼的灵敏度可达到 89%，特异度可达到 95%[10]。

国内也有学者观察了 SMTube 试纸在干眼患者检测的重复性和一致性，以及其测量值与其他眼部检查结果如 TBUT、TMH 及 Schirmer 试验的相关性。其研究结果发现，在干眼患者中，SMTube 测量结果的重复性和一致性较好，测量结果与 TMH、TBUT 和 Schirmer 具有较高相关性[12]。

SMTube 应用于干眼的检查主要有 4 个优点。首先，测量时间短，每只眼仅需 5 秒。其次，SMTube 试纸吸收的泪液量极少，因此在该检测之后不久即可进行其他检测，而不必在实施下一项检测之前等待一段时间。再次，SMTube 试纸条在检查时不接触眼表或眼睑，可避免出现反射性流泪，对眼表的刺激性小。最后，SMTube 试纸质量轻、尺寸小，检查方便而且节省空间，便于在临床环境之外开展大规模干眼流行病学研究。SMTube 测量可以为干眼的筛查和诊断提供一种新颖、快速、无创、方便的方法，具有较好的重复性和一致性，并与常用的干眼检查（包括 TMH、TBUT 和 Schirmer Ⅰ试验）具有一定的相关性，在繁忙的门诊工作中，SMTube 的应用将有助于提高临床工作人员的诊疗效率。

目前，也有学者将 SMTube 试纸用于检测泪道阻塞疾病患者的泪液量，评估泪道手术的疗效[13-14]。

（五）注意事项

1. 放置试纸泪河计时应当注意放置的位置为下睑中外 1/3 处，且注意不接触角膜。

2. 操作时，注意不要按住靠近试纸中间的孔（空心管末端），以免堵住孔从而干扰毛细作用。

3. 如有明显流泪，应注意是否有明显的外界刺激，如强光刺激可引起反射性分泌增加。

4. 测量过程嘱患者放松，不要说话，以减少外界刺激引起的分泌增加。

5. 试验结果与临床观察出现明显偏差时，本试验需重复测定，均为分泌增加或分泌降低才能下结论。

6. 测试时建议在室温21~24℃，湿度30%~60%的安静环境下进行。

7. 如有眼部病变，如结膜松弛、眼睑外翻等需注意保证试纸条与泪河接触。

8. 如在检测前使用滴眼液，至少间隔5分钟以后再进行此项检测。

（六）总结

泪液分泌不足与干眼症密切相关。SMTube® 试验不需要将荧光素染色侵入泪膜，也不需要接触眼睑和结膜，测量简便，刺激性小。灵敏度和特异度均较高，是用于评价患者泪液量的一种有效工具，适用年龄范围广。SMTube® 检测可以在5秒内完成，因为试纸条的特殊组成和设计，可能广泛应用于干眼的诊断、筛查和治疗结果评估。

四、泪液清除率

（一）概述

泪液动力学包括泪液的产生、分布、周转、排出、蒸发和吸收。泪液动力学异常是干眼病理生理的核心环节之一。泪液周转率（tear turnover rate，TTR）或泪液清除率（tear clearance rate，TCR）是衡量泪液动力学的重要指标[15]。TTR与泪液的分泌、排出、蒸发，以及角膜的渗透性有关，可完整地评估泪腺功能单位以及眼表的泪液更新[16]。TCR是指加入泪膜或泪液中的标记物的清除速率。泪液清除延迟会导致有害物质在泪液中积聚，引发眼表损害继而造成干眼。由于TTR的测量在临床当中难以实现，因此常用TCR来代替TTR。

目前，主要通过测量规定时间内泪液中荧光素含量的衰退速率来反映泪液清除有无延迟。该方法由Norn于1965年首次提出，将荧光素滴入受试者下结膜囊，5分钟后用裂隙灯观察泪液颜色的变化来推测泪液清除染料的速率[17]。由于缺少定量数据的测量，Puffer等人于1980年对此方法进行了改进，利用荧光光度法测量泪液中荧光素浓度的变化来计算泪液清除率[18]。但因其操作步骤过于复杂，且荧光分光光度计在临床上应用较少，所以Xu和Tsubota于1995年提出了使用Schirmer试纸收集染色泪液，然后进行肉眼比色分级的方法[19]。虽然此方法步骤简单，操作性强，但肉眼比色分级受操作者主观影响较大，缺乏精确度。近年来，Zheng 等人发现眼前节相干光学断层扫描仪可较为便捷且定量检测 TCR，具有很高的临床应用价值[20]。另外还有学者提出利用泪囊闪烁照相术测量 TCR[21]，该方法需使用放射性物质，临床使用率低。本文将主要介绍荧光光度法、Schirmer 试纸比色法以及前节 OCT 测量法。

（二）测量原理

1. 荧光光度法 由光源发出的激光经过发射端滤光片和镜面折射后到达透镜系统，滤光后的激光（430～490nm）经过透镜进入到人眼中，激发眼表荧光素发出荧光。荧光经过相同的透镜系统到达接收端滤光片，滤过后的荧光（510～630nm）被光电倍增管接收，然后以图或数字的形式显示出来。过程中需要调整透镜系统的位置使激光到达所要测量的目标区域[22]（图 1-3-3-8）。

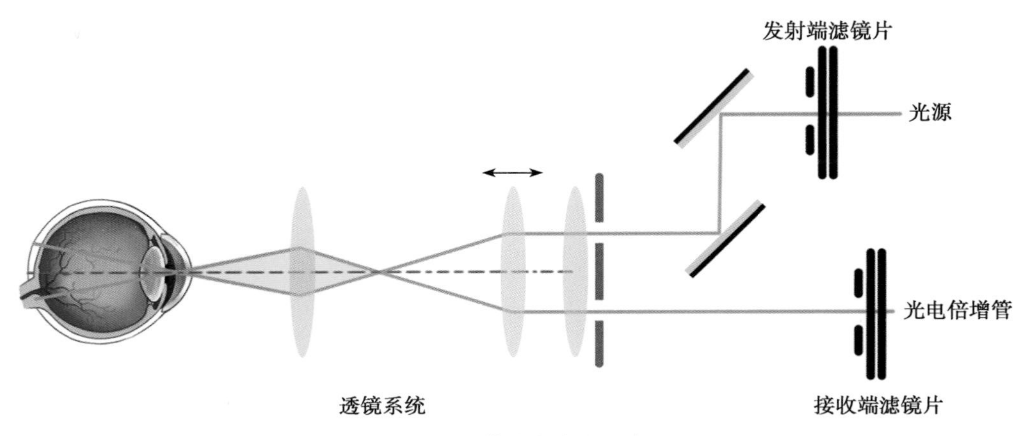

图 1-3-3-8 荧光光度法示意图

2. Schirmer 试纸比色法 在 Schirmer 试验原理的基础上，将受试者的 Schirmer 试纸条与稀释标准液所制的比色板（图 1-3-3-9）的染色强度进行比较来分级。级别由 1 到 1/256，1 级的 TCR 为 0，之后每增加一级 TCR 增加 12.5%。

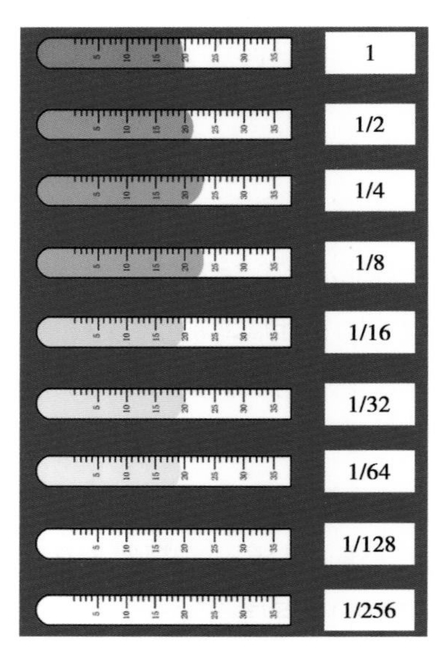

图 1-3-3-9 标准色板

3. 前节 OCT 测量法 入射光经过分光器后分别射入被测眼与参考镜，进入被测眼的光束被不同距离的显微结构反射，通过低相干光干涉测量仪比较反射光波和参照光波来测定反射光波的延迟时间和反射强度，然后进行二维显像和定量分析（图 1-3-3-10）。前节 OCT 可准确测量泪河高度、泪河深度及泪河横截面积，其中 TMH 在 TCR 的测量中具有较高的临床应用价值。在患者结膜囊滴入生理盐水前后分别用前节 OCT 记录 TMH，然后进行计算，TCR(%)=(TMH_{0s}-TMH_{30s})/TMH_{0s} × 100%。

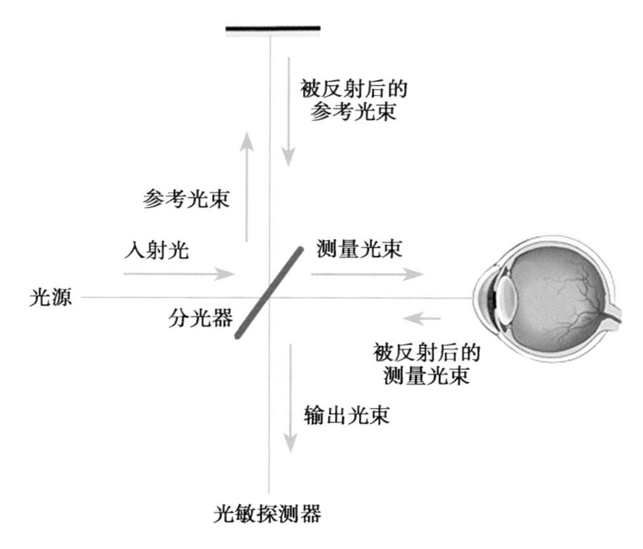

图 1-3-3-10　前节 OCT 测量原理

（三）操作方法及流程

1. 荧光光度法

（1）用微量移液管将 1～5μL 的荧光素钠（浓度＜10%）滴入受试者的下结膜囊。

（2）一段时间后（通常为 10～30 分钟）吸取泪液，利用荧光分光光度计测量泪液中荧光素浓度，也可在一定时间内动态观测泪液中荧光素浓度的变化。

2. Schirmer 试纸比色法

（1）将 10μL 0.5% 的荧光素钠，以及 0.4% 的盐酸丙美卡因滴入受试者的下结膜囊，并嘱其正常瞬目 5 分钟。

（2）将 Schirmer 试纸置入受试者下结膜囊的中外 1/3 交界处，并嘱其闭目 5 分钟。

（3）取出 Schirmer 试纸，将其染色强度与标准色板进行比较并分级。

3. 前节 OCT 测量法

（1）嘱受试者正常瞬目，利用前节 OCT 测量患者静息状态下的 TMH 作为基线。

（2）将 5μL 的生理盐水滴入受试者下结膜囊后立即获取前节 OCT 图像。

（3）嘱受试者正常瞬目，30 秒后复测，获取前节 OCT 图像。

（4）重复上述步骤 3 次，每次间隔 15 分钟，从每次结果中选出最清晰的图像，测量 TMH 并取其平均值（图 1-3-3-11）。

（5）计算 TCR。

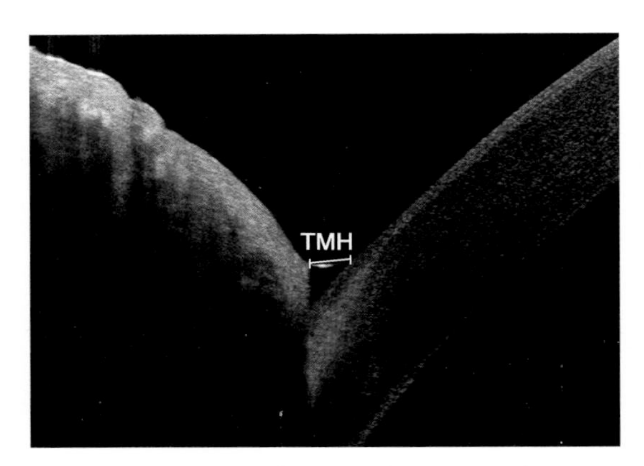

图 1-3-3-11　前节 OCT 测量 TMH 示意图

（四）临床应用

由于 TCR 的相关研究较少，因此目前并未有采用 TCR 诊断干眼的标准。有研究发现正常人 TCR 是干眼患者的 2~5 倍，且泪液清除延迟与眼表损伤的严重程度以及睑板腺功能障碍均有关系，但其具体机制尚需深入研究[23-24]。有实验表明，泪液清除延迟会导致白细胞介素 1α（IL-1α）、基质金属蛋白酶 9（MMP-9）等炎症细胞因子的含量在泪液中升高，从而引发眼表炎症[16]。

在前节 OCT 出现之前，荧光光度法被认为是测量 TCR 的金标准，但其仍具有一定的局限性。前节 OCT 作为近年来新兴的检查手段可以定性、定量地测量 TCR，其重复性好，分辨率及灵敏度高，且为非侵入性。与荧光光度法相比，前节 OCT 避免了染料的应用，耗时较短，且二者的测量结果相关性好，表明前节 OCT 具有较高的准确性，因此其在临床上具有更高的应用价值[24]。

在干眼的诊断方面，与 Schirmer 相比，TCR 与患者的症状及体征具有更高的相关性。主要是由于水液缺乏型干眼的 Schirmer 及 TCR 均表现出异常，但有些以蒸发过强为主要特征的患者的 Schirmer 并无显著下降，而 TCR 变化较明显[20]。因此通过 TCR 联合 Schirmer 来鉴别诊断水液缺乏与蒸发过强这两种类型的干眼。

TCR 作为一种反映泪液动力学的指标，除了对干眼有一定的诊断价值之外，还对干眼的激素应用具有一定的指导意义。Prabhasawa 等人对 127 位 TCR 延迟的患者应用糖皮质激素进行治疗，结果显示治疗后患者的 TCR 显著升高，且结膜充血、角膜上皮缺损及眼表刺激症状均有明显好转[25]。这项研究间接表明 TCR 的延迟可以引发眼表炎症，还表明 TCR 升高可以作为糖皮质激素在干眼治疗中的用药指征。另外，TCR 还可以评判泪道手术的疗效[26]。

（五）注意事项

虽然有多种方法测量 TCR，但每种方法均有其局限性。

1. 荧光光度法

（1）荧光分光光度计操作复杂，耗时长。

（2）TCR 值受荧光素钠浓度的影响，浓度过高可导致激光被荧光素吸收，不再发出荧光。

（3）激光光照过强，引起泪膜反射性破裂，影响 TCR 数值。

（4）TCR 值还受瞬目频率和荧光素在眼表涂布不均的影响。

2. Schirmer 试纸比色法　没有定量数据的测量，结果受操作者主观影响大。

3. 前节 OCT 测量法

（1）设备昂贵，对操作者要求高。

（2）通过测量 TMH 来估算 TCR，对泪液动力学的评估并不完善。

（3）由于前节 OCT 测量过程耗时较短，因此需要多次测量反映泪液动力学。

（六）总结

TCR 检查可以有效评估泪液动力学，在干眼的诊断上有一定的价值。以往常用荧光光度法作为评估 TCR 的金标准，随着科学技术的发展，前节 OCT 逐渐进入眼科医生的视野，其具有非侵入性、高效、可定量检测等优点，无论是疾病的检测还是术后效果的评估均具有很好的应用价值。但目前，TCR 并不作为诊断干眼的主要手段，主要是由于缺乏对正常值及异常值的界定，导致诊断标准不明确，亟须大量的临床对照研究以及大数据分析，以推进 TCR 的检测早日在临床得到应用。

五、泪液基质金属蛋白酶 9 快速检测

（一）概述

干眼是一种多因素疾病，炎症是其发生发展过程中的核心机制[27]。MMP-9 是基质金属蛋白酶家族中重要的一员，在损伤修复、骨骼发育等过程中起着一定作用[28]。同时 MMP-9 也是眼表炎症中关键的一环。研究发现，泪液渗透压增高将激活应激活化蛋白激酶（stress-activated protein kinases，SAPK）信号通路，SAPK 信号通路促进眼表上皮细胞释放 MMP-9，MMP-9 通过丝裂原活化蛋白激酶（mitogen-activated protein kinase，MAPK）信号通路以及核因子 κB（nuclear factor kappa-B，NF-κB）、信号通路刺激白细胞介素 1β（Interleukin 1，IL-1β）、肿瘤坏死因子 α（Tmuor necrosis factor，TNF-α）等炎症细胞因子的释放，激活眼表的免疫级联反应[29]。正常人泪液中 MMP-9 的浓度为 3～40ng/mL，90% 的正常人群浓度小于 30ng/mL，干眼患者的泪液中 MMP-9 浓度显著增加，可达正常人的 5 倍及以上，所以检测泪液中的 MMP-9 对于评价干眼的发生、发展，并进一步指导治疗具有重

要意义。传统的检测方法主要为酶联免疫吸附测定，此法虽然可以定量检测 MMP-9 的浓度，但耗时较长，程序较复杂，对操作人员的技术要求高。因此，美国的 Rapid Pathogen Screening 公司开发出了一种名为 InflammaDry® 的定性检测工具，已于 2013 年被美国食品药品管理局（Food and Drug Administration，FDA）获批使用。其可对浓度 40ng/mL 以上的 MMP-9 在 10 分钟之内行快速检测[30]，是目前用于临床评价干眼炎症程度的重要指标。

（二）测量原理

InflammaDry® 采用侧流免疫层析技术。检测原理如图 1-3-3-12 所示，在测试盒的一端至另一端依次设有样品垫、结合垫、反应膜、吸收垫，并在反应膜上设有测试线（T 线）和控制线（C 线）。当泪液样本与样品垫接触时，由于毛细作用，样本向前移动，MMP-9 与固定带的胶体金标记试剂（由胶体金和多克隆抗体组成）结合后到达反应膜。MMP-9 与 T 线处的 MMP-9 单克隆抗体结合形成抗原抗体复合物，显示出红色 T 线。未与 MMP-9 结合的多余的胶体金标记试剂随泪液继续前移，于 C 线处与蛋白 A 结合显示出蓝色。若泪液中 MMP-9 的浓度小于 40ng/mL，则只可见蓝线。之后，多余的泪液被吸收垫吸收。

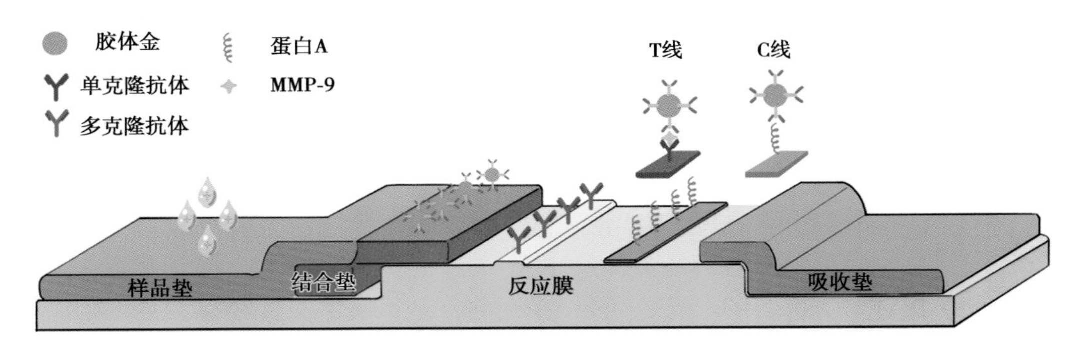

图 1-3-3-12　InflammaDry 检测原理

（三）操作方法及流程

1. 检查　检查 InflammaDry® 包装的完整性以及有效日期。

2. 开包　打开包装，检查物品，包括取样器、测试盒以及缓冲液，注意开包检查中不要碰到无菌取样棉。

3. 取样

（1）嘱受试者向上看。

（2）轻拉下睑，暴露睑结膜。

（3）将取样棉置于受试者睑结膜处，使泪液涂布于取样棉上，然后更换取样器位置，重复 2~3 次。

（4）嘱患者正常瞬目。

（5）继续重复上述操作，通常在涂布 6～8 次后，取样棉可达到饱和状态，此时将其继续置于睑结膜处持续 5 秒，以确保其达饱和。

（6）饱和后的取样棉可见细微的闪光。

4. 组装 将取样棉插入样品转移窗，将取样器与测试盒组装为一体，用力按压，直到听到两次“咔嗒”声，则表明组装成功。

5. 检测 打开吸液端的保护帽，将吸液端浸入缓冲液中至少 20 秒，直至在结果显示窗中有紫色液体出现，盖好吸液端的保护帽，将测试盒静置于平台上 10 分钟。

6. 结果判读

（1）阳性：结果显示窗中可见蓝色 C 线和红色 T 线同时出现。

（2）阴性：结果显示窗中只可见蓝色 C 线。

（3）无效：结果显示窗中无蓝色 C 线。

（4）结果解读：InflammaDry® 泪液中 MMP-9 浓度大于 40ng/mL 为阳性结果，MMP-9 浓度小于 40ng/mL 为阴性结果。若受试者结果为阴性，但出现了明显的临床症状或与其他实验室检查（例如：泪膜破裂时间，泪液分泌试验，角膜荧光素染色等）结果明显不一致，则需复检 InflammaDry®。若结果无效，则也需复检。由于干眼患者泪液较少，立即复测可能会出现泪液采集不足导致实验失败，因此需在 1 小时后对受试者进行复测。

（四）临床应用

在干眼的诊断方面，研究发现，InflammaDry® 的灵敏度和特异度分别为 85% 和 94%，阳性及阴性预测值分别为 86% 和 97%[31]。在没有确诊为干眼的人群中，本检测阳性的受试者仅有 11% 具有干眼症状；而在有症状的受试者中，仅有 39% 患者的 InflammaDry® 检测为阳性[32]，这些数据表明，InflammaDry® 更适用于检测中重度干眼患者。

在治疗方面，准确识别眼表炎症的程度，对后续临床管理以及治疗方法的选择具有指导作用。研究发现，MMP-9 阳性的干眼患者在使用环孢素 1 个月后，干眼症状得到了改善，其泪液中 MMP-9 的水平明显下降；反之，MMP-9 阴性患者在使用相同方法治疗 1 个月后，其大多临床参数并未得到缓解。因此，InflammaDry® 可用于指导局部是否联合使用环孢素等抗炎治疗，并监测治疗效果[33]。

此外，MMP-9 作为一种非特异性细胞因子，其表达水平的监测对其他眼表炎性疾病的诊断也具有一定临床价值。有研究表明，诊断假性剥脱综合征患者的 MMP-9 检测的特异度和灵敏度均为 80%[34]。另外，术前和围手术期对 MMP-9 进行检测，有助于及时发现并处理眼表炎症，从而减少术后并发症的发生。

（五）注意事项

1. 将 InflammaDry® 置于 4～25℃储存。

2. 若患者在受检前眼部使用过麻醉剂、染料，或进行过泪液分泌试验，则需在 2 小时后进行 InflammaDry® 的操作。

3. 本检查可能会导致结膜损伤，因此禁用于患有 Stevens-Johnson 综合征以及瘢痕体质的受试者。

4. InflammaDry® 需在开封后 1 小时内使用。

5. 若受试者患有重度水液缺乏型干眼，可导致取样不足，造成假阴性结果。

6. 若受试者近期有过角膜外伤、过敏性结膜炎、角膜感染等眼表疾病的病史，会导致泪液中 MMP-9 浓度升高，出现假阳性。

7. 将吸液端浸入缓冲液后，注意不要将其弯折。

8. 检测时若周围环境温度大于 45℃或湿度大于 60%，会增加 InflammaDry® 的敏感性，导致假阳性结果的出现。

9. 判读结果时，若结果显示窗仍留有紫色液体或条纹状流动波，则应将测试盒继续静置 5～10 分钟后重新判读。

10. 判读时，保证周围光线充足。

11. 在 6 小时之内进行结果判读，否则结果可能会随着时间的推移而出现改变。

12. 若结果无效，则允许将吸液端重新浸入缓冲液中持续 10 秒，静置后重新判读。

13. 任何形式的红色 T 线，无论是连续的、间断的，还是微弱的，其结果均应判读为阳性。

（六）总结

MMP-9 不仅是干眼发生、发展过程中重要的炎性因子，同时还可作用于角膜上皮基底膜、紧密结合蛋白、封闭蛋白，导致角膜上皮屏障功能紊乱。准确检测 MMP-9 水平，有利于干眼患者的早期发现和诊断，防止干眼引起进一步的眼表损害。值得注意的是，MMP-9 是一种非特异性标记物，无法靠其单独来诊断干眼，需要结合患者的症状、体征以及其他的实验室检查综合诊断。

InflammaDry® 作为 MMP-9 的新型检测手段，虽然无法准确定量测量 MMP-9 的浓度，但具有简单快捷、非侵入性、价格较低等优点。利用 InflammaDry® 定性检测 MMP-9 不仅是干眼诊断的一种辅助检测手段，其还可指导环孢素等免疫抑制剂的用药，以及在围手术期监测患者的眼表炎症，从而防止术后并发症的发生。因此，无论是诊断还是治疗，InflammaDry® 均具有一定的临床应用价值。

六、泪液炎症细胞因子的实验室检查

（一）概述

细胞因子是一组多肽类细胞调节物质的总称，包括白细胞介素（interleukin，IL）、干扰素（interferon，INF）、生长因子（growth factor，GF）、肿瘤坏死因子（tumor necrosis factor，TNF）等。干眼患者泪液渗透压升高，激活一系列信号通路，炎症细胞因子以及趋化因子异常表达，进一步发生免疫级联反应[35]。炎症细胞因子作为其中重要的一环，是目前干眼研究的热点。监测泪液中炎症细胞因子浓度的变化，有助于评价干眼的严重程度，并协助调整治疗方案。

目前细胞因子的实验室检查方法主要包括酶联免疫吸附测定（enzyme linked immunosorbent assay，ELISA）以及悬浮芯片技术（Luminex）。传统的蛋白质分析主要采用 ELISA，此法长期以来被视为蛋白质定量分析的“标准方法”，其可以准确测定大批量生物样品，但每次实验只能分析一个目标分子，而不具备同时分析多种目标分子的能力。Luminex 于 1997 年由 *Clinical Chemistry* 杂志刊登专文介绍[36]，它以 ELISA 为基础，不仅具有 ELISA 的高通量、操作简便、测量准确等优点，而且可以在一次实验中完成对多种目标分子的分析，更加高效快速。目前两者均有相应的成品试剂盒以供临床应用，本节将对这两种方法的原理、操作方法及临床应用进行详述。

（二）测量原理

1. ELISA 细胞因子与固相载体表面的抗体结合形成的抗原抗体复合物，经温浴洗涤后加入酶标记的单克隆抗体，单抗通过反应也结合在固相载体上，然后加入酶反应的底物，底物被酶催化成为有色产物，再加入终止液。产物的量与标本中受检物质的量直接相关，根据呈色的深浅进行定性或定量分析（图 1-3-3-13）。

2. Luminex 用不同浓度梯度的红色荧光染料对微球进行染色，染成多达 100 种荧光编码的微球。单克隆抗体以共价交联的方式结合到特定的编码微球上，加入待测物形成复合物再与荧光素标记的检测抗体发生结合反应，形成抗体 - 抗原 - 抗体三明治结构（图 1-3-3-14）。微球在流动鞘液的带动下单列依次通过红绿两束激光，红激光用以判定微球的荧光编码，绿激光用以测定微球上报告分子的荧光强度（图 1-3-3-15）。

（三）操作方法及流程

1. ELISA

（1）收集泪液：用 20μL 的毛细吸管于患者下泪河采集非刺激性泪液 10μL。

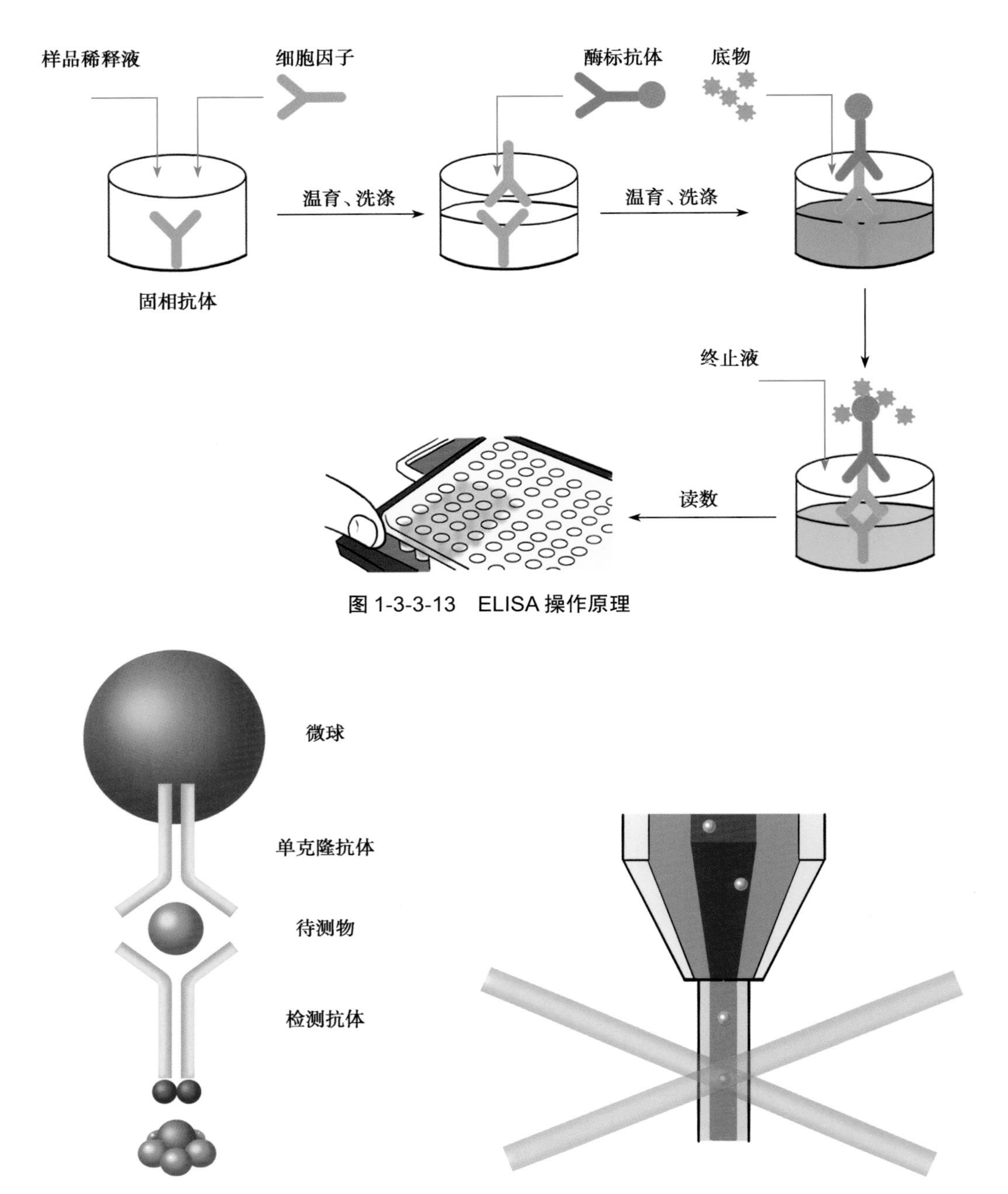

图 1-3-3-13　ELISA 操作原理

图 1-3-3-14　抗体 - 抗原 - 抗体三明治结构

图 1-3-3-15　激光分析

（2）储存泪液：将泪液样本移入离心管预冷（置于冰上，时间<30 分钟）、贴标签、单独包装、消毒、膜封，置入 -80℃的冰箱保存直至分析。

（3）测量细胞因子浓度：通过加样、孵育、检测抗体、显色、读数、数据分析这六大步骤，来计算泪液中炎症细胞因子的浓度。

具体操作步骤如下：①准备试剂，样品和标准品；②加入准备好的样品和标准品，37℃反应 30 分钟；③洗板 5 次，加入酶标试剂，37℃反应 30 分钟；④洗板 5 次，加入显色液 A、B，37℃显色 10 分钟；⑤加入终止液；⑥ 15 分钟之内读 OD 值；⑦计算。

2. Luminex

（1）收集泪液：收集 4~5μL 泪液，操作同 ELISA 法。

（2）储存泪液：同 ELISA 法。

（3）测量细胞因子浓度：如图 1-3-3-16 所示。

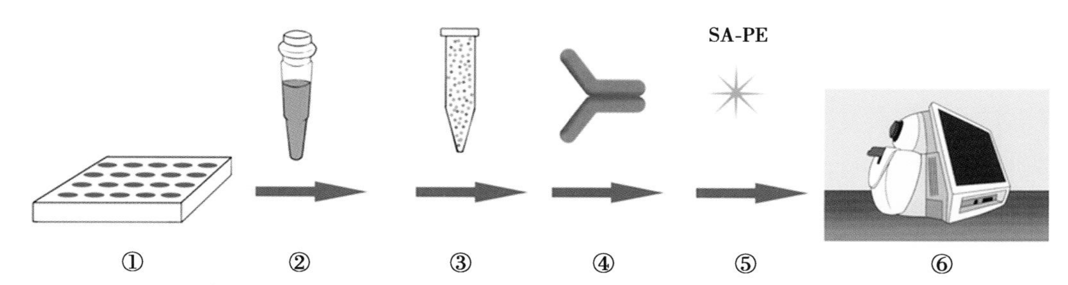

①预润湿板；②加入样本、标准品和质控品；③加入微球；④加入检测抗体；⑤加入 SA-PE；⑥获取数据。

图 1-3-3-16　Luminex 操作步骤（SA-PE 为 R- 藻红蛋白标记链霉亲和素，是链霉亲和素 - 荧光素的偶联物）

（四）临床应用

1. 检测干眼相关的炎症细胞因子　一系列研究表明，干眼患者眼泪中各种细胞因子（包括 TNF-α，IL-1α，IL-1β，IL-6，IL-8，IL-12 P70，IL-13 和 IFN-γ）的水平均明显高于正常人。但由于细胞因子家族太过庞大，且特异性不明显，因此在临床中我们往往有针对性地选择与干眼关系更为密切的几种进行检测[37]。IL-1、TNF-α、IL-6 是干眼发生炎症反应的关键所在。

TNF-α 主要由巨噬细胞产生，可诱导炎性细胞产生 IL-1，具有广泛的生物活性，同时它也是细胞黏附和趋化的主要介质，可调控炎症期间细胞的迁移。干眼患者泪液中 TNF-α 显著高于正常者，且其水平与荧光素染色评分呈正相关，表明泪液中 TNF-α 水平与角膜上皮受损具有相关性[38]。IL-6 通常并不独立发挥作用，而是与 IL-1、TNF 发挥交互性协同作用。IL-8 对 T 细胞和中性粒细胞具有很强的吸引趋化作用，通过细胞毒性和细胞凋亡导致泪腺和眼表组织损伤，高水平的 IL-8 可能是引起典型干眼症状的有效信号。

2. ELISA　ELISA 操作简单、快速、特异性强，实验设备要求简单、无放射性污染，能定性及半微量、微量、超微量定量分析。但它的重复性不好，只能用于检测一种目标分子。另外，它的干扰因素较多，例如：标本中存在的各种细胞因子结合蛋白可能对细胞因子免疫测定产生干扰，易出现假阳性。

干眼检查中我们常用的试剂盒为 TNF-α、IL-1、IL-6 以及 IL-8，主要是由于这些细胞因子在干眼患者中升高较为明显。由临床医生规范采集并储存泪液之后，进行送检。ELISA 试剂盒的种类繁多，除了可以定性及定量检测细胞因子之外，还常用于激素、抗原、抗体等物质的检测，在内分泌、血液、肿瘤等其他学科中均得到了广泛的应用。

3. Luminex 研究人员用 Luminex 对干眼患者和正常人泪液中的炎症细胞因子进行检测发现，与正常人相比，干眼患者的细胞因子水平（TNF-α、IL-1α、IL-1β、IL-6、IL-8、IL-12 P70、IL-13、IFN-γ 等）明显升高，与 ELISA 检测结果一致[39]。与 ELISA 相比，Luminex 可以同时检测多种细胞因子，且所需泪液样本量少、灵敏度高、重复性好。虽然某些炎症细胞因子在干眼中变化较其他因子更显著，但不可否认的是，多种细胞因子相互作用形成的免疫级联反应才是干眼发病过程中至关重要的一环。因此，与仅监测单个细胞因子或几种细胞因子相比，Luminex 对多种细胞因子的全面监测和评估可以更好地反映疾病发生和发展的总体变化，笔者认为其具有更高的临床实用价值。

（五）注意事项

1. ELISA

（1）在 5 分钟内收集泪液，以避免温度变化对泪液中细胞因子的影响。

（2）实验前 1 小时将试剂盒从冰箱中取出，使各种试剂都恢复到室温，以使结果更稳定。

（3）底物避光保存。

（4）底物有一定的毒性，终止液对皮肤有腐蚀性，应尽量避免接触。

（5）应尽量做双孔试验，这样才能保证数据的准确性。

2. Luminex

（1）Luminex 仪器应避免震动，不要在同一个实验台上放离心机，混匀震动器等。

（2）Luminex 检测仪及试剂均对温度敏感，应确保室温变化不大。每次仪器校准后温度上下不要超过 2℃，如果超过 2℃，需要重新校准。

（六）总结

尽管干眼发病机制复杂，但是眼表炎症反应、炎症细胞因子增加是重要的机制，细胞因子的定量检测作为评价干眼严重程度的重要的辅助检查手段，不仅被应用于干眼发病机制的研究，也逐渐进入临床应用。ELISA 作为一种简单快捷的蛋白定量分析方法，依然在研究中起着重要作用，但其灵活性和重复性较差，Luminex 技术与 ELISA 均基于双抗夹心原理，但 Luminex 只需要 4~5μL 的泪液样本即可一次检测多达 100 个细胞因子，且重复性好。研究发现 ELISA 的灵敏度为 10^{-8} ~ 10^{-9}mol/well，而 Luminex 的灵敏度为 10^{-30}mol/well，灵敏度更高，更利于干眼早期检测[40]。因此，笔者认为 Luminex 在泪液细胞因子测量应用中较传统的 ELISA 检测手段更方便快捷，在临床上有着更广泛的应用前景。

七、泪液渗透压

（一）概述

泪液分泌、分布、蒸发、排出等过程的正常进行是维持泪膜稳态的基础，泪膜稳态失衡是引起干眼的主要机制[41]。泪液渗透压作为一种与泪液密切相关的因素，其升高是干眼的重要特征，是检查和诊断干眼的重要指标。在 2007 年 TFOS DEWS 的定义和分类报告中，首次在干眼的定义中提出泪液渗透压的概念，2017 年的 TFOS DEWS Ⅱ中将其定为干眼的核心机制之一[27]。

目前测量泪液渗透压主要有三种类型的仪器，分别是基于冰点降低、蒸汽压和电阻抗的仪器。基于冰点降低原理的仪器在转移泪液的过程中存在蒸发的现象，并且需要主观判断融化时刻使其易产生误差；基于蒸汽压原理的仪器测量时需要足量的泪液，然而干眼患者常缺乏足够的泪液，使其难以广泛应用。临床上最常用的仪器是基于电阻抗原理的 TearLab® 渗透压系统，其可以在收集泪液的同时进行分析，避免了泪液转移时的蒸发和泪液量的需求。近年手持的固态电子诊断设备 i-Pen® 渗透压系统上市，与 TearLab® 渗透压系统原理相似，但在操作上更为便捷。本章节以 TearLab® 渗透压系统为例介绍其测量原理、操作过程及注意事项。

（二）测量原理

TearLab® 泪液渗透压系统主要由系统读取器和两支采集笔组成，配有安装在采集笔上的一次性测试芯片。系统测量基于泪液的电阻抗原理（电阻抗指交流电路中导电物质对电流所起的阻碍和抵抗作用），当溶液中的溶质浓度增加时其电阻抗将降低，利用具有微流体通道和金属电极的测试芯片无创地收集泪液 50nL，通过信号指示确保泪液收集成功。检测泪液颗粒的电阻抗后，系统读取器利用特定批次的校准曲线计算泪液渗透压并显示出数值。在收集泪液的同时立即进行分析，可以一定程度避免泪液蒸发和反射性泪液出现引起的误差。

（三）操作方法及流程

1. 从读取器上取下任一检测笔，显示屏将显示“Ready”。

2. 取出检测卡，将其连接到检测笔，连接成功后检测笔将发出提示声响，同时绿灯亮起。

3. 嘱患者眼睛向上注视。

4. 将一只手放在被检查者脸部用于稳定，切勿向下拉动眼睑；将检测笔尖端放在下眼睑上方位置。

5. 轻轻放下检测笔，直至笔尖底部接触到眼睑和眼睛之间的泪河即可，无须用力按压。

6. 眼泪收集成功后，检测笔将发出提示声响，同时绿灯关闭。

7. 收集样本后 40 秒内将检测笔连接到读取器。

8. 选择检测卡代码后按确认键或等待 8 秒，检测结果将在几秒后显示。

（四）临床应用

正常个体的平均泪膜渗透压值范围为 270~315mOsm/L，总体均值为 300mOsm/L[42]。Tomlinso 等人认为 316mOsm/L 是诊断干眼的泪液渗透压阈值，2011 年 Michael A Lemp 等人进一步研究后认为将 308mOsm/L（灵敏度为 79%、特异度为 100%，总体预测准确性为 91%）作为诊断干眼的泪液渗透压阈值更为准确，并将 316mOsm/L（灵敏度为 59%，特异度为 94%，总体预测准确性为 89%）作为区分轻中度和重度干眼的分界值[43-44]。同时，双眼泪液渗透压差值≥8mOsm/L 也被纳入干眼的诊断标准之中[45]。然而现有的研究对泪液渗透压用于干眼的临床应用持两种不同的态度，一部分研究者认为在临床实践中，泪液渗透压不受年龄、性别等因素的影响，比其他任何单项检测诊断干眼都有更好的准确性[46]。然而也有研究者认为泪液渗透压通常早晚高中午低，个体间差异、环境条件的变化、局部或全身用药、观察者间差异等因素均会导致泪液渗透压测定值的变化，具有较高变异性。此外，泪液渗透压的数值在患者与健康人之间存在一定重叠，缺少与干眼临床症状、体征的相关性，因此不推荐其作为干眼的独立诊断指标。

除了用于干眼的诊断和治疗效果评估外，泪液渗透压在临床上多个方面均有应用。泪液渗透压的测量有助于其他疾病的诊断，如系统性红斑狼疮、Sjögren 综合征；在配戴角膜接触镜、屈光手术或白内障手术前也常进行泪液渗透压的测定以评估眼表状态[47]；治疗青光眼的药物进行临床试验时通常也需进行泪液渗透压的测定[48]。

研究显示，在相同的情况下，同时使用 i-Pen® 渗透压系统与 TearLab® 渗透压系统进行测量得出的泪液渗透压存在差异，这可能与测量部位的差别有关。TearLab® 渗透压系统检测的是取出的泪液样本，而 i-Pen® 渗透压是对睑结膜处的泪液进行直接检测，泪液样本的电阻抗只是溶液的，但睑结膜处的溶液电阻抗可能包括浸入泪液中的眼组织。因此当使用 i-Pen® 渗透压系统评估泪液渗透压时，应重新评定诊断干眼及其严重程度的阈值。

（五）注意事项

1. 仅在 15~30℃环境温度下使用。

2. 在检测之前必须提前至少 25 分钟将检测卡存放在检测卡附件托盘中，以确保结果准确。

3. 收集泪液应动作轻柔，避免接触结膜和角膜，减少眼表意外损伤风险。

4. 当泪液很少时，撤回检测笔的动作可破坏泪河的表面张力，使眼泪进入微流体通道，检测笔在撤回时发出声响即表示泪液收集成功。

5. 如果检测笔上的绿灯未亮起，不应进行眼泪收集。

6. 应于收集样本后 40 秒内将检测笔连接到读取器，否则会显示错误消息、数据丢失。

7. 勿在使用滴眼液或外用药后 2 小时内、眼表染色之后、使用眼表麻醉剂或散瞳滴眼液后、其他有创性眼部检查 15 分钟内、裂隙灯检查 15 分钟内、反射性流泪 15 分钟内收集患者的泪液。

8. 避免将存储的泪液样本用于检测。

9. 尽量在相同的条件下(时间、实验人员等)进行检测。

10. 有条件的情况下应进行多次测量后取平均值。

(六)总结

泪液高渗在干眼的发病机制中发挥重要作用，可以很好地用于干眼的临床诊断、严重程度的分级及治疗效果的评估。但因其受到检测操作不当、日间渗透压波动、难以重复测量等诸多因素的影响，测量结果存在一定的变异，因此临床上还应与其他检查联合使用，提高干眼诊断与治疗结果评估的准确性。

八、泪液蕨类试验

(一)概述

泪液蕨类试验也称泪液羊齿状物试验，因体液标本(如泪液或唾液)在载玻片上干燥时，会产生一种类似于蕨类植物样的结晶而得名。Fourcroy 和 Vauquelin 于 1791 年首次报道了泪液结晶，但是直到 1946 年 Papanicolaou 在研究宫颈黏液时才将蕨类试验应用于体液测试，用于月经周期的研究[49]。1982 年，Tabbara 和 Okumoto 等第一次将泪液蕨类试验作为泪液缺乏的定性检测手段，认为泪液蕨样变是黏蛋白等高分子糖蛋白结晶的产物，并将泪液蕨类试验称为“眼黏液蕨类试验”，之后 Rolando 将其称为泪液黏液蕨类试验并制定了评分标准[50-51]。

(二)原理

泪液结晶的形态取决于泪液组成，泪液水分中有三种溶解的溶质：无机盐、黏蛋白和蛋白质，每一种成分的变化都与泪液蕨样结晶形成有关。普遍认为无机盐和大分子物质之间的平衡导致了泪液蕨样结晶的发生。Golding 等通过 X 射线衍射发现氯化钠和氯化钾是结晶体的主要成分，并认为在扫描电子显微镜中观察到的球状物质由黏蛋白和蛋白质构成，蛋白物质通过包裹结晶和阻断蕨类结晶延伸间接控制结晶形成，但本身并不形成结晶[52]。而在随后的研究中，Pearce 等利用扫描电子显微镜 -X 射线能量散射分析泪液蕨样结晶中 Na^+、K^+ 和 Cl^- 及有机（含硫）分子的空间位置，发现在泪液蕨样结晶中可以检测到 Na^+、K^+ 和 Cl^-，但是只在液滴的边缘发现含硫分子[53]。硫分子的存在代表蛋白质的存在，表明黏蛋白和蛋白质等大分子存在于泪液结晶的边缘。Pearce 和 Tomlinson 等对于这种现象提出了一个假设：当液滴干燥时，水分的蒸发会导致泪液中溶质浓度的升高，随着盐离子浓度的不断升高，盐析作用使黏蛋白及蛋白质等大分子物质析出沉积在液滴边缘，有利于泪液蕨样结晶的形成。之后，盐离子浓度进一步增加，无机盐离子成分过饱和，便形成泪液结晶（图 1-3-3-17）。泪液蕨样结晶是由电解质，特别是 Na^+、K^+、Cl^- 等离子与大分子物质相互作用引起，因此泪液蕨类试验的结果可以粗略反应泪液生化成分的变化，用于干眼的评估[54]。

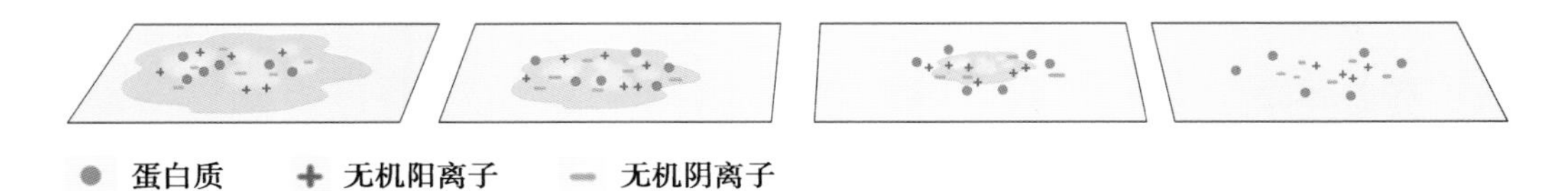

图 1-3-3-17　泪液蕨样变原理模拟示意图

泪液蕨样结晶遵循一个特征性的形成过程。结晶始于晶核的形成，晶核由一定数量的离子规则排列而成。液滴外围边缘的溶剂蒸发导致溶解的离子过饱和而形成晶核，溶质扩散到低浓度区域时，就会形成正常晶状体。晶状体的形成是个缓慢过程，可通过提高蒸发速率、降低大气湿度、提高干燥温度或者低浓度杂质水平，来加速结晶过程，促进分支的生长。但溶质浓度过高，结晶生长过程会变慢。目前，导致这种规律的原因还不清楚[53]。

（三）操作方法及流程

1. 实验材料及设备

（1）取清洁载玻片，75% 乙醇擦拭载玻片去污去油。

（2）10μL 一次性无菌毛细管。

（3）光学生物显微镜或相差显微镜。

2. 方法　采用一次性无菌毛细管采集 2~3μL 泪液置于清洁的载玻片上，室温下自然干燥 5~10 分钟，直至泪液水分完全蒸发，置于光学生物显微镜或相差显微镜下放大 10 倍观察。

（四）临床应用

泪液蕨类试验用于粗略检测泪液生化成分，用于干燥综合征、类天疱疮、Stevens-Johnson 综合征等相关干眼的检查。

目前，泪液蕨类试验分类标准有 Rolando 分级、Norn 分级、Vaikoussis 分级，最常用的为 Rolando 分级。Rolando 分级根据蕨样结晶形态分为四级[51]：① Ⅰ级：均匀致密的羊齿状分支结晶图，分支间的空间间隔很小；② Ⅱ级：结晶图分支间的分支数量稍有减少，空间间隔稍有增宽；③ Ⅲ级：结晶图分支间的分支数量明显减少，空间间隔明显增宽，增宽的空间可以形成新的结晶；④ Ⅳ级：几乎看不到羊齿状结晶图，只能看到少量不定形结晶（图 1-3-3-18）。

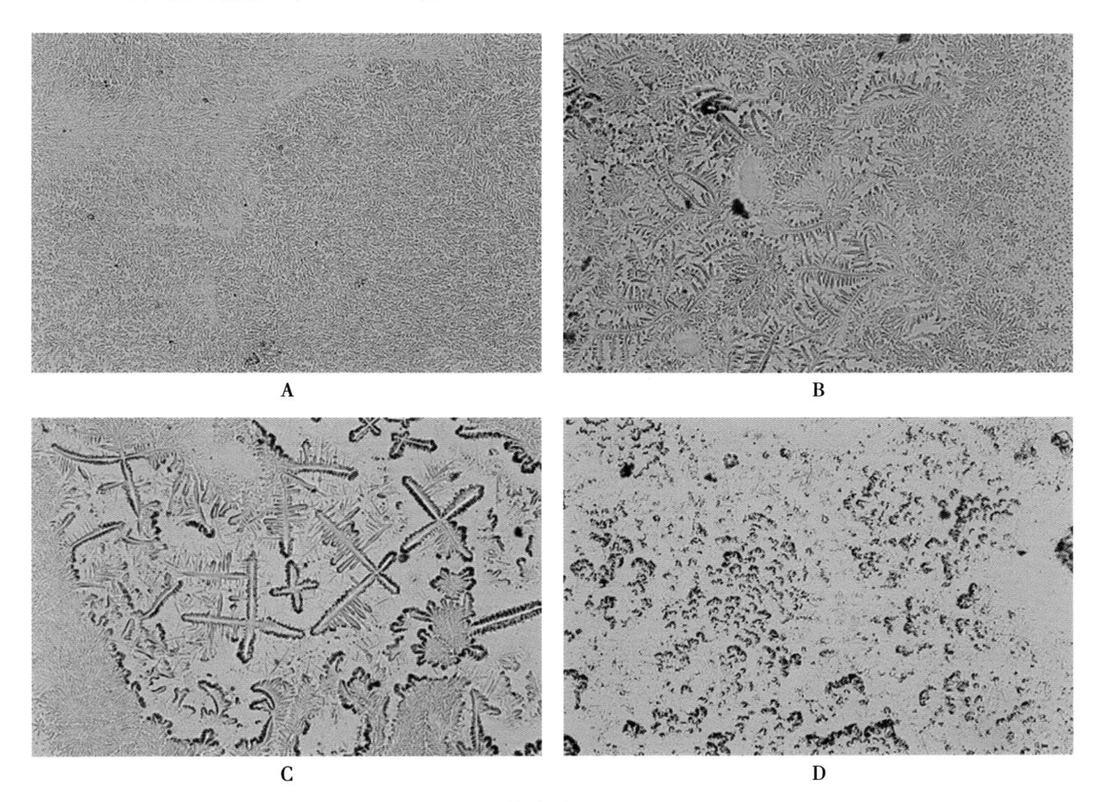

图 1-3-3-18　泪液蕨类试验 Rolando 分级标准

A. Ⅰ级；B. Ⅱ级；C. Ⅲ级；D. Ⅳ级。

通过 Rolando 的分级标准发现 82.7% 正常健康人的样本中可观察到的泪液蕨样变形态为Ⅰ级和Ⅱ级，91.7% 的干眼患者为Ⅲ级和Ⅳ级[46]。Rolando 的分级标准的重复性也得到验证，不同观察者间一致性为 92.1%，同一观察者多次测量一致性为 85.4%[53]。泪液蕨类试验对于干燥综合征和风湿相关性干眼的检查具有较高的灵敏度和特异度。在水液缺乏型干眼，尤其是在干燥综合征导致干眼的诊断中，泪液蕨类试验特异度达到 94%，灵敏度为 75%[55]。泪液蕨类试验对类风湿关节炎干眼患者同样有较好的诊断价值。

泪液蕨类试验无性别差异，与采集泪液的时间以及是否受到刺激无显著相关性。有研究发现，正常人一天中 4 个时间（上午 9 时、11 时，下午 2 时、4 时）采集泪液，泪液蕨类试验在不同时间段重复性无显著差异[56]。且最近的一项研究表明 Schirmer 试纸条刺激后取泪液并不影响泪液蕨类试验的结果[57]。

（五）注意事项

1. 泪液结晶过程需要稳定的环境条件，推荐在室温（20~26℃）和相对湿度低于 50% 下干燥 10 分钟，要保持实验环境的一致性。

2. 载玻片要清洁无油污。

3. 采集泪液涂片后要自然干燥。

（六）总结

泪蕨形态取决于泪液的组成，是评价泪液的生化特征的重要指标之一。其操作简单便捷、成本低廉、设备简单，比较适合基层推广，对干眼的诊断有一定价值，但是由于泪液蕨样变的机制尚不明确且无法区分干眼亚型，故不能作为干眼的诊断试验，临床上可用于辅助检查。

参 考 文 献

[1] HALBERG GP，BERENS C. Standardized Schirmer tear test kit[J]. Am J Ophthalmol，1998，51：840-842.

[2] JONES，LESTER T. The lacrimal secretory system and its treatment[J]. American Journal of Ophthalmology，1966，62(1)：47-60.

[3] CHO P，YAP M. Schirmer test. Ⅰ. A review[J]. Optometry & Vision Science Official Publication of the American Academy of Optometry，1993，70(2)：152-156.

[4] 亚洲干眼协会中国分会，海峡两岸医药卫生交流协会眼科学专业委员会眼表与泪液病学组，中国医师协会眼科医师分会眼表与干眼学组．中国干眼专家共识：检查和诊断（2020 年）[J]. 中华眼科杂志，2020，56(10)：741-747.

[5] MOORE JE，GRAHAM JE，GOODALL EA，et al. Concordance between common dry eye diagnostic tests[J]. Br J Ophthalmol，2009，93(1)：66-72.

[6] SAKAMOTO R，BENNETT ES，HENRY VA，et al. The phenol red thread tear test：a cross-cultural study[J]. Investigative Ophthalmology & Visual Science，1993，34(13)：3510-3514.

[7] VASHISHT S，SINGH S. Evaluation of phenol red thread test versus Schirmer test in dry eyes：a comparative study[J]. International Journal of Applied & Basic Medical Research，2011，1(1)：40.

[8] WOLFFSOHN JS，ARITA R，CHALMERS R，et al. TFOS DEWS Ⅱ diagnostic

methodology report[J]. Ocul Surf，2017，15(3)：539-574.
[9] DOGRU M，ISHIDA K，MATSUMOTO Y，et al. Strip meniscometry：a new and simple method of tear meniscus evaluation[J]. Invest Ophthalmol Vis Sci，2006，47(5)：1895-1901.
[10] IBRAHIM OM，DOGRU M，WARD SK，et al. The efficacy，sensitivity，and specificity of strip meniscometry in conjunction with tear function tests in the assessment of tear meniscus[J]. Invest Ophthalmol Vis Sci，2011，52(5)：2194-2198.
[11] SINGH A，VANATHI M，KISHORE A，et al. Evaluation of strip meniscometry，tear meniscus height and depth in the diagnosis of dry eye disease in asian Indian eyes[J]. Ocul Surf，2019，17(4)：747-752.
[12] HAO Y，TIAN L，CAO K，et al. Repeatability and reproducibility of SMTube measurement in dry eye disease patients[J]. J Ophthalmol，2021，2021：1589378.
[13] ISHIKAWA S，SHOJI T，YAMADA N，et al. Efficacy of strip meniscometry for detecting lacrimal obstructive diseases among patients with epiphora[J]. Transl Vis Sci Technol，2019，8(6)：8.
[14] OSAWA I，ESAKA Y，KOJIMA T，et al. Feasibility of strip meniscometry for tear volume evaluation in lacrimal passage obstruction[J]. Diagnostics (Basel)，2020，10(4)：179.
[15] TSUBOTA K. Tear dynamics and dry eye[J]. Progress in Retinal & Eye Research，1998，17(4)：565.
[16] GARASZCZUK IK，MICO RM，ISKANDER DR，et al. The tear turnover and tear clearance tests - a review[J]. 2018，15(3)：219-229.
[17] NORN MS. Lacrimal apparatus tests[J]. Acta Ophthalmologica，1965，43(4)：557-566.
[18] PUFFER M J NRW，BRUBAKER R F. Basal precorneal tear turnover in the human eye[J]. Am J Ophthalmol，1980，89(3)：369-376.
[19] XU KP，YAGI Y，TODA I，et al. Tear function index. A new measure of dry eye[J]. Archives of Ophthalmology，1995，113(1)：84.
[20] ZHENG X，KAMAO T，YAMAGUCHI M，et al. New method for evaluation of early phase tear clearance by anterior segment optical coherence tomography[J]. Acta Ophthalmologica，2014，92(2)：105-111.
[21] BARNA S，GARAI I，GESZTELYI R，et al. Evaluation of the tear clearance rate by dacryoscintigraphy in patients with obstructive meibomian gland dysfunction[J]. Contact lens & anterior eye：the journal of the British Contact Lens Association，2019，42(4)：359-365.
[22] NELSON JD. Simultaneous evaluation of tear turnover and corneal epithelial permeability by fluorophotometry in normal subjects and patients with keratoconjunctivitis sicca (KCS)[J]. Trans Am Ophthalmol Soc，1995，93：709-753.
[23] GARASZCZUK IK，MOUSAVI M，EXPOSITO AC，et al. Evaluating tear clearance

rate with optical coherence tomography[J]. Cont Lens Anterior Eye，2018：41(1)：54-59.
[24] PAIVA C，PFLUGFELDER SC. Tear clearance implications for ocular surface health[J]. Experimental Eye Research，2004，78(3)：395-397.
[25] PRABHASAWAT P，TSENG S. Frequent association of delayed tear clearance in ocular irritation[J]. British Journal of Ophthalmology，1998，82(6)：666-675.
[26] 宋学英，胡长娥，齐绍文，等．羊膜修复联合泪小管吻合术治疗泪道断裂 [J]. 实用医药杂志，2012，29(10)：2.
[27] CRAIG JP，NICHOLS KK，AKPEK EK，et al. TFOS DEWS Ⅱ definition and classification report[J]. Ocul Surf，2017，15(3)：276-283.
[28] CHOTIKAVANICH S，DE PAIVA CS，LI DE Q，et al. Production and activity of matrix metalloproteinase-9 on the ocular surface increase in dysfunctional tear syndrome[J]. Invest Ophthalmol Vis Sci，2009，50(7)：3203-3209.
[29] JAMERSON EC，ELHUSSEINY AM，ELSHEIKH RH，et al. Role of matrix metalloproteinase 9 in ocular surface disorders[J]. Eye Contact Lens，2020，46 Suppl 2：S57-S63.
[30] HUH J，CHOI SY，EOM Y，et al. Changes in the matrix metalloproteinase 9 point-of-care test positivity according to MMP-9 concentration and loading volume[J]. Cornea，2020，39(2)：234-236.
[31] KAUFMAN HE. The practical detection of mmp-9 diagnoses ocular surface disease and may help prevent its complications[J]. Cornea，2013，32(2)：211-216.
[32] SCHARGUS M，IVANOVA S，KAKKASSERY V，et al. Correlation of tear film osmolarity and 2 different MMP-9 tests with common dry eye tests in a cohort of non-dry eye patients[J]. Cornea，2015，34(7)：739-744.
[33] PARK JY，KIM BG，KIM JS，et al. Matrix metalloproteinase 9 point-of-care immunoassay result predicts response to topical cyclosporine treatment in dry eye disease[J]. Transl Vis Sci Technol，2018，7(5)：31.
[34] ZIMMERMANN N，ERB C. Immunoassay for matrix metalloproteinase-9 in the tear film of patients with pseudoexfoliation syndrome-a pilot study[J]. Klin Monbl Augenheilkd，2013，230(8)：804-807.
[35] BRON AJ，DE PAIVA CS，CHAUHAN SK，et al. TFOS DEWS Ⅱ pathophysiology report[J]. Ocul Surf，2017，15(3)：438-510.
[36] GORDON RF，MCDADE RL. Multiplexed quantification of human IgG，IgA，and IgM with the FlowMetrixTM system[J]. Clinical Chemistry，1997，43(9)：1799-1801.
[37] WEI Y，GADARIA-RATHOD N，EPSTEIN S，et al. Tear cytokine profile as a noninvasive biomarker of inflammation for ocular surface diseases：standard operating procedures[J]. Investigative Ophthalmology & Visual Science，2013，54(13)：8327-8336.
[38] 李军，李丹，范春霞，等．干眼症患者结膜上皮细胞和泪液中 TNF-α，IL-1β 的表达及意

义[J]. 细胞与分子免疫学杂志，2010(11)：1128-1129.
[39] HAILAN ZHAO，QIUSHI LI，MINGXIA YE，et al. Tear luminex analysis in dry eye patients[J]. Medical science monitor ：international medical journal of experimental and clinical research，2018，24：7595-7602.
[40] 谢冲，王国民 . Luminex 液相芯片的发展及应用 [J]. 复旦学报：医学版，2010，37(2)：4.
[41] TOMLINSON A，KHANAL S. Assessment of tear film dynamics：quantification approach[J]. The ocular surface，2005，3(2)：81-95.
[42] WILLCOX MDP，ARGUESO P，GEORGIEV GA，et al. TFOS DEWS Ⅱ tear film report[J]. Ocul Surf，2017，15(3)：366-403.
[43] ALAN T，SANTOSH K，KANNA R，et al. Tear film osmolarity：determination of a referent for dry eye diagnosis[J]. Investigative Ophthalmology & Visual Science，2006，47(10)：4309.
[44] LEMP MA，BRON AJ，BAUDOUIN C，et al. Tear osmolarity in the diagnosis and management of dry eye disease[J]. American Journal of Ophthalmology，2011，151(5)：792-798.
[45] PENA-VERDEAL H，GARCÍA-RESÚA C，VAZQUEZ-SANCHEZ C，et al. Inter-eye osmolarity differences in patients with symptomatic and non-symptomatic dry eyes[J]. Arquivos Brasileiros de Oftalmologia，2020，83(2)：103-108.
[46] BUNYA VY，FUERST NM，PISTILLI M，et al. Variability of tear osmolarity in patients with dry eye[J]. Jama Ophthalmol，2015，133(6)：662.
[47] KOJIMA T，MATSUMOTO Y，IBRAHIM OMA，et al. Effect of controlled adverse chamber environment exposure on tear functions in silicon hydrogel and hydrogel soft contact lens wearers[J]. Invest Ophthalmol Vis，2011，52(12)：8811-8817.
[48] LABBÉ A，TERRY O，BRASNU E，et al. Tear film osmolarity in patients treated for glaucoma or ocular hypertension[J].Cornea，2012，31(9)：994-999.
[49] MURUBE J. Tear crystallization test：two centuries of history[J]. Ocular Surface，2004，2(1)：7-9.
[50] TABBARA KF，OKUMOTO M. Ocular ferning test[J]. Ophthalmology，1982，89(6)：712-714.
[51] M R. Tear mucus ferning test in normal and keratoconjunctivitis sicca eyes[J]. Chibret Int J Ophthalmol，1984，2：32-41.
[52] GOLDING TR，BAKER AT，RECHBERGER J，et al. X-ray and scanning electron microscopic analysis of the structural composition of tear ferns[J]. Cornea，1994，13(1)：58-66.
[53] PEARCE EI，TOMLINSON A. Spatial location studies on the chemical composition of human tear ferns[J]. Ophthalmic Physiol Opt，2010，20(4)：306-313.
[54] MASMALI AM，PURSLOW C，MURPHY PJ. The tear ferning test：a simple clinical technique to evaluate the ocular tear film[J]. Clinical & Experimental Optometry，2015，97(5)：399-406.

[55] NORN M. Quantitative tear ferning[J]. Acta Ophthalmologica，1994，72(3)：369-372.
[56] MASMALI AM，AL-BAHLAL JM，EL-HITI GA，et al. Repeatability and diurnal variation of tear ferning test[J]. Eye Contact Lens，2015，41(5)：262-267.
[57] ALANAZI SA，ALDAWOOD MA，BADAWOOD YS，et al. A comparative study of the quality of non-stimulated and stimulated tears in normal eye male subjects using the tear ferning test[J]. Clinical Optometry，2019，11(7)：65-71.

第四节　睑缘及睑板腺相关检查

一、睑板腺形态及功能检查

（一）概述

睑板腺一词由 Calenus 在公元 200 年首次提及，后来在 1666 年由德国解剖学家 Heinrich Meibom 详细描述并为其命名 [1]。虽然睑板腺相关疾病早已被临床医生发现，但其临床表现复杂多样，诊断名称不能统一 [2]。1980 年，Korb 和 Henriquez 首次提出睑板腺功能障碍这个概念 [3-4]。MGD 是一种以睑板腺终末导管阻塞和 / 或睑酯分泌的质或量异常为主要特征的慢性、弥漫性睑板腺病变，临床上可引起泪膜异常和眼表炎性反应，从而导致眼部刺激症状，严重时可能损伤角膜而影响视功能 [5-6]。部分 MGD 可导致蒸发过强型干眼 [5-6]。本章节将睑板腺的检查分为形态学和功能学两部分，其中形态学检查包括睑缘形态、睑板腺开口形态和腺体形态检查，功能学检查包括睑板腺排出能力评分、分泌物性状评分和泪膜脂质层厚度评估。

（二）睑缘及睑板腺的基础知识

1. 解剖　睑缘是指眼睑边缘宽 2mm 的区域，前缘钝圆，后缘锐利，后缘之前可见排列整齐的睑板腺开口。开口呈圆形，正常情况下无管口阻塞，周围无血管，无毛细血管扩张或皮肤角化（图 1-3-4-1）。睑板腺是全身最大的皮脂腺，腺体平行排列，垂直于睑缘。每个睑板腺由多个分泌性腺泡组成，围绕中央导管排列，通过横向的侧导管与中央导管相连，腺体远端为盲端，开口于睑缘后缘（图 1-3-4-2）。

2. 病理生理学　睑板腺分泌细胞以全分泌的方式分泌睑酯，经由睑板腺侧管、中央导管、分泌导管，将睑酯从睑板腺开口排出至泪膜，随瞬目涂布眼表。这个过程的完成依赖于睑酯持续分泌产生的分泌压，眼轮匝肌和 Riolan 肌的收缩。正常成年人睑板腺腺体中，鼻侧腺体是最活跃的，其次是中央腺体，最后是颞侧腺体。其中有 45% 的睑板腺开口间歇性排放睑酯。睑酯熔点为 28~32℃，在眼睑的生理温度下保持液态。睑酯主要由 95% 的非极性脂质和 5% 的双亲性脂质组成，还包括少量游离

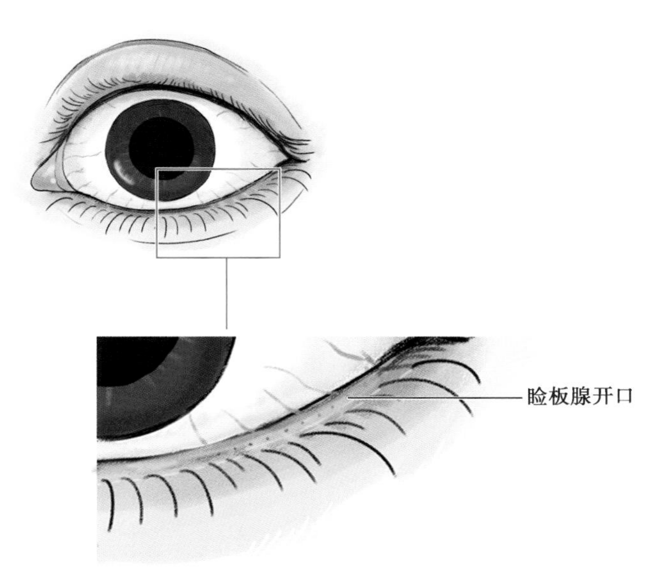

图 1-3-4-1　睑缘解剖示意图

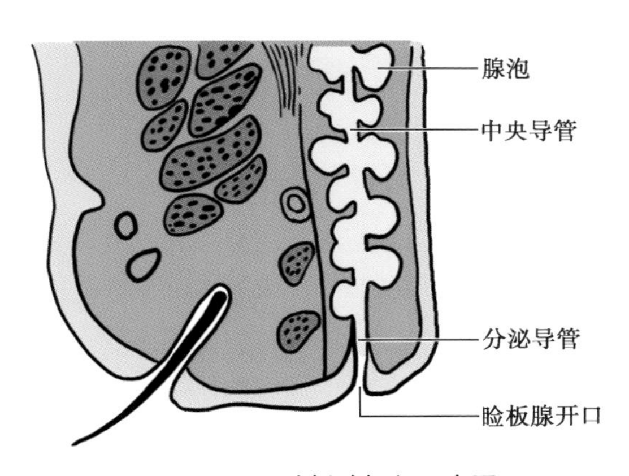

图 1-3-4-2　睑板腺解剖示意图

胆固醇和磷脂[7]。

病理状态下，睑板腺睑酯成分改变，熔点和黏滞度随之改变，具有分解脂肪能力的菌群发生变化则会加剧睑酯成分异常。睑酯易发生固化、浓缩或积聚，并与脱落的角化导管上皮细胞混合阻塞睑板腺开口，积聚在导管及分泌腺泡中的分泌物积聚导致其压力增加，发生退行性扩张，最终腺泡萎缩，导管上皮进一步角质化。这一结构改变过程会出现睑板腺分泌能力和睑酯性质的改变，从而可引起睑板腺腺体萎缩及睑缘改变。

（三）睑缘和睑板腺的检查方法

1. 形态检查

（1）睫毛及睑缘皮肤检查：裂隙灯下观察睫毛是否有倒睫、乱睫、双行睫、秃睫、睫毛脱落、分泌物、鳞屑等情况，观察相对应皮肤区域是否有皮肤鳞屑、溃疡、充血、毛细血管扩张等情况。

（2）睑缘形态：裂隙灯下观察睑缘是否有圆钝、肥厚、充血、新生血管、过度角化、形态不规则等体征，观察 Marx 线与睑板腺开口的位置关系（图 1-3-4-3）。

（3）睑板腺开口形态：裂隙灯下观察睑板腺开口是否有先天性缺乏、狭窄、闭塞、移位等体征，是否有脂帽、隆起和脂栓（图 1-3-4-4）。

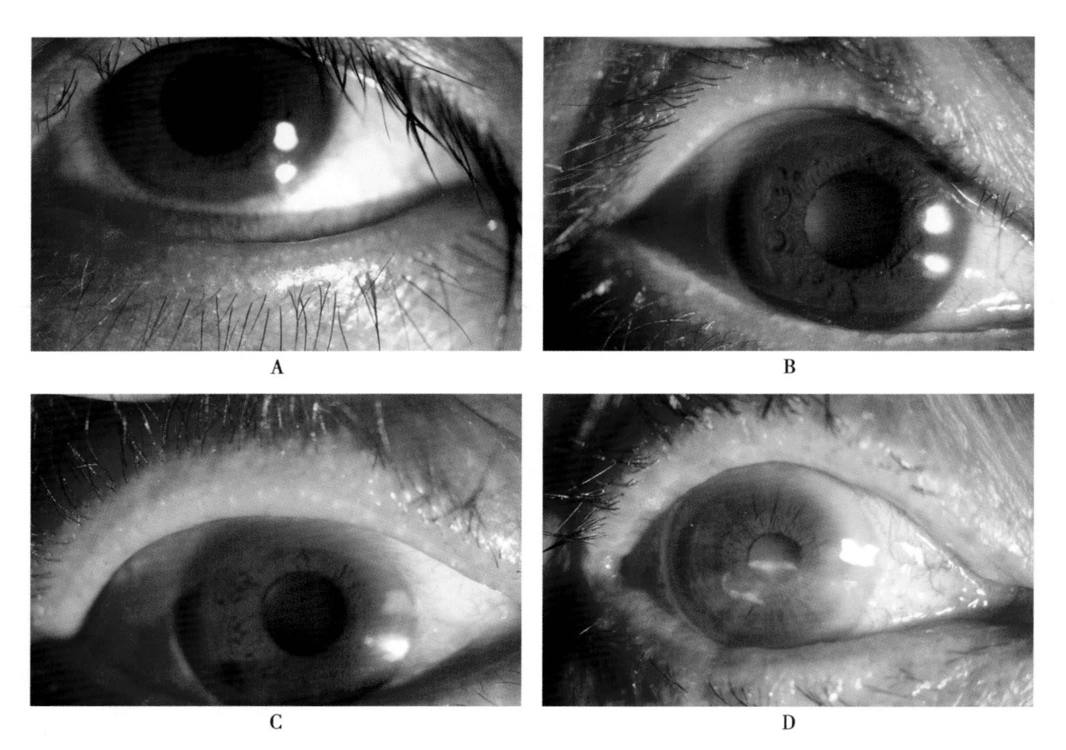

图 1-3-4-3　睑缘形态

A. 睑缘充血及毛细血管扩张；B. 睑缘过度角化；C. 睑缘肥厚；D. 睑缘形态不规整。

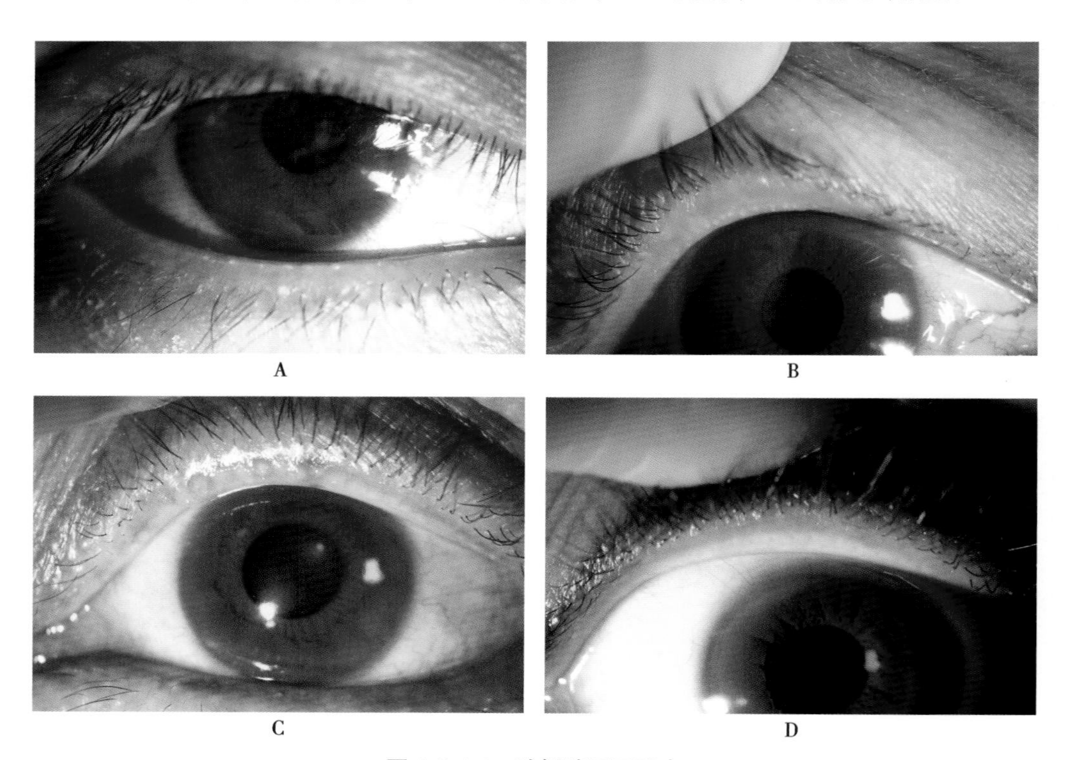

图 1-3-4-4　睑板腺开口形态

A. 脂帽；B. 隆起；C. 脂栓；D. 开口萎缩。

（4）睑板腺腺体缺失程度和形态变异程度：分别翻转患者上下眼睑，使用睑板腺成像仪对上下睑板腺分别进行拍摄，分析睑板腺腺体缺失面积[8]。2017 年我国 MGD 诊疗专家共识，评分标准如下。

睑板腺缺失程度评分：可通过临床医生主观评估或使用计算机软件自动评估。0 分：睑板腺无缺失；1 分：睑板腺缺失比例＜1/3；2 分：睑板腺缺失比例为 1/3~2/3；3 分：睑板腺缺失比例＞2/3（图 1-3-4-5）。每只眼的上下睑分别进行评分记录，0 分为正常，1 分及以上为异常。多项研究已证明睑板腺缺失面积与主观症状、泪膜破裂时间、睑板腺功能均有相关性[9-10]。有研究证明在分析睑板腺缺失面积方面，半自动化评估软件 ImageJ（Wayne Rasband，美国国立卫生研究院，贝塞斯达，马里兰）的可重复性优于临床医生主观评测[11]（图 1-3-4-6）。

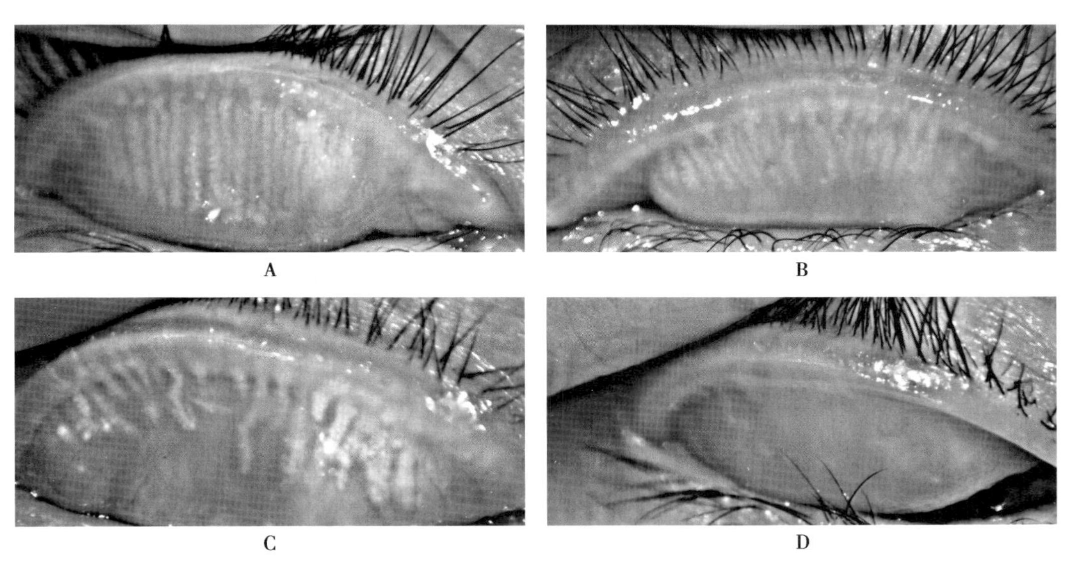

图 1-3-4-5　通过睑板腺照相判断缺失面积

A.＜1/3；B.1/3~2/3；C.＞2/3；D. 几乎完全消失。

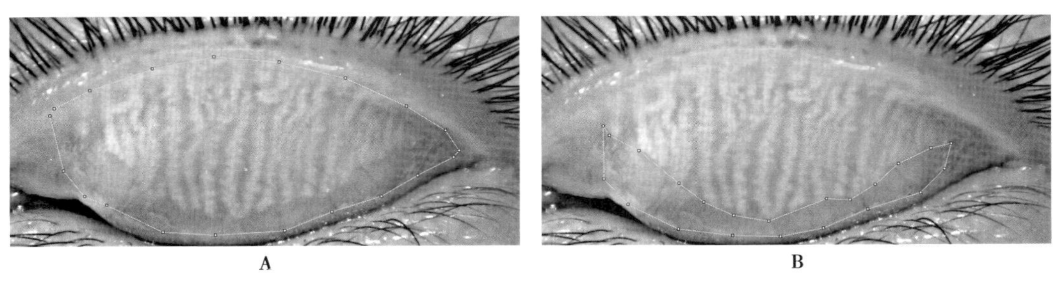

图 1-3-4-6　使用 ImageJ 软件分析睑板腺缺失面积

使用“多边形选取”功能划定受试者眼睑腺体总面积，以像素为单位，记录为“腺体总面积”（A），同样使用此功能划定腺体缺失面积，记录为“腺体萎缩面积”（B），将经软件自动计算的“腺体萎缩面积 / 腺体总面积”结果以百分数形式记录为睑板腺缺失面积比。

睑板腺形态变异程度：腺体的形变系数是指每条腺体与规则腺体的形状差异，描述了腺体不规则性，被认为是一项有价值的 MGD 评估指标，但尚未作为 MGD 的诊断依据[8,12]。一些研究开发了基于眼表综合分析仪 Oculus Keratograph 5M 的睑板腺全自动评估系统[8]，研究认为与较短腺体相比，较长的腺体（即缺失较少的腺体）形变系数更易升高，只有确定了评估腺体的最小长度，腺体形变系数的评估才有意义[12]。

（5）激光角膜共聚焦显微镜：通过观察睑板腺形态，测量睑板腺开口的直径及腺泡单位的直径和密度，计数腺口周围炎性细胞的密度等，能更客观地评价睑板腺功能。

2. 功能评估

睑板腺排出能力和分泌物性状评分：指压或使用睑板腺检查器（meibomian gland evaluator，MGE）轻压睑缘每只眼的上下眼睑分别检测 3 个位置（鼻侧、中间、颞侧），每个位置选取 5 条腺体，共计观察 15 个腺体的开口，评估每个开口分泌物的状况和类型，对分泌物排出能力及分泌物性状进行观察并评分。依据 2017 年我国 MGD 诊疗专家共识，评分标准如下。

睑板腺排出能力评分：

0 分：挤压眼睑，可见全部 5 条腺体均具有分泌物排出能力；1 分：挤压眼睑，3 或 4 条腺体具有分泌物排出能力；2 分：挤压眼睑，1 或 2 条腺体具有分泌物排出能力；3 分：挤压眼睑，无睑板腺腺体具有分泌物排出能力。每只眼的上下眼睑缘分别进行评分记录，最高分为 9 分，3 分及以上为异常。

睑板腺分泌物性状评分：

0 分：清亮、透明的液体；1 分：混浊的液体；2 分：混浊颗粒状分泌物；3 分：浓稠如牙膏状分泌物。每只眼的上下眼睑分别进行评分记录，0 分为正常，1 分及以上为异常（图 1-3-4-7）。

（四）临床意义

1. 前睑缘炎包括葡萄球菌性睑缘炎和脂溢性睑缘炎，其典型特征包括睑缘充血或毛细血管扩张、结痂或睑缘溃疡，葡萄球菌性睑缘炎通常在睫毛根部可见环绕睫毛形成的环形鳞屑，并且常见睫毛缺失、稀疏或乱生，部分患者易反复发作，进展为点状角膜上皮病变、角膜边缘溃疡和泡性角结膜炎；脂溢性睑缘炎的患者通常伴有面部、额部及头皮部的脂溢性皮炎，在睑缘或睫毛周围可见脂性结痂，临床症状相对较轻。

2. 后睑缘炎多由于 MGD 所致，睑缘形态及睑酯性状变化多样，部分患者睑缘附着有泡沫样分泌物，外眦部较常见。随着 MGD 病变进展，睑板腺萎缩、睑酯分泌障碍发生，泪膜脂质层缺乏，从而引起一系列眼表损害。

（五）注意事项

1. 基于 MGD 和睑缘炎早期的隐匿性，对于门诊就诊患者，尽管尚无相关主诉，也应

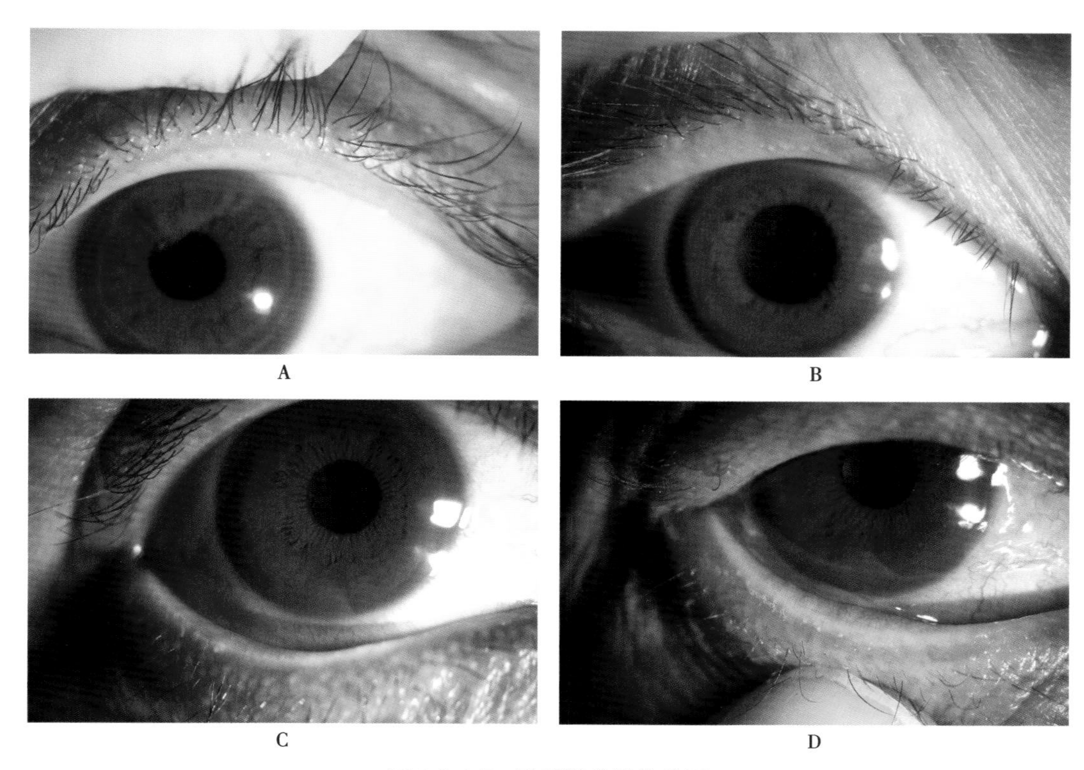

图 1-3-4-7　睑板腺分泌物性质

A. 清亮透明的正常睑酯；B. 混浊油状伴颗粒睑酯；C. 浓稠牙膏状睑酯；D. 泡沫样分泌物。

常规进行睑板腺检查，其中以裂隙灯下观察睑板腺开口、分泌能力及分泌物性质最为重要。

2. 根据流行病学调查研究，MGD 患病人群中以老年、围绝经期女性、油脂分泌过盛及长时间使用视频终端人群为多，对于以上就诊患者应引起重视。

3. 在病程早期，睑板腺结构尚未发生明显改变时及时进行干预是治疗 MGD 和睑缘炎的重要手段。

（六）总结

本章节介绍的对睑缘形态、睑板腺能力及睑酯性状的检查均为对干眼、MGD 及睑缘炎等眼表疾病患者的必要检查。由于 MGD 早期症状与体征分离的特点，做到“早发现，早诊断，早治疗”尤为重要。

二、Marx 线检查

（一）概述

Marx 线位于睑缘结膜上皮与皮肤的交界处，可被丽丝胺绿、荧光素钠、玫瑰红等染色剂染色，临床上主要应用丽丝胺绿染色。Marx 线最早由 Norn Marx 提出[13-14]，健康年轻人的 Marx 线是一条光滑较平直的线，位于睑板腺开口靠近结膜一侧，而在

MGD 患者中，发现 Marx 线向前（皮肤面）移位[13, 15]。MGD 是引起蒸发过强型干眼的主要原因，MGD 患者的睑板腺腺管阻塞或睑酯质量异常会引起泪膜不稳定，泪液的渗透压增高。泪液高渗透压及眼表炎症可导致 Marx 移位，Marx 线检查是临床上评估 MGD 的方法之一。

（二）测量原理

Marx 线所处的皮肤上皮及黏膜上皮交界区域（mucocutaneous junction，MCJ），宽度约为 274μm。MCJ 由亲水性的未完全角化的结膜上皮细胞及疏水性的角化的皮肤上皮细胞组成，同时包括部分结膜杯状细胞，淋巴管及血管（图 1-3-4-8）。高渗透压理论解释 Marx 线移位，正常状态下，由于泪河三角形切面顶端渗透压最大，染色剂渗入，形成 Marx 线。在 MGD 发生发展过程中，泪液渗透压改变和炎症反应处于第一阶段，而鳞状上皮化生及细胞凋亡处于第二阶段，由于泪液高渗透压，会导致促炎因子 IL-1β、TNF-α 聚集，细胞凋亡及鳞状上皮化生增加，从而引起睑板腺上皮细胞中紧密连接的破坏，染色剂渗入，最终导致 Marx 线由结膜一侧向睑板腺开口方向移动[13]。

（三）操作方法及流程

用 1 滴生理盐水湿润丽丝胺绿试纸，轻轻甩掉多余的液体。向外轻翻患者下睑及上睑，将湿润后的试纸条与上下睑缘轻接触。嘱患者自然眨眼后 1 分钟注视前方，裂隙灯白光源观察睑缘区域丽丝胺绿染色情况。

丽丝胺绿染色观察 Marx 线位置。根据 Marx 线与睑板腺开口位置的关系进行评分。将上睑和下睑分为外 1/3、中 1/3 及内 1/3 分别评分，总分为 0~9 分。0 分为 Marx 线完全位于睑板腺开口的结膜面，1 分为 Marx 线部分接触到睑板腺开口，2 分为 Marx 线穿过睑板腺开口，3 分为 Marx 线位于睑板腺开口的皮肤面（图 1-3-4-8）。将内、中、外 1/3 的得分相加，分别计算上睑和下睑的 Marx 线总分。上下睑的总分均为 0~9 分[15]。

（四）临床应用

1. 年龄因素也会影响 Marx 线的形态。随年龄增长 Marx 线前移，形态不规则。但一般较少出现 MGD 患者侵及睑板腺开口的特征性改变[13, 16]。另外，年龄因素导致的 Marx 线移位常发生在睑缘的外 1/3，这主要与年龄因素导致的眼睑外翻相关。

2. Marx 线位于睑板腺开口的后方。存在 MGD 时，可表现为 Marx 线前移。睑板腺分泌能力差，睑板腺分泌物性状异常的患者，其 Marx 线评分更高。Marx 线位置评分越来越多被应用于 MGD 患者的诊断及治疗效果评价，如睑板腺探针疏通治疗、热脉动治疗等的一个重要评估指标（图 1-3-4-9）。

3. 在长期配戴角膜接触镜患者中也发现 Marx 线前移。Marx 线检测对于造成泪液渗透压改变及眼表低水平炎症的疾病都有一定意义[17]。

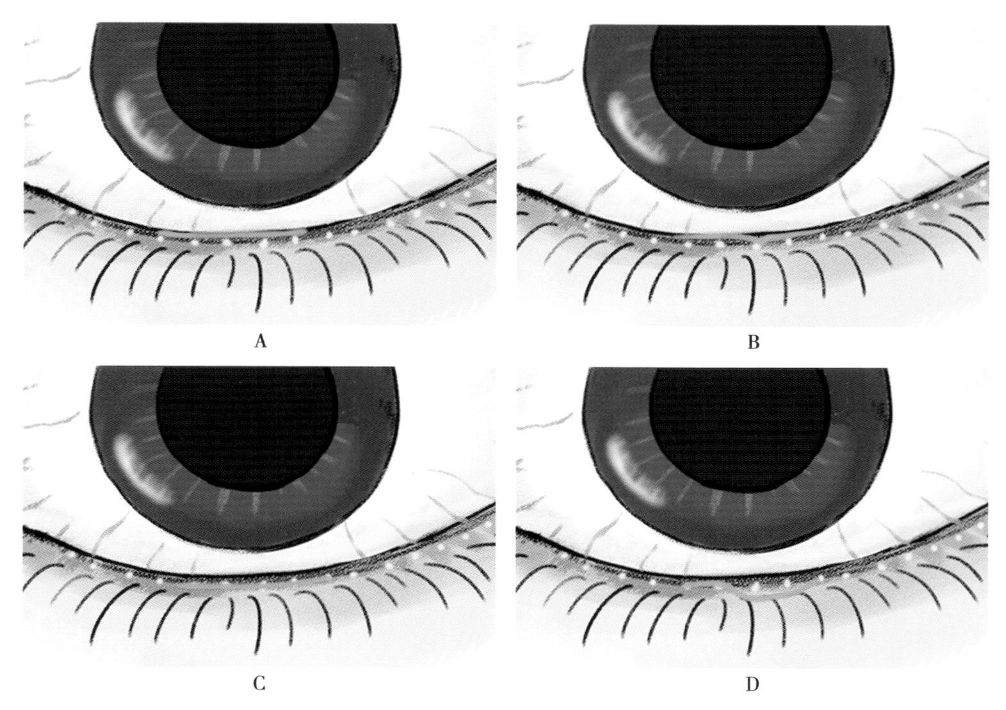

图 1-3-4-8　Marx 线评分示意图

A.0 分，Marx 线完全位于睑板腺开口的结膜面；B.1 分，Marx 线部分接触到睑板腺开口；C.2 分，Marx 线穿过睑板腺开口；D.3 分，Marx 线位于睑板腺开口的皮肤面。

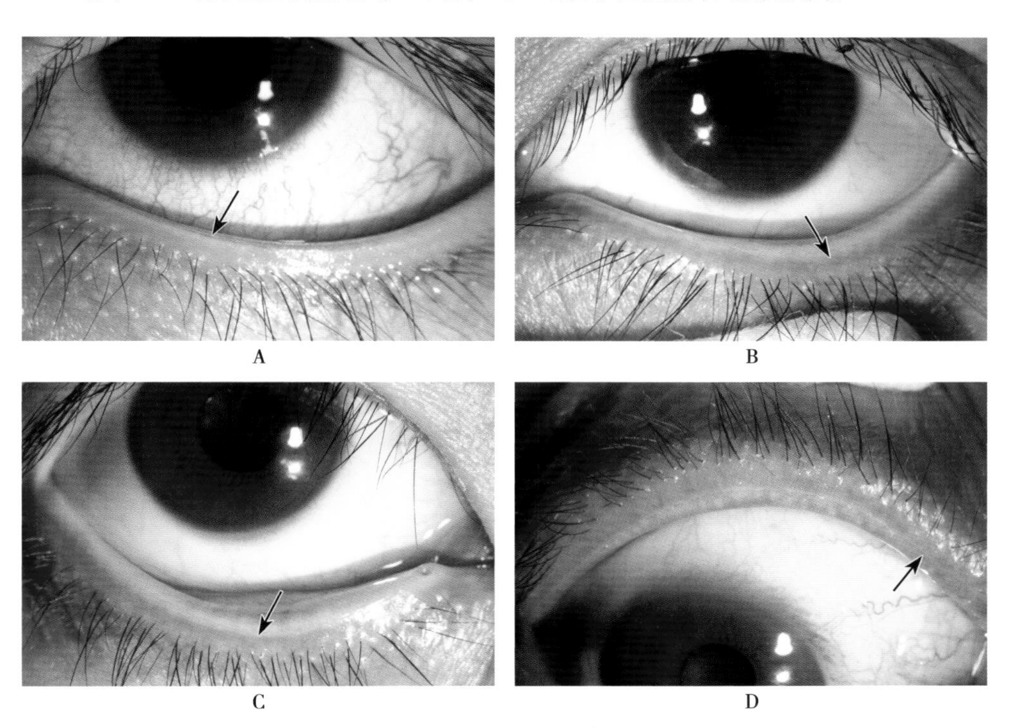

图 1-3-4-9　MGD 患者 Marx 线与睑板腺开口位置关系

A. Marx 线位于睑板腺开口的结膜面；B、C. Marx 线部分接触到睑板腺开口；D. Marx 线位于睑板腺开口的皮肤面。

（五）注意事项

1. 浸润丽丝胺绿染色纸条进行染色时不宜使过多染色剂浸入结膜囊，以免影响染色效果。

2. 本试验需要多次反复测定，但多次操作可能影响测量效果。

3. 进行丽丝胺绿睑缘染色后应使丽丝胺绿与睑缘组织充分接触行 Marx 线的观察。

4. 丽丝胺绿可以对眼表受损上皮细胞或无黏蛋白覆盖的结膜细胞进行着色，且对角膜刺激性小，荧光素钠进行 Marx 线染色较易出现假阳性[6]，所以通常在观察 Marx 线时使用丽丝胺绿染色。

（六）总结

目前已证实 Marx 线前移与 MGD 具有很强的相关性。MGD 导致的泪液渗透压增高和眼表炎症引起 Marx 线位置变化。MGD 引起的 Marx 线移位与年龄因素导致的 Marx 线移位应注意区分，Marx 线评分可作为一种客观、简便、快速的睑板腺功能筛查方法用于临床，目前越来越多被应用于 MGD 患者的诊断及治疗效果评价，但目前还未普及。

三、眼睑刷检查

（一）概述

眼睑刷（lid wiper）是在眨眼过程中可起到“雨刷器”作用的一个结构，位于睑缘内缘处，与皮肤黏膜交界处及 Marx 线相邻，且与眼球表面相接触，其主要功能是涂布泪液使之形成泪膜及维护眼表细胞的完整性[18]。2002 年，Korb 等首次提出了“眼睑刷上皮病变 (lid-wiper epitheliopathy，LWE)”的概念，并将其定义为发生在眼睑刷部位的上皮细胞层的病理改变[19]。近年来，随着对 LWE 认识的深入，发现 LWE 在干眼患者中尤为普遍[20-21]，对于眼睑刷的检查也受到越来越多临床医生的重视。

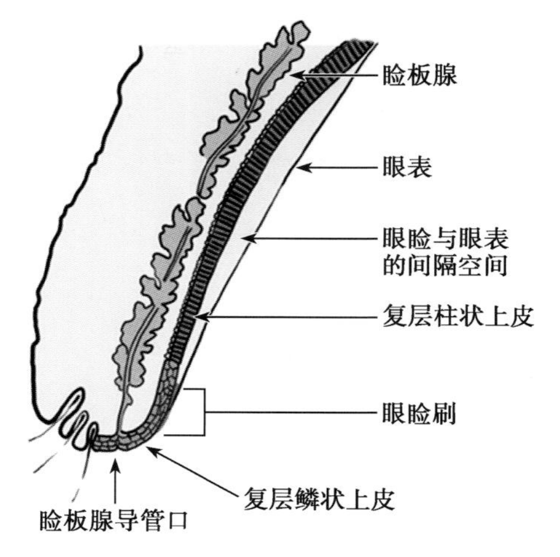

图 1-3-4-10　上眼睑刷位置示意图

（二）眼睑刷的解剖与组织学

眼睑刷位于睑缘内缘处，起始于睑板腺开口后方皮肤黏膜交界处，与 Marx 线相邻，终止于睑板下沟睑缘侧，在瞬目时与眼球表面相接触（图 1-3-4-10）。眼睑刷部位明显突出于相邻结膜组织，组织最厚处可达 98μm，越靠近穹窿部厚度越薄，形成一个斜坡样表面。在下眼睑，整个睑板区域的结膜（包括眼睑刷区域），均与眼表接触。在上眼睑，眼睑刷起于后睑缘锐角峰处，止于睑板下沟上方，并沿睑缘从内眦泪小点延伸至外眦处，宽0.3~0.5mm[22]。

眼睑刷上皮层主要由立方细胞组成，并含有部分柱状细胞和杯状细胞，以及少量鳞状细胞和表面角化不全上皮细胞，共有8~12层细胞。其结构与结膜相似，但眼睑刷处上皮细胞排列疏松，形成一个较厚的缓冲垫。杯状细胞为单个或成簇存在，位于上皮层和由上皮层内陷形成的隐窝中，这种分布形式不同于典型结膜上皮层中杯状细胞的分布特性。眼睑刷区的杯状细胞开口于上皮层表面，胞质内含有颗粒状物质或网状物质，细胞核位于基底部呈扁平状。可分泌中性和酸性两种黏蛋白，前者可被糖原染色，后者可被阿尔新蓝染色。角化不全上皮细胞散在分布于眼睑刷区域，呈扁平状或柱状，且越靠近睑结膜面数量越少。此外，在眼睑刷组织中，还可发现有少量淋巴细胞存在。也有部分研究证明，眼睑刷区域具有丰富的神经末梢组织，包括散在分布的触觉小体和少量迈斯纳小体[23-24]。

（三）检查方法

1．活体染色剂 活体染料可使眼睑刷区域着色，临床上通常使用这种方法进行眼睑刷检查，评估LWE。许多学者对多种活体染料及其浓度、用量进行研究后发现，荧光素钠、丽丝胺绿和孟加拉红均可使眼睑刷区域着色，但使用单一活体染料染色的阳性率较低，荧光素钠可使23.5%的受试者眼睑刷着色，孟加拉红可使20.5%的受试者眼睑刷着色，而荧光素钠和孟加拉红联合应用可使染色阳性率提高到56%[19]，大多数研究多采用两种或两种以上的染料进行联合染色。但孟加拉红具有一定毒性，2012年，Varikooty提出了一个最佳的染色方法，即联合应用荧光素钠和丽丝胺绿[22]。

2．染色方法 将荧光素钠或丽丝胺绿检测试纸浸湿后，接触眼睑结膜，等待时间1分钟以上，复染1次后，在裂隙灯显微镜下用16倍放大、钴蓝光观察睑缘上皮染色程度和范围，记录眼睑刷区域染色的水平和矢状宽度，染色长度≥2mm和/或≥25%睑缘宽度为阳性，可诊断为眼睑刷上皮病变[25]（图1-3-4-11）。

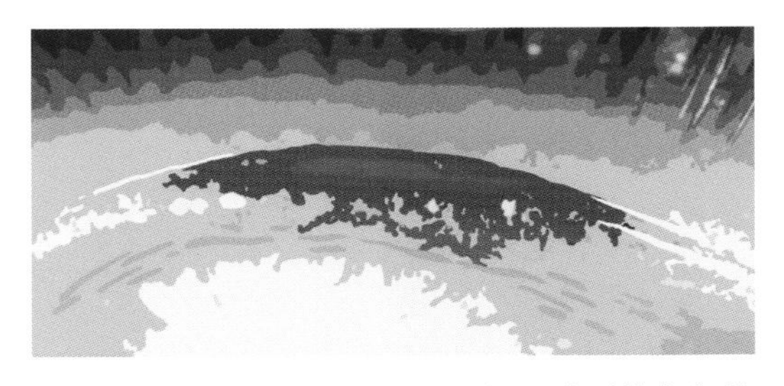

图1-3-4-11 使用丽丝胺绿进行眼睑刷染色部位示意图

3．眼睑刷上皮病变分级 目前对眼睑刷染色的评分是具有争议的，有的学者认为在对眼睑刷染色区进行评分时，应当将其与Marx线区分，而有些学者认为应当把Marx线包括在内才可使评分更为客观。Korb[19]等人利用活体染料对眼睑刷进行染色并评分，将眼睑刷上皮病变分成3级，具体方法为：

（1）荧光素钠染色评分：分为 0~3 分，评分计数包括染色长度和染色深度，总分为两评分计数之和的均数[26-27]（表 1-3-4-1）。

表 1-3-4-1　眼睑刷上皮病变染色评分

染色的水平长度	评分	染色的矢状宽度	评分
<2mm	0	<25% 眼睑刷宽度	0
2~4mm	1	25%~<50% 眼睑刷宽度	1
5~9mm	2	50%~<75% 眼睑刷宽度	2
≥10mm	3	≥75% 眼睑刷宽度	3

（2）丽丝胺绿染色评分：同上。

（3）将 2 种活体染料评分均数之和除以 2，得出最终评分。

（4）双眼上下睑眼睑刷分别评分，根据最终评分进行分级。

（5）分级标准：1 级（轻度）LWE，0.25～1.0 分；2 级（中度）LWE，1.25～2.0 分；3 级（重度）LWE，2.25～3.0 分（图 1-3-4-12）。

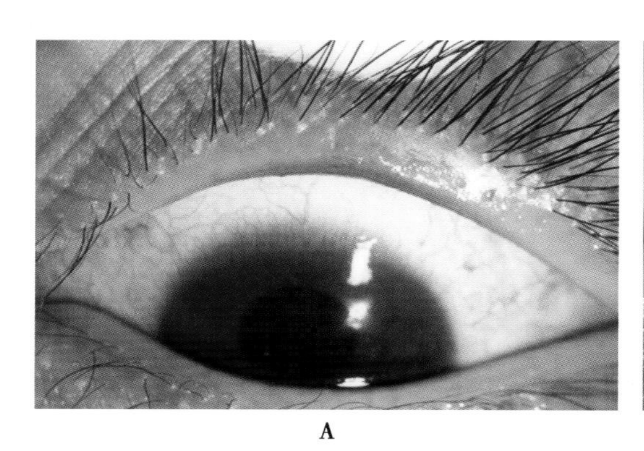
A

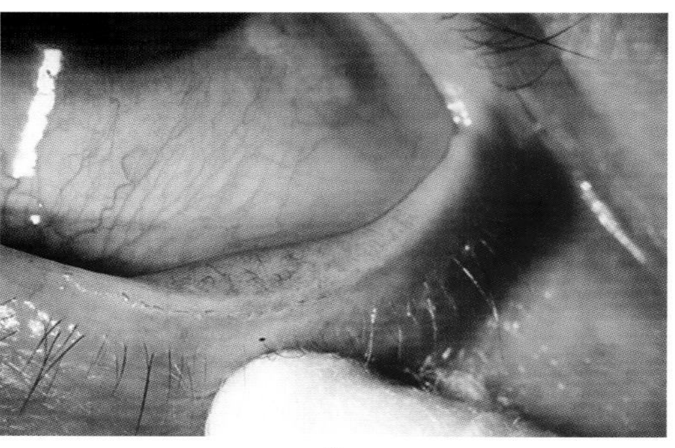
B

图 1-3-4-12　LWE 染色结果：丽丝胺绿染色示上眼睑刷轻度 LWE（A），下眼睑刷中度 LWE（B）

（四）临床应用

Korb[28] 首次提出“眼睑刷上皮病变”的概念，指出眼睑刷上皮病变可能是干眼的早期改变。越来越多的研究表明，LWE 程度与干眼严重程度具有相关性，眼睑刷染色可能成为对干眼发生预测的重要手段[29]。刘爽[30] 等人对 200 例有干眼症状的 LWE 患者检查发现，LWE 的病因与眼睑刷区域和眼表的摩擦异常有关，其中泪膜稳定性下降、黏蛋白异常、角结膜表面不光滑是主要影响因素。宋文秀[31] 等人应用共聚焦显微镜观察了 90 例干眼患者和 79 例正常人，发现干眼患者中 LWE 占 95.6%，其上睑眼睑刷上皮病变深度、上皮层表面炎性细胞数量与干眼严重程度显著相关。Liu S 等人[32] 对 350 例干眼患者的 LWE 严重程度进行分析得出，干眼患者由于眼睑刷和眼表之间润滑不足导致的摩擦增加会加重LWE的进展，而LWE的进展会进一步加重眼睑刷和眼表之间的摩擦，加重干眼程度及角膜损伤。这些发现显示出眼睑刷染色可能成为干眼评估的另一种手段，有待于进一步研究探讨。

（五）注意事项

1. 染色需要甩去试纸条上多余的液体。
2. 在染色后1~3分钟进行观察。
3. 染色时不宜使过多染色剂，以免影响染色效果。
4. 染色过程勿触碰角膜，避免角膜损伤。

（六）总结

眼睑刷是起到涂布泪液、形成泪膜，以及维护眼表细胞完整性的重要结构，LWE广泛存在于干眼患者中，并可能是干眼的早期改变。患者干眼的严重程度和LWE的严重程度显著相关，可能与眼睑刷区域和眼表的摩擦异常有关，其中泪膜稳定性下降、黏蛋白异常、角结膜表面不光滑是主要影响因素。眼科医生对于眼睑刷的认知程度仍有待进一步提升，相对于目前常规干眼检查，眼睑刷检查结果受外界影响因素较少、重复性好、准确性高、简便易行，可能更早期地发现干眼，有望成为干眼早期诊断的一项客观指标。

四、螨虫检查

（一）概述

1. 眼表感染的螨虫种类 螨虫属于节肢动物门、蛛形纲的一类体型微小的动物，与眼表疾病密切相关的螨虫仅为其中的蠕形螨。蠕形螨属于节肢动物门、蛛形纲、蜱螨亚纲中的真螨目、蠕形螨科[33]。作为一种人体的永久性寄生螨，它的寄生部位为毛囊、皮脂腺以及一些附属腺体。目前认为可寄生于人类的蠕形螨共两种，毛囊蠕形螨(demodex folliculorum)和皮脂蠕形螨(demodex brevis)。

2. 蠕形螨的发现 法国学者Berger于1842年第一次报道了毛囊蠕形螨，但并非在眼部，而是在耳垢内[34]。1843年，Simon第一次在眼部发现毛囊蠕形螨[2]。我国的首次报道是石珍荣等在1984年从眼部分离到毛囊蠕形螨，但其在眼部的致病作用始终不被学者所认可及重视[35]。

3. 蠕形螨的致病性 随着眼科医生对蠕形螨感染的关注，蠕形螨与睑缘炎及睑缘炎相关角结膜病变等眼表疾病的相关性研究逐渐增多，且越来越多的眼科学临床研究、病理学研究等证明了这两种蠕形螨对眼表的致病性。

蠕形螨寄生于睫毛毛囊及皮脂腺内，以皮脂腺、角质蛋白为食，并可吞食毛囊上皮细胞，引起毛囊扩张、上皮变性；螯肢及其足爪可直接损害毛囊和皮脂腺，造成毛囊上皮增生、睫毛根部角化过度，袖套样鳞屑形成[36]。此外，蠕形螨的分泌物、排泄物及死亡的代谢产物如果未及时排出毛囊及皮脂腺外，可造成睑板腺堵塞。皮脂蠕形螨的寄居部位较深，虫体作为异物可引起睑板腺的异物性肉芽肿反应，研究发现在睑板腺肉芽肿的中央观察到了蠕形螨，周围有上皮样细胞、间质细胞、成纤维细胞、淋巴细胞及浆细胞浸润[37]。蠕形螨虫体阻塞及虫体代谢产物可进一步诱导机体产生迟发型超敏反应，虫体数量多时可引起睑缘角化、真皮层毛细血管增生和扩张[38]。蠕形螨虫体进出毛囊或皮脂腺可携带病原微生物，引起睫毛毛囊周围炎细胞浸润以及纤维组织增生。

正常人睑缘也可以检出少量蠕形螨，且无任何临床表现。文献报道，拔取 16 根睫毛（每个眼睑 4 根）中有 1 或 2 个螨虫属正常现象[34]。睑缘蠕形螨感染率随年龄增长而升高，70 岁以上的老年人睑缘蠕形螨感染率可达 100%。然而，目前尚无法遵循科霍法则的试验来确定蠕形螨是睑缘的一种感染性病原体。此外，虽然睑缘炎患者的蠕形螨检查阳性，但此类患者常同时多伴随其他微生物检查阳性。因此，关于蠕形螨是否为睑缘炎的病因之一尚存在不同的观点，文献中对蠕形螨感染量与体征之间的相关性还存在争议。

4．检查方法 睑缘蠕形螨检查方法包括：Coston 法（拔睫毛镜检法）与活体激光共聚焦显微镜。两种方法虽各有利弊，但目前较为可靠与科学的依然是 Coston 法。

（1）Coston 法：1967 年 Coston 首次提出了睑缘蠕形螨的检查方法，即目前广泛应用的裂隙灯下拔睫毛镜检法的雏形，简称为 Coston 法。具体方法为：拔取 16 根睫毛（每个眼睑 4 根）中，多于 6 根睫毛有虫体，且尤其每根睫毛有 4 或 5 个虫体时，视为蠕形螨检查阳性[34]。Coston 在设计此方法时认为要在裂隙灯下随机拔取睫毛。然而随着大量学者的改良，目前临床应用较为广泛的检查方法多已为改良 Coston 法，即每个眼睑挑选 3 根毛囊根部存在套袖样分泌物或高度可疑存在蠕形螨感染的睫毛，并在镜检时加入荧光素钠、乙醇等避免漏检[39]。患者 4 个眼睑均进行拔睫毛镜检，每个眼睑拔取 3 根睫毛，任意一个眼睑发现大于或等于 3 只 /3 根睫毛（各期蠕形螨均计算在内），可确诊为蠕形螨阳性[40]。

（2）IVCM：2005 年有学者首次报道了应用 IVCM 观察睫毛根部的蠕形螨，此种影像学方法减少了患者拔睫毛过程的疼痛。虽然 IVCM 可判断毛囊开口部是否存在螨虫，且每个眼睑单次可检查 8~10 根或更多数量的睫毛，并可动态观察毛囊内螨虫数量和形态的变化，但其临床科学应用依然存在一定局限性，如 IVCM 下难以对蠕形螨进行准确计数，也难以区分成虫、幼虫、若虫、虫卵，因此常和 Coston 法联合使用。

由于皮脂蠕形螨多寄生于腺体内，且多单独生活，睑缘蠕形螨检查常不针对皮脂蠕形螨进行检查，而主要针对的是睫毛根部的毛囊蠕形螨。多数毛囊蠕形螨寄生于毛囊漏斗部，即毛囊与皮肤的交界处，因此拔睫毛镜检的方法可了解睫毛上的蠕形螨载量。IVCM 拍摄睑缘及睫毛根部时，其激光可穿透成像的深度在 100~150μm 左右，因此仅可观察到毛囊开口部表浅的蠕形螨虫体。

（二）操作方法及流程

1. 操作方法 本文介绍的改良 Coston 法，同时配合旋转的手法，可减少毛囊及分泌物中的虫体残留，相对真实、准确地获得螨虫检出量及检出率[41-42]。眼部表面麻醉后，从双眼上、下睑，分别选取 3 根疑为螨虫感染的睫毛。为避免拔取后螨虫残留于毛囊开口，拔取手法需要边提拉睫毛边旋转，旋转操作包括两个具体步骤。首先，我们用镊子轻轻地将睫毛提起，但力量不至于拔下睫毛。此步骤可观察螨虫从毛囊口溢出的情况。第二步是将睫毛顺时针旋转 3~4 圈，并同时将其进一步提起。在这第二步的旋转中，蠕动的蠕形螨可能被粘起，旋转和抬起过程中粘在睫毛的毛干上。值得注意的是，要小心操作，以免偶尔将搅动的蠕形螨散落在周围的睫毛或眼睑皮肤表面。拔下的睫毛置于载玻片上，滴加香柏油或生理盐水，进行蠕形螨计数，计算成虫、幼虫及虫卵的总数。与生理盐水相比，香柏油有利于溶解睫毛毛干及螨虫附近的脂质，便于虫体观察与计数。虽有文献报道了滴加荧光素观察螨虫从而减少漏诊的发生，但笔者发现，与油类相比，水溶性的染色剂（如荧光素钠）难以溶解睫毛上油脂，反而不利于虫体计数，因此实际工作中并不推荐滴加荧光素辅助镜检。

2. 流程（图 1-3-4-13）

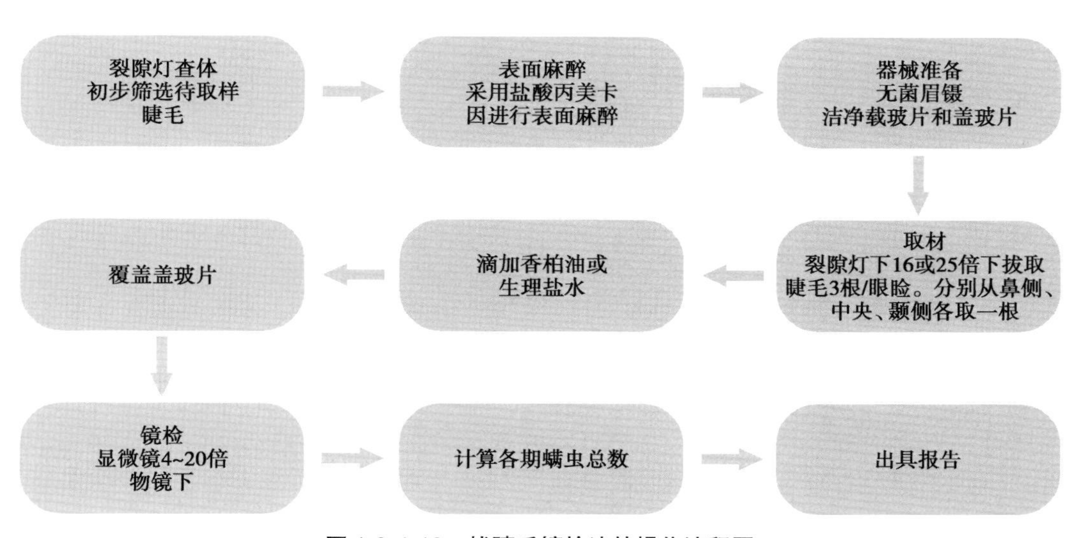

图 1-3-4-13　拔睫毛镜检法的操作流程图

3. 镜检结果及报告

（1）毛囊蠕形螨的示意图（图 1-3-4-14）

（2）各期毛囊蠕形螨的镜检特征（图 1-3-4-15）：①虫卵：长度 100μm 左右，随着内部虫体不断发育，末端长度可增长。外观特征：末端较尖，头端膨大，呈蛋筒状或蘑菇状（图 1-3-4-15A）。②幼虫：刚从虫卵发育出的幼虫，长度 150μm 左右，虫体壁开始出现可见的环形皮纹。随着此期虫体发育，长度可达 300μm 左右。外观特征：末体细长，颚体和足体可活动，虫体亦可轻微移动，足 3 对，基节骨突 3 对（图 1-3-4-15B）。③前若虫：虫体较幼虫期长，由幼虫蜕皮而成。外观特征：刚发育出第四对足，末体较前一期粗长，基节骨突不明显（图 1-3-4-15C）。虫体蜕皮（图 1-3-4-15D）。④若虫：虫体较前若虫期长，为各期内最长，可达 450μm 左右，经前若虫蜕皮而成。外观特征：颚体变宽短，虫体长于成虫，可见足 4 对，活动相对活跃（图 1-3-4-15E）。⑤成虫：与前若虫及若虫相比，成虫较短。外观特征：末体显著长于足体，为足体的 2~3 倍，足 4 对，活动活跃，表面可见典型的环形皮纹（图 1-3-4-15F）。

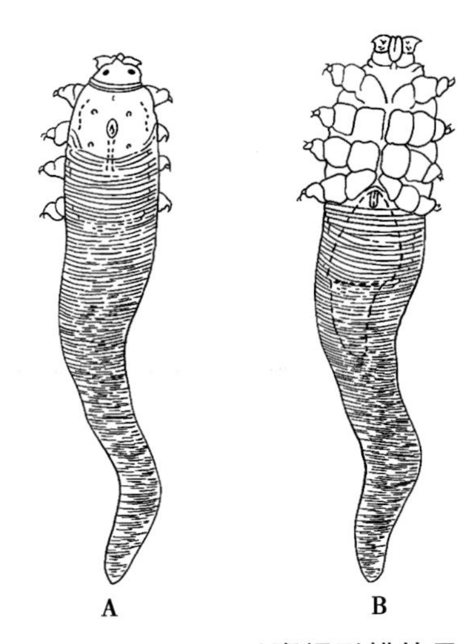

图 1-3-4-14　毛囊蠕形螨的示意图

由上至下，分为颚体、足体、末体 A. 雄虫背面观；B. 雌虫腹面观（体内含虫卵）。

（3）拔睫毛镜检法的检查报告：虽然螨虫的生活史经历众多阶段，但临床报告中，

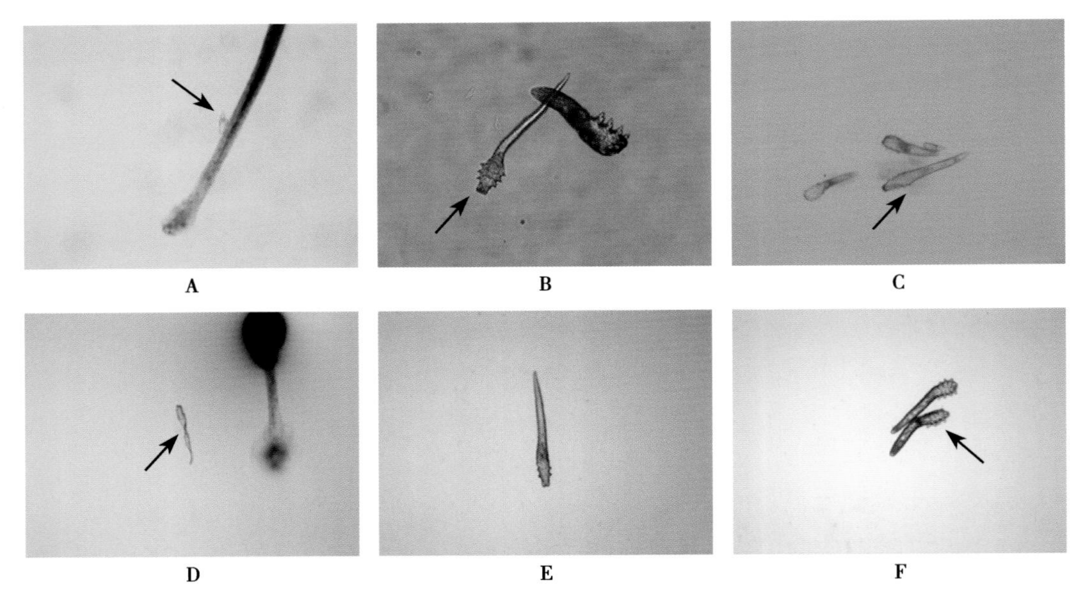

图 1-3-4-15　不同时期毛囊蠕形螨虫体（×100）（箭头所示）

A. 虫卵；B. 幼虫；C. 前若虫；D. 蜕皮；E. 若虫；F. 成虫。

常会将幼虫、前若虫和若虫统一归类为“幼虫”，因此本院检查报告，通常仅报告成虫、幼虫、虫卵的各自数量（图 1-3-4-16）。

北京同仁医院
眼部螨虫检查报告单

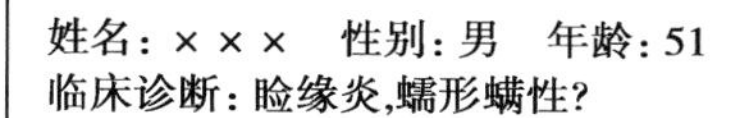
姓名：××× 性别：男 年龄：51　　取材部位：双眼睫毛根部
临床诊断：睑缘炎，蠕形螨性？　　取材日期：2020-04-22

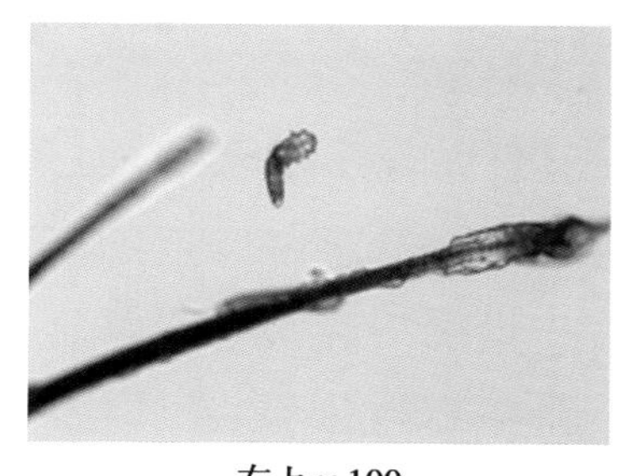
右上×100

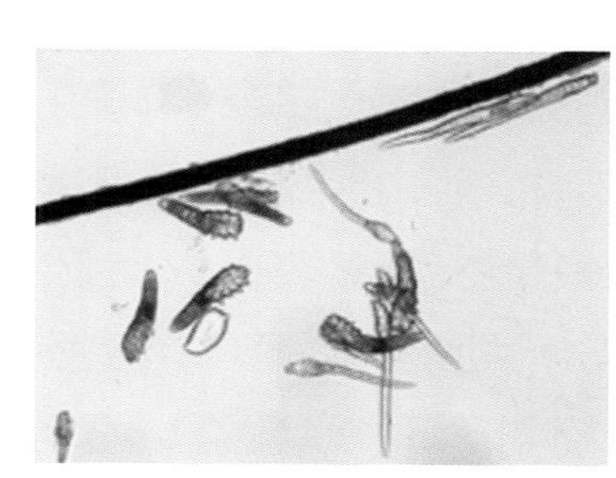
左上×100

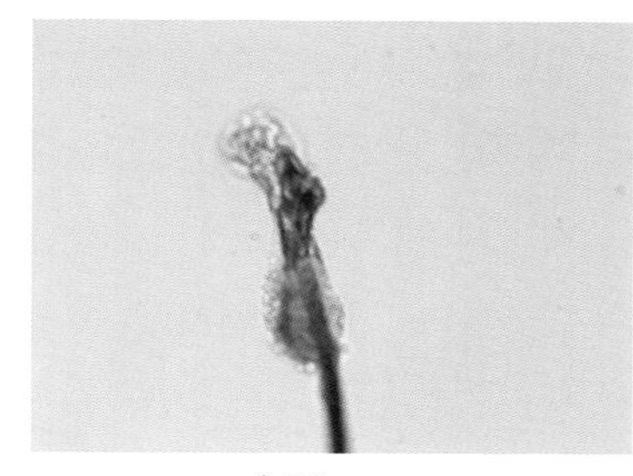
右下×100

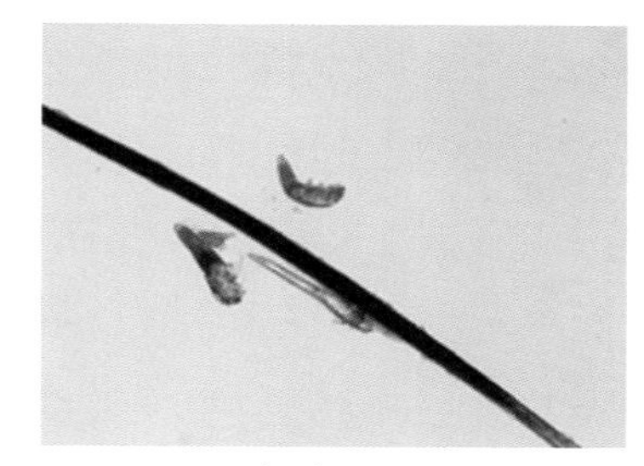
左下×100

镜检结果：
睫毛根部螨虫检查
结果：右眼上睑　2只成虫，2只幼虫，1只虫卵/3根
右眼下睑　4只成虫/3根
左眼上睑　13只成虫，9只幼虫，5只虫卵/3根
左眼下睑　2只成虫，1只幼虫/3根

报告人：×××　　审核人：×××　　报告日期：2020-04-22

图 1-3-4-16　拔睫毛镜检报告示例

（三）临床应用

睑缘蠕形螨检查主要用于有症状和体征的可疑蠕形螨性睑缘炎进行病原学诊断，也是其确诊的重要依据。目前，此种疾病的诊断暂无国际标准，目前可参考的有 2018 年蠕形螨性睑缘炎诊断的专家共识[40]。随着对蠕形螨与眼表疾病间关系的认识，睑缘蠕形螨也可能与眼部过敏、睑板腺囊肿等均有关系，但目前仍待进一步研究[43]。

（四）注意事项

1. 拔睫毛镜检法依然为目前诊断的金标准，但是由于拔睫毛镜检法仍然存在随机性强、患者接受度低等缺点，检查人员应充分了解睫毛螨虫的临床特点和操作技巧，提高检出率。

2. 皮脂蠕形螨的鉴定需谨慎。临床中，皮脂蠕形螨数量常较少，多为散发，因此常不计算入蠕形螨总数。同时，要注意与蠕形螨的鉴别，依靠虫体大小及足体、末体比例，以及虫体、末体的锥状末端特征等。

3. 临床诊断要结合患者年龄及临床表现。蠕形螨性睑缘炎的诊断目前仍以螨虫载量为依据，由于蠕形螨检出量与年龄呈正相关，有学者建议同时将年龄因素考虑在内。值得注意的是，对于儿童睑缘炎、睑缘炎相关角结膜病变（blepharokeratoconjunctivitis，BKC），甚至多发性睑板腺囊肿，需要适当降低“3 只 /3 根”的诊断界限，需要结合临床症状、体征及诊断性治疗的效果，综合判断蠕形螨在其眼表疾病中的作用。

4. IVCM 可进行蠕形螨的影像学检查，但仍存在难以计数、无法准确定量的缺陷，而且在随访中无法准确定位，观察虫体载量改变目前尚无诊断的标准[44]。

（五）总结

拔睫毛镜检法（Coston 法）已有 50 余年的历史，后期进行了改良，目前，此法为临床眼部蠕形螨检查最常用的方法。在诊断方法不断改良的同时，IVCM 检查可以从活体组织层面深入观察蠕形螨的数量和形态改变，为蠕形螨的科学诊治提供了更多检查手段。

参 考 文 献

[1] DUKE-ELDER S，SIR，WYBAR KC. The anatomy of the visual system. São Luis：Mosby，1961.

[2] TIFFANY JM. Individual variations in human meibomian lipid composition[J]. Experimental Eye Research，1978，27(3)：289-300.

[3] KORB DR，HENRIQUEZ AS. Meibomian gland dysfunction and contact lens intolerance[J]. J Am Optom Assoc，1980，51(3)：243-251.

[4] NELSON JD，SHIMAZAKI J，BENITEZ-DEL-CASTILLO JM，et al. The international workshop on meibomian gland dysfunction：report of the definition and classification subcommittee[J]. Invest Ophthalmol Vis Sci，2011，52(4)：1930-1937.

[5] 亚洲干眼协会中国分会海峡两岸医药交流协会眼科专业委员会眼表与泪液病学组.我国睑板腺功能障碍诊断与治疗专家共识(2017年)[J].中华眼科杂志，2017，53(9)：657-661.
[6] CRAIG JP，NICHOLS KK，AKPEK EK，et al. TFOS DEWS Ⅱ Definition and Classification Report[J]. Ocul Surf，2017，15(3)：276-283.
[7] BROWN SH，KUNNEN CM，DUCHOSLAV E，et al. A comparison of patient matched meibum and tear lipidomes[J]. Invest Ophthalmol Vis Sci，2013，54(12)：7417-7424.
[8] LLORENS-QUINTANA C，RICO-DEL-VIEJO L，SYGA P，et al. A novel automated approach for infrared-based assessment of meibomian gland morphology[J]. Transl Vis Sci Technol，2019，8(4)：17.
[9] EOM Y，LEE JS，KANG SY，et al. Correlation between quantitative measurements of tear film lipid layer thickness and meibomian gland loss in patients with obstructive meibomian gland dysfunction and normal controls[J]. Am J Ophthalmol，2013，155(6)：1104-1110.
[10] ARITA R，ITOH K，MAEDA S，et al. Proposed diagnostic criteria for obstructive meibomian gland dysfunction[J]. Ophthalmology，2009，116(11)：2058-2063.
[11] PULT H，RIEDE-PULT B. Comparison of subjective grading and objective assessment in meibography[J]. Cont Lens Anterior Eye，2013，36(1)：22-27.
[12] LLORENS-QUINTANA C，RICO-DEL-VIEJO L，SYGA P，et al. Meibomian gland morphology：the influence of structural variations on gland function and ocular surface parameters[J]. Cornea，2019，38(12)：1506-1512.
[13] BRON AJ，YOKOI N，GAFFNEY EA，et al. A solute gradient in the tear meniscus. Ⅱ. Implications for lid margin disease，including meibomian gland dysfunction[J]. Ocul Surf，2011，9(2)：92-97.
[14] NORN M. Meibomian orifices and Marx's line. Studied by triple vital staining[J]. Acta Ophthalmol (Copenh)，1985，63(6)：698-700.
[15] YAMAGUCHI M，KUTSUNA M，UNO T，et al. Marx line：fluorescein staining line on the inner lid as indicator of meibomian gland function[J]. Am J Ophthalmol，2006，141(4)：669-675.
[16] SHAW AJ，COLLINS MJ，DAVIS BA，et al. Eyelid pressure：inferences from corneal topographic changes[J]. Cornea，2009，28(2)：181-188.
[17] ALGHAMDI WM，MARKOULLI M，HOLDEN BA，et al. Impact of duration of contact lens wear on the structure and function of the meibomian glands[J]. Ophthalmic Physiol Opt，2016，36(2)：120-131.
[18] 宋文秀，孙旭光.眼睑刷上皮病变研究进展[J].国际眼科纵览，2016，40(5)：7.
[19] KORB DR，GREINER JV，HERMAN JP，et al. Lid-wiper epitheliopathy and dry-eye symptoms in contact lens wearers[J]. The CLAO journal：official publication of the Contact Lens Association of Ophthalmologists，Inc，2002，28(4)：211.
[20] MCMONNIES CW. Incomplete blinking：exposure keratopathy，lid wiper epitheliopathy，dry eye，refractive surgery，and dry contact lenses[J]. Cont Lens

Anterior Eye，2007，30(1)：37-51.
[21] LIU S，DONG H，HUANG XH，et al. Analysis of factors leading to lid wiper epitheliopathy[J]. Eur Rev Pharmacol Sci，2020，24(4)：1593-1601.
[22] EFRON N，BRENNAN NA，MORGAN PB，et al. Lid wiper epitheliopathy[J]. Progress in Retinal & Eye Research，2016，53：140-174.
[23] MUNGER BL，HALATA Z. The sensorineural apparatus of the human eyelid[J]. American Journal of Anatomy，1984，170(2)：181-204.
[24] NAVASCUES-CORNAGO M，MORGAN PB，MALDONADO-CODINA C. Lid margin sensitivity and staining in contact lens wear versus no lens wear[J]. Cornea，2015，34(7)：808-816.
[25] 亚洲干眼协会中国分会，海峡两岸医药卫生交流协会眼科学专业委员会眼表与泪液病学组，中国医师协会眼科医师分会眼表与干眼学组．中国干眼专家共识：检查和诊断 (2020 年)[J]. 中华眼科杂志，2020，56(10)：7.
[26] KORB DR，HERMAN JP，BLACKIE CA，et al. Prevalence of lid wiper epitheliopathy in subjects with dry eye signs and symptoms[J]. Cornea，2010，29(4)：377-383.
[27] PETERSON RC，WOLFFSOHN JS，FOWLER CW. Optimization of anterior eye fluorescein viewing[J]. American Journal of Ophthalmology，2006，142(4)：572-575.
[28] KORB DR，HERMAN JP，GREINER JV，et al. Lid wiper epitheliopathy and dry eye symptoms[J]. Eye & Contact Lens Science & Clinical Practice，2005，31(1)：2-8.
[29] WANG MTM，DEAN SJ，XUE AL，et al. Comparative performance of lid wiper epitheliopathy and corneal staining in detecting dry eye disease[J]. Clinical & experimental ophthalmology，2019，47(4)：546-548.
[30] 刘爽，董红，黄晓寒，等．眼睑刷上皮病变与干眼检查指标相关性分析 [J]. 眼科新进展，2018，38(8)：4.
[31] 宋文秀，孙旭光．干眼患者眼睑刷上皮病变的共聚焦显微镜观察 [J]. 眼科，2018，27(6)：6.
[32] LIU S，DONG H，HUANG XH，et al. Analysis of factors leading to lid wiper epitheliopathy[J]. European review for medical and pharmacological sciences，2020，24(4)：1593-1601.
[33] 周淑媗，王灵岚．人体蠕形螨生物学研究现状 [J]. 中国寄生虫学与寄生虫病杂志，2006，24(5)：4.
[34] COSTON TO. Demodex folliculorum blepharitis[J]. Transactions of the American Ophthalmological Society，1967，65(65)：361-392.
[35] 石珍荣，孙为荣，孔庆兰，等．人眼睫毛的蠕形螨感染 [J]. 眼科新进展，1984(01)：58-60.
[36] GAO YY，DI PM，LI W，et al. High prevalence of Demodex in eyelashes with cylindrical dandruff[J]. Investigative Ophthalmology & Visual Science，2005，46(9)：3089.
[37] KÖKSAL M，KARGI S，TAYŞI BN，et al. A rare agent of chalazion; demodectic mites[J]. Canadian Journal of Ophthalmology，2003，38(7)：605-606.
[38] 孙灵军，李晓卿，柳建发．蠕形螨的研究现状 [J]. 地方病通报，2002，17(2)：2.
[39] KHEIRKHAH A，BLANCO G，CASAS V，et al. Fluorescein dye improves

microscopic evaluation and counting of demodex in blepharitis with cylindrical dandruff[J]. Cornea，2007，26(6)：697.
[40] 海峡两岸医药交流协会眼科专业委员会眼表与泪液病学组．我国蠕形螨睑缘炎诊断和治疗专家共识（2018年）[J]. 中华眼科杂志，2018，54(7)：491-495.
[41] MASTROTA KM. Method to identify Demodex in the eyelash follicle without epilation[J]. Optometry & Vision Science Official Publication of the American Academy of Optometry，2013，90(6)：E172-E174.
[42] 张阳，韦振宇，王智群，等．改良Coston法提高蠕形螨性睑缘炎诊断效能的初步研究[J]. 眼科，2019，28(6)：5.
[43] LEE SH，CHUN YS，KIM JH，et al. The relationship between demodex and ocular discomfort[J]. Invest Ophthalmol Vis Sci，2010，51(6)：2906-2911.
[44] RANDON M，LIANG H，EL HAMDAOUI M，et al. In vivo confocal microscopy as a novel and reliable tool for the diagnosis of Demodex eyelid infestation[J]. Br J Ophthalmol，2015，99(3)：336-341.

第五节　角结膜相关检查

一、眼表细胞染色

（一）概述

眼表细胞染色可为眼表疾病的诊疗提供重要信息。目前临床常用的眼表细胞染色剂主要包括荧光素钠、丽丝胺绿和虎红，可用于检测眼表上皮细胞的完整性。眼表细胞染色可评价上皮细胞的屏障功能和完整性。眼表细胞染色剂均具有较长的临床应用史，荧光素钠自1888年开始使用，虎红自1914年开始使用。1973年Norn首次报道了丽丝胺绿可作为眼表细胞染色剂。但直到1994年Tseng证实了Norn的研究结果并报告了丽丝胺绿是理想的眼表变性或死亡的上皮细胞染色剂后，丽丝胺绿才逐渐应用于临床[1]。荧光素钠多用于角膜上皮染色，虎红、丽丝胺绿主要用于结膜上皮染色。由于虎红刺激性强，有潜在的上皮细胞毒性作用，国内临床应用较少。三种眼表染色剂特点见表1-3-5-1。眼表细胞染色是眼表疾病严重程度的重要判定指标之一，也是干眼严重程度的评价指标之一[2]。

（二）测量原理

眼表上皮细胞的顶部细胞膜、多糖包被以及相邻表层细胞之间的第一层紧密连接起到屏障作用。健康角膜、结膜的完整上皮可有效阻止荧光素钠、丽丝胺绿、虎红进入眼内。

1．荧光素钠　当活细胞的完整性受到破坏，如上皮细胞紧密连接、黏蛋白层、上皮细胞膜破坏时会表现为荧光素钠染色(图 1-3-5-1a)。

2. 丽丝胺绿 丽丝胺绿在细胞膜受损及未被正常黏蛋白覆盖时染色细胞，以细胞核染色为主。丽丝胺绿可以染色上皮细胞失活、缺损部位及缺乏黏蛋白覆盖区域，而荧光素钠仅可以染色上皮缺损的位置，因此同时使用两种染色剂可以更加丰富地评估上皮病变(图 1-3-5-1d)。

3. 虎红 虎红主要染色变性或死亡的上皮细胞，或没有被正常黏蛋白层覆盖的健康上皮细胞，以细胞核染色为主(图 1-3-5-1b、c)。

表 1-3-5-1 三种眼表染色剂特点比较

	荧光素钠	丽丝胺绿	虎红
国内商品化	试纸	试纸	暂无
耐受性	好	好	刺痛感
吸收峰	465~490nm	550~670nm	500~570nm
发射峰	520~530nm	—	540~650nm
常用染色部位	角膜、结膜、睑缘	结膜、睑缘	结膜
染色意义	上皮缺损；细胞间连接破坏，细胞膜渗透性增加	变性、死亡上皮细胞	变性、死亡上皮细胞，缺乏黏蛋白覆盖的上皮细胞

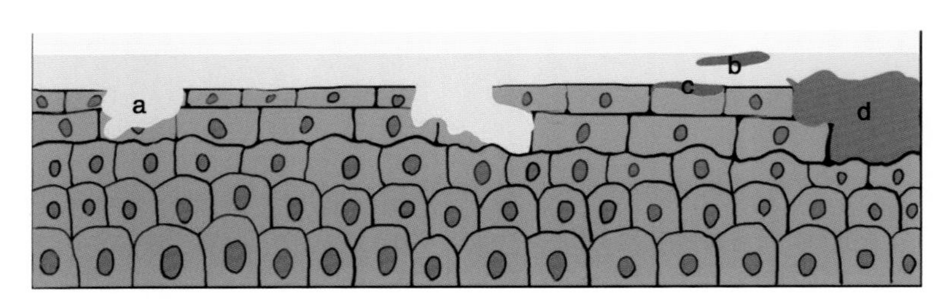

a. 荧光素钠进入受损细胞；b. 虎红着染黏蛋白；c. 虎红进入死亡细胞；d. 丽丝胺绿进入死亡、变性细胞。

图 1-3-5-1 眼表染色原理示意图

(三)操作方法及流程

1. 荧光素钠染色

(1)使用荧光素钠试纸条，滴 1 滴生理盐水于试纸荧光素钠位置上，甩掉多余的盐水，拉开下睑结膜囊将试纸轻轻贴附于外眦部下睑睑缘(图 1-3-5-2)，嘱患者眨眼数次后，1~3 分钟内观察。

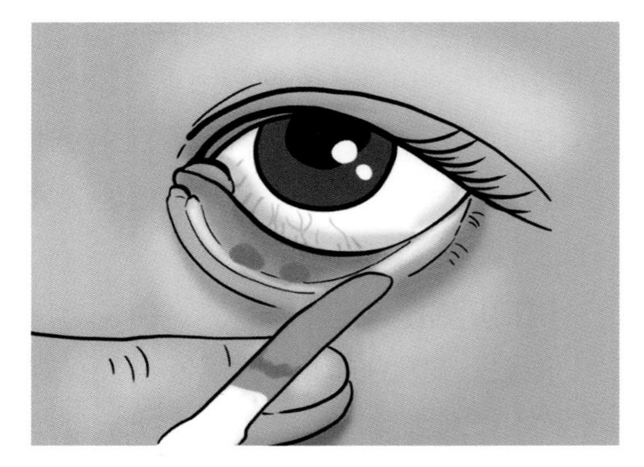

图 1-3-5-2 荧光素钠染色条及染色方法

(2)嘱患者瞬目后，于裂隙灯显微镜

下使用钴蓝滤光片(可加黄色滤光片)观察角膜的染色情况，宽光带照明法，可见泪液呈绿色，角结膜上皮缺损处有绿色着色(图 1-3-5-3)。

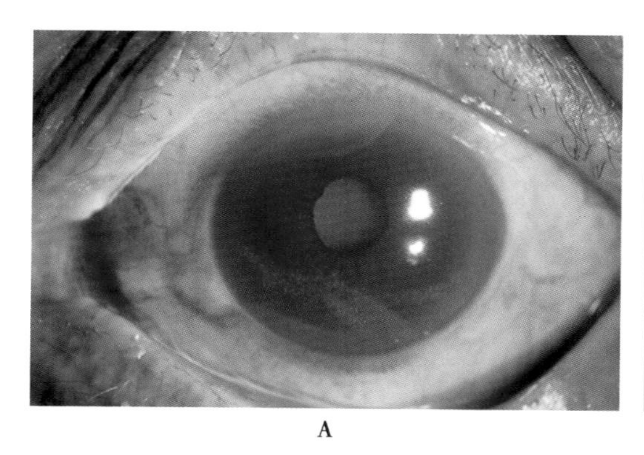

A

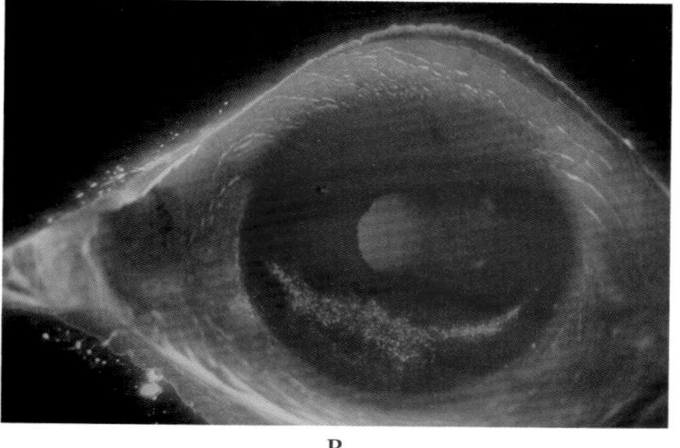

B

图 1-3-5-3 同一患者左眼分别在钴蓝光下(A)、黄色滤光片光下(B)的荧光素钠眼表染色情况

2. 丽丝胺绿

(1)使用丽丝胺绿试纸条，滴 1 滴生理盐水于试纸丽丝胺绿位置上，甩掉多余的盐水，拉开下睑结膜囊将试纸轻轻贴附于外眦部下睑睑缘，嘱患者眨眼数次，1~4 分钟后观察。

(2)嘱患者瞬目后，于裂隙灯显微镜白光下观察结膜、睑缘染色情况，采用宽光带照明法，使用稍弱光，病变处为绿色(图 1-3-5-4)。

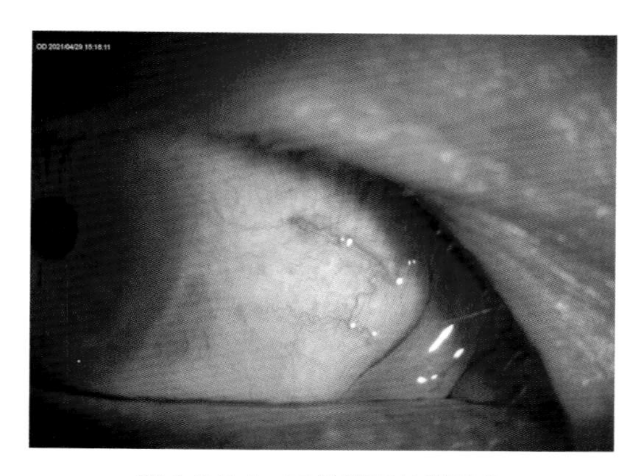

图 1-3-5-4 丽丝胺绿结膜染色

3. 虎红染色

(1)滴 1 滴局部麻醉药，使用 1% 虎红溶液滴入结膜囊，或使用虎红试纸，滴 1 滴生理盐水于试纸上 5 秒，甩掉多余的盐水，拉开下睑结膜囊将试纸轻轻贴附于外眦部下睑睑缘，嘱患者闭眼 10 秒后观察。

(2)嘱患者瞬目后，于裂隙灯显微镜白光下观察结膜染色情况，采用宽光带照明法，使用稍弱光。病变处为虎红色。观察染色时轻轻上拉患者上睑以充分暴露上方结膜，观察鼻侧和颞侧结膜时嘱患者向对侧看。

(四)临床应用

眼表染色是干眼临床检查中的关键，可全面诊断评估患者角膜、结膜、睑缘损伤情况，是干眼诊断、鉴别诊断、分级、治疗方案选择的重要依据。荧光素钠主要用于判断上皮细胞的屏障功能，在上皮细胞间紧密连接、上皮细胞膜破坏时会出现荧光素钠染色。丽丝胺绿和虎红均可使变性或死亡的细胞染色，此外当细胞表面无黏蛋白覆盖时，也会被染色。干眼患者通常角膜下方染色最重，上方染色最轻。

目前国内外对于眼表染色评分有多种评分分级方法，我国2013年干眼临床专家共识眼表染色评分及美国国家眼科研究所（National Eye Institute，NEI）评分目前临床应用广泛。Oxford评分为分级评价，相对简便更易操作。Sjögren综合征国际临床合作联盟眼表染色评分多用于Sjögren综合征的眼表染色评分，可根据临床或研究需要选择相应的评分方法。

1. 我国2013年干眼临床诊疗专家共识眼表染色评分[3] 2013年中华医学会眼科学分会角膜病学组发表的干眼临床专家共识中制定了眼表染色评分，在国内应用广泛。其对荧光素钠评分采用12分法，将角膜分为4个象限，每个象限为0～3分，无染色为0分，1～30个点状着色为1分，>30个点状着色但染色未融合为2分，3分为出现角膜点状着色融合、丝状物及溃疡等。虎红及丽丝胺绿染色评分采用9分法，将眼表面分为鼻侧睑裂部球结膜、颞侧睑裂部球结膜及角膜3个区域，每一区域的染色程度分为0～3分，0分为无染色，1分为少量散在点状染色，2分为较多点状染色但未融合成片，3分为出现片状染色。

2. NEI评分法[4] NEI评分法是1995年由美国国家眼科研究所干眼临床实验研讨会制定的眼表染色评分标准，是目前临床研究中应用最为广泛的评分标准。其对角膜的5个区域应用标准评分系统（0～3分）进行评分，相加后即为该眼角膜染色得分（0～15分）（图1-3-5-5）。分别对鼻侧和颞侧结膜的三个区域虎红或丽丝胺绿染色进行0~3分的评分，6个区域相加即为结膜染色总分（图1-3-5-6）。

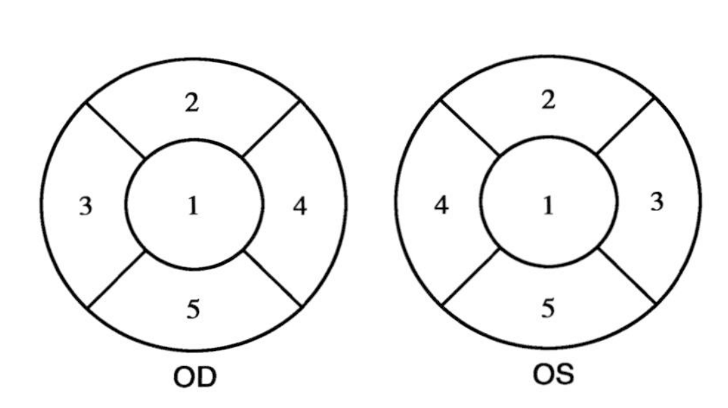

图1-3-5-5 NEI染色评分角膜分区示意图

3. Oxford评分法[5] Oxford评分法用于量化评估干眼的上皮损害，应用荧光素钠染色角膜，虎红或丽丝胺绿染色结膜，划定各等级染色相对严重程度的标准，只需

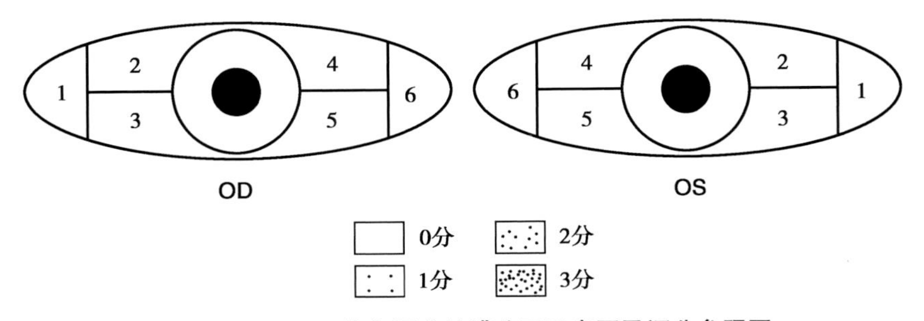

图1-3-5-6 NEI染色评分结膜分区示意图及评分参照图

记录分级结果(图 1-3-5-7)。与其他评分方法相比，不需要数染色点数及记录位置，仅需对照图例进行判断角结膜染色与哪一级最为接近即可，较为简便。

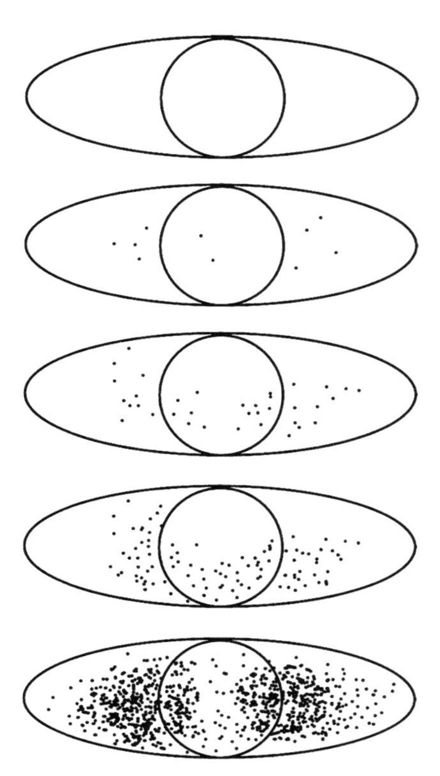

图 1-3-5-7　Oxford 评分法的评分板

4．Sjögren 综合征国际临床合作联盟眼表染色评分(Sjögren's International Collaborative Clinical Alliance ocular staining score，SICCA OSS)[6]　利用荧光素钠染色的点状上皮糜烂(punctate epithelial erosions，PEE)进行计数和评分。如果没有 PEE，评分为 0。若出现 1~5 个 PEE，角膜评分为 1；6~30 个 PEE 得分为 2；多于 30 个 PEE 得分为 3。如果出现以下情况附加 1 分：① PEE 发生在角膜中央直径 4mm 的部分；②在角膜的任何地方出现一个或多个丝状染色；或③在角膜的任何地方发现一个或多个融合染色斑，包括线性染色斑。单眼角膜的最高评分为 6 分。应用丽丝胺绿染色结膜，在 OSS 中，0 级定义为睑裂区球结膜(鼻侧和颞侧球结膜分别评分)出现 0~9 点丽丝胺绿染色；1 级为 10~32 个点状染色；2 级为 33~100 个点状染色；3 级为大于 100 个点状染色(图 1-3-5-8)。在裂隙灯下，由于很难计算眼睛移动中的点数，任何大于 $4mm^2$ 的融合染色区域都被认为是 100 个点。鼻侧和颞侧结膜分别评分，每部分最高得分 3 分，单眼最高得分 6 分。每只眼睛的总 OSS 是角膜的荧光素钠评分和鼻、颞侧球结膜的丽丝胺绿评分的总和。因此，单眼的最高得分是 12 分。在患者就诊时，分别对两眼进行评分，并记录在 SICCA OSS 评分表上。睑裂斑、翼状胬肉、Schirmer 引起的伪影不包括在评分中。

分级	点数
0	0~9
1	10~32
2	33~100
3	>100

分级	点数
0	0
1	1~5
2	6~30
3	>30

图 1-3-5-8　SICCA OSS 评分区域示意图

5．van Bijsterveld 虎红染色评分[7]　1969 年 van Bijsterveld 提出利用虎红染色评分的方法，1% 虎红溶液染色角结膜，对鼻侧、颞侧球结膜及角膜分别进行评分，每部分根据染色程度评为 0~3 分，三部分相加即为总得分。

6．浅层点状角膜病变评分[8] 利用荧光素钠染色对浅层点状角膜病变（superficial punctate keratopathy，SPK）基于染色面积和密度进行评分，依据染色面积分为A0~A3，A0为无染色，A1即染色范围小于1/3角膜，A2为染色范围介于1/3~2/3角膜面积之间，A3为染色范围超过2/3角膜。依据染色密度分为D0~D3，D0为无染色，D1为染色较少，D2染色密度中等，D3染色多并且区域有重叠。将面积和密度染色分级合并则为最终评级，如A2D3（图1-3-5-9）。

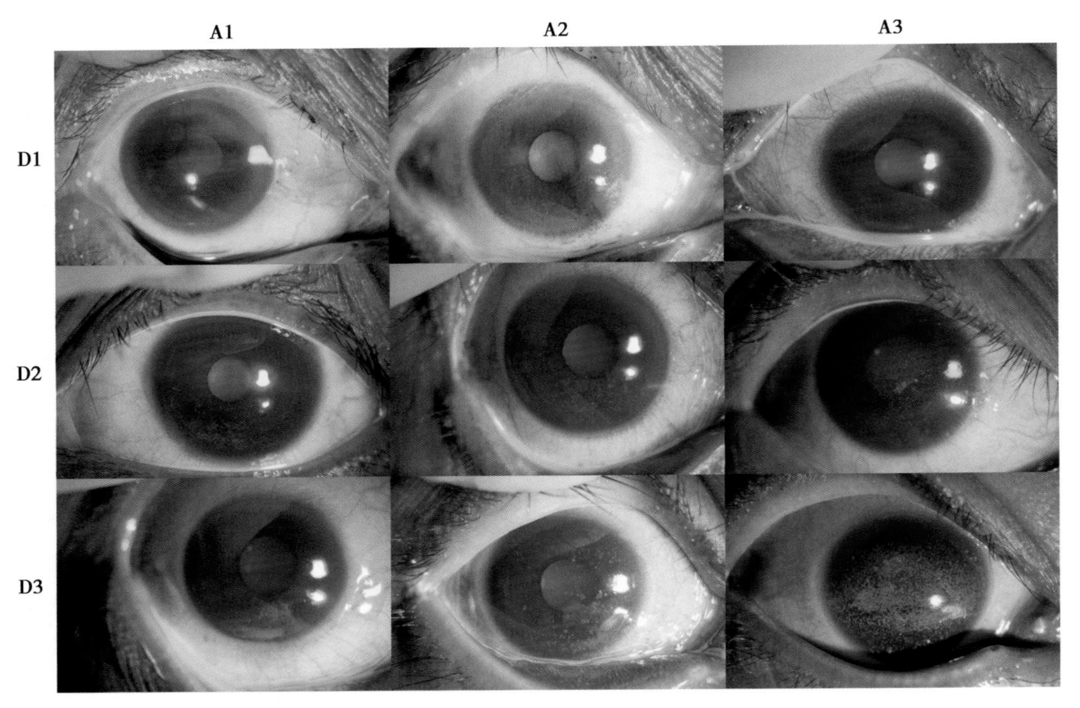

图1-3-5-9 浅层角膜上皮病变染色分级的代表图示

（五）注意事项

1. 眼表细胞染色检查需在眼部裂隙灯检查之后进行，否则会影响对角膜深层组织的观察，甚至会影响角膜中央测厚的数值[9]。

2. 特别干燥即染色较多、有融合斑的眼表可能需要生理盐水冲洗后才能了解角膜染色的确切情况。

3. 操作时注意不要损伤结膜和睑缘。

4. 难以鉴别染色和池化时，嘱患者反复瞬目，染色区域在眼球运动时更加明显，池化染料更加静态。

5. 荧光素钠染色需在泪膜破裂时间检查后迅速进行，先检查一只眼，然后检查另一只眼。

6. 丽丝胺绿染色在结膜病变较轻时，染色褪色较快，需较早观察。

7. 虎红有抗病毒的特性，在使用虎红染色后，可能影响眼表病毒学检测结果。

8. 对有严重染色的干眼患者，在虎红染色实验结束后，需用生理盐水冲洗减轻疼痛。

（六）总结

眼表细胞染色是干眼重要的体征之一，不同的染色剂有不同的染色特点。荧光素钠主要用于判断上皮细胞的屏障功能，在上皮细胞间紧密连接、上皮细胞膜破坏时会出现荧光素钠染色。丽丝胺绿和虎红均可使变性或死亡的细胞染色，此外当细胞表面无黏蛋白覆盖时，也会被丽丝胺绿和虎红染色。由于国内丽丝胺绿商品化产品少、虎红尚无商品化产品，主要在科研中使用，目前荧光素钠临床应用最为广泛。应用荧光素钠和丽丝胺绿联合染色评估角膜、结膜、睑缘上皮组织损伤能够获得更丰富的信息。我国干眼临床诊疗专家共识及 NEI 评分为主要使用的眼表染色评分方法。在临床操作中应注意轻柔操作，仔细判断，详细记录，有助于干眼患者的诊断、治疗效果的评价。

二、激光角膜共聚焦显微镜

（一）概述

活体激光共聚焦显微镜是一项非侵入性的检查方法，可活体上实时观察角结膜内各层细胞及结构 [10]，从细胞水平观察眼表和眼前节疾病的组织病理学改变。在干眼领域，激光角膜共聚焦显微镜已用来观察睑缘、睑板腺、睫毛毛囊、结膜、角膜和泪腺的改变，为准确评价干眼相关眼表结构变化、炎症程度及组织损伤修复提供依据。

1. 激光角膜共聚焦显微镜的历史 共聚焦显微镜的概念可以追溯到 1940 年，首先由 Goldmann 提出 [11]；1957 年，Minsky 设计了世界上第一台共聚焦显微镜，用于观察脑神经细胞和神经网络的研究并获得专利 [12]。1968 年，Petran 等发明了世界上第一台扫描共聚焦显微镜，即串列扫描共聚焦显微镜 [13-14]；1986 年，Lemp 等在邻近头托的平台上首次安装了 Petran 的共聚焦扫描显微镜，对离体角膜组织进行了研究，这是共聚焦显微镜在眼科的首次应用 [15]，但当时的显微镜仅能通过 1% 的入射光线，加上角膜本身透明，角膜反射到探测器的光线很少，无法形成清晰图像而限制了它的临床使用。随着技术发展，共聚焦显微镜的点光源系统被裂隙光源和激光替代，使得共聚焦显微镜成像质量大大提高。1990 年，Cavanagh 首次利用共聚焦显微镜活体观察了猫、兔子和人的全层角膜结构 [16]。1994 年，普通光源活体角膜共聚焦显微镜开始临床应用，1999 年，激光光源的角膜共聚焦显微镜开始应用，也被称为激光角膜共聚焦显微镜。共聚焦显微镜发展至今，已经不再是普通的光学显微镜，而是光学显微镜与激光、高灵敏度探测器、高性能计算机和数字图像处理软件相结合的新型高精度显微成像系统。

目前有三种角膜共聚焦显微镜。

（1）串列扫描共聚焦显微镜（tandem scanning，Reston，Virginia，USA）：因照明亮度过强，图像对比度和清晰度相对较差，目前已不再用于临床。

（2）裂隙扫描激光角膜共聚焦显微镜（Nidek technologies，Greensboro，North Carolina，USA）：采用垂直裂隙照明，使得光线穿过量增大，观察视野的亮度和对比度增大，组织结构变得更清晰，图像的分辨率可以达到 1μm，扫描深度也增大，全角膜厚度都可以在一次扫描中完成 2 遍。第四代设备观察视野为 460μm × 345μm，放大倍率达到 500 倍。

（3）海德堡激光角膜共聚焦显微镜（Heidelberg engineering，GmbH，Heidelberg，Germany）：采用波长为 670nm，直径小于 1μm 的激光束依次扫描受检查区域的每个点，分辨率达到 1μm，观察视野为 400μm × 400μm，放大倍率为 400 倍。激光角膜共聚焦显微镜获取的图像对比度和清晰度相对于其他两种共聚焦显微镜更高，还可以通过手动旋转镜头和变动眼位，对眼表不同部位，以及不同深度的组织切面进行观察，是目前临床上应用最广泛的激光角膜共聚焦显微镜。

2. 激光角膜共聚焦显微镜的工作原理 共聚焦显微镜利用共焦光学系统，将激光光源系统发出的单波长激光光束通过裂隙进入共焦光学镜片系统，聚焦在右侧角膜组织内的某一焦平面；从焦平面反射出的光束，又通过共焦光学镜片系统聚焦在左侧，只有焦平面的反射光线通过裂隙，被数字光采集器采集，并输送到计算机系统进行处理分析，显示出焦平面的图像（图 1-3-5-10）。共聚焦显微镜的分辨率可达 1μm，平均放大率 400 倍，视野 400μm × 400μm。

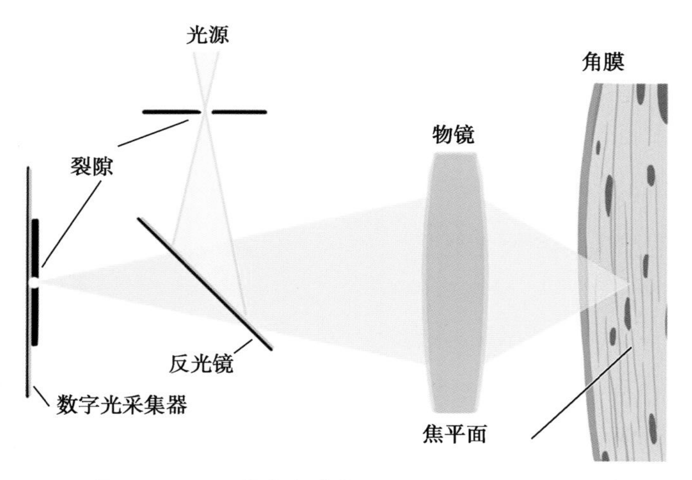

图 1-3-5-10 激光角膜共聚焦显微镜的工作原理

3．激光角膜共聚焦显微镜的操作方法及流程

（1）受检眼表面麻醉2次。

（2）将眼用凝胶滴于角膜显微物镜表面，盖上无菌角膜接触帽。

（3）患者将下颌及额部固定于托架上，嘱其注视固视灯，调整激光扫描摄像头位置，使激光光束位于选择的扫描区。

（4）向前缓慢推进，至接触帽距患者角膜 5~10mm 之间时，上下左右微调摄像头位置，使角膜帽中央对准角膜病灶区的激光束反射光点。

（5）继续缓慢向前推进，使接触帽与角膜轻微接触。

（6）设定两者接触的焦平面为 0，拧动激光扫描摄像头改变焦平面，获得不同深度角膜图像。

（7）采集照片并保存图像。

4．检查注意事项

（1）为获得清晰图像，可通过移动指示灯，调整眼位，使观察区域角膜激光束反射光点始终位于所要观察的角膜病变部位的最前端，检查中应随时调整校正。

（2）检查过程中，嘱患者另一眼跟随注视灯移动，通过不断调整注视灯位置，观察同一层面不同部位的病变。

（3）校正和调节眼位或观察部位时，应先将激光扫描摄像头从角膜表面移开，校准后再次前移接触角膜，避免损伤角膜。

（4）检查中尽量让患者睁大眼睛，如刺激症状重不能配合，或睑裂较小患者，可使用开睑器进行检查。

（二）临床应用

1．激光角膜共聚焦显微镜在干眼诊断和治疗中的应用 激光角膜共聚焦显微镜能够对干眼相关的泪腺、睑缘、睑缘刷、睑板腺、睫毛毛囊、角结膜各层细胞、神经，以及免疫炎症细胞等进行动态观察和定量分析，有助于明确干眼的病因和早期诊断，也有利于细化分类、指导治疗及分析预后，将干眼诊治提高到了细胞水平。

（1）干眼眼表各层细胞改变

1）结膜：干眼患者可见球结膜上皮细胞密度显著降低，结膜上皮鳞状化生，多形核细胞、树突状细胞和淋巴细胞增多。随着眼表炎症加剧，表层、中层和深层结膜上皮细胞密度逐渐降低。激光角膜共聚焦显微镜观察结膜上皮细胞面积和核质比和炎性细胞密度的结果和印记细胞学结膜显著相关[17]。

在激光角膜共聚焦显微镜下，正常人结膜杯状细胞为直径 20~30μm，中高反光的圆形或椭圆形的细胞[18]，密度平均（207±143）个 /mm^2。干眼患者结膜杯状细胞数量及密度降低，尤其是干燥综合征、移植物抗宿主病以及瘢痕性类天疱疮等免疫相关干眼患者，随着炎症程度增加，杯状细胞密度更低[19]（图 1-3-5-11）。

2）角膜：干眼患者可见表层角膜上皮细胞增大，边界不规则，细胞密度下降，并随干眼程度加重而降低，基底细胞密度增高；角膜基质细胞活化，炎性细胞密度明显增加，主要是多形核白细胞、树突状细胞和淋巴细胞这些改变被认为是促炎因子介导引起的代谢增高所致。Sjögren 综合征患者角膜上皮排列不规则，表层上皮细胞密度降低并伴有斑片状改变，基底细胞计数降低，角膜厚度降低[20]（图 1-3-5-12）。

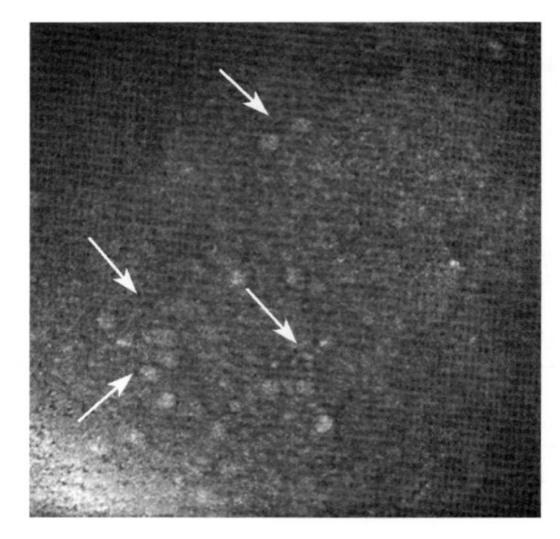

图 1-3-5-11　共聚焦显微镜下的杯状细胞（白色箭头），圆形或椭圆形，直径比周围结膜上皮细胞大，约 25~30μm，反光增强

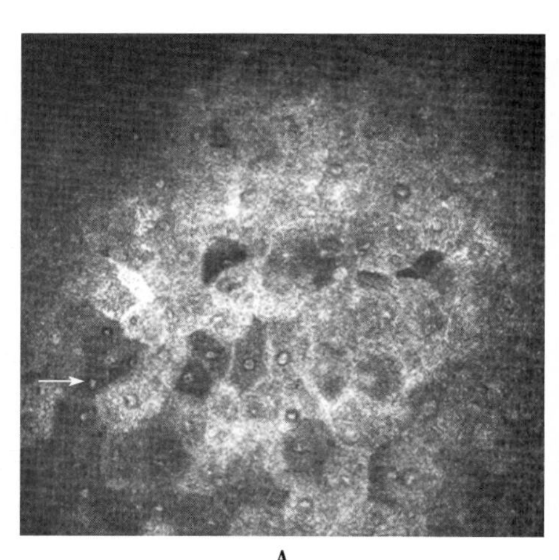

A

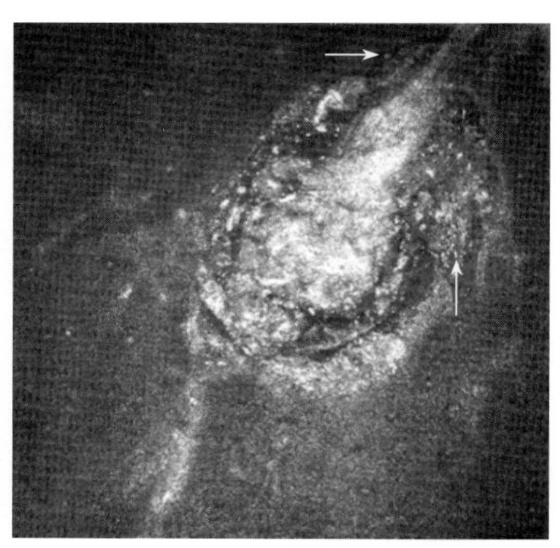

B

图 1-3-5-12　Sjögren 综合征共聚焦显微镜表现

A. Sjögren 综合征患者，表层角膜上皮细胞密度降低，排列不规则（白色箭头）；B. 角膜上皮层可见丝状物形成（白色箭头）。

神经：角膜是人体神经组织最密集的部位，过度蒸发，眼表温度降低，泪液渗透压升高可引发周围神经损伤。2017 年 DEWS Ⅱ报告了干眼患者神经元受累，感觉神经异常[20]。不同原因引起的泪液分泌不足，其患者基底下神经数量、弯曲度和神经分支不同[19]，取决于干眼的严重程度和分期；炎症水平，以及反复神经刺激引起的痛觉异常和痛觉过敏等，但各项研究均提示角膜基底层下神经的弯曲度及反光度增加。干燥综合征患者神经密度降低，神经纤维弯曲度增加，襻状神经形成，角膜细胞活化，基底下神经密度和角膜染色评分一致，和 Schirmer 试验结果呈负相关[21]（图 1-3-5-13）。

朗格汉斯细胞：干眼患者角膜中央及周边角膜的朗格汉斯细胞和其他炎症细胞密

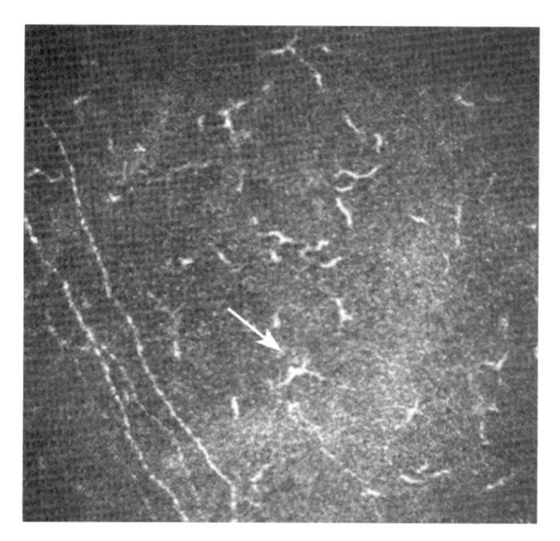

图 1-3-5-13　Sjögren 综合征患者角膜基底下神经纤维密度明细降低，可见大量朗格汉斯细胞（白色箭头）

度显著增高，在干燥综合征患者中更明显。这些炎性细胞主要是多形核白细胞、树突细胞和淋巴细胞[22]，这些患者临床症状和朗格汉斯细胞密度平行[17]。通过激光角膜共聚焦显微镜观察朗格汉斯细胞的密度、形态和数量，有助于评估干眼患者炎症程度[23]。

3）睑板腺：文献研究发现，激光角膜共聚焦显微镜观察发现干眼患者睑板腺结构及数量均有不同程度改变，通过观察睑板腺形态，测量睑板腺开口的直径及腺泡单位的直径和密度，计数腺口周围炎性细胞的密度等，能更客观地评价睑板腺功能，激光角膜共聚焦显微镜还可半定量评价睑板腺的反射性分泌[24-25]。睑板腺功能障碍的患者腺泡密度下降，腺体萎缩伴腺周纤维化，导致腺泡扩张，直径增大，腺体导管上皮角化，腺体周围炎症细胞广泛浸润，睑酯反光不均匀[24]。Sjögren 综合征患者腺泡单元缩小，炎性细胞密度增大，腺周间质均匀性降低[23]。激光角膜共聚焦显微镜观察的各个参数可协助临床医生诊断 MGD 并判别是否伴随炎性反应，协助评价不同治疗方案的效果[24]（图 1-3-5-14）。

目前，由于 IVCM 应用的 670nm 激光在不透明眼睑组织中衰减严重，无法探入深层组织，因此 IVCM 下睑板腺的形态研究仍有很大争议。Zhou 等通过对比活体 IVCM 睑板腺开口和腺泡的空间位置和距离，并通过观察尸眼的共聚焦显微镜及其对应部位的组织学结构，认为目前文献中讨论的 IVCM 观察到的腺泡和管腔结构并非睑板腺的组成，可能是睑缘皮肤的真皮 - 表皮交界处的网嵴，高反光边界为表皮基底层，

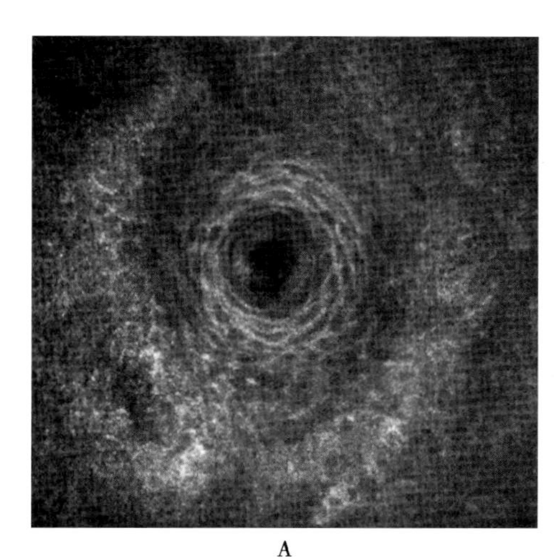

A

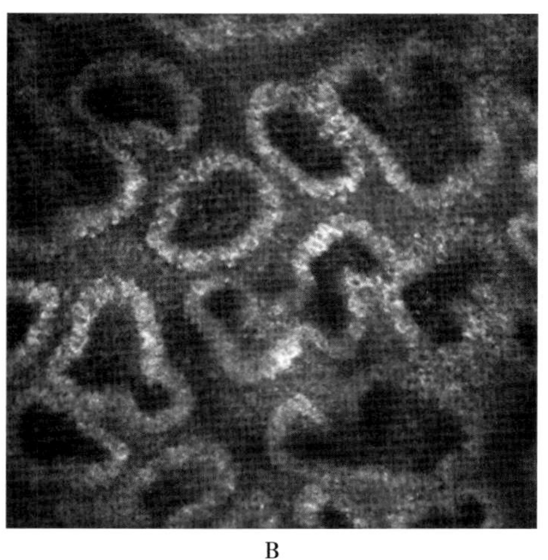

B

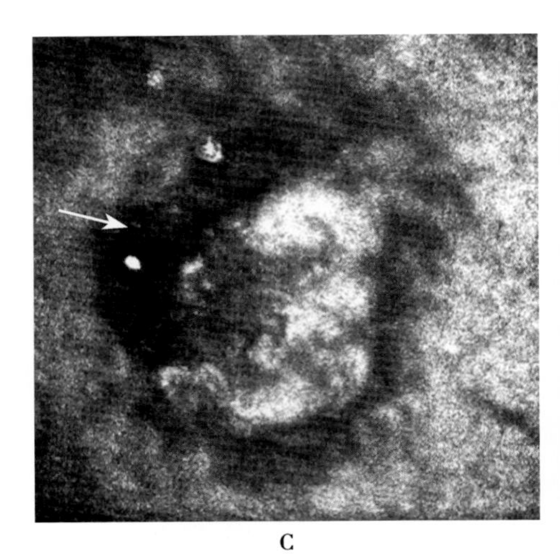
C

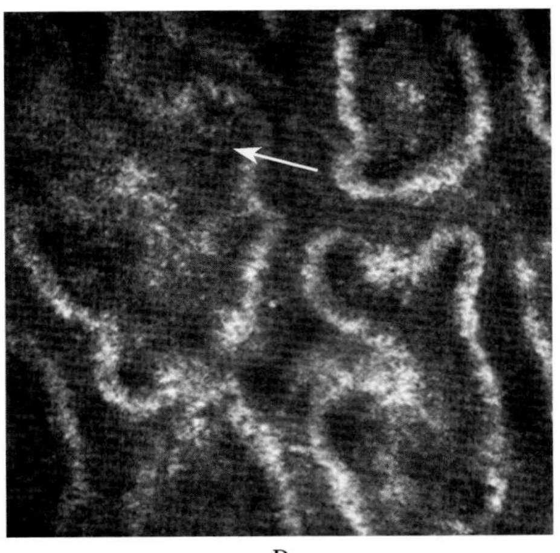
D

图 1-3-5-14 共聚焦显微镜下的睑板腺

A. 正常睑板腺开口；B. 正常睑板腺泡；C. 睑板腺开口扩大，睑板腺功能障碍患者，睑板腺开口破坏，异常睑酯阻塞（白色箭头）；D. 睑板腺管腔扩大，腺泡细胞减少，腺体萎缩，腺泡扩张，直径增大（白色箭头）。

低反射为浅层真皮，这些影像特征在身体其他部位皮肤及眼睑皮肤也可以发现，因此 IVCM 下睑板腺泡和管腔的形态学研究还需要进一步证实[26]。

4）眼睑刷：眼睑刷位于睑缘内缘，由立方细胞组成，并含有部分柱状细胞和杯状细胞，以及少量鳞状细胞和表面角化不全上皮细胞，共 8~12 层，排列疏松。正常眼睑刷区域上皮细胞形态大小均一，呈多边形结构。干眼患者上皮细胞模糊不清，呈均质结构，或可见裂隙、空洞，不同程度干眼患者，其均质结构厚度不同，且与眼睑刷染色分级程度呈正相关，提示均质结构可能为病变的上皮细胞。干眼患者睑缘刷上皮层炎性细胞和朗格汉斯细胞的数量与角膜染色评分呈正相关，提示眼睑刷上皮细胞与眼表之间的摩擦，导致上皮细胞微损伤[27]（图 1-3-5-15）。

5）眼部寄生虫：毛囊蠕形螨和皮脂蠕形螨只寄生于人体，并在毛囊内和皮脂腺内寄生[25]。研究显示螨虫睑缘炎患者睫毛内毛囊蠕形螨的数量高于对照组。共聚焦显微镜下，可见睫毛毛囊扩大，其间可见数条螨虫，活体状态下还可以观察螨虫的运动情况，并用于随诊[28-29]（图 1-3-5-16）。

6）激光共聚焦显微镜下的泪膜变化：笔者在用激光共聚焦显微镜观察干眼患者角膜组织改变的过程中，当患者角膜离开共聚焦镜头表面时，流动的液态泪膜中的水分快速蒸发，迅速在镜头表面形成了类似蕨类试验时出现的羊齿状分支结晶样改变（图 1-3-5-17），提示共聚焦显微镜将来也有可能用于泪膜质量的评价，这还有待于进一步研究。

（2）治疗效果评估：激光角膜共聚焦显微镜可以从细胞水平观察治疗前后眼表变

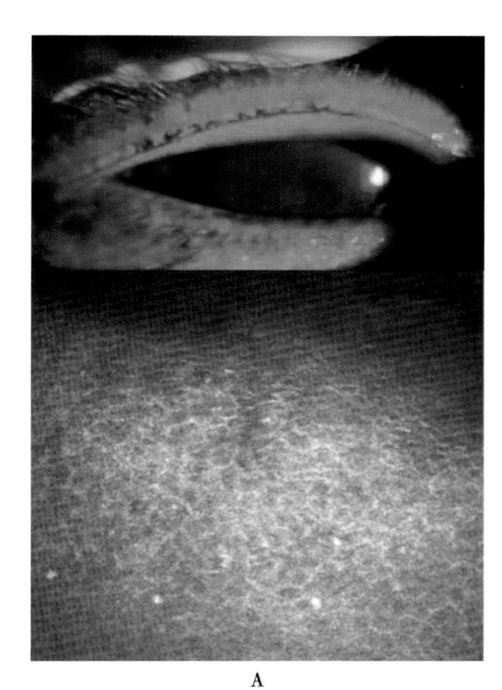

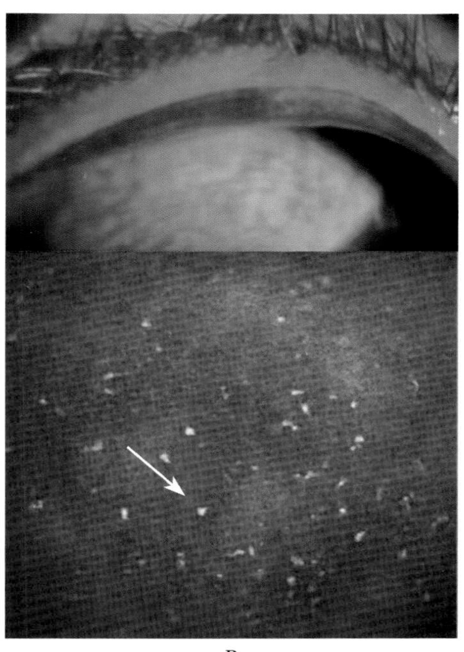

A　　B

图 1-3-5-15　共聚焦显微镜下的睑缘刷

A. 正常睑缘刷，睑缘刷部位结膜细胞边界清晰，大小一致，偶见炎性细胞；
B. 异常睑缘刷，细胞边界模糊，可见多量炎性细胞浸润（箭头）。

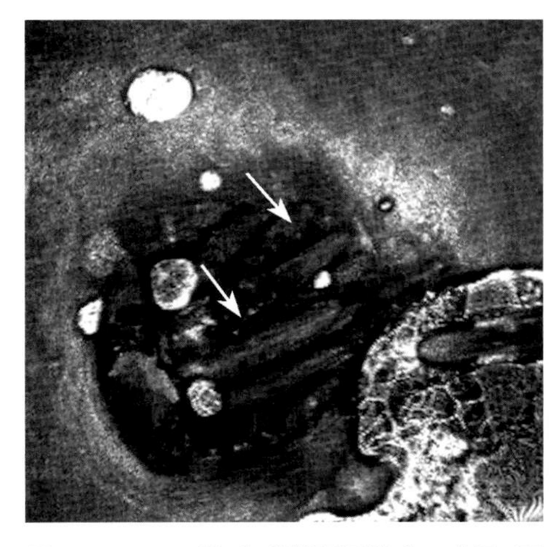

图 1-3-5-16　睫毛毛囊明显扩大，破坏，可见数条螨虫（白色箭头）

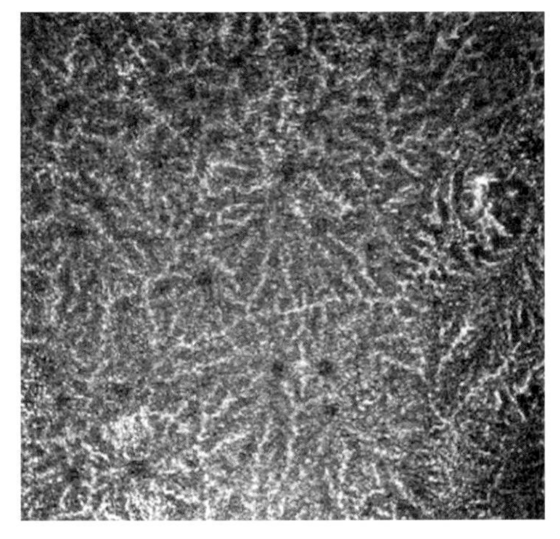

图 1-3-5-17　患者角膜离开共聚焦镜头表面时，流动泪膜中的水分快速蒸发，迅速在镜头表面形成的结晶样改变

化，是评价干眼治疗效果的有效工具。治疗后，可见树突状细胞密度和活化角膜细胞密度显著降低，角膜中央上皮细胞密度增加。0.05% 环孢素滴眼液治疗 6 个月后，角膜基底神经密度增加，弯曲度降低，树突状细胞密度也降低[30-31]。

2. 临床分析方法

（1）定性分析：主要是从形态学观察睑缘、毛囊、睑板腺、结膜和角膜形态结构改变，并逐层观察各层细胞，包括炎性细胞、神经以及特殊结构的形态学变化及组织病理学改变等，并按照睑缘 - 结膜 - 角膜的顺序逐层描述。

（2）定量分析：采集后的图像，可以通过软件，定量分析和测量腺体、细胞、神经、微生物的密度，大小、直径、分支数量等变化，客观分析治疗前后的组织损伤和愈合程度，判断治疗效果。

（三）总结

激光角膜共聚焦显微镜检查是一种高分辨率的非侵入性检查，协助临床医师从细胞水平实时监测干眼相关的眼表组织和结构变化，定性和定量评价干眼患者的睫毛、睑缘、眼睑刷、睑板腺、眼表细胞、神经以及微环境的改变，对于明确患者干眼分类，探求病因，指导治疗，评估疗效，以及判断预后都有重要价值。目前，因为不同研究选择的方法不同，干眼相关的很多研究结果差异较大，有待于进一步标准化研究方法，为临床提供更加准确客观的依据。

三、印迹细胞学检查

（一）概述

早在 1954 年，Larmande 等人就将印迹细胞法用于眼表复层鳞状上皮新生物的诊断[32]。Egbert 等于 1977 年首次使用醋酸纤维滤纸提取眼表上皮细胞[33]，使细胞的提取过程微创化。如今，印迹细胞学 (impression cytology，IC) 是一种简单、微创的眼表细胞学检查方法，已广泛用于结膜、角膜及角膜缘等疾病的研究。从眼表获取的 IC 样本，包含上皮细胞、结膜杯状细胞和炎性细胞等浅层细胞[34]。通过结合常规光镜下的不同染色、电镜观察、免疫组织化学染色、聚合酶链反应（polymerase chain reaction，PCR）分析、免疫印迹及流式细胞学等方法，IC 可用于研究分析干眼的细胞病理学改变、细胞免疫表型及抗原的表达、黏蛋白等基因转录水平的调节，以及眼表微生物的检测等。

（二）原理

结膜上皮中存在分泌黏蛋白的杯状细胞，杯状细胞为圆形细胞，约占结膜上皮基底细胞数量的 10%。杯状细胞散布在结膜复层上皮内，其中鼻侧区域杯状细胞密度最大，上、下球结膜区域密度最小（图 1-3-5-18）[35]。在人类结膜中，杯状细胞可单独出现，也可成簇出现，在其数量分布较少的区域，单个细胞占主导地位[36-37]。

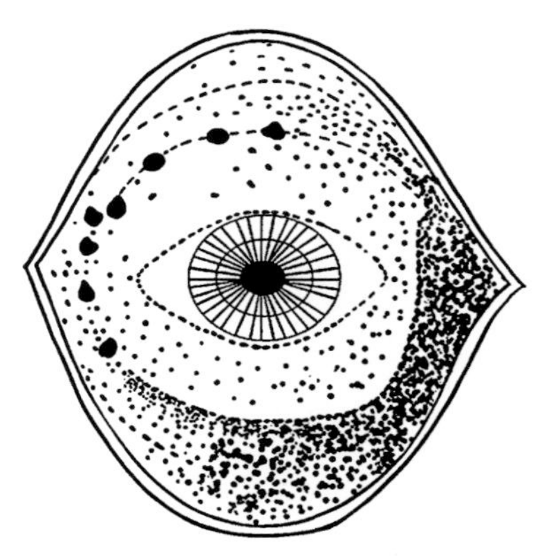

图 1-3-5-18　杯状细胞在眼表的分布（Kessing，1968）

结膜杯状细胞在维持眼表的完整性和泪膜的稳定性中起重要作用。其分泌的黏液构成了泪膜黏蛋白层，主要成分为黏蛋白，黏蛋白可以使泪膜锚定在眼表上皮细胞表面，增加泪膜稳定性、润滑眼球，减少睑结膜和角膜之间的摩擦[38]。

眼表黏蛋白分为分泌型黏蛋白和跨膜型黏蛋白，其中分泌型黏蛋白又可根据形成聚合物的能力分为成胶型黏蛋白与可溶性黏蛋白。成胶型黏蛋白主要包括MUC5AC、MUC2、MUC5B、MUC6、MUC19。其中，MUC5AC 是含量最多的成胶型黏蛋白，主要由结膜杯状细胞分泌。可溶性黏蛋白主要成分是 MUC7，由泪腺腺泡细胞分泌和结膜上皮细胞分泌[39]。跨膜型黏蛋白主要包括 MUC1、MUC4、MUC16、MUC20 等等，由角膜和结膜上皮细胞分泌。黏蛋白具有保温、抑菌、抗粘连，维持泪膜稳定的作用[40]。

PAS 染色又称过碘酸希夫染色，主要用来检测组织中的糖原和其他多糖物质。过碘酸能把糖类相邻碳上的羟基氧化成醛基，Schiff 试剂能和醛基反应染成红色。杯状细胞分泌的黏液有糖蛋白组分，因此 Schiff 能够对结膜杯状细胞进行染色。通过印迹细胞学结合 PAS 染色，可以观察鳞状上皮化生程度和结膜杯状细胞密度，反映眼表损害和黏蛋白的分泌情况。

（三）操作方法及流程

1. 材料 将 0.22μm 孔径醋酸纤维素滤纸切剪成 6mm 直径大小，或根据实验需求剪成相应形状，浸入蒸馏水中 3～4 小时，以消毒滤纸表面活性，取出、晾干、高压消毒、备用。

2. 方法

（1）患者平卧于检查床上，眼部表面麻醉剂点眼 2 次，开睑器开睑。

（2）滤纸或棉棒吸取下穹窿部泪液。

（3）无齿小镊子夹取醋酸纤维素滤纸，粗糙面向下置于需采集部位（球结膜、角膜、角膜缘等）上，60g 的压力持续 6 秒印取表层上皮细胞，将滤纸片置于 10% 福尔马林中固定。

3. IC 标本的处理 IC 标本最常用的染色方法是 PAS 染色法：第一步，取采集好的印片置于蒸馏水冲洗 5 分钟，反复冲洗 2 次；第二步，0.5% 高碘酸氧化 10~15 分钟，蒸馏水冲洗 2~3 次，每次 2 分钟；第三步，Schiff 试剂避光染色 10~15 分钟，蒸馏水冲洗 3 次，每次 1 分钟；第四步，苏木素复染 1~2 分钟，流水冲洗至水无色，蒸馏水冲洗 3 次，每次 1 分钟；第五步，标本脱水后置于载玻片上，自然干燥，采用二甲苯使其透明，置于普通光学显微镜下观察。

根据检查目的的不同，还可进行吖啶橙荧光染色[41]、免疫组织化学染色[42]、电镜观察[43]、聚合酶链反应 (PCR)、流式细胞学[44]、免疫印迹分析等研究。

（四）临床应用

1. 干眼诊断及病情严重程度的评估 根据上皮细胞的连接，胞核、胞质的颜色，核质比（N/C），上皮细胞角化，杯状细胞数及炎性细胞的有无进行 Nelson's 分级[45]，评估结膜上皮细胞的鳞状化生的程度和杯状细胞的数量变化，观察干眼病情的严重程度。分级标准如表 1-3-5-2、图 1-3-5-19。

正常人结膜印迹细胞分级多为 0~1 级，杯状细胞＜350 个 /mm^2 时提示眼表异常。杯状细胞的数量可因性别有所不同，女性杯状细胞数量较少，也可因性激素的水平发生变化[46]。结膜印迹细胞学不是干眼的一线检查，通常被联合用于干眼的诊断和严重程度分级。干眼的严重程度通常与结膜上皮细胞的鳞状化生和杯状细胞减少的程度成正比，且与炎性反应程度有关[47]。

2. 监测干眼病情变化及眼部用药对干眼的影响 相较于病理学检查，印迹细胞

表 1-3-5-2 Nelson's 分级标准

Nelson's 分级	结膜上皮细胞形态	杯状细胞
0 级 ：正常	细胞形态正常，大小一致，胞核较大，胞质浅蓝色，无角化，核质比（N/C）为 1：2	杯状细胞分布密集（＞500 个 /mm^2），饱满，椭圆形，胞质 PAS 染色呈强阳性
1 级 ：轻度鳞状化生	细胞轻度扩大，胞核变小，胞质浅蓝色，无角化，核质比（N/C）为 1：3	杯状细胞密度下降（350~500 个 /mm^2），但仍保持饱满椭圆形，PAS 染色阳性
2 级 ：中度鳞状化生	所有细胞均扩大，变扁平或呈多角形，胞核进一步变小，偶见多核，胞质浅蓝色或粉红色，轻度角化，核质比（N/C）为 1：5~1：4	杯状细胞明显减少，（100~350 个 /mm^2），细胞边界不清，PAS 弱阳性
3 级 ：重度鳞状化生	细胞大而多形、孤立，核固缩崩解，有无核细胞现象，胞质粉红色并出现颗粒状物，出现不同程度的角化，核质比（N/C）超过 1：6	杯状细胞重度减少（＜100 个 /mm^2）或完全丧失

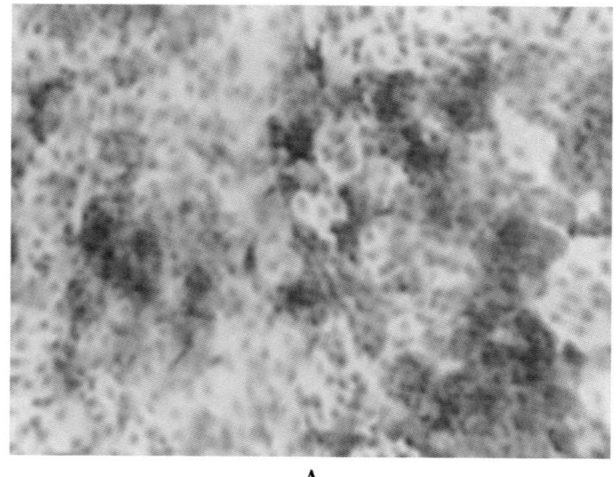
A

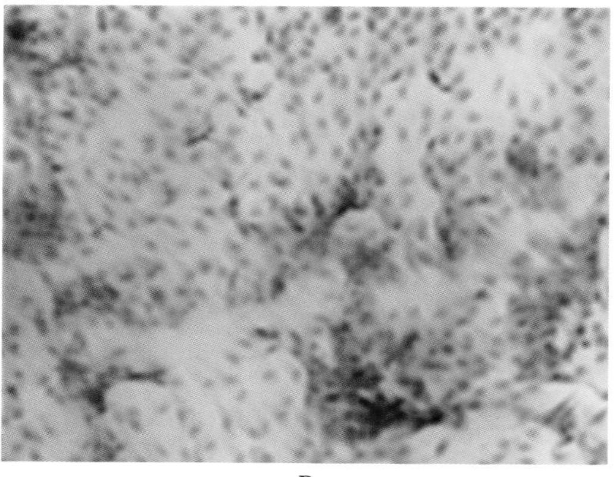
B

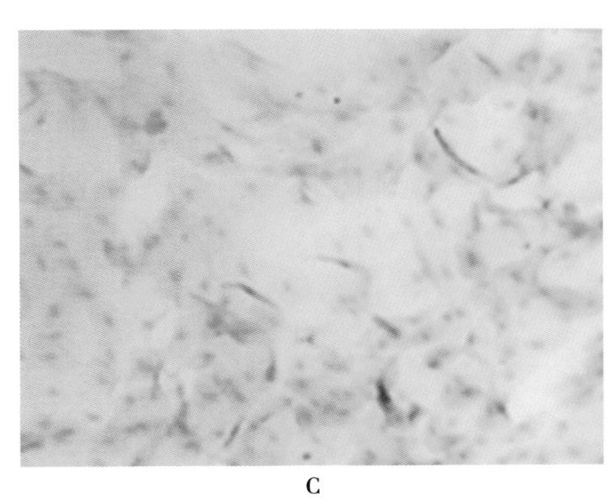
C

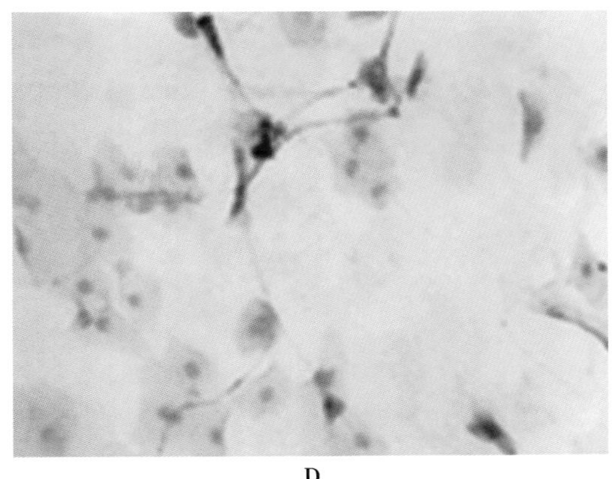
D

图 1-3-5-19　Nelson's 分级

A. 0 级；B. 1 级；C. 2 级；D. 3 级。

学检查因其微创和简便的优势，被更广泛地用于各种类型干眼眼表损害的分级和药物对干眼的疗效评估等，其结果具有客观性，能准确地反映眼表的病理变化 [48-49]。多项干眼相关的临床试验和基础试验均采用印迹细胞学作为反映干眼病情变化的客观指标之一 [50-52]。

一些药物的长期使用会引起药物源性干眼，IC 技术可以准确、客观地判断药物的使用对眼表的影响 [49]。一些 IC 研究表明，滴眼液中的一些成分如防腐剂氯化苄烷胺，能诱发结膜鳞状化生、杯状细胞减少及黏蛋白分泌异常等改变 [53-54]。

3. 应用于多种眼表研究　IC 广泛应用于干眼结膜细胞学分析、角结膜微生物感染的诊断、细胞表面抗原的分析、角结膜细胞分泌物的分析等多种眼表研究，为临床提供了一种实用的诊断及鉴别诊断的辅助方法 [55-56]。现有的基因和蛋白质检测的灵敏度已经大幅提高，IC 可以与免疫组化技术、流式细胞技术、PCR 技术等相结合，测定多种有诊断价值的干眼相关生物标志物，包括细胞因子、黏蛋白和炎症标志物等 [57-58]，为进一步探究干眼的发病机制、协助进行干眼患者分类、开发新的治疗靶点提供了可能。印迹细胞学与不同的现代生物技术结合，可以发挥不同的优势（表 1-3-5-3）。

表 1-3-5-3　印迹细胞学分析技术及优势

印迹细胞分析技术	优势
光学显微镜	标本制备简便；可直接观察细胞完整的形态、结构、数目变化；结合 Nelson's 分级标准评估结膜上皮病理改变程度
电镜	观察细胞超微结构；可更早发现眼表微损伤
免疫组化技术	检测眼表炎症标记物，早期发现亚临床炎症
流式细胞术	定量检测眼表炎症细胞；方法标准化，不受限于操作者水平；可进行定量分析
RT-PCR/PCR	检测眼表基因表达水平，例如抗菌肽防御素基因和抗氧化酶基因等

（五）注意事项

1. 放置印迹片前应将结膜囊内泪液充分吸干。

2. 醋酸纤维素滤纸粗糙面向下置于需采集部位。

3. 同一患者避免频繁取样，否则可能会加重眼表损伤。

4. 麻醉、滤膜类型、取样位置、施加的压力以及操作者的经验缺乏标准，可能造成结果的差异。

（六）总结

印迹细胞学（IC）作为一种分析眼表细胞的微创技术，为干眼的临床诊断、随访、疗效评价和医学研究等提供了细胞学材料，常规处理标本并染色即能满足多种研究的需求。目前，由于缺乏对滤膜进行染色和显微镜观察的设备，IC 在临床环境中的常规使用受到限制；同时，检测方法的标准化的问题，取材的部位、施加压力、染色方法及检查者经验也都会对结果判读产生一定影响，都使印迹细胞学的应用存在一定的局限性。随着实验技术的不断改进及其与现代生物学技术结合，印迹细胞学（IC）检查将会在干眼症的临床诊治和基础研究方面扮演更加重要的角色。

四、角膜知觉检查

（一）概述

随着对干眼的定义及病理生理过程认识的深入，角膜神经在干眼疾病中的作用也逐渐被认识。泪液分泌减少可引发炎症和周围神经损伤，炎症可导致多觉性和机械性伤害致感受器神经末梢致敏，以及寒冷温度下感受器的活动异常增加，从而共同引起干燥的感觉和疼痛。

角膜神经的客观检查中，角膜知觉检查作为角膜神经的功能性检查，与作为角膜神经结构性检查的活体激光共聚焦显微镜，通常作为干眼患者角膜神经检查中相辅相成的两部分。干眼疾病中，与角膜知觉检查关系较为密切的是角膜神经痛，但目前常用的 Cochet-Bonnet 知觉计的灵敏度尚不足以进行神经过度敏感的检测。

角膜知觉由丰富的角膜感觉神经支配。角膜的感觉神经是由第五对脑神经（三叉神经）眼支经睫状神经由巩膜缘成放射状进入角膜基质，基质中的神经穿过前弹力层到上皮下形成基底下神经丛，最后，神经纤维在浅表上皮细胞终止形成自由神经末梢。创伤、肿瘤、手术、感染和炎症等均可影响正常的角膜神经，从而影响角膜知觉。角膜上皮及角膜内皮的功能都依赖于正常的角膜神经支配，角膜上皮对于角膜神经的依赖更为显著。例如，角膜知觉减退，可形成特征性的点状上皮染色，常出现在睑裂区的带状范围内。如果未经治疗，点状角膜上皮病变，可能会发展为上皮缺损，甚或基质病变（神经营养性角膜炎）。值得注意的是，角膜内皮的功能依赖正常的角膜神经。例如，角膜神经支配异常，与寒冷诱发的角膜水肿有关[59]。

角膜知觉的检查方法分为接触式和非接触式检测。使用最为广泛的为接触式检测，其中最为简便的是使用棉签中的棉丝。当棉丝轻触角膜表面时，通过比较患侧与对侧角膜的反应（可依据患者的眨眼反射情况），可初步评估角膜知觉。虽然这仅仅为粗略的角膜知觉评估，但足以用于初步的疾病鉴别诊断。另一种接触式检测是使用Cochet-Bonnet 知觉计，该方法可以相对定量、准确地测量角膜的敏感性，即角膜知觉的大小。此外，文献报道了多种测量角膜知觉的非接触式方法，但主要用于临床研究，例如 Belmonte 知觉计。

（二）检查原理

Cochet-Bonnet 知觉计的内部，装有一根 6.0cm 长的可调节尼龙丝，通过调节尼龙丝的长短，调节其在触碰角膜时产生不同压力，从而测量角膜感受机械刺激的敏感性。尼龙丝的长度与压力呈负相关，随着不断将尼龙丝退回握杆内，外露的尼龙丝缩短，而较短的尼龙丝产生的压力值较高（压力值范围为：11~200mg/mm^2）。

对于角膜知觉正常的人群，长度为 6.0cm 的尼龙丝触碰角膜时，可出现眨眼反射，即出现明显的角膜感觉。如果患者感觉不到 6.0cm 尼龙丝的触碰感，可逐次将尼龙丝减少 0.5cm，直到触碰感可被察觉。尼龙丝主要是刺激 Aδ 类角膜神经纤维，此类神经平行排列在上皮基底细胞层前，主要感受角膜的机械刺激。

非接触式知觉计主要采用了对角膜表面的温度刺激（如热刺激），此种外界刺激更易于被角膜的 C 类神经纤维感知。此类神经从基底下神经纤维丛发出，延伸到表层上皮的细胞层内。由于 C 类神经纤维更靠近角膜表面，因此它对刺激强度的细微变化可能更敏感，因此可以确定灵敏度的阈值。此外，还有学者采用温盐水（温盐水射流法加热角膜）、气体（非接触式吹气技术刺激角膜）、刺激性化学物质（辣椒素）、激光（二氧化碳激光进行角膜的热刺激）等方法，但此类非接触式方法均处于研究阶段[60]。非接触式知觉计中较具有代表性的设备为 Belmonte 知觉计，此设备可同时检测机械刺激与化学刺激。

（三）检查方法及流程

1. 检查方法 以 Cochet-Bonnet 知觉计检查角膜知觉为例，检查前不可使用表面麻醉药物。

（1）检查前，采用 75% 酒精消毒尼龙丝及其头部，待酒精干燥后开始检查。作为侵入性检查，检查前应充分告知患者所用器材（图 1-3-5-20）、大致原理及步骤。

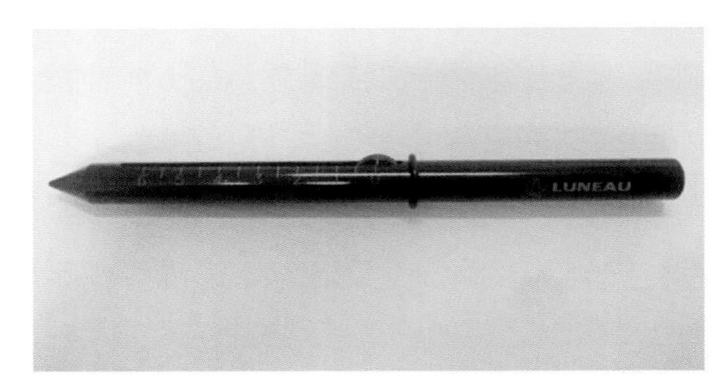

图 1-3-5-20　Cochet-Bonnet 知觉计

（2）检查时，嘱患者向前或向四周注视，知觉计的尼龙丝顶端垂直触碰角膜表面一次，初始长度为 6.0cm。触碰后待观察到尼龙丝弯曲后，即刻观察患者是否出现瞬目，并询问患者是否有触碰感。若无瞬目和触碰感，则逐次将尼龙丝减少 0.5cm，直到触碰感可被察觉，记录出现瞬目或触碰感的最大尼龙丝长度值。对于定量要求高的研究，测量精度可调整为 0.1cm。角膜知觉检查的常见检查部位为中央及四周（12 点、3 点、6 点、9 点）的知觉值。

（3）检查结束后，给患者滴用一滴抗生素滴眼液预防感染。

2. 流程

（1）消毒：75% 酒精消毒尼龙丝及其头部。

（2）患者告知：充分告知患者所用器材、大致原理及步骤。

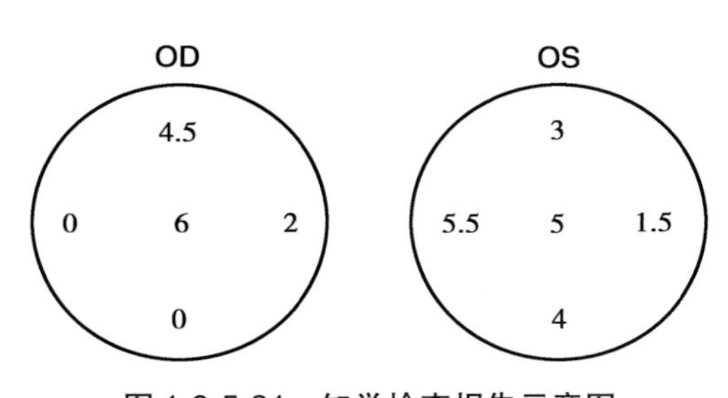

图 1-3-5-21　知觉检查报告示意图

（3）检查：患者向前或向四周注视，知觉计的尼龙丝顶端垂直触碰角膜表面一次，初始长度为 6.0cm。

（4）记录：若无瞬目并无触碰感，则逐次将尼龙丝减少 0.5cm 直到触碰感可被察觉。记录出现瞬目或触碰感的最大长度值（图 1-3-5-21）。

（5）预防感染：检查结束后，给患者滴用一滴抗生素滴眼液预防感染。

（四）临床应用

角膜知觉与多种生理、病理因素相关，角膜知觉检查可用于部分疾病的鉴别诊断。对于干眼，角膜知觉检查目前多用于发病机制及治疗随访研究。

虽然角膜、结膜或睑缘的知觉检查目前不作为干眼的常规检查，但随着对干眼的认识加深，角膜知觉检查可作为干眼患者治疗效果随访及病机研究的重要依据，而角膜知觉的概念也逐渐向眼表知觉转变。例如，有研究发现干眼患者使用 0.05% 环孢素治疗后，角膜知觉改善。角膜知觉的改善可能减少涉及神经源性炎症的神经肽释放并增强反射弧活动，从而刺激眨眼反射和泪液分泌[61]。Ping 等应用 Belmonte 知觉计研究持续泪膜暴露状态引发的泪膜不稳定对冷刺激、机械刺激和化学刺激的神经感觉变化，从而探究干眼症状发生的神经机制[62]。Blanka 等发现下睑睑缘知觉与泪液渗透压、睑板腺功能障碍有关，这可能与下睑缘部的神经末梢受下泪河中的促炎细胞因子影响有关[63]。此外，Blanka 应用 Belmonte 知觉计时发现，干眼患者的角膜对相同外界刺激表现得过于敏感，可能与受损角膜上皮表面的通透性增加有关[64]。

（五）注意事项

1. 检查前，避免使用局部麻醉药。

2. 可重复测量并取平均值，但重复性可能存在问题。尼龙丝放置的位置、施力的方向、环境湿度对尼龙丝的影响、尼龙丝自身的老化问题，均是影响重复性的重要因素，这也是既往研究质疑 Cochet-Bonnet 知觉计重复性不佳的原因。

3. 不同种类的角膜知觉检查所体现的神经功能不同。对于 Cochet-Bonnet 知觉计，其主要产生机械性刺激，这一类更有可能是刺激 Aδ 类角膜神经纤维。而非接触式知觉计可对角膜表面产生温度刺激（如热刺激），此种外界刺激可能更易于被角膜的 C 类神经纤维感知。

4. 功能性检查与神经形态学检查（活体激光共聚焦显微镜）并非具有严格的对应性。活体激光共聚焦显微镜的分辨率仅可观察基底下神经纤维丛，无法观察上皮神经束及神经末梢，无法定量观察基质神经丛，然而角膜知觉检查反映的是整体神经的功能。

5. 文献所报道的 Cochet-Bonnet 知觉计尼龙丝有两种规格，但目前常用的且可购买到的仅为较粗的规格，其尼龙丝直径为 0.12mm。另一款直径为 0.08mm 的尼龙丝，虽能产生更轻微的触碰，但已停产。因此，目前唯一可用于临床的为 0.12mm（尼龙丝）规格的 Cochet-Bonnet 知觉计。

（六）总结

角膜知觉检查方法较多，目前可定量且临床较为常用的为 Cochet-Bonnet 知觉计。标准化操作对其结果影响显著。不同设备的灵敏度不一，今后非接触式的知觉检查可能是其发展及研究方向。对于干眼患者的知觉检查，不应仅停留在角膜知觉的检测，应同时关注眼表知觉的状态，包括结膜和睑缘的知觉。

参 考 文 献

[1] 肖光礼，吴亮．眼表活体染色剂及混合染色剂的染色效果评价 [J]. 国际眼科纵览，2009，33(6)：375-377.

[2] WOLFFSOHN JS，ARITA R，CHALMERS R，et al. TFOS DEWS Ⅱ diagnostic methodology report[J]. Ocul Surf，2017，15(3)：539-574.

[3] 中华医学会眼科学分会角膜病学组．干眼临床诊疗专家共识 (2013 年)[J]. 中华眼科杂志，2013，49(001)：73-75.

[4] LEMP MA. Report of the national eye institute/industry workshop on clinical trials in dry eyes[J]. Clao J，1995，21(4)：221.

[5] BRON AJ，EVANS VE，SMITH JA. Grading of corneal and conjunctival staining in the context of other dry eye tests[J]. Cornea，2003，22(7)：640-650.

[6] WHITCHER JP，SHIBOSKI CH，SHIBOSKI SC，et al. A simplified quantitative method for assessing keratoconjunctivitis sicca from the sjögren's syndrome international registry[J]. American Journal of Ophthalmology，2010，149(3)：405-415.

[7] BIJSTERVELD OV. Diagnostic test in the sicca syndrome[J]. Arch Ophthalmol，1969，82(1)：10-14.

[8] MIYATA K，AMANO S，SAWA M，et al. A novel grading method for superficial punctate keratopathy magnitude and its correlation with corneal epithelial permeability[J]. Archives of Ophthalmology，2003，121(11)：1537-1539.

[9] HIRNSCHALL N，CRNEJ A，GANGWANI V，et al. Effect of fluorescein dye staining of the tear film on Scheimpflug measurements of central corneal thickness[J]. Cornea，2012，31(1)：18.

[10] DAINTY JC. Theory and Practice of Scanning Optical Microscopy：Theory and Practice of Scanning Optical Microscopy[J]. Optica Acta International Journal of Optics，1985，32(12)：1451-1452.

[11] GOLDMANN H. Spaltlampenphotographie und-photometric[J]. Ophthalmologica，1940，98(5/6)：257-270.

[12] MINSKY M. Memoir on inventing the confocal scanning microscope[J]. Scanning，1988，10(4)：128-138.

[13] PETRAN M，HADRAVSKY M，BOYDE A. The tandem scanning reflected light microscope[J]. International Agrophysics，1995，9(4)：661-664.

[14] PETRÁŇ MM，HADRAVSKÝ A，BOYDE. The tandem scanning reflected light microscope[J]. Scanning，1985，7(2)：97-108.

[15] Lemp M A，DILLY PN，BOYDE A. Tandem-scanning (confocal) microscopy of the full-thickness cornea[J]. Cornea，1985，4(4)：205-209.

[16] CAVANAGH HD，JESTER J，ESSEPIAN J，et al. Confocal microscopy of the living

eye[J]. Eye & Contact Lens, 1990, 16(1): 65-73.

[17] WAKAMATSU TH, SATO EA, MATSUMOTO Y, et al. Conjunctival in vivo confocal scanning laser microscopy in patients with Sjogren syndrome[J].Invest Ophthalmol Vis Sci, 2010, 51(1): 144-150.

[18] COLORADO LH, ALZAHRANI Y, PRITCHARD N, et al. Assessment of conjunctival goblet cell density using laser scanning confocal microscopy versus impression cytology[J]. Contact Lens and Anterior Eye, 2016, 39(3): 221-226.

[19] WANG Y, OGAWA Y, DOGRU M, et al. Baseline profiles of ocular surface and tear dynamics after allogeneic hematopoietic stem cell transplantation in patients with or without chronic GVHD-related dry eye[J]. Bone Marrow Transplantation, 2010, 45(6): 1077.

[20] VILLANI E, GALIMBERTI D, VIOLA F, et al. The cornea in Sjögren's syndrome: an in vivo confocal study[J]. Invest Ophthalmol Vis, 2007, 48(5): 2017.

[21] ZHANG M, CHEN J, LUO L, et al. Altered corneal nerves in aqueous tear deficiency viewed by in vivo confocal microscopy[J]. Cornea, 2005, 24: 818-824.

[22] LIENERT JP, TARKO L, UCHINO M, et al. Long-term natural history of dry eye disease from the patient's perspective[J]. Ophthalmology, 2016, 123(2): 425-433.

[23] HOANG-XUAN T, PRISANT O, HANNOUCHE D, et al. Systemic cyclosporine a in severe atopic keratoconjunctivitis[J]. Ophthalmology, 1997, 104(8): 1300-1305.

[24] IBRAHIM O, MATSUMOTO Y, DOGRU M, et al. The efficacy, sensitivity, and specificity of in vivo laser confocal microscopy in the diagnosis of meibomian gland dysfunction[J]. Ophthalmology, 2010, 117(4): 665-672.

[25] EDOARDO V, GAIA C, SILVIA B, et al. In vivo confocal microscopy of meibomian glands in contact lens wearers[J]. Investigative ophthalmology & visual science, 2011, 52(8): 5215-5219.

[26] ZHOU S, ROBERTSON DM. Wide-field in vivo confocal microscopy of meibomian gland acini and rete ridges in the eyelid margin[J]. Investigative Ophthalmology & Visual Science, 2018, 59(10): 4249-4257.

[27] 宋文秀，孙旭光 . 干眼患者眼睑刷上皮病变的共聚焦显微镜观察 [J]. 眼科，2018，27(6): 6.

[28] GAO YY, DI PM, LI W, et al. High prevalence of Demodex in eyelashes with cylindrical dandruff[J]. Investigative Ophthalmology & Visual Science, 2005, 46(9): 3089.

[29] KOJIMA T, ISHIDA R, SATO EA, et al. In vivo evaluation of ocular demodicosis using laser scanning confocal microscopy[J]. Investigative Ophthalmology & Visual Science, 2011, 52(1): 565-569.

[30] LACCHERI B, TORRONI G, CAGINI C, et al. Corneal confocal scanning laser microscopy in patients with dry eye disease treated with topical cyclosporine[J]. Eye(Loud), 2017, 31(5): 788-794.

[31] PAIVA C, PFLUGFELDER SC, NG SM, et al. Topical cyclosporine a therapy for

dry eye syndrome[J]. Cohrane Database of Systematic Reviews, 2019, 9(9): CD010051.

[32] LARMANDE A, TIMSIT E. Importance of cytodiagnosis in ophthalmology: preliminary report of 8 cases of tumors of the sclero-corneal limbus[J]. Bull Soc Ophtalmol Fr, 1954, 5: 415-419.

[33] CALONGE M, DIEBOLD Y, SAEZ V, et al. Impression cytology of the ocular surface: a review[J]. Exp Eye Res, 2004, 78(3): 457-472.

[34] SINGH R, JOSEPH A, UMAPATHY T, et al. Impression cytology of the ocular surface[J]. Br J Ophthalmol, 2005, 89(12): 1655-1659.

[35] GIPSON IK. Goblet cells of the conjunctiva: a review of recent findings[J]. Prog Retin Eye Res, 2016, 54: 49-63.

[36] GIPSON IK, TISDALE AS. Visualization of conjunctival goblet cell actin cytoskeleton and mucin content in tissue whole mounts[J]. Exp Eye Res, 1997, 65(3): 407-415.

[37] GREINER JV, HENRIQUEZ AS, COVINGTON HI, et al. Goblet cells of the human conjunctiva[J]. Arch Ophthalmol, 1981, 99(12): 2190-2197.

[38] GIPSON IK. Distribution of mucins at the ocular surface[J]. Exp Eye Res, 2004, 78(3): 379-388.

[39] JUMBLATT MM, MCKENZIE RW, STEELE PS, et al. MUC7 expression in the human lacrimal gland and conjunctiva[J]. Cornea, 2003, 22(1): 41-45.

[40] ABLAMOWICZ AF, NICHOLS JJ. Ocular surface membrane-associated mucins[J]. Ocul Surf, 2016, 14(3): 331-341.

[41] TSAI RJ, TSENG SC. Human allograft limbal transplantation for corneal surface reconstruction[J]. Cornea, 1994, 13(5): 389-400.

[42] YOON KC, JEONG IY, PARK YG, et al. Interleukin-6 and tumor necrosis factor-alpha levels in tears of patients with dry eye syndrome[J]. Cornea, 2007, 26(4): 431-437.

[43] MASKIN SL, BODE DD. Electron microscopy of impression-acquired conjunctival epithelial cells[J]. Ophthalmology, 1986, 93(12): 1518-1523.

[44] BRIGNOLE-BAUDOUIN F, OTT AC, WARNET JM, et al. Flow cytometry in conjunctival impression cytology: a new tool for exploring ocular surface pathologies[J]. Exp Eye Res, 2004, 78(3): 473-481.

[45] NELSON JD. Impression cytology[J]. Cornea, 1988, 7(1): 71-81.

[46] CONNOR CG, FLOCKENCIER LL, HALL CW. The influence of gender on the ocular surface[J]. J Am Optom Assoc, 1999, 70(3): 182-186.

[47] MOCANU CL, JURJA S, DECA AG, et al. Impression conjunctival cytology in sicca syndrome - correlations between clinical and histological findings related to dry eye severity[J]. Rom J Morphol Embryol, 2016, 57(1): 197-203.

[48] WANG S, WANG M, LIU Y, et al. Effect of rapamycin microspheres in sjogren syndrome dry eye: preparation and outcomes[J]. Ocul Immunol Inflamm, 2019,

27(8): 1357-1364.
[49] ZHANG L, SU Z, ZHANG Z, et al. Effects of azithromycin on gene expression profiles of proinflammatory and anti-inflammatory mediators in the eyelid margin and conjunctiva of patients with meibomian gland disease[J]. JAMA Ophthalmol, 2015, 133(10): 1117-1123.
[50] LANZINI M, CURCIO C, COLABELLI-GISOLDI RA, et al. In vivo and impression cytology study on the effect of compatible solutes eye drops on the ocular surface epithelial cell quality in dry eye patients[J]. Mediators Inflamm, 2015, 2015: 351424.
[51] VALENCIA CASTILLO SL, MARTÍN ES, GARCÍA FRADE LJ, et al. Autologous serum eye drops improve tear production, both lachrymal flow and stability tests and conjunctival impression cytology with transfer in dry eye disease[J]. Blood Transfus, 2021, 19(1): 45-53.
[52] QIN Y, ZHANG Y, LIANG Q, et al. Labial salivary gland transplantation for severe dry eye in a rhesus monkey model[J]. Invest Ophthalmol Vis Sci, 2018, 59(6): 2478-2486.
[53] ARAGONA P, PAPA V, MICALI A, et al. Long term treatment with sodium hyaluronate-containing artificial tears reduces ocular surface damage in patients with dry eye[J]. Br J Ophthalmol, 2002, 86(2): 181-184.
[54] HERRERAS JM, PASTOR JC, CALONGE M, et al. Ocular surface alteration after long-term treatment with an antiglaucomatous drug[J]. Ophthalmology, 1992, 99(7): 1082-1088.
[55] KESSAL K, LIANG H, RABUT G, et al. Conjunctival inflammatory gene expression profiling in dry eye disease: correlations with HLA-DRA and HLA-DRB1[J]. Front Immunol, 2018, 9: 2271.
[56] LOPEZ-MIGUEL A, GUTIERREZ-GUTIERREZ S, GARCIA-VAZQUEZ C, et al. RNA collection from human conjunctival epithelial cells obtained with a new device for impression cytology[J]. Cornea, 2017, 36(1): 59-63.
[57] HAGAN S. Biomarkers of ocular surface disease using impression cytology[J]. Biomark Med, 2017, 11(12): 1135-1147.
[58] NICOLLE P, LIANG H, REBOUSSIN E, et al. Proinflammatory markers, chemokines, and enkephalin in patients suffering from dry eye disease[J]. Int J Mol Sci, 2018, 19(4): 1221.
[59] THORGAARD G L, HOLLAND EJ, KRACHMER JH. Corneal edema induced by cold in trigeminal nerve palsy[J]. American Journal of Ophthalmology, 1987, 103(5): 641-646.
[60] BEUERMAN RW, TANELIAN DL. Corneal pain evoked by thermal stimulation[J]. Pain, 1979, 7(1): 1-14.
[61] BELMONTE C, ACOSTA MC, GALLAR J. Neural basis of sensation in intact and injured corneas[J]. Experimental Eye Research, 2004, 78(3): 513-525.
[62] SITU P, BEGLEY CG, SIMPSON TL. Effects of tear film instability on sensory

responses to corneal cold, mechanical, and chemical stimuli[J]. Invest Ophthalmol Vis Sci, 2019, 60(8): 2935-2941.
[63] GOLEBIOWSKI, BLANKA, CHIM, et al. Lid margins: sensitivity, staining, meibomian gland dysfunction, and symptoms[J]. Optometry & Vision Science Official Publication of the American Academy of Optometry, 2012, 89(10): 1443-1449.
[64] PAIVA C, PFLUGFELDER SC. Corneal epitheliopathy of dry eye induces hyperesthesia to mechanical air jet stimulation[J]. American Journal of Ophthalmology, 2004, 137(1): 109-115.

第六节　综合检查设备

一、眼表综合分析

（一）概述

泪液的分泌量和泪膜的稳定性是诊断干眼的重要指标，临床上常用 Schirmer 试验和 FBUT 来衡量。但是传统的泪液和泪膜的测量多为侵入性检查，文献报道其测量结果的重复性欠佳，且容易受到多种外界因素的影响[1]。干眼综合分析仪作为一种新型的、非接触式的具有自动化功能的无创成像仪器，不需要表面麻醉、荧光染色和人工计时，因此，可以很大程度上消除操作者的偏差。目前临床上主要有 Keratograph 5M（Oculus Optikgeräte GmbH，Germany）、康华干眼检测仪 DED-1L（康华瑞明，重庆）、Antares 眼表综合分析仪（CSO，Italy）等，这些仪器虽各有特点，但是测量原理类似，所以本文以 Keratograph 5M 和康华干眼检测仪 DED-1L 为例介绍。Keratograph 5M 和康华干眼检测仪，均是用来评估眼表状态的多功能临床检测仪器，它们不仅可以测量 NIKBUT 和 TMH，对受试者进行干眼分级，还能对受试者进行睑板腺照相，观察睑板腺形态特征变化并进行相应评分，在 MGD 相关干眼的检查中具有明显优势[2-4]。此外，多时段记录和全项目分析结果，可以协助临床对患者治疗期间进行疗效监测，便于及时调整治疗方案，能够满足干眼这一慢性疾病的管理需求。

（二）测量原理

Keratograph 5M 眼表综合分析仪装配了集成广角摄像头的高分辨率彩色摄像机，同时配有白光、红外光和钴蓝光三种照明光源。在依托多种计算机软件分析系统的条件下，该仪器不仅能够提供角膜地形图、角膜曲率等角膜形态相关特征数据，还可定量测定多种与干眼诊断相关的指标。康华干眼检测仪 DED-1L 是一种具有可见光和红外光两套照明系统的设备，并配备了一种特制的角膜投影装置，采用高分辨率光学显微成像与泪膜干涉成像结合的方式，通过真实还原眼表体征与泪膜稳态分析，进行多项干眼项目检查，同时该设备具备裂隙灯的所有功能，可一站式完成干眼检查和眼前节照相等检查。两台设备项目检查测量的指标均包括 NIBUT、TMH、结膜充血评分分级、泪膜脂质层及荧光素染色观察分析。同时可通过红外光源拍摄睑板腺，计算睑板腺缺失面积等，为临床干眼诊断和指导治疗提供了一种新的检测方法（图 1-3-6-1）。

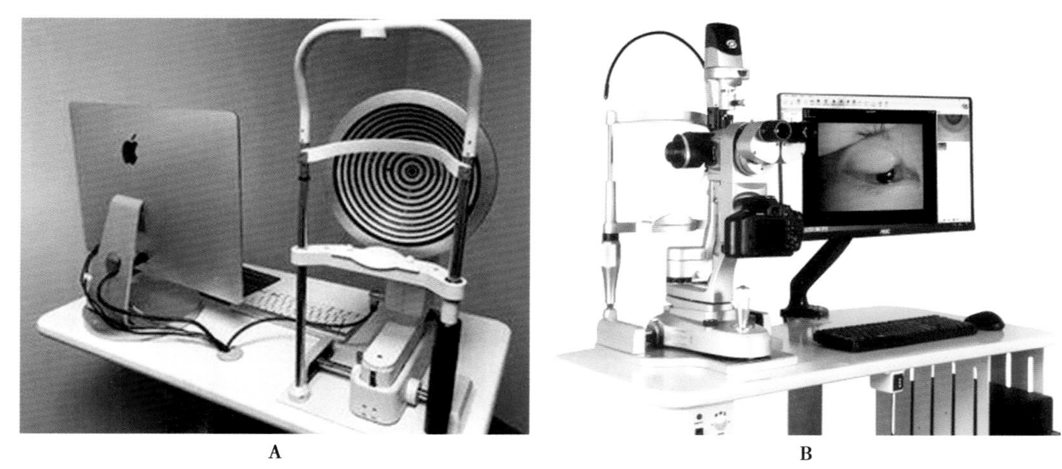

A　　B

图 1-3-6-1　市面上常见的干眼检测仪外观照

A. Keratograph 5M 干眼综合分析仪；B. 康华干眼检测仪。

（三）流程及操作步骤（以 Keratograph 5M 干眼综合分析仪为例，表 1-3-6-1）

表 1-3-6-1　流程及操作步骤

流程	操作步骤
tear meniscus height 泪河高度	选择红外光或白光；聚焦使泪河图像清晰；采集图像；测量泪河高度
NIKBUT 泪膜破裂时间	点击“NIKBUT”选项；选择红外光或白光；对焦，根据提示指导患者眨眼两次后，设备自动开始测量 NIBUT
lipid layer 脂质层观察	点击“Lipid layer”选项；聚焦在脂质层；指导患者眨眼；采集图像
Meibo-scan 睑板腺拍照	点击“Meibo Upper/lower”选项；翻转眼睑；聚焦在睑板腺；采集图像
R-scan 眼红分析	点击“Bulbar Redness”选项；聚焦在血管；采集图像
fluo imaging 角膜荧光素染色观察	患者角膜荧光素染色；点击“Fluo Imaging”选项；聚焦于角膜中央顶点；指导患者自然眨眼；采集图像
imaging 睑缘观察	点击“Imaging”选项；聚焦使得睑缘清晰；采集图像
JENVIS 干眼综合诊断报告	点击“Examination”选项，并选择“New JENVIS Dry Eye Report”

（四）临床应用

目前，Keratograph 5M 和康华干眼检测仪 DED-1L 在临床上能够定量获得多种与干眼诊断相关的指标，如 TMH、NIKBUT、泪膜脂质层及荧光素染色观察分析，还能观察睑板腺形态变化和对眼表充血程度进行评分并分级等，为临床干眼诊断和指导治疗提供了一种新的检测方法。研究表明，Keratograph 5M 获得的 TMH 和 NIKBUT 的测量具有可接受的重复性和再现性[5]。Keratograph 5M 可通过对泪膜脂质层的颜色和结构改变评估脂质层的厚度和稳定性[6]。此外，应用 Keratograph 5M 分析 MGD，发现 MGD 与干眼有明确相关性[7]。研究表明，R-Scan 眼表充血评分测量结果具有较好的重复性[8]。Keratograph 5M 和康华干眼检测仪 DED-1L 作为无创且快速的检查方法，在干眼的诊断和随访中具有一定的应用价值，但是仍然不能代替现有的一些常规检查，如 BUT 和 Schirmer 试验等。下面是各项指标在临床干眼中的应用。

1. 泪河高度 TMH 是判断泪液分泌量的重要指标。与传统的测量泪液量的 Schirmer 试验相比，两种测量仪器均可以对患者的泪河图像进行拍摄并测量泪河高度，缩短了测量时间，定量评估了泪液分泌量，且不需要结膜囊内放置试纸条。临床上，TMH 临界值为 0.2mm。当 TMH≥0.2mm 时，表示泪液分泌正常；TMH<0.2mm 即泪液分泌不正常，是泪液缺乏型干眼的诊断指标之一（图 1-3-6-2）。

临床操作中应注意，泪河测量时，先测 TMH 再测 NIKBUT，或者 NIKBUT 测量后要休息一段时间才能测泪河，否则可能导致 TMH 测量值偏高。其次，建议用红外光测量泪河，白光测量对于敏感的患者，容易导致测量结果偏高。

2. 非侵入性泪膜破裂时间 泪膜稳定性检测是干眼诊断的重要指标，临床上常用泪膜破裂时间来衡量泪膜的质量及稳定程度。传统的 BUT 检测是使用角膜荧光素钠染色后，在裂隙灯显微镜下观察角膜出现第一个干燥斑的时间，检查的结果通常会受到观察者的经验和主观感受的影响以及染色剂对泪膜稳定性的影响。NIKBUT 作为一

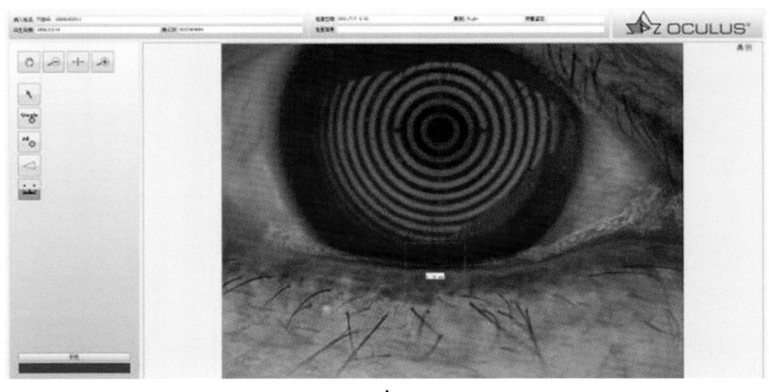

A

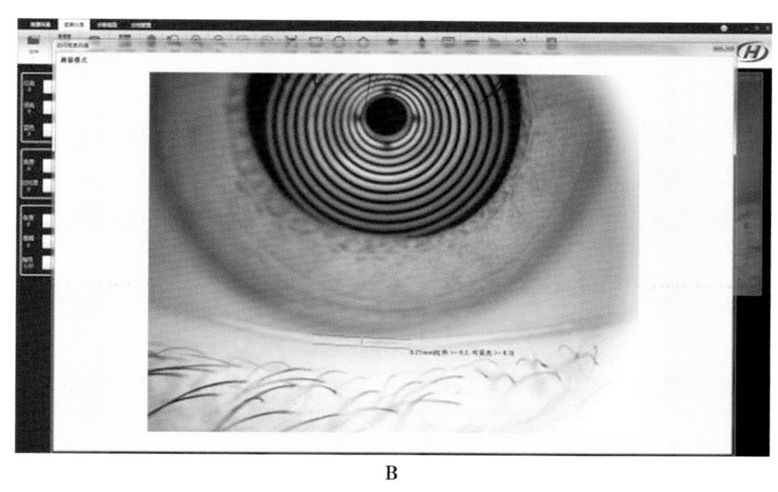

B

图 1-3-6-2　泪河高度的测量

A. Keratograph 5M 测量泪河高度；B. 康华干眼检测仪测量泪河高度。

种非侵入性的测量方法，不需要荧光素染色，并且可以多点测量 BUT，更加客观、全面地检查泪膜的稳定性。但是，NIBUT 检查仍需进一步提高敏感性、准确性和可重复性，才可成为反映泪膜稳定性的主要指标。

Keratograph 5M 和康华干眼检测仪 DED-1L 测量的 NIKBUT（图 1-3-6-3）。其中，首次泪膜破裂时间、平均泪膜破裂时间和干眼分级，三个参数可综合分析泪膜稳定性。分级依据：

0 级：正常，首次泪膜破裂时间≥10s，平均泪膜破裂时间≥14s；

1 级：临界，首次泪膜破裂时间 6~9s，平均泪膜破裂时间 7~13s；

2 级 ：干眼，首次泪膜破裂时间≤5s，平均泪膜破裂时间≤7s。

3. 脂质层观察　干眼与泪膜功能障碍有关，泪膜由脂质层、水液层和黏蛋白层组成。其中由睑板腺分泌的脂质分布在泪膜的最外层，可减少泪液蒸发，稳定泪膜。许多干眼患者的脂质层厚度、质量和分布均可能受到损害。如果泪膜脂质层异常，如厚度过

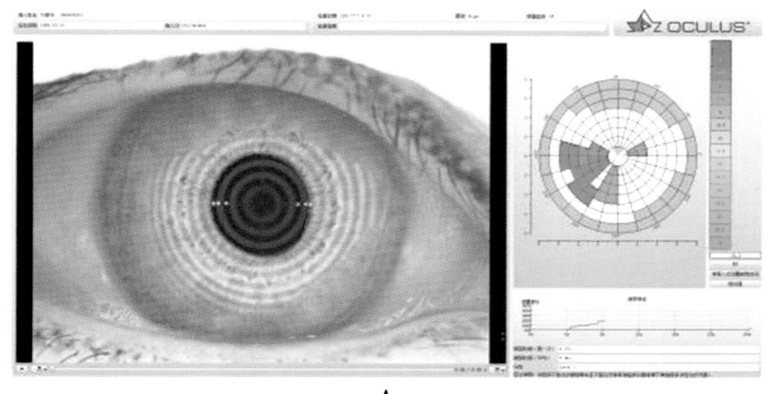

A

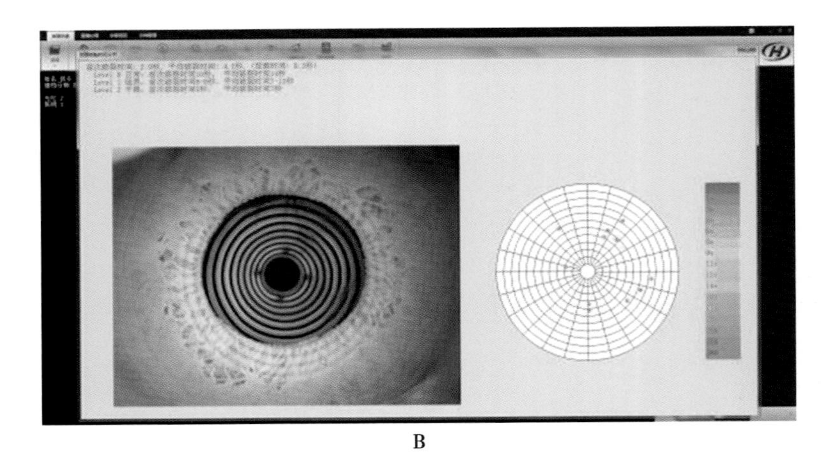

B

图 1-3-6-3 泪膜破裂时间的测量

A. Keratograph 5M NIKBUT 检测窗口界面；B. 康华干眼检测仪 NIKBUT 检测窗口界面。

薄或脂质层消失，会导致泪液蒸发率增加、泪膜稳定性下降。因此，检查脂质层的生理功能可能是治疗这类干眼症的关键。

两种仪器均可实时动态记录泪膜脂质层的彩色干涉图像和结构变化特征。通过泪膜脂质层的颜色和结构改变评估脂质层的厚度和稳定性（图 1-3-6-4）。

4. 红外线睑板腺拍照 Keratograph 5M 和康华干眼检测仪 DED-1L 能够观察和评估睑板腺组织结构形态的改变。基于红外光透射技术拍摄的睑板腺成像，可用于分析腺体缺失率，进行睑板腺功能评估。通过分析睑板腺腺体丢失面积占整个睑板腺面积的百分比对睑板腺进行分级评分。睑板腺评分标准（图 1-3-6-5）。

0 分：未见腺体萎缩。

1 分：腺体萎缩占整体的 1/3。

2 分：腺体萎缩占整体的 1/3 到 2/3。

3 分：腺体萎缩占整体的 2/3 以上。

5. 眼红分析 干眼是一种多因素疾病，炎症是其发生发展过程中的重要因素。结膜充血是眼表炎症的最显著的体征之一。传统眼红分析主要是基

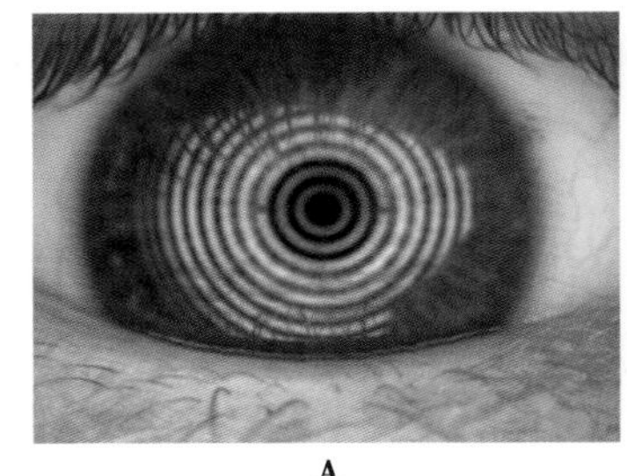

A

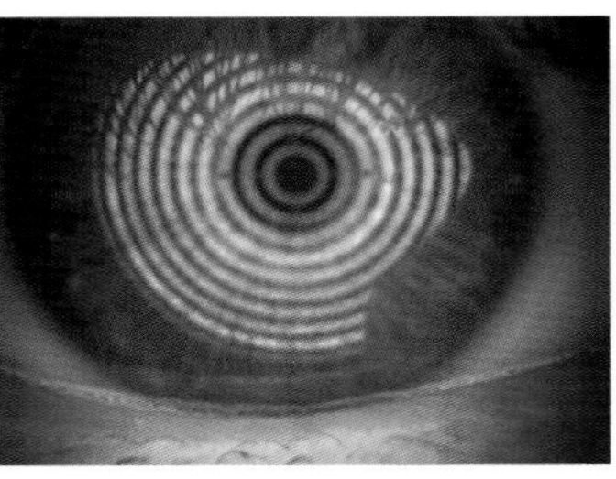

B

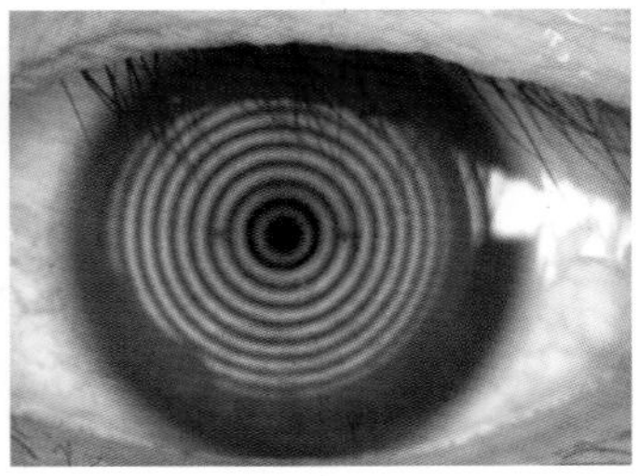

C

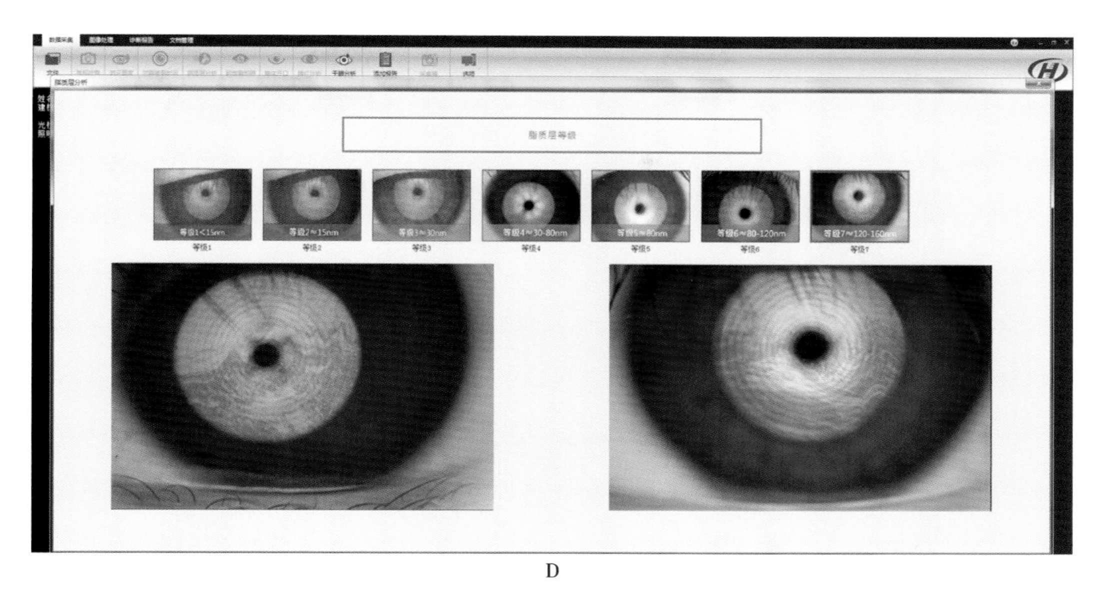

D

图 1-3-6-4 泪膜脂质层厚度的测量

A~C. Keratograph 5M 测量泪膜脂质层厚度；A. 正常脂质层；B. 厚脂质层；C. 薄脂质层；D. 康华干眼检测仪测量泪膜脂质层厚度。

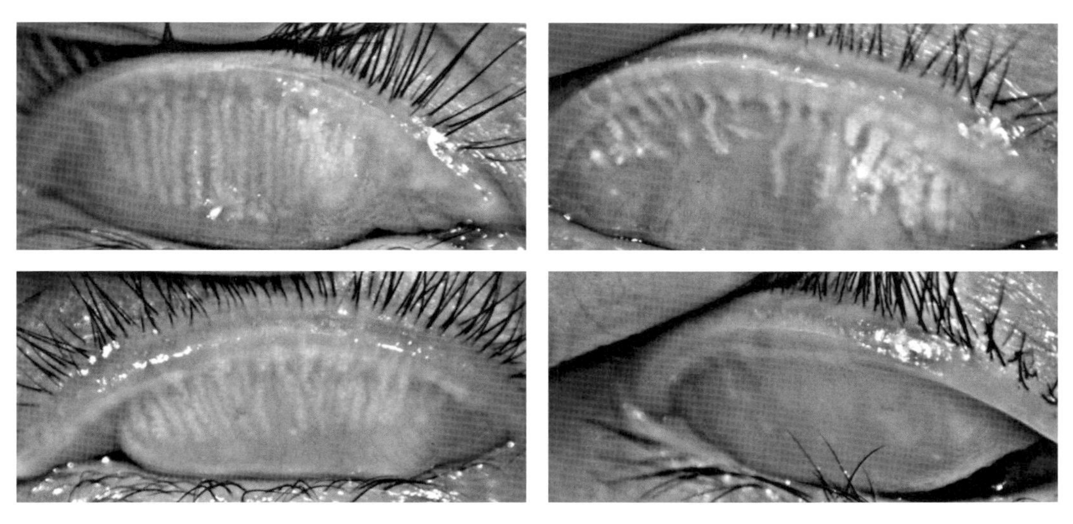

图 1-3-6-5 睑板腺评分标准

于裂隙灯显微镜下的观察，检查的结果通常会受到观察者的经验和主观感受的影响。

Keratograph 5M 的 R-Scan 眼红分析评分程序，通过拍摄球结膜及角膜缘图像，可自动对眼表充血程度进行评分并分级，便于临床疾病诊断、用药指导和治疗随访。康华干眼检测仪 DED-1L 采集球结膜及角巩缘图像后，使用 Harr 特征定义人眼，结合 OSTU 区域分割定位巩膜区域，系统使用 HSV 空间自动量化分析区域内血管面积与总面积的百分比，计算出结膜 / 睫状充血等级（图 1-3-6-6）。

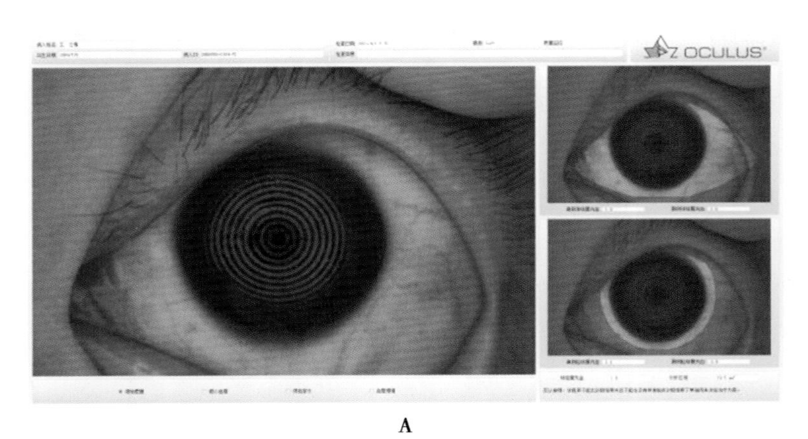

A

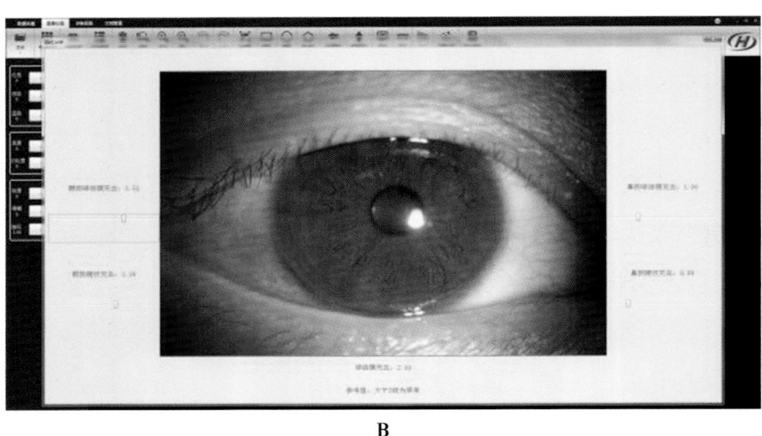

B

图 1-3-6-6　眼部充血评分

A. Keratograph 5M 眼表充血评分，右上图显示鼻、颞侧球结膜充血评分结果，右下图显示鼻、颞侧角膜缘充血评分结果；B. 康华干眼检测仪 DED-1L 眼表充血评分。

6．角膜荧光素钠染色观察　角膜着染通常由如下情况引起，如角膜上皮损伤、缺损、溃疡等。干眼患者也会有角膜上皮损伤的表现。两种仪器均可以采用钴蓝光光源，直接拍摄角膜荧光素钠染色图片并存档（图 1-3-6-7）。

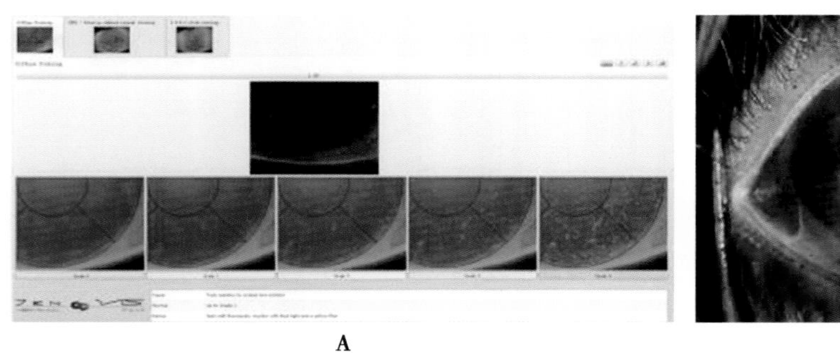

A

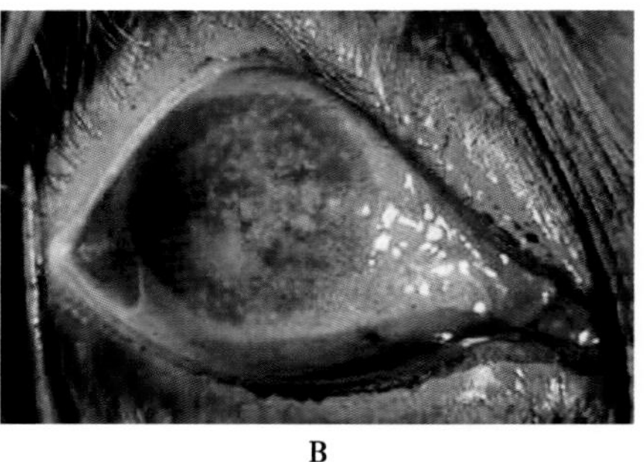

B

图 1-3-6-7　角膜荧光素钠染色拍照

A. Keratograph 5M JENVIS 综合染色分级；B. 康华干眼检测仪 DED-1L 钴蓝光拍照。

7. 睑缘观察 Keratograph 5M 和康华干眼检测仪 DED-1L 的图像采集系统可以观察睑缘特征，如睑缘形态和腺体开口等，并拍摄睑缘高清图像。此外，观察睑板腺腺体开口变化，如腺口凸出、腺口脂栓等，结合睑板腺缺失评分，可综合分析诊断 MGD。

（五）注意事项及要点

1. 干眼筛查并不局限于一些检查项目，需要选择不同的检查方法进行综合评估。

2. 检查的顺序要从非接触到接触。

（六）总结

干眼综合分析仪作为非侵入性检测仪器可以快速、客观地评估干眼患者的泪液量、泪膜的功能和睑板腺的状态，为干眼的诊断以及睑板腺功能的评估提供参考依据。此外，这些分析仪器均可采用红外光源，该光强对眼睛刺激小，测量结果也相对更准确。尽管如此，干眼综合分析仪仍然不能代替传统的检查方法来诊断干眼症。我们应该注意干眼的诊断必须在详细地询问病史症状的基础上，对眼表进行详细的检查，包括裂隙灯显微镜、BUT、Schirmer 试验以及干眼综合分析仪等检查，必要时还需行全身检查来明确干眼的病因以达到更好的治疗。

目前，干眼综合分析仪的研究方向是人工智能分析。基于人工智能分析的研究表明，自动测量获得的 TMH 和睑板腺均具有较好的重复性和特异性。未来，有望成为定量测量干眼及筛查干眼的辅助工具。

二、泪液干涉成像

（一）概述

目前，多种方法可以观测瞬目和泪膜脂质层。眼电图、肌电图、磁线圈法、摄像法等可以观察瞬目。摄像法较为常见，高速摄像机录制眼部视频后，观测者可以通过慢速回放的录像对瞬目运动进行分析。LipiView® 衍生于摄像法，它的内置程序可以自动分析瞬目。Keratograph 5M 眼表综合分析仪、DR-1α 等（见本书相关章节）可以用于观察泪膜脂质层，但需要检查者对图像进行分级。LipiView® 可以直接对泪膜脂质层厚度进行定量分析。

（二）测量原理

LipiView® 眼表面干涉仪利用薄膜干涉原理测量泪膜脂质层厚度。一束光照射薄膜时，由于薄膜上界面和下界面的折射率不同，光波被薄膜的上、下界面分别反射。反射的光相互干涉而形成新的光波。不同颜色的光具有不同波长，基于新的光波波长，薄膜的厚度可以被计算得出。

因此，患者眼睛置于光源前，LipiView® 发出的白光在泪膜脂质层上、下界面分别反射，反射的光相互干涉形成干涉图样又被摄像头捕捉。LipiView® 通过分析干涉图样颜色，而得到泪膜的厚度。

干涉颜色单位 (interference color unit，ICU) 被用于评估干涉图样颜色，1 个 ICU 等于 1 纳米 (nm) 厚度(图 1-3-6-8)。由于泪膜脂质层在瞬目过程中动态变化，该设备被设定记录 20 秒、共 600 帧的视频，并对各个数据点的干涉图样颜色进行分析。LipiView® 眼表干涉仪对脂质层厚度的测量范围为 10~240ICU(即 10~240nm)，精确度为 1 个 ICU(1nm)。测量结果的精确性表现为“C 系数”，即测得干涉图样颜色在预测干涉图样颜色范围内的比例，若低于 0.7，建议重新测量。

ICU Value																							
10	20	30	40	50	60	70	80	90	100	110	120	130	140	150	160	170	180	190	200	210	220	230	240

主要颜色	脂质层厚度(nm)	彩色标准
白	30	N9/0
灰(白)	45	N8.5/0
灰	60	N8/0
灰(黄)	75	10 YR9/2
黄	90	10 YR9/4
黄(棕)	105	7.5 YR8/6
棕(黄)	120	7.5 YR7/10
棕	135	2.5 YR6/10
棕(蓝)	150	7.5 PB8/6
蓝(棕)	165	2.5 PB7/4
蓝	180	2.5 PB7/4

图 1-3-6-8　ICU 值与对应颜色

LipiView® 眼表面干涉仪根据摄像头捕捉到的反射光面积变化进行瞬目分析。在一次瞬目过程中，如果眼表反射光完全消失，就计为一次完全瞬目。

LipiView® Ⅱ眼表面干涉仪在以上功能外，还可以动态观察睑板腺图像。该设备应用自适应透照技术，可获得高分辨率、低反射的清晰睑板腺图像。使用配套的手持式眼睑外翻器协助拍摄下眼睑时，可得到红外反射视图、红外透射视图以及融合成像图。

（三）操作方法及流程(以 LipiView® Ⅱ眼表面干涉仪为例)

使用酒精对额托和颌托及可能接触患者的其他部分进行消毒。

输入患者信息并保存。选择脂质层成像、睑板腺成像或眼表成像模式进行不同检查。

1．脂质层成像

（1）选择“Lipid Imaging”并选择“New”新建。确认颌托与设备之间距离为最小，并指导患者以正确的方式抵在额托和颌托上。

（2）调整颌托，直至患者外眼角与额托左右的标记线对齐。指导患者注视 LipiView® Ⅱ眼表面干涉仪中的固定橘色光点方向。

（3）调整摄像头位置，确保瞳孔位于屏幕正中，并进行对焦。

（4）嘱患者将视线始终固定于橘色光源方向并自然眨眼。

（5）按下“Capture”按钮拍摄。视频录制会在 20 秒后自动停止，也可通过点击“Capture”按钮在任意时间手动停止录制。

（6）双眼拍摄完成后，点击“Analyze”保存并处理该影像。可选择多模式浏览。

2. 睑板腺成像

（1）选择“Gland Imaging”并选择“New”新建。

（2）调暗或关闭室内光源，并确保颌托远离仪器并靠近患者。使用前，检查眼睑外翻器的边缘是否光滑完整。

（3）根据需要选择左、右、上、下眼睑并点击对应区域图标。

（4）在拍摄下眼睑时，将眼睑外翻器置于睫毛或略微低于睫毛的位置。将眼睑外翻器贴合在患者眼睑上，向下拉动下眼睑再略微向内、向上旋转眼睑外翻器。确认从鼻侧至颞侧的睑板腺均清晰可见。

（5）调整摄像头位置，使外翻的眼睑位于屏幕中心，并进行对焦。

（6）保证图像清晰再进行拍摄。

（7）用合适的手法掀开上眼睑后拍摄上眼睑。眼睑外翻器不适用于拍摄上眼睑。

（8）在所需图片全部拍摄完成后，请点击“Analyze”保存。

（9）在“Capture/View”界面查看睑板腺图像。设备提供 3 种睑板腺图像选择：红外反射图像、红外透射图像和融合图像。

3. 眼表成像

（1）选择“Ocular Imaging”并选择“New”新建。

（2）确保颌托位于正确的位置（远离仪器并靠近患者）。

（3）可选择白光照明或选择关闭光源使用室内自然光线照明。

（4）图像居中后并对焦。照相机图标拍摄静止图像，或视频拍摄图标拍摄 5 秒视频。

（四）临床应用

对 LipiView® 眼表面干涉仪报告参数的解读（以左眼为例）（图 1-3-6-9）。

（1）average ICU（平均脂质层厚度）：62nm。

（2）maximum ICU（最大脂质层厚度）：73nm，位于第 44 帧。

（3）minimum ICU（最小脂质层厚度）：54nm，位于第 13 帧。

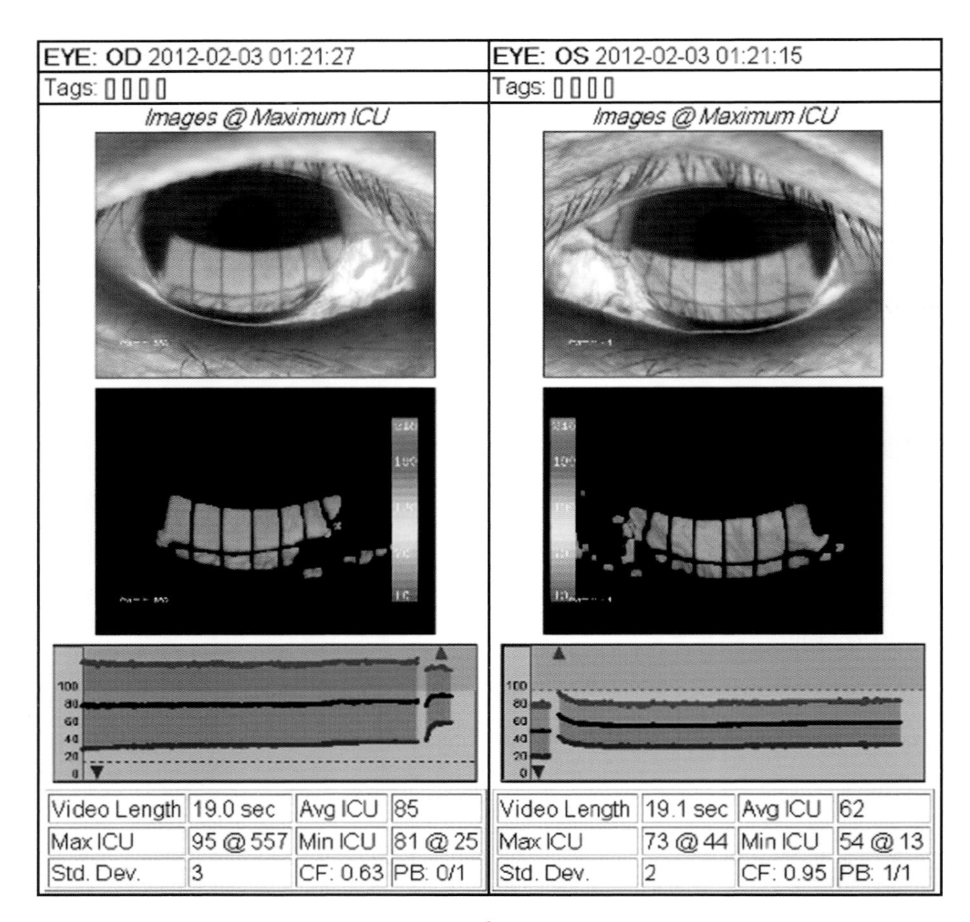

图 1-3-6-9 LipiView® 眼表面干涉仪报告单

（4）partial blinks（不完全瞬目比例）：为 1/1（单位时间内记录到总瞬目次数为 1，其中不全瞬目次数为 1）。

（5）C Factor（C 系数）：0.95（C 系数应≥0.7，若低于 0.7 需重新检测）。

（6）Std. Dev.（标准差）：2（标准差大指脂质层厚度差异大，标准差小则脂质层厚度差异小）。

泪膜与干眼的关系非常紧密。泪膜可分为三层：脂质层、水液层与黏蛋白层。泪膜任一成分异常均会造成泪膜稳态失衡。LipiView® 眼表面干涉仪可以定量测得泪膜脂质层厚度。利用该设备，研究发现泪膜脂质层厚度（lipid layer thickness，LLT）与干眼的症状与体征均有较强的相关性[9]。并且，测得的 LLT 对睑板腺功能障碍有诊断价值。有文献报道，若以 LLT≤60nm 作为睑板腺功能障碍的诊断标准，其灵敏度为 47.9%，特异度为 90.2%[9]。

LipiView® 眼表面干涉仪还可以观察瞬目。瞬目是一种快速的眼睑开合运动，由三叉神经的第一支（眼神经）作为感觉支传入，由面神经的交感支与副交感支作为传出神经，支配轮匝肌收缩完成。瞬目可分为非自主瞬目及自主瞬目，非自主瞬目又分为自发瞬目及瞬目反射。正常人一天之中大部分的瞬目运动都是自发瞬目。自发瞬目与眼表的关系最为紧密，同时与干眼关系密切，因此是干眼领域研究的重点。LipiView® 眼表面干涉仪主要观测自发瞬目的频率和完整性。依据单次瞬目运动中上、下眼睑是否接触，可将瞬目分为完全瞬目与不完全瞬目。不完全瞬目比例（partial blink，PB）在报告中表示为一个分数，分母为单位时间（20 秒）内的总瞬目次数，分子为单位时间内不完全瞬目次数。

不完全瞬目增加最常见的原因是长期使用视频终端。其他原因还包括甲状腺相关眼病、重睑手术、面神经麻痹等[10-11]。持续的不完全瞬目会导致睑板腺功能障碍及蒸发过强型干眼[11-12]。接英教授的研究发现，不全瞬目比例与干眼的症状和体征均显著相关[13]。若不完全瞬目比例高于 40%，通常建议进行瞬目训练，纠正因视频终端使用时间过长造成的不良瞬目习惯[14]。单位时间内总瞬目次数同样与干眼相关[13]。正常成年人自发瞬目频率约为 10～20 次 /min。若总瞬目次数低于正常，也属于异常瞬目，可尝试进行瞬目训练[15]。

目前的瞬目训练是在音频的指导下，循环进行闭眼、眼睑相互挤压和睁眼三个动作。已有部分研究证实，瞬目训练在提高瞬目次数的同时，可以改善干眼症状[14-15]。

LipiView® Ⅱ眼表面干涉仪提供清晰的睑板腺图像，睑板腺图像对睑板腺功能障碍及干眼的诊断和治疗具有重要的意义。

（五）注意事项

1. 眼部药物　患者检查前至少 12 小时内勿使用油性滴眼液，24 小时内勿使用眼膏。若使用其他滴眼液，至少等待 4 小时后再使用该设备。

2. 检查前 4 小时取出角膜接触镜。

3. 检查前请勿揉眼，当日请勿进行眼部化妆。

4. 3 个月内的眼部感染史、外伤史、手术史会影响检查的准确性，请先与检查医生沟通是否可进行评估。

（六）总结

LipiView® 眼表面干涉仪自动计算泪膜脂质层厚度并提供定量、精确的数据，更新了传统脂质层的观察方法。泪膜脂质层厚度对干眼及睑板腺功能障碍的诊断和治疗均有重要意义。但是，该设备的光源仅照射角膜下半部分，测得泪膜脂质层厚度也局限于这一区域，对整体泪膜的观察可能不全面。LipiView 是检查瞬目的新方法，使不完全瞬目在干眼发病机制中的作用更加受到重视。瞬目训练目前也成为干眼治疗的组成部分。对泪膜脂质层厚度与瞬目方式详细检查，有助于医生更全面地了解患者病情。同时，LipiView® 的检查结果可以视频方式呈现，有利于患者了解自身病情，便于长期随访和管理患者。

三、眼前节光学相干断层扫描

（一）概述

光学相干断层扫描（optical coherence tomography，OCT）是一种非接触性、高灵敏度及高分辨率的光学成像技术，可以对生物组织进行断层成像。1991 年，OCT 技术首次在 Science 上被报道[16]。1993 年，OCT 首次应用于人眼活体视网膜组织结构的测量[17]。1994 年，Izatt 等首先将其应用于眼前节的测量[18]。目前，临床应用的眼前节 OCT 系统的图像分辨率远高于 B 超和 CT 等常用断层成像技术，已成为眼科医生临床工作中不可缺少的辅助诊断设备之一。眼前节 OCT 已被广泛应用于临床，包括结膜、角膜、前房、瞳孔、虹膜等组织结构，以及多种眼前节手术的术前评估和术后的随访及疗效观察[19-20]。

（二）基本原理

OCT 技术采用低相干光干涉原理，采用波长为 820nm 或 1 310nm 超辐射发光二极管光源发出的远红外光源拍摄，通过检测生物组织不同深度层面对入射弱相干光的镜面反射或反向散射信号，进而获得生物组织的二维或三维结构图像。低相干干涉仪中，一束宽光谱低相干光束从二极管发出后，由分光镜分成两束：一束作为参考光被反射镜返回，另外一束聚焦于患者角膜。入射光束被角膜多层结构反射后形成深度各异的光束，和参考光发生了共振和干涉，形成低相干的光信号。这种相干光信号经计算机采集转换，可获得关于组织结构和距离等信息，通过特定程序分析获得相应的定性和定量结果。

（三）眼前节 OCT 的操作方法及流程

1. 检查前应先阅读病历，初步了解患者情况，明确医生希望通过前节 OCT 检查获得的信息，以确定重点检查部位。

2. 在计算机软件操作界面中输入患者信息，包括姓名、性别、年龄、出生日期、诊断和检查时间等。可为患者设置分组和编号，方便后续查找和调取检查结果。

3. 向患者介绍注意事项和检查目的，以取得患者的良好配合。让患者将下颌置于设备的下颌垫上，前额紧靠在前额托，被检者眨眼数次后睁大双眼，注视固视灯。如患者不能配合，可点表面麻醉药后放置开睑器再进行检查。

4. 检查者根据临床不同的疾病和所需要重点检查的部位，选择适当的扫描模式，包括：角膜扫描模式、前房和/或房角扫描模式和晶状体扫描模式等。

5. 检查者根据需要检查的部位调整注视灯的位置。

6. 检查者通过操控手柄或点击屏幕的瞳孔区来调整镜头，使焦点聚焦在需要观察的平面上。

7. 将获得的图像进行优化、采集并保存。

（四）临床应用

目前，常用的干眼诊断的客观指标如 TBUT、Schirmer 检查、角结膜荧光素染色等，多为侵入性检查，可重复性有待提高。随着相干光断层扫描技术在眼前节疾病诊断中的广泛应用，泪河、角结膜和睑板腺等的高分辨率成像成为可能。

1. 评估泪液量 临床上，评估泪液容量对干眼症患者的诊断、鉴别诊断和治疗具有重要意义。然而，传统的评估泪液容量的方法仍存在侵入性和重复性差的缺点。有研究提出了应用前节 OCT 测量泪河作为眼泪容量的间接测量方法。应用测量软件可以在采集的图像中获取泪河高度、泪河深度、泪河面积等反映泪河容量的参数（图 1-3-6-10）。但是，对于哪个参数能提供最可靠和有用的干眼诊断结果，没有达成一致意见。目前，临床医生多采用下泪河高度来分析干眼，干眼人群的下泪河高度较正常人减低[21]。对于区分干眼患者和正常人的界限值，一项研究表明，当 TMH 低于 0.30mm 时，诊断的灵敏度和特异度分别为 67% 和 81%[22]；而另一项研究表明，当 TMH 低于 0.164mm 时，可以诊断为干眼，其诊断的灵敏度和特异度分别为 92% 和 90%[23]。

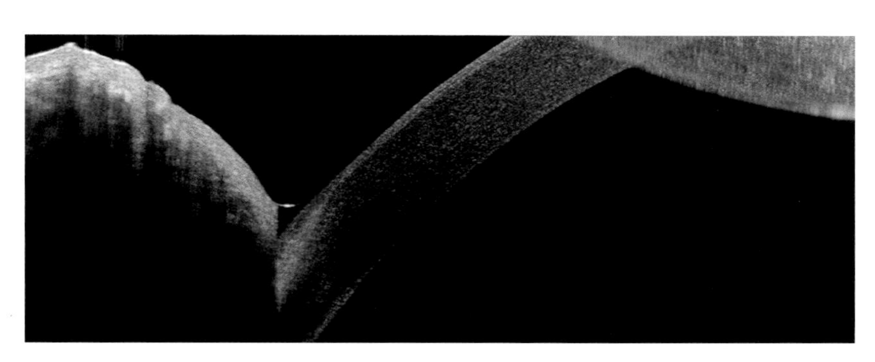

图 1-3-6-10 OCT 采集的泪河图像

2. 评估角膜、结膜上皮厚度 目前，前节 OCT 对眼表上皮的检查仍处于研究阶段。有研究发现，应用前节 OCT 观察到干眼患者角膜上皮厚度较正常人变薄，且干眼愈严重角膜上皮厚度变薄现象愈显著[24]。一项应用前节 OCT 测量角膜缘和球结膜上皮厚度的研究发现，干眼患者角膜缘上皮厚度降低，而球结膜上皮厚度增加[25]。还有研究表明，应用前节 OCT 测量角膜上皮层厚度，干眼患者的上部及中央角膜上皮厚度与正常对照组无显著差异，而下部角膜上皮较正常对照组增厚[26]。

尽管眼表上皮厚度的变化并不是干眼患者的独特表现，在其他眼表疾病中也可有类似表现，但这一参数为评估眼表组织的变化提供了有用的信息。总之，前节 OCT 可对眼表上皮厚度进行无创评估，而干眼可能影响角膜、角膜缘和球结膜上皮厚度；此外，眼表组织上皮厚度的测量有助于评价和分级眼表疾病的严重程度。然而，这些仍需要进一步的研究探索。

3. 评估睑板腺功能 睑板腺功能障碍被认为是蒸发过强型干眼的主要原因。因此，评估睑板腺的功能和解剖完整性对于干眼的正确分类和治疗至关重要。目前有研究表明，前节 OCT 技术能够获得睑板腺的断层成像而不需要其他设备辅助[27]。近期研究发现，使用前节 OCT 技术可以获得健康受试者的睑板腺的 3D 图像，在这些图像中，睑板腺彼此平行，囊泡腺清晰可见[28]。前节 OCT 通过对睑板腺的解剖结构以及体积变化的直接量化有助于干眼的诊断。应用前节 OCT 评估干眼患者睑板腺的形态参数发现，干眼患者睑板腺腺体的长度和宽度减低而眼睑厚度增加，且前节 OCT 参数与 MGD 的临床特征如 TBUT、睑缘评分、形态、角膜病变等具有相关性[29]。尽管前节 OCT 成像有助于观察睑板腺的解剖结构[30]，但仍然需要开发一些评估睑板腺解剖结构的指数如腺泡直径、腺泡体积、中央管直径、睑板腺体积和体积百分比等睑板腺定量分析方法。

（五）临床注意事项

1. 测量前和患者充分沟通，测量过程中嘱患者尽量睁大眼睛。
2. 患者睑裂过小，可撑开患者眼睑协助睁眼，注意撑开眼睑时不要压迫眼球。

（六）总结

前节 OCT 的出现对眼前节疾病的诊断起了重要作用，其非接触性、快速、便捷、高分辨率及可定量测量的特点决定了其在眼前节结构测量应用中的优势和重要性。尤其是前节 OCT 作为一种非侵入性的测量仪器，可提供泪河、泪膜、睑板腺、角结膜组织的全面、定量信息。其中，测量患者的泪河参数对干眼临床诊断具有较高的灵敏度及特异度，能直观且较为真实地反映泪河情况，未来可能成为一种可靠的辅助诊断干眼的工具。

参 考 文 献

[1] NICHOLS KK, MITCHELL GL, ZADNIK K. The repeatability of clinical measurements of dry eye[J]. Cornea, 2004, 23(3): 272-285.

[2] FU PI, FANG PC, HO RW, et al. Determination of tear lipid film thickness based on a reflected placido disk tear film analyzer[J]. Diagnostics, 2020, 10(6): 353.

[3] PÉREZ BARTOLOMÉ F, MARTÍNEZ DE LA CASA JM, ARRIOLA VILLALOBOS

P，et al. Ocular redness measured with the keratograph 5m in patients using anti-glaucoma eye drops[J]. Seminars in Ophthalmology，2017：1-8.
[4] WANG X，LU X，YANG J，et al. Evaluation of dry eye and meibomian gland dysfunction in teenagers with myopia through noninvasive keratograph[J]. Journal of Ophthalmology，2016，2016：1-5.
[5] LEI T，JING-HAO Q，XIAO-YU Z，et al. Repeatability and reproducibility of noninvasive keratograph 5m measurements in patients with dry eye disease[J]. Journal of Ophthalmology，2016，2016：1-6.
[6] SWEENEY DF，MILLAR TJ，RAJU SR. Tear film stability：a review[J]. Exp Eye Res，2013，117：28-38.
[7] WU H，WANG Y，DONG N，et al. Meibomian gland dysfunction determines the severity of the dry eye conditions in visual display terminal workers[J]. PLoS One，2014，9(8)：e105575.
[8] 王飞，吴丹，魏安基，等 . Oculus 角膜地形图仪在测量瞳孔直径及对光反射评估中的应用 [J]. 中华眼视光学与视觉科学杂志，2015，17(2)：6.
[9] FINIS D，PISCHEL N，SCHRADER S，et al. Evaluation of lipid layer thickness measurement of the tear film as a diagnostic tool for meibomian gland dysfunction[J]. Cornea，2013，32(12)：1549-1553.
[10] JINHWAN P，JOOHYUN K，HWA L，et al. Functional and structural evaluation of the meibomian gland using a lipiview interferometer in thyroid eye disease[J]. Canadian Journal of Ophthalmology，2018，53(4)：373-379.
[11] TING WAN，XIUMING JIN，LIN LIN，et al. Incomplete blinking may attribute to the development of meibomian gland dysfunction[J]. Current Eye Research，2016，41(2)：179-185.
[12] WANG M，LESLIE T，HAN A，et al. Impact of blinking on ocular surface and tear film parameters[J]. Ocular Surface，2018，16(4)：424-429.
[13] JIE Y，SELLA R，FENG J，et al. Evaluation of incomplete blinking as a measurement of dry eye disease[J]. Ocul Surf，2019，17(3)：440-446.
[14] NOSCH DS FC，TÓTH M. Blink animation software to improve blinking and dry eye symptoms[J]. Optom Vis Sci，2015，92(9)：e310-e315.
[15] JOAN，PORTELLO，MARK，et al. Blink rate，incomplete blinks and computer vision syndrome[J]. Optometry and Vision Science，2013，90(5)：482-487.
[16] HUANG D，SWANSON EA，LIN CP，et al. Optical coherence tomography[J]. Science，1991，254(5035)：1178-1181.
[17] EGGENBERGER，ERIC，COSTELLO，et al. Optical coherence tomography (oct) in neurologic disease[J]. American Journal of Ophthalmology，1993，116(1)：113–114.
[18] IZATT JA，HEE MR，SWANSON EA，et al. Micrometer–scale resolution imaging of the anterior eye in vivo with optical coherence tomography[J]. Arch Ophthalmol，1994，112(12)：1584-1589.

[19] MARCON AS, RAPUANO CJ, JONES MR, et al. Descemet's membrane detachment after cataract surgery: management and outcome[J]. Ophthalmology, 2002, 109(12): 2325-2330.
[20] 刘祖国，利华明 . 白内障摘除术后角膜后弹力层脱离：附 11 例报道 [J]. 中国实用眼科杂志，1990，008(006)：335-339.
[21] ANG M, BASKARAN M, WERKMEISTER RM, et al. Anterior segment optical coherence tomography[J]. Prog Retin Eye Res, 2018, 66: 132-156.
[22] IBRAHIM OM, DOGRU M, TAKANO Y, et al. Application of visante optical coherence tomography tear meniscus height measurement in the diagnosis of dry eye disease[J]. Ophthalmology, 2010, 117(10): 1923-1929.
[23] SHEN M, LI J, WANG J, et al. Upper and lower tear menisci in the diagnosis of dry eye[J]. Invest Ophthalmol Vis Sci, 2009, 50(6): 2722-2726.
[24] CUI X, HONG J, WANG F, et al. Assessment of corneal epithelial thickness in dry eye patients[J]. Optom Vis Sci, 2014, 91(12): 1446-1454.
[25] FRANCOZ M, KARAMOKO I, BAUDOUIN C, et al. Ocular surface epithelial thickness evaluation with spectral-domain optical coherence tomography[J]. Invest Ophthalmol Vis Sci, 2011, 52(12): 9116-9123.
[26] RATTAN SA, ANWAR DS. Comparison of corneal epithelial thickness profile in dry eye patients, keratoconus suspect, and healthy eyes[J]. Eur J Ophthalmol, 2020, 30(6): 1506-1511.
[27] HWANG HS, PARK CW, JOO CK. Novel noncontact meibography with anterior segment optical coherence tomography: hosik meibography[J]. Cornea, 2013, 32(1): 40-43.
[28] HWANG HS, SHIN JG, LEE BH, et al. In vivo 3d meibography of the human eyelid using real time imaging Fourier-Domain OCT[J]. PLoS One, 2013, 8(6): e67143.
[29] LIANG Q, PAN Z, ZHOU M, et al. Evaluation of optical coherence tomography meibography in patients with obstructive meibomian gland dysfunction[J]. Cornea, 2015, 34(10): 1193-1199.
[30] YOO YS, NA KS, BYUN YS, et al. Examination of gland dropout detected on infrared meibography by using optical coherence tomography meibography[J]. Ocul Surf, 2017, 15(1): 130-138.

第七节　全身检查

（一）概述

许多全身性疾病，尤其风湿性疾病是导致干眼的重要原因。有文献报道，因干眼就诊的患者中，多达 25.9% 的患者有潜在的风湿性疾病[1]。一项前瞻性队列研究发现在水液缺乏型干眼患者中，11.6% 的患者患有干燥综合征 [2]；系统综述也显示：干眼或干燥性角结膜炎是类风湿关节炎（rheumatoid arthritis，RA）、干燥综合征（Sjögren syndrome，SS）、系统性红斑狼疮（systemic lupus erythematousus，SLE）及系统性硬化症（systemic sclerosis，SSc）最常见的眼部表现 [3]。

自身抗体检查，如抗核抗体（antinuclear antibodies，ANA）、可提取核抗原（extractable nuclear antigen，ENA）自身抗体（抗 Sm 抗体，抗 Ro/SSA，抗 La/SSB 和抗 RNP 抗体）、类风湿因子（rheumatoid factor，RF）等，对筛查风湿性疾病导致的干眼有重要意义。对于血清学证据不足，但临床高度怀疑 SS 者，还应进行唇腺活检。其他唾液腺功能检查，如唾液流率、腮腺造影、唾液腺核素显像对于诊断 SS 也十分必要 [4]。有骨关节症状的患者可结合关节症状、体格检查和关节影像学以协助诊断。

（二）临床应用

由于自身抗体及其他风湿性疾病诊断相关的检查项目较多且复杂，本章节着重讲述和 SS 诊断密切相关的检测项目。

1. 血清学自身抗体的检测原理及临床意义

（1）抗核抗体：ANA 是以真核细胞的各种成分为靶抗原的自身抗体的总称，其针对的靶抗原成分包括细胞核、胞质、细胞骨架及细胞分裂周期蛋白等 [5-6]，主要采用间接免疫荧光法（indirect immunofluorescence，IIF）检测 [7]。目前，以人喉表皮样癌细胞系（human epidermoid carcinoma cell line，HEP-2）为抗原基质的 IIF 法是进行 ANA 检测的首选方法和 ANA 筛查的金标准。检测原理：患者待测血清中存在抗细胞核成分的抗体（第一抗体），可以特异地和核抗原成分结合，形成抗原抗体复合物。故将不同稀释倍数的待测血清孵育底物细胞，然后再与荧光标记的抗人免疫球蛋白 G（第二抗体）结合，在荧光显微镜下观察相应部位出现的亮绿色荧光为阳性。

ANA 的荧光图谱被检测出来的最终稀释倍数为其效价。ANA 相关的疾病 IIF 法检测的滴度≥1：320 时有诊断意义。ANA 阳性常见于 SLE、SS、SSc、混合性结缔组织病（mixed connective tissue disease，MCTD）、特发性炎性肌病等系统性自身免疫病患者，同时也可见于器官特异性自身免疫病患者，如自身免疫性肝病、自身免疫性甲状腺炎等。因此，ANA 一直是对疑似风湿性疾病患者的常规筛查手段。除此之外，ANA 阳性也可见于慢性感染性疾病、肿瘤及健康人群 [8]。健康人 ANA 的出现与净化体内衰老和死亡细胞有关，阳性率＜5%，年龄越大，阳性率越高。SS 患者中 ANA 阳性率约为 53%~85%，最多见核型为斑点型（占 60%）和均质型（占 16%）（图 1-3-7-1）。

（2）抗可提取核抗原抗体：用盐水或磷酸盐缓冲液从细胞核中提取得到的抗

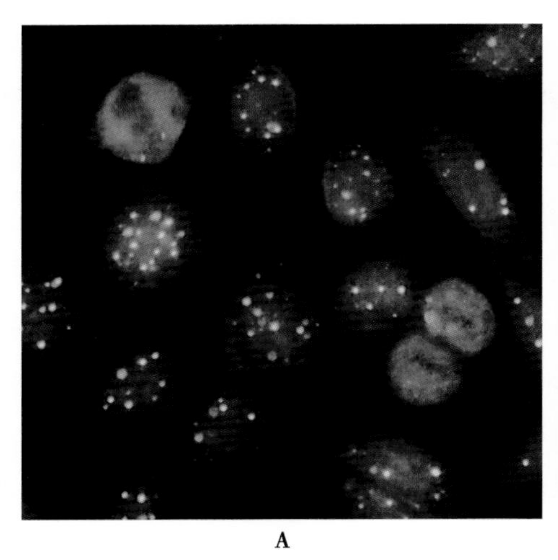

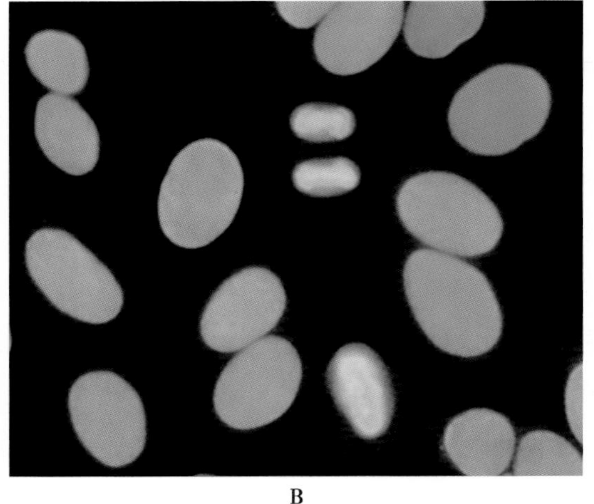

A　　B

图 1-3-7-1　SS 患者 ANA 免疫荧光类型

A. 抗核抗体 - 斑点型；B. 抗核抗体 - 均质型（HEP-2，20 倍镜下）。

原称为可提取性核抗原，是由许多小分子 RNA 与各自对应的特定蛋白质组成的核糖核蛋白颗粒。一般用动物的胸腺和脾脏制取，主要成分包括 RNP、Sm、Ro/SSA、La/SSB、Scl-70、Jo-1 等。抗 ENA 抗体对风湿性疾病的诊断有重要意义，但与疾病的活动度及其严重程度无明显相关性。目前常用的检测方法较多，包括免疫双扩散法（immunodiffusion，ID）、酶联免疫吸附试验和线性免疫印迹法（line immunoassay，LIA）等。ID 可检测出所有抗 ENA 抗体，是将待测血清、ENA 在室温下放置于铺设琼脂糖凝胶的湿盒内，经 24~48 小时自身抗体和抗原各自向对方扩散，以最恰当的比例形成抗原抗体沉淀线。该方法稳定，临床符合率高，但耗时长，灵敏度低，需要较大数量的 IgG 和 IgM 来形成可见的沉淀线，使其临床应用受到了限制。ELISA 法是将待测血清与纯化的目标抗原混合、反应，与抗原结合的自身抗体可通过酶联抗人免疫球蛋白抗体来检测显影。LIA 是临床检测 ENA 时最为敏感的方法之一，其灵敏度可达到 pg 水平，它将粗提 ENA 抗原先经聚丙烯酰胺凝胶垂直电泳，依据不同蛋白质所带电荷和分子量的不同在电场中分离出若干多肽条带，然后水平转印至硝酸纤维素膜上，将膜切成细条，制成试剂盒。每次检测时均应做阳性对照，依照试剂盒提供的标准条带位置作出准确而可靠的判断，目前越来越多的机构应用自动化检测仪器可以对显影条带做出半定量结果判定（图 1-3-7-2）。

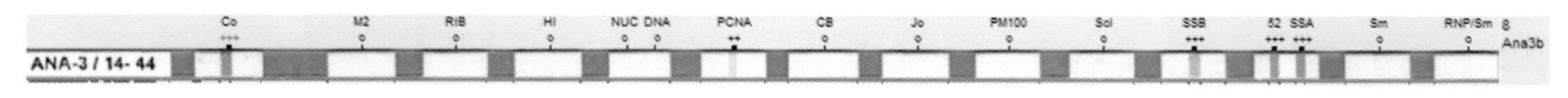

图 1-3-7-2　免疫印迹法示例，Co 为标准品阳性对照，其他靶抗原检测结果与阳性对照比对，本例 SSA、52（即 Ro-52）和 SSB 检测结果为 +++

抗 Ro/SSA 和抗 La/SSB 抗体与 SS 的临床相关性最为密切。抗 Ro/SSA 抗体的靶抗原 Ro/SSA 是核糖核蛋白复合物。1968 年首次在一位名叫 Ro 的 SLE 患者体内发现了该抗体，命名为抗 Ro 抗体[9]。1974 年在一位名叫 La 的 SLE 患者血清中发现了另一种抗体，命名为抗 La 抗体[10]。1975 年，有研究报道在 SS 患者体内发现了两种新型自身抗体，分别命名为抗 SSA 抗体和抗 SSB 抗体[11]。其中抗 SSA 抗体随后被证实与抗 Ro 抗体的靶抗原一致，抗 SSB 抗体被证实与抗 La 抗体为同一物质[12]。SSA/Ro 抗原的蛋白成分有 60kD 和 52kD 两种。这两种自身抗原分别称为 Ro-52 和 Ro-60。Ro-52 位于细胞质，Ro-60 位于细胞核和核仁。

SS 患者常见抗 Ro/SSA、La/SSB 抗体阳性，60%~80% 的 SS 患者至少其中一种自身抗体阳性（图 1-3-7-3）。因此，在检测 ANA 的同时应检测抗 ENA 抗体，以提高 SS 的诊断概率。抗 Ro/SSA 和 La/SSB 抗体最早是在 SS 和 SLE 患者体内发现的。但随后的研究表明，其他自身免疫性疾病患者体内也可能出现抗 Ro/SSA 抗体，如 SSc、特发性炎性肌病、间质性肺疾病、MCTD、原发性胆汁性胆管炎（primary biliarycholangitis，PBC）和 RA。因此抗 SSA/Ro 抗体对于 SS 而言并不特异。抗 SSA 抗体和抗 SSB 抗体同时检出时高度提示 SS，它们也是 2002 年和 2016 年的原发性干燥综合征（pSS）国际分类标准中重要的客观检测指标之一[13]（表 1-3-7-1）。

序号	检验项目	结果	提示	单位	参考区间	检测方法
1	抗核抗体 ANA	1：3200	↑		阴性＜1：100	间接免疫荧光
2	抗核抗体核型 ANA patterns	胞核斑点型				
3	抗双链DNA抗体 anti-dsDNA	阳性268.90	↑	IU/mL	0--100	ELISA
4	抗nRNP抗体 anti-nRNP	强阳性(+ + +)146	↑		阻性＜15	免疫印迹
5	抗Sm抗体 anti-Sm	阴性(–)13			阻性＜15	免疫印迹
6	抗SSA(60KDa)抗体 anti-SSA	阴性(–)1			阴性＜15	免疫印述
7	抗Ro-52抗体 anti-Ro-52	强阳性(+ + +)142	↑		阴性＜15	免疫印迹
8	抗SSB(48KDa)抗体 anti-SSB	阴性(–)5			阴性＜15	免疫印迹
9	抗Scl-70抗体 anti-Scl-70	阴性(–)11			阴性＜15	免疫印迹
10	抗Jo-1抗体 anti-Jo-1	阴性(–)12			阴性＜15	免疫印迹
11	抗着丝点抗体 anti-CenP-B	阴性(–)3			阴性＜15	免疫印迹
12	抗核小体抗体 AnuA	弱阳性(+)19	↑		阻性＜15	免疫印述
13	抗组蛋白抗体 anti-Histone	阳性(+ +)43	↑		阴性＜15	免疫印迹
14	抗核糖体P蛋白抗体 anti-Rib.P-Prot	阴性(–)14			阴性＜15	免疫印迹
15	抗线粒体M2抗体 AMA-M2	阴性(–)6			阴性＜15	免疫印迹
16	抗PM-SCL抗体 anti-PM-Scl	阴性(–)5			阴性＜15	免疫印迹
17	抗增殖细胞核抗原抗体 anti-PCNA	阴性(–)2			阴性＜15	免疫印迹

检验评语：抗dsDNA抗体ⅡF法结果：1：10阳性

图 1-3-7-3　抗 ENA 抗体结果示例

（3）类风湿因子：RF 是抗变性 IgG 分子的 Fc 片段的自身抗体，依据免疫球蛋白类型可分为 IgG、IgM、IgA、IgE 等，检测方法有致敏绵羊红细胞凝集试验、乳胶颗粒凝集试验、散射比浊法和 ELISA 法等。

RF 在 RA 中的阳性率为 80% 左右，是诊断 RA 的重要血清学标准之一，但不是

表 1-3-7-1 抗 ENA 抗体主要疾病相关性

抗体名称	主要相关疾病
抗 nRNP 抗体	SLE、MCTD、SSc 等
抗 Sm 抗体	SLE
抗 Ro/SSA 抗体	SS、SLE、PBC、SSc
抗 La/SSB 抗体	SS、SLE
抗 Scl-70 抗体	SSc
抗 Jo-1 抗体	多发性肌炎、皮肌炎
抗 CENP-B 抗体	Crest 综合征等
抗核小体抗体	SLE
抗核糖体 P 蛋白抗体	SLE
抗线粒体 M2 抗体	PBC
抗 PM-SCL 抗体	多发性肌炎 / 皮肌炎与 SSc 重叠的患者
抗 PCNA 抗体	SLE

唯一的标准。RF 在 SS 的检出率在 70%~90%，虽然特异性有限，但在 SS 诊断中有重要意义，甚至高于其在 RA 中的检出率。RF 也可在其他多种疾病中出现，如 SLE、SSc、炎性肌病、感染性疾病、结节病、肺间质病变等。

（4）其他自身抗体：抗毒蕈碱受体 3 抗体、抗 α- 胞衬蛋白抗体、抗线粒体抗体、抗平滑肌抗体、抗甲状腺球蛋白抗体和抗甲状腺过氧化物酶抗体等在 SS 患者中均有一定比例的检出率。

2. 唾液腺检测的原理及临床意义

（1）唇腺活检：SS 主要的病理学改变是淋巴细胞浸润唾液腺和泪腺。浸润从导管周围开始并蔓延至整个小叶，为淋巴细胞的局灶性聚集。1970 年 Bertram 等证明小涎腺与腮腺的病理改变是一致的[14]。唇黏膜，颊、腭、鼻的黏膜均有小涎腺分布。从可操作性的角度出发，故以唇黏膜小涎腺的病理特点作为判断 SS 的指标之一。

SS 患者唇腺活检的典型病理表现为灶性淋巴细胞浸润性唾液腺炎（focal lymphocytic sialadenitis，FLS）。FLS 定义为 $4mm^2$ 的涎腺组织中看到有 50 个以上的淋巴细胞、浆细胞、巨噬细胞聚集成团，称为一个 FLS 灶[15]。浸润的淋巴细胞通常紧密聚集在唾液腺管或血管周围，而其周边的腺泡组织表现正常。在 SS 的国际分类标准中，将唇腺 FLS≥1 定义为阳性（图 1-3-7-4）。Akpek 等报道在确诊 SS 的患者中，仅有 66.6% 的患者抗 SSA 或抗 SSB 抗体阳性，有 1/3 的患者 ANA＜1：320，需经唇腺活检确诊，另有 16.7% 的患者自身抗体均为阴性，最终经唇腺活检确诊[1]。唇腺病理除有助于诊断 SS 外尚可用于鉴别非特异性慢性唾腺炎、慢性硬化性唾腺炎及米库利兹病等。

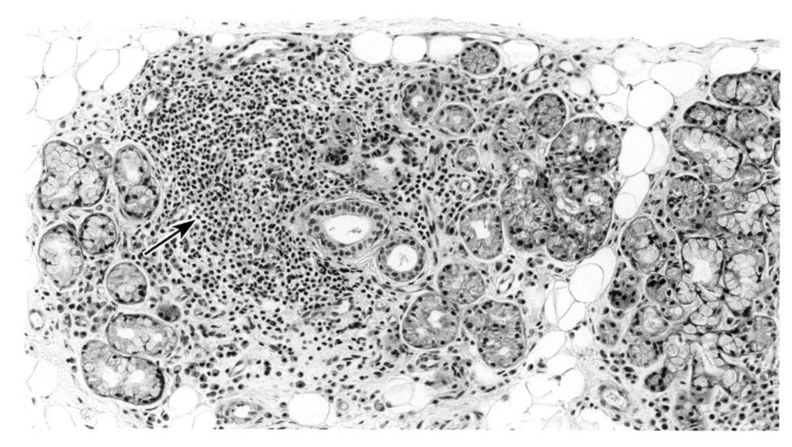

图 1-3-7-4　SS 患者唇腺病理（20 倍镜下），红色箭头指向为一个 FLS 灶

（2）唾液流率：唾液流率指在静息状态下一定时间内唾液的分泌量，是口干燥症的一个筛选性的客观检查，简单易行。临床操作方法：要求患者静坐 10 分钟，收集患者 10~15 分钟内流出的全部唾液于清洁容器内，测其量。正常人未刺激的全唾液流率＞15mL/15min，＜0.1mL/min 为流率低下。

（3）腮腺造影：腮腺造影是观察腮腺导管系统形态的检查。SS 患者各级导管不规则、僵硬，有不同程度的狭窄和扩张，造影剂可淤积于末端导管腺体呈点球状，如苹果树样或雪花样改变，而主导管不闭塞（图 1-3-7-5）。SS 患者由于腮腺导管狭窄可能导致造影剂排空障碍，注射造影剂后腮腺肿大加剧，进一步损伤腮腺功能，故 2016 年的 pSS 分类诊断标准已不再包括该项检查。

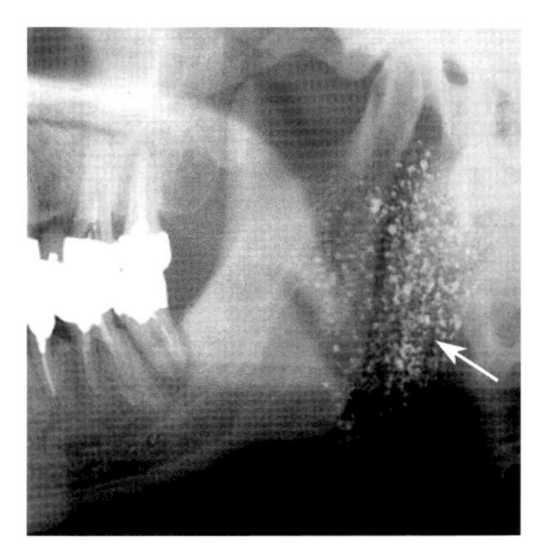

图 1-3-7-5　SS 患者腮腺造影，腮腺导管不显影，末梢导管呈不均匀小球状扩张（如箭头所示）

（4）唾液腺核素显像：唾液腺导管上皮细胞具有浓聚、排泄核素高锝酸盐（$^{99}Tc^{m}O_4^-$）的功能。静脉注入显像剂 $^{99}Tc^{m}O_4^-$ 后，其随血液循环到达唾液腺，可被小叶导管上皮细胞摄取、浓聚，并随唾液经导管排泌到口腔。通过动态、静态显像，可观察到唾液腺对 $^{99}Tc^{m}O_4^-$ 的浓聚、排泌过程，以及腺体的位置、形态、大小，还可以进行功能的定量分析。

唾液腺放射性核素显像定性分析结果可分为正常、轻度受损和重度受损三个等级。正常指唾液腺（包括腮腺和颌下腺）显像双侧基本对称，随着时间延长腺体内放射性浓聚增加，分布均匀，轮廓清晰；维生素 C 刺激后腺体内放射性迅速下降，轮廓缩小，口腔内放射性迅速增加。轻度受损指唾液腺显像腺体摄取放射性较正常减少，两侧基本对称；维生素 C 刺激后唾液腺放射性下降速度减慢，口腔内放射性逐渐增加。重度受损指唾液腺显像腺体放射性摄取显著减低，维生素 C 刺激后唾液腺影像无明显变化，口腔内放射性极少[15]。

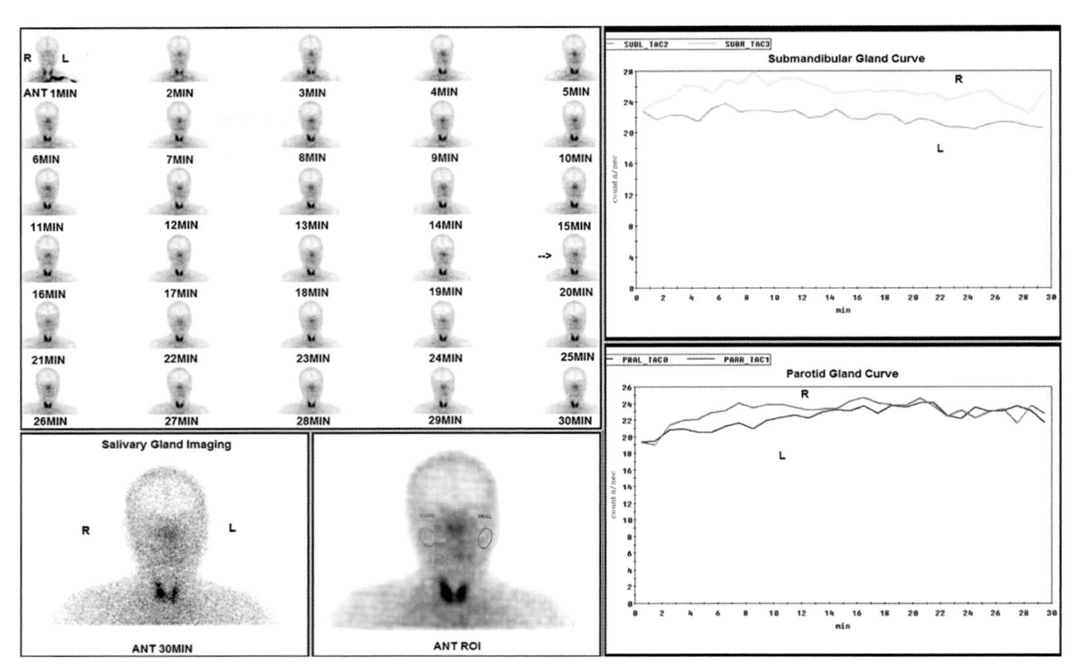

图 1-3-7-6　SS 患者唾液腺放射性核素显像

注射显像剂后双侧颌下腺、腮腺始终未见明确显示，20 分钟（箭头所示）后，双侧颌下腺、腮腺仍未见明确显示，口腔内始终未见显像剂摄取；甲状腺可见生理性摄取（见左上图）；双侧颌下腺、腮腺摄取曲线峰值明显减低，未见排泄（见右上、下图）；结论：双侧颌下腺、腮腺功能差，未见排泄。

（三）注意事项

1. 用于自身抗体测定的血清需保存在 4℃，不超过 72 小时，或者保存在 -20℃以下的温度。建议用丙酮固定 HEP-2 细胞，因为乙醇或甲醇固定可能会清除 Ro/SSA 抗原。

2. ANA 检测分成 ANA 总抗体的检测和针对靶抗原的特异性自身抗体检测。通常在 ANA 的临床应用中可先用 IIF 法进行 ANA 筛查，若结果为阳性，需进一步进行针对靶抗原的特异性自身抗体检测，为疾病确诊提供依据。但由于不同方法存在靶抗原表位、敏感性及特异性差异，造成 ANA 总抗体的检测和针对靶抗原的特异性自身抗体检测结果的不一致。临床检测中存在 IIF-ANA 阳性而针对靶抗原的特异性自身抗体检测结果为阴性，甚至 IIF-ANA 阴性而针对靶抗原的特异性自身抗体检测结果为阳性的情况。因此，当临床高度疑诊风湿性疾病时，无论 ANA 总抗体的检测结果如何，都需要针对靶抗原的特异性自身抗体进行检测。

3. 对于确诊 ANA 相关的疾病患者，ANA 滴度变化对监测疾病活动性没有帮助。因此一旦这类患者检测结果为阳性，无须重复检测 ANA。

4. 血清学检查阴性，但临床高度怀疑 SS 时，需进一步行唇腺活检。

5. 在进行唇腺活检病理阅片时必须用有标尺的显微镜来计算唇腺活检的淋巴细胞浸润灶。无面积界定的报告不具备临床诊断意义。

6. 不是所有唾液腺显像差及排泄率低就一定是 SS 患者临床表现，腮腺炎症、肿瘤和其他慢性病变如甲状腺疾病均可出现上述表现。

7. 自身抗体检测并非自身免疫性疾病诊断的金标准，检测结果一定要结合患者实际情况、临床表现综合分析，以获得正确的疾病诊断。

（四）总结

对于以干眼为主诉就诊的患者，应注意询问其是否存在其他多系统受累表现，如有无口干、关节痛、皮疹等。ANA 等自身抗体的检测有助于发现潜在的风湿性疾病。对于临床高度怀疑 SS，但初步 ANA 筛查阴性者，应进行唇腺活检寻找确诊依据，并转诊至风湿免疫科进行全面评估。

参 考 文 献

[1] AKPEK EK，KLIMAVA A，THORNE JE，et al. Evaluation of patients with dry eye for presence of underlying Sjögren syndrome [J]. Cornea，2009，28(5)：493-497.

[2] LIEW MS，ZHANG M，KIM E，et al. Prevalence and predictors of Sjogren's syndrome in a prospective cohort of patients with aqueous-deficient dry eye[J]. Br J Ophthalmol，2012，96(12)：1498-1503.

[3] TURK MA，HAYWORTH JL，NEVSKAYA T，et al. Ocular manifestations in rheumatoid arthritis，connective tissue disease，and vasculitis：a systematic review and metaanalysis[J]. J Rheumatol，2021，48(1)：25-34.

[4] 亚洲干眼协会中国分会，海峡两岸医药卫生交流协会眼科学专业委员会眼表与泪液病学组，中国医师协会眼科医师分会眼表与干眼学组 . 中国干眼专家共识：定义和分类（2020 年）[J]. 中华眼科杂志，2020，56(6)：418-422.

[5] AGMON-LEVIN N，DAMOISEAUX J，KALLENBERG C，et al. International recommendations for the assessment of autoantibodies to cellular antigens referred to as anti-nuclear antibodies[J]. Ann Rheum Dis，2014，73(1)：17-23.

[6] MAHLER M，MERONI PL，BOSSUYT X，et al. Current concepts and future

directions for the assessment of autoantibodies to cellular antigens referred to as anti-nuclear antibodies[J]. J Immunol Res，2014，2014：315179.

[7] HOLBOROW EJ，WEIR DM，JOHNSON GD. A serum factor in lupus erythematosus with affinity for tissue nuclei[J]. Br Med J，1957，2(5047)：732-734.

[8] 中国医师协会风湿免疫科医师分会自身抗体检测专业委员会 . 抗核抗体检测的临床应用专家共识 [J]. 中华检验医学杂志，2018，41(4)：275-280.

[9] ANDERSON JR，GRAY KG，BECK JS，et al. Precipitating auto-antibodies in the connective tissue diseases[J]. Ann Rheum Dis，1962，21(4)：360-369.

[10] Mattioli M，Reichlin M. Heterogeneity of RNA protein antigens reactive with sera of patients with systemic lupus erythematosus. Description of a cytoplasmic nonribosomal antigen[J]. Arthritis Rheum，1974，17(4)：421-429.

[11] ALSPAUGH MA，TAN EM. Antibodies to cellular antigens in Sjögren's syndrome. J Clin Invest，1975，55(5)：1067-1073.

[12] ALSPAUGH M，MADDISON P. Resolution of the identity of certain antigen-antibody systems in systemic lupus erythematosus and Sjögren's syndrome：an interlaboratory collaboration[J]. Arthritis Rheum，1979，22(7)：796-798.

[13] 张文，厉小梅，徐东，等 . 原发性干燥综合征诊疗规范 [J]. 中华内科杂志，2020，59(4)：269-276.

[14] BERTRAM U，HJORTING-HANSEN E. Punch-biopsy of minor salivary glands in the diagnosis of Sjögren's syndrome[J]. Scand J Dent Res，1970，78(3)：295-300.

[15] 董怡，张奉春 . 干燥综合征 [M]. 北京：人民卫生出版社，2015：16-18.

第二篇

DRY EYE

治疗篇

第一章

物 理 治 疗

物理治疗是干眼治疗的基础。睑缘清洁是睑缘炎、睑板腺功能障碍和干眼等疾病的主要物理治疗方式之一，通过含有次氯酸、茶树油和α-松油醇等成分的清洁液、清洁湿巾清除睑缘部的异常分泌物，可以有效改善眼部症状，提高泪膜稳定性。眼睑热疗是通过升高眼睑局部温度，促进睑脂熔化，同时通过促进眼部血液循环减轻炎症，缓解干眼症状的治疗方式。包括使用超声雾化熏蒸，或眼睑温热治疗仪，如MiBoFlo Thermoflo®、TearCare® 系统等。为了进一步解除睑板腺腺体导管阻塞，可对睑板腺以手法按摩、棉签按摩、挤压镊按摩以及玻璃棒按摩等方式进行按压，或使用 LipiFlow®、iLux® 类同时具有眼睑加热和按摩的治疗设备，促使睑板腺开口被迫扩张，排出导管内异常脂质。另外，强脉冲光可以通过选择性光热、热辐射效应、抗炎等作用控制眼表炎症，促进睑板腺分泌，减轻眼表微生物负荷，对 MGD 合并睑缘炎、睑腺炎、睑板腺囊肿的患者有较好治疗效果。射频干眼治疗仪可以通过射频电流的热效应和“细胞按摩”作用改善睑板腺和泪腺功能。湿房镜可以通过在眼表周围形成一个相对密闭的空间，为眼周提供湿润环境。绷带式角膜接触镜和巩膜镜可以保护眼表，后者同时可以和角膜前表面形成泪室，持续湿润角膜上皮，主要应用于中、重度干眼患者，尤其伴有持续性角膜上皮缺损者，如 Sjögren 综合征、慢性移植物抗宿主病患者等。

第一节 清 洁

一、睑缘清洁

（一）概述

睑缘清洁是睑缘炎、睑板腺功能障碍和干眼等疾病的主要物理治疗方式之一，它是指通过清洁液、清洁湿巾或清洁仪器等方法清除睑缘部的异常分泌物和坏死组织（死皮、残渣、碎屑等），从而解除睑板腺开口阻塞，维持睑板腺的正常生理功能，恢复眼表稳态。睑缘清洁的历史可以追溯至 1954 年，Cohen 发现原本用于治疗头皮部位脂溢性皮炎的二硫化硒对于睑缘炎有治疗作用，随后他又进行了 40 例患者的研究，发现二硫化硒对于睑缘炎的治愈率可以达到 92%[1]。随后的几十年中，临床医生逐渐开始使用洗发水对患者睑缘进行清洁，其中包括强生无泪配方婴儿洗发水。本文将介绍几种近些年临床上用于睑缘清洁的方法，如睑缘清洁湿巾、眼用泡沫清洁液及睑缘深度清洁仪。

（二）治疗原理

睑缘炎是一种睑缘部皮肤黏膜、睫毛毛囊及睑板腺等组织的亚急性或慢性炎症，常反复发作，可能的病因包括微生物感染、脂质分泌异常等。美国眼科临床指南睑缘炎分册将睑缘炎分为葡萄球菌性睑缘炎、脂溢性睑缘炎及睑板腺功能障碍性睑缘炎[2]。睑板腺功能障碍性睑缘炎常导致蒸发过强型干眼，引起眼表稳态失衡。随着病程进展，睑缘解剖结构和睑板腺功能会发生改变，如睑缘增厚、结痂、睫毛根部鳞屑、睫毛脱落、睑板腺分泌物异常等，加重睑缘炎症[2-3]。

眼周区域最常见的菌种分别是金黄色葡萄球菌、凝固酶阴性葡萄球菌、痤疮丙酸杆菌和棒状细菌[4]。正常情况下，瞬目动作、泪液代谢及泪液中的抗菌物质可抑制睑缘上细菌的滋生和繁殖。睑缘的正常菌群量的增加或正常菌群失调均会导致睑缘炎的发生。

目前临床应用的睑缘清洁产品主要分为婴儿洗发水、睑缘清洁液、清洁湿巾及睑缘深度清洁仪等。婴儿洗发水中起主要作用的是椰油酰胺丙基甜菜碱（CAPB）[5]，这是一种两性表面活性剂，刺激性小、性能温和，具有良好的清洗及起泡作用[6]，与阴离子表面活性剂十二烷基硫酸钠结合可以优化其清洁潜力，增强活性[7]，结合并击穿微生物的细胞膜磷脂化合物使菌体胞内物质外流，并且抑制某些附着于细胞的酵素活动，从而达到抗菌效果。清洁液中的 0.01% 次氯酸作为一种细胞内的强效杀菌剂，也可用于眼周皮肤清洁。0.01% 次氯酸可以进入表面带负电荷的微生物细胞内，使细胞壁组分脂质瓦解进而破坏细胞壁，同时破坏细菌细胞膜上的质子梯度，使细菌无法产生三磷腺苷（adenosine triphosphate, ATP）而死亡，在葡萄球菌性睑缘炎中效果最好[8]。茶树油和 α- 松油醇作为睑缘清洁液及清洁湿巾中的杀螨成分，在蠕形螨性睑缘炎的治疗中发挥重要作用[9]。

睑缘深度清洁仪是通过手持式机电设备，与睑缘清洁液配合精确地应用于睑缘。设备通常由电动清洁手柄和一次性无菌海绵刷头组成，电动手柄可以使清洁刷头高速旋转，调节转速在 0~6 000r/min（转 / 分），旋转的海绵刷头在浸入温和的清洁液后沿睑缘和睫毛根部滑动，可有效去除生物膜和碎屑。

（三）操作方法及流程

1. 清洁湿巾（图 2-1-1-1）

（1）使用清洁湿巾由内向外擦拭睑缘（图 2-1-1-1A）。

（2）擦拭睫毛根部（往复多次 10~15 秒），去除睫毛中的鳞屑、结痂等残留物（图 2-1-1-1B）。

（3）擦拭眼睑皮肤面，往复 5~10 次，使清洁湿巾停留眼表 10~15 秒（图 2-1-1-1C）。

（4）按照同样步骤擦拭另一只眼。

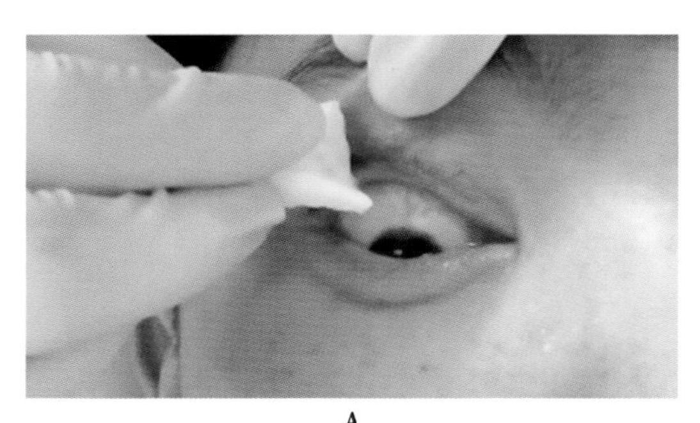

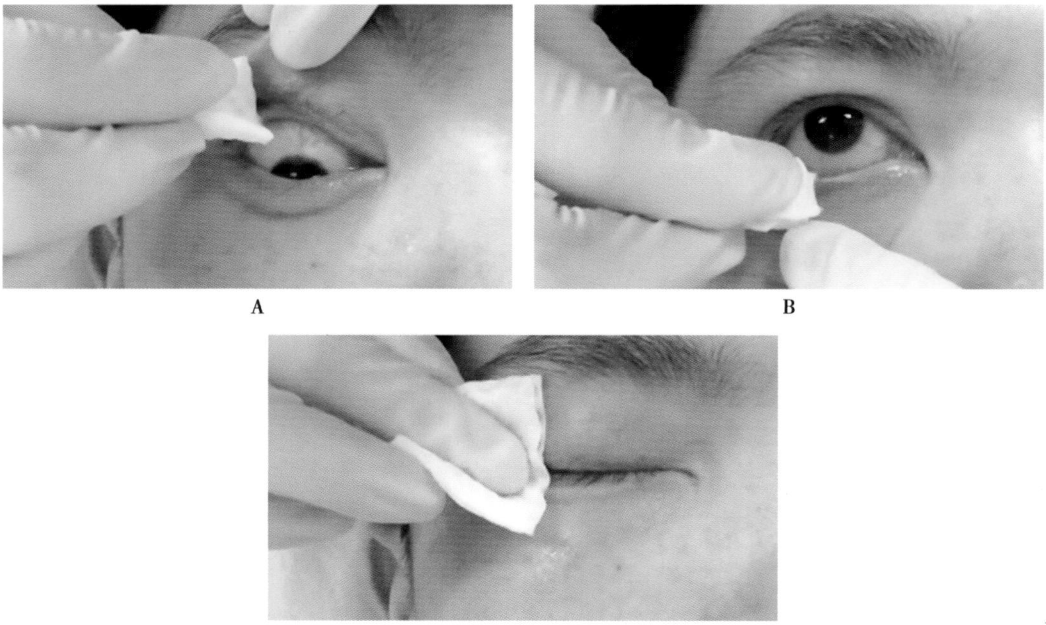

A

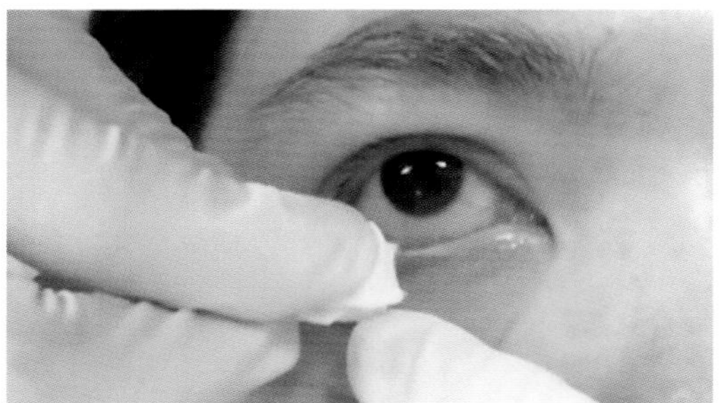

B

C

图 2-1-1-1　使用清洁湿巾清洁睑缘操作步骤

A. 擦拭睑缘；B. 擦拭睫毛根部；C. 擦拭眼睑皮肤。

2. 睑缘清洁湿巾联合深度清洁仪（图 2-1-1-2）

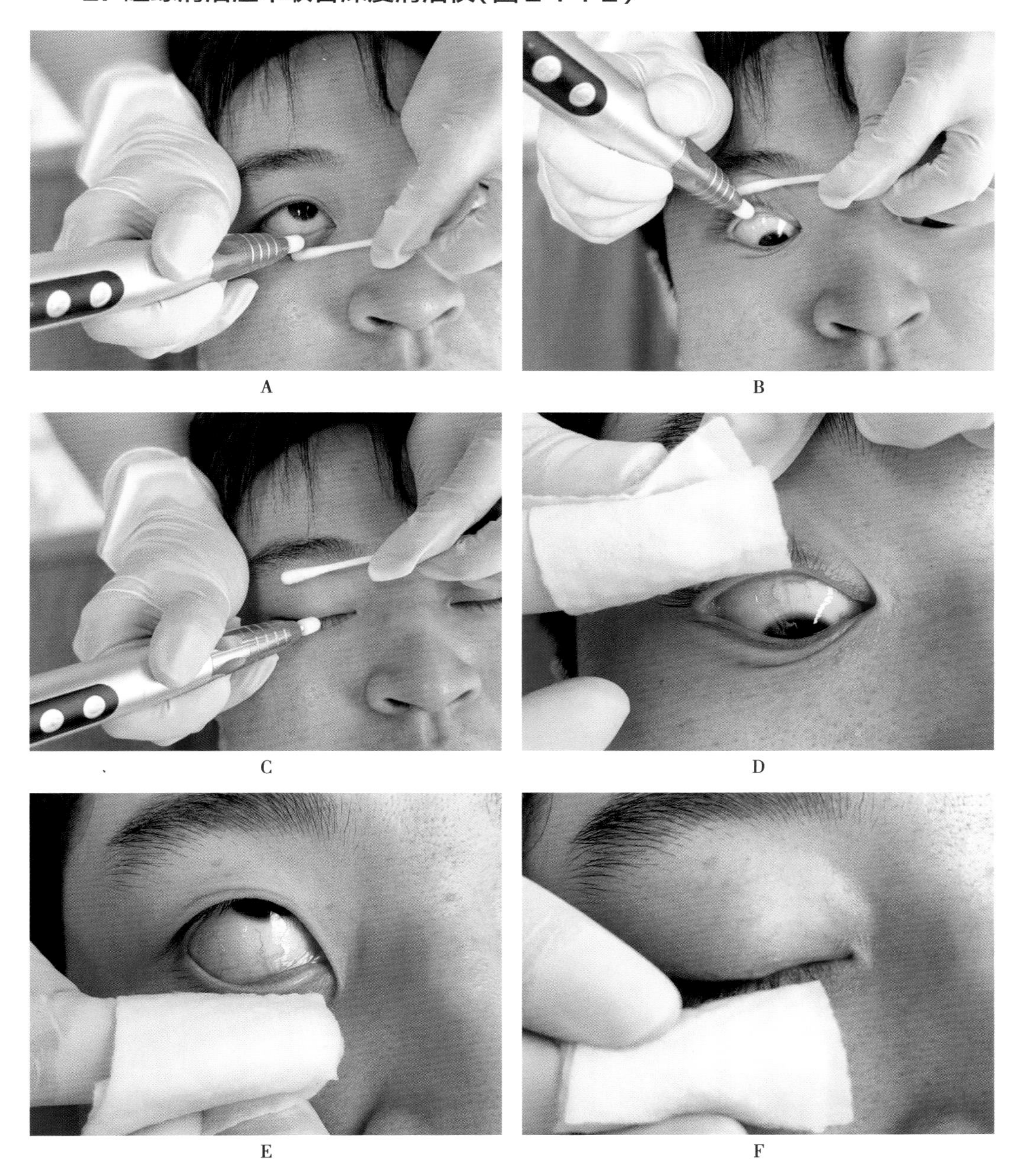

图 2-1-1-2　使用睑缘清洁湿巾联合深度清洁仪清洁睑缘操作步骤

A. 清洁下睑缘；B. 清洁上睑缘；C. 清洁睫毛根部；D. 清洁上睑皮肤；E. 清洁下睑皮肤；F. 清洁眼部皮肤。

（1）眼睑深度清洁治疗前，用眼睑清洁液做好眼部皮肤的清洁，并和患者做治疗前沟通。

（2）患者采取仰卧位，双眼点表面麻醉剂。

（3）电动旋转手柄接通电源，安装一次性刷头，注意检查是否卡紧。

（4）将眼睑清洁液喷到换药盘中，刷头完全浸入清洁液内 15 秒，直至完全浸湿。

（5）嘱患者向上看，轻压下睑，露出下睑缘，先清洁睑缘，再清洁睫毛根部。

（6）“执笔式”握住手柄前段，刷头顶端接触睑缘，从鼻侧到颞侧匀速移动，垂直睑缘与平行睑缘交替进行，持续 15~20 秒，重复 2~4 次；以同样方式清洁睫毛根部。

（7）再次蘸取清洁液润湿刷头，以同样方式清洁上眼睑。

（8）完成一边眼睑清洁，更换刷头，调整刷头转动方向，以同样方式清洁对侧眼的上下眼睑。

（9）完成双眼清洁后，使用清洁湿巾擦拭眼部皮肤，涂抹抗生素眼膏。

（四）临床应用

1. 对于干眼和 / 或 MGD 的患者 泪膜与眼表协会把睑缘清洁列为 MGD 的有效物理治疗方式之一[10]，DEWS Ⅱ建议把日常睑缘清洁作为干眼分步管理的第一步[11]。有研究发现每日常规进行睑缘清洁可以缓解 MGD 患者主观症状，改善 Marx 线的丽丝胺绿染色评分，由此提出了睑缘清洁可能通过清除睑板腺开口阻塞物有效地减少了睑缘内侧角化和眼表的摩擦作用机制[12]。

2. 对于睑缘炎的患者 建议早晚各一次进行睑缘清洁，将清洁湿巾缠绕在手指上可加大擦拭力度，提升清洁效果。有研究比较了专用的眼睑清洁剂和稀释过的婴儿洗发水在治疗睑缘炎中的效果，结果表明二者都可缓解患者的主观症状，但专用眼睑清洁剂可降低眼表 MMP-9 水平，并且使用过程中不适感较低[13]。但使用婴儿洗发水清洁后 MMP-9 水平无明显降低，并且观察到 MUC5AC 表达水平下降[14]。婴儿洗发水价格较低并且易获取，但家庭配制过程中不能做到无菌环境，并且稀释比例不易掌握，可保存时间暂不清楚。一项前瞻性病例对照研究评价了单纯使用次氯酸眼部清洁湿巾清洁睑缘一周后对睑缘炎的治疗效果，结果显示次氯酸眼部清洁湿巾对三种类型的睑缘炎均有较好疗效，可改善睑缘炎眼部症状，降低葡萄球菌性睑缘炎及脂溢性睑缘炎睑缘充血，改善脂溢性睑缘炎结膜充血程度，提高泪膜稳定性[15]。

3. 以上结果都有待于进一步研究，临床医生可根据具体情况为患者选择最适宜的治疗方案。

4. 对于蠕形螨性睑缘炎的患者 建议使用含有茶树油的睑缘清洁湿巾每日两次进行睑缘清洁，同时配合局部抗螨和抗炎药物，疗程一般为 2~3 个月，以避免复发（具体治疗方案参考除螨治疗章节）。

5. 对于围手术期的患者 建议术前 1 周，早晚各一次使用清洁湿巾进行睑缘清洁。蔡宏媛等人探讨了睑缘清洁对白内障患者术前睑缘和结膜囊细菌的抑制作用，研究表明眼睑及睑缘清洁联合左氧氟沙星滴眼液对睑缘抑菌的效果优于单纯使用左氧氟沙星滴眼液，尤其对睑缘非常见细菌的抑制作用显著，但不能替代术前应用抗生素滴眼液[16]。

6. 对于日常眼妆的患者 建议每晚进行一次睑缘清洁。有研究评估在经常化妆的年轻女性群体中进行眼睑清洁的有效性，结果显示，对于日常眼妆造成的慢性眼部不适患者，使用眼睑清洁剂可以有效改善干眼症状和睑板腺阻塞体征[17]。

（五）注意事项

1. 睑缘清洁可在医生的指导下由患者进行家庭治疗。

2. 虽然清洁产品对睑缘的细菌有一定的抑制作用，但不可替代药物治疗。

3. 尽管婴儿洗发水及眼睑专用清洁产品的安全性已得到临床研究证实，但其产品中依然含有少量易致敏的表面活性物质[7,18]，一旦发现患者存在眼睑皮肤过敏情况须立即停止使用。

4. 使用深度清洁仪进行治疗时，应①轻压睑缘，避免操作碰到角膜；②刷头旋转方向应从鼻侧转向颞侧，减少清洁液溅入眼内；③操作时患者可感到轻度瘙痒，如果患者反馈有疼痛感，立即停下机器，若发现刷头卷入异物（如患者脱落的睫毛），需更换刷头后继续操作。

（六）总结

经多项临床试验证明，规范的睑缘清洁能够安全有效地清除睑缘分泌物及致病菌，从而改善患者睑缘及眼表状况，并且睑缘清洁已被多项国内外专家共识列为睑缘炎的主要物理治疗方法[2,19]。

二、除螨治疗

（一）概述

Coston 在 1967 年第一次详细报道了蠕形螨导致的睑缘炎[20]。虽然目前对其致病性仍存在一定争议，但越来越多的体内、外研究证据证明了其致病性，主要包括直接破坏，免疫反应及作为微生物进出毛囊及皮脂腺的载体等致病[21]。随着蠕形螨与睑缘炎及干眼等眼表疾病的关系被广泛、深入地研究，蠕形螨性睑缘炎的治疗成为近年眼表疾病关注的热点之一。本节主要介绍蠕形螨性睑缘炎的抗螨治疗。

（二）治疗原则[22-24]

1. 目前，比较公认的蠕形螨性睑缘炎治疗原则

（1）以局部的物理和/或药物治疗为主。

（2）若伴有结膜炎、角膜炎、干眼及睑板腺功能障碍等，同时予以联合治疗。

（3）对于反复发作的、难治性蠕形螨性睑缘炎患者，或合并红斑痤疮、脂溢性皮炎等的患者，需联合全身药物治疗。

（4）为避免复发，局部或全身治疗疗程常一般为 2~3 个月。

2. 蠕形螨属于永久性小型寄生螨，难以完全清除睑缘蠕形螨，因此针对蠕形螨的治疗应以抗螨或驱螨为治疗目的，减少蠕形螨引起的眼部症状和体征。虽然蠕形螨载量可作为疗效评价的客观指标，但限于检查方法重复性欠佳，难以将蠕形螨载量作为疗

效评价的主要指标，仅可作为参考依据。

3. 我国蠕形螨性睑缘炎诊断和治疗专家共识（2018 年）提出了推荐的诊断标准及辅助检查手段。国外有学者提出，临床当中按其他类型睑缘炎治疗效果欠佳时，应考虑是否是蠕形螨性睑缘炎。对于蠕形螨感染患者、正常带虫者、蠕形螨过量定植人群的区分，目前依然缺乏标准，如果过度治疗，可能破坏螨虫、细菌、免疫系统在睑缘的潜在平衡，引起睑缘炎发病。

（三）治疗机制

1. 治疗机制概述 已报道的治疗睑缘蠕形螨的方法众多，包括局部药物、全身药物、睑缘清洁、强脉冲光等，其中局部药物依然是主要的治疗方式。各种治疗蠕形螨性睑缘炎方法的治疗机制尚不清楚，主要包括物理清除、抗（驱）螨、抗菌、抗炎等，同一种药物往往可能有多种治疗机制。抗（驱）螨的机制有多种，包括诱捕螨虫，直接杀灭等，但多缺乏直接、明确证据可以证明其效果。既往研究曾报道的多种用于抗螨的制剂，例如 1% 的氧化汞软膏，毛果芸香碱凝胶，硫磺软膏和樟脑油等，使用方法多是在晚上涂抹并留在睫毛根部，当螨虫从毛囊爬出或在毛囊间迁移时，可能会被诱捕。

2. 体外抑螨试验的问题 虽然体外试验发现了不同药物可直接抑制蠕形螨活动，但目前体外试验研究依然存在三点问题。第一，无明确指标明确体外蠕形螨死亡，目前多采用抑制虫体活动作为替代指标，进行体外药物评价的时间为 90~300 分钟不等。虫体不动常被判为虫体死亡。但即便是以虫体不动作为判别指标，详细的判别方法（如死亡的判断标准、两次观察的间隔时间）依然可能引起同种试验不同的试验结果[25-27]。第二，不同期虫体对体外药物作用的反应存在差异[26]。因成虫活动易于观察，目前仍以成虫为主要评价对象。也有报道称虫卵、幼虫、若虫更易被药物杀伤[27]，依据笔者的经验，体外试验时确实可观察到此现象，但目前缺乏数据支持。第三，蠕形螨成虫对药物的反应可能存在个体差异，既往体外试验的样本量多在小于 10 条（如 5 或 6 条 / 实验组），或 10~14 条，不足以体现出个体差异[25,28-29]。

3. 睑缘清洁的治疗机制 睑缘清洁是驱螨治疗中重要的步骤。睑缘清洁的机制，是通过机械清除和药物杀伤的方法，减少睑缘表面微生物、脂质、皮肤鳞屑、灰尘、致敏物（如花粉颗粒）、化妆品残留等的数量，减缓及预防此类物质产生的炎症反应，维持睑缘微环境的稳态。有研究同时将睑板腺热敷及按摩囊括到眼睑清洁之中。睑缘清洁的目的中，最重要的是减少致病菌或条件致病菌的量，一是为了减少睑缘细菌载量从而预防术中感染，二是为了改善眼表疾病的症状及体征。单纯的机械清洁，例如睑缘清洁刷，同样可减少蠕形螨载量，改善患者主观症状。鉴于幼虫足的附着能力弱于成虫，有学者推测睑缘清洁对幼虫可能更为有效[21]。

4. 强脉冲光的抗螨机制 有学者报道了强脉冲光（intense pulsed light，IPL）

治疗睑缘蠕形螨的临床研究，采用了 IPL 设备的“干眼治疗模式”，能量的确定依据为患者的耐受程度与皮肤类型。然而，目前 IPL 治疗蠕形螨的机制尚不清，且存在诸多疑惑。其可能的原理为 IPL 治疗后，升高到使螨虫致死的温度，或引起蠕形螨的凝固性坏死[30-31]。同时由于蠕形螨可能包含发色团，或其圆柱体的形态，使其对 IPL 传递的能量可能更加敏感[31]。然而，这些推测缺乏体外试验证据。

（四）治疗药物

本文列举了临床常用的四种蠕形螨治疗的药物。

1. 甲硝唑

（1）药物成分：甲硝唑属于硝基咪唑类药物，其半衰期短、具有天然的不稳定性，目前我国暂无商品化局部眼用制剂。甲硝唑的全身使用主要通过口服，报道过的治疗方案为：口服甲硝唑每日 1 000mg，治疗 10 天[32]。

（2）药理机制：甲硝唑具有较强的抗螨虫、抗阿米巴原虫、抗炎（针对 T 淋巴细胞及中性粒细胞）、抗厌氧菌作用。其抗原虫及抗菌的作用机制是破坏虫体的氮链，破坏微生物细胞的 DNA，抑制核酸合成。该功能仅在甲硝唑被部分还原时才会发生。由于这种还原通常仅发生在厌氧细菌和原生动物中，因此对人体细胞或好氧细菌的影响相对较小[33]。甲硝唑在体内被降解，产生至少 5 种具有强生物活性的代谢产物（例如，其 2- 羟基甲基衍生物的抗菌活性比甲硝唑高三分之一至 10 倍）[34]。当螨虫在毛囊间迁移时，甲硝唑更易产生杀伤作用[35]。目前甲硝唑抗螨虫的具体机制尚不清。

（3）疗效及副作用：目前报道的治疗剂型主要为凝胶。Junk 的病例报告发现：2% 甲硝唑眼膏每日 1 次擦拭睑缘，治疗 1 个月后，螨虫数量减少，患者主诉改善；持续使用 6 个月后，螨虫复查为阴性[36]。但也有研究发现：每日睡前涂抹一次，治疗 2 个月后，5 例患者的清除率为 0[37]。0.75% 甲硝唑凝胶每日 2 次被报道用于治疗慢性睑缘炎，治疗 2 个月后症状改善。国外商品化的 0.75% 甲硝唑可能出现的副作用为眼部的刺激性。

关于甲硝唑的全身使用，Hirsch-Hoffmann 发现口服甲硝唑（纳入 5 例患者）对治疗蠕形螨性睑缘炎无效[32]。口服甲硝唑治疗红斑痤疮的报道出现了类似的结果：Shelley 发现，虽然口服甲硝唑可缓解红斑痤疮，但螨虫数量并不减少，而且停药之后，症状会再次出现[36]。

虽然口服甲硝唑治疗蠕形螨性睑缘炎的临床研究中，未发现不良反应，但在其他学科的应用时，发现了口服甲硝唑潜在的多种不良反应，如最常见的胃肠道症状（恶心、呕吐、上腹痛）、舌黑、尿色发暗、皮疹等。较为严重的是其神经毒性引起的感觉异常，主要是出现周围感觉神经系统病变。另外也有少见的眼部并发症报道，如视神经炎、长期使用可能引起的视神经病变等[38-39]。

2. 茶树油（tea tree oil，TTO）

（1）药物成分：TTO，主要是指茶树精油，是由互叶白千层植物的叶片和顶部细枝经水蒸气蒸馏后的天然提取物。值得注意的是，虽同为茶树精油，不同种植物所提取的精油成分差别很大。

（2）药理机制：TTO 治疗蠕形螨性睑缘炎的机制尚欠清。50%TTO 的抗螨机制可能为刺激螨虫从毛囊深部爬出，其依据为清洁后套袖样分泌物消失，且在治疗 3 分钟后观察到睫毛毛干（远离毛囊）上出现螨虫。Gao 等发现使用配制的 50%TTO 后，可观察到毛囊开口处的虫体尾部，并可在睑缘皮肤表面观察到虫体[25]。但此机制的推测缺乏直接证据。除了抗螨的作用，TTO 还有抗细菌、抗真菌、抗病毒和抗炎的作用，但不同浓度的 TTO 可能主要起效机制不同[40]。Liang 等推测 50%TTO 可能直接杀伤螨虫，而 5%TTO 可能影响螨虫的繁殖，但目前缺乏证据[41]。

（3）疗效及副作用：已报道的 TTO 局部治疗浓度包括 50%、5%、4%[23]。此外，清洁产品中，还有商品化的 0.02%TTO 为清洁泡沫及 10%TTO 香波[37]。高浓度的 TTO 主要为配制的 50%TTO（赋形剂无具体说明）[25]，使用棉签直接涂抹。也可用矿物油等体积稀释成 50%TTO[42]。50%TTO 的刺激性强，治疗前要表面麻醉，也有研究同时使用了绷带镜[43]。将 50%TTO 在患者睫毛根部涂擦三遍后维持 10 分钟，每周一次共治疗 1 个月，同时结合 10%TTO 或含 TTO 的香波清洁眼睑（第一个月每日 2 次，之后每日 1 次）后，研究发现可有效降低螨虫数量[44]。治疗过程需要医生或有经验的技术人员进行操作。

低浓度的 TTO 治疗药物有两种剂型，5%TTO 油剂或商品化的 4%TTO 凝胶。配制的 5%（体积分数）TTO 眼膏（油剂），使用含 0.5% 盐酸金霉素的凡士林作为赋形剂[45]。也有报道采用 50% 的羊毛脂和 50% 的椰子油组成赋形剂，加入 TTO 并调配成 5%[46]。5%TTO 可嘱患者回家使用，通常每日 2 次，也可仅在睡前洁面后治疗一次，疗程为 1 个月或 3 个月，治疗后可减少螨虫数量[45]。商品化的低浓度 TTO 产品中，还有 3%TTO 凝胶（质量分数），为降低 TTO 的刺激性，凝胶内加入了金盏花油、琉璃苣油、维生素 E 和维生素 B_5[47]。

部分产品如高浓度 TTO 清洁棒（含 50%TTO、40% 沙棘油和 10% 辛酸），由于其刺激性较强，需要专业人员操作。需要注意的是，TTO 有可能产生并发症，例如 TTO 可引起超敏反应[48]。

3. 萜品烯-4-醇（terpinen-4-ol，T4O）

（1）药物成分：T4O 为一种有机化合物，主要用于配制食品香料，同时 T4O 也是 TTO 的主要成分之一。TTO 中 T4O 的含量范围在 30%~48% 之间。

（2）药理机制：T4O 治疗蠕形螨性睑缘炎的机制尚不清。T4O 具有抗菌及抗炎能力，是 TTO 中抗细菌及真菌活性最强的成分[49-50]。值得注意的是，虽然 T4O 抗菌活性强，但目前我们无法将 TTO 抗菌活性高低简单地归因于 T4O 的含量多少，TTO 的抗菌活性是由不同组分之间复杂的相互作用产生的。T4O 的抗菌机制可能为损害细胞质膜，其证据为微粒体的形成和细胞质含量的损失[51]。T4O 的抗炎机制为抑制超氧化物的产生及抑制促炎细胞因子[52-53]。

T4O 是 TTO 治疗蠕形螨性睑缘炎时的有效成分，且存在一定剂量反应关系。如 1%T4O 可在 90 分钟内产生抗螨作用，而 10%TTO 却不能[26]。Tighe 的体外试验发现：与 TTO 内部的其他成分相比，T4O 被认为是最有效的抗螨成分，因其更快的抗螨速度[26]。通过等量混合不同成分后进行的体外试验发现：TTO 的不同成分间可能存在协同或拮抗作用，例如 T4O 与异松油烯可能存在协同作用，与 α- 萜品醇可能存在拮抗作用[26]。

（3）疗效及副作用：目前国外报道的 T4O 产品以湿巾或清洁棒为主。商品化的 T4O 产品浓度和方案包括：2.5%T4O 湿巾（含 0.2% 透明质酸）每日 1 次或每日 2 次使用 29 天[54]，4%T4O 湿巾每日 2 次并治疗 3 个月[26]，以及 2%T4O 清洁泡沫[55]。Tighe 报道的一例患者，经过 4%T4O 湿巾治疗 8 周，可达到较佳治疗效果（症状显著缓解、睫毛干净、无螨虫检出）[26]。2%T4O 的清洁泡沫配方，具有广谱抗菌作用[55]。使用 2.5%T4O 湿巾可改善蠕形螨性睑缘炎的主观症状，但该研究未涉及定量观察螨虫变化，仅将袖套状鳞屑的消失率作为替代指标[54]。

质谱仪分析显示，几种报道的商品化产品中，T4O 含量差别显著，且显著低于非商品化制剂[27]。但部分产品依然表现出的相似治疗效果，可能归因为 T4O 与其他成分的协同作用，或归因为不同剂型（湿巾或泡沫）的治疗效率差异。值得注意的是，T4O 湿巾可产生一过性不适，因此患者教育及试用是必要的。治疗前使患者充分知情潜在的刺激性，患者通常可耐受治疗过程中的不适。

4. 伊维菌素

（1）药物成分：伊维菌素是阿维菌素的衍生物，属于大环内酯类抗生素。它是从阿维链霉菌发酵生成的高效低毒药物。伊维菌素是一种广谱抗寄生虫药，主要用于治疗圆线虫病和盘尾丝虫病。已报道的伊维菌素在眼科应用均为口服，包括：6mg 伊维菌素口服两次（两次间隔 14 天）[45]，或 200μg/kg 伊维菌素口服两次（两次间隔 7 天）[56]。

（2）治疗机制：其抗寄生虫作用机制，是高亲和力地与谷氨酸门控的氯离子通道结合，这种通道存在于无脊椎动物的周围神经系统。它不能轻易穿过哺乳动物的血脑屏障，且在哺乳动物中同时存在配体门控的氯离子通道，因此人类可以免受其对中枢神经系统的不利影响[57]。此外，伊维菌素同时具有抗炎作用。

（3）疗效及副作用：伊维菌素是一种低成本药物，每日常仅需口服一次，易于被患者接受。口服伊维菌素已被证明可以成功减少睑缘炎患者的蠕形螨的数量[58]。也有报道将其与甲硝唑或氯菊酯乳膏联用，从而提高疗效[56]。Holzchuh 等在治疗 12 例难治性睑缘炎的临床研究中，发现第 28 天随访时，口服伊维菌素减少了螨虫数量（治疗前 5 只螨虫 / 患者、治疗后 0.5 只螨虫 / 患者）[55]。Salem 等研究了单独口服伊维菌素对比联合口服伊维菌素和甲硝唑治疗蠕形螨性睑缘炎，发现治疗 4 周结束后，联合应用的治疗效果优于单独口服伊维菌素[56]。虽然口服伊维菌素对蠕形螨性睑缘炎的治疗有效，但仍需要注意伊维菌素的副作用。例如，伊维菌素用于治疗眼盘尾丝虫病时，32% 的患者出现了副作用，包括皮肤不适、关节痛、骨痛、胸痛、乏力、头痛和发热[59]。其眼部副作用包括眼睑水肿、前葡萄膜炎、视力模糊、结膜炎、角膜缘炎、虹膜睫状体炎、视网膜灌注区改变、视盘炎和脉络膜视网膜浸润[60]。

（五）总结

近年来蠕形螨性睑缘炎引起大家的广泛关注。国外尚无蠕形螨性睑缘炎的诊断标准，我国的专家共识提供了诊疗依据。有研究报道蠕形螨性睑缘炎的治疗方法众多，但支持其疗效的循证医学证据不足，治疗机制也需要进一步研究。蠕形螨性睑缘炎的治疗原则以局部物理和 / 或药物治疗为主，疗程常为 2~3 个月，反复发作、难治性蠕形螨性睑缘炎，或合并其他皮肤疾病时，要联合全身治疗。治疗过程要注意复发、药物副作用、患者健康教育及心理干预的作用。目前诊断及治疗中依然存在众多问题，可能导致了治疗乱象的出现。未来基础与临床的同步研究，可从预防、诊断、治疗等多环节进行蠕形螨性睑缘炎的标准化、科学化管理。

参 考 文 献

[1] COHEN LB. Use of selsun in blepharitis marginalis[J]. American Journal of Ophthalmology, 1954, 38(4): 560-562.

[2] AMESCUA G, AKPEK EK, FARID M, et al. Blepharitis preferred practice pattern(R)[J]. Ophthalmology, 2019, 126(1): P56-P93.

[3] KNOP E, KNOP N, MILLAR T, et al. The international workshop on meibomian gland

dysfunction: report of the subcommittee on anatomy, physiology, and pathophysiology of the meibomian gland[J]. Invest Ophthalmol Vis Sci, 2011, 52(4): 1938-1978.

[4] DOUGHERTY JM, McCULLEY JP. Comparative bacteriology of chronic blepharitis[J]. British Journal of Ophthalmology, 1984, 68: 524-528.

[5] Johnson & Johnson Consumer Companies, Inc. Johnson's baby shampoo ingredients. 2014. [2020-04-26] https://www.johnsonsbaby.com/baby-products/johnsons-baby-shampoo.

[6] 李军媛，曹江，韩薇，等．椰油酰胺丙基甜菜碱的结构及其性能分析 [J]. 能源化工，2007, 28(2): 46-50.

[7] ZIRWAS M, MOENNICH J. Shampoos[J]. Dermatitis, 2009, 20(2): 106-110.

[8] STROMAN DW, MINTUN K, EPSTEIN AB, et al. Reduction in bacterial load using hypochlorous acid hygiene solution on ocular skin[J]. Clinical Ophthalmology, 2017, Volume 11: 707-714.

[9] KOO H, KIM TH, KIM KW, et al. Ocular surface discomfort and demodex: effect of tea tree oil eyelid scrub in demodex blepharitis[J]. Journal of Korean Medical Science, 2012, 27(12): 1574-1579.

[10] GEERLING G, TAUBER J, BAUDOUIN C, et al. The international workshop on meibomian gland dysfunction: report of the subcommittee on management and treatment of meibomian gland dysfunction[J]. Invest Ophthalmol Vis Sci, 2011, 52(4): 2050-2064.

[11] JONES L, DOWNIE LE, KORB D, et al. TFOS DEWS Ⅱ management and therapy report[J]. Ocul Surf, 2017, 15(3): 575-628.

[12] TANABE H, KAIDO M, KAWASHIMA M, et al. Effect of eyelid hygiene detergent on obstructive meibomian gland dysfunction[J]. J Oleo Sci, 2019, 68(1): 67-78.

[13] NGO W, JONES L, BITTON E. Short-term comfort responses associated with the use of eyelid cleansing products to manage demodex folliculorum[J]. Eye Contact Lens, 2018, 44 Suppl 2: S87-S92.

[14] SUNG J, WANG MTM, LEE SH, et al. Randomized double-masked trial of eyelid cleansing treatments for blepharitis[J]. Ocul Surf, 2018, 16(1): 77-83.

[15] 杨舒，邵毅，李兰，等．单纯使用次氯酸眼部清洁湿巾对睑缘炎的短期临床疗效 [J]. 国际眼科杂志，2021, 21(6): 6.

[16] CAI HY, CHEN XY, HONG J. Clinical study on the reduction of ocular surface bacteria in pre-operative cataract surgery patients by cleansing the eyelid margins[J]. Zhonghua Yan Ke Za Zhi, 2018, 54(6): 445-451.

[17] OKURA M, KAWASHIMA M, KATAGIRI M, et al. New eye cleansing product improves makeup-related ocular problems[J]. J Ophthalmol, 2015, 2015: 831628.

[18] WELLING JD, MAUGER TF, SCHOENFIELD LR, et al. Chronic eyelid dermatitis secondary to cocamidopropyl betaine allergy in a patient using baby shampoo eyelid scrubs[J]. JAMA Ophthalmol, 2014, 132(3): 357-359.

[19] 亚洲干眼协会中国分会海峡两岸医药交流协会眼科专业委员会眼表与泪液病学组．我国睑板腺功能障碍诊断与治疗专家共识(2017年)[J]. 中华眼科杂志，2017, 53(9): 657-661.

[20] COSTON TO. Demodex folliculorum blepharitis[J]. Transactions of the American Ophthalmological Society, 1967, 65(65): 361-392.

[21] LIU J, SHEHA H, TSENG SC. Pathogenic role of Demodex mites in blepharitis[J]. Current Opinion in Allergy & Clinical Immunology, 2010, 10(5): 505-510.

[22] 海峡两岸医药交流协会眼科专业委员会眼表与泪液病学组．我国蠕形螨睑缘炎诊断和治疗专家共识(2018年)[J]. 中华眼科杂志，2018, 54(7): 491-495.

[23] NAVEL V, MULLIEZ A, D'AZY CB, et al. Efficacy of treatments for Demodex blepharitis: A systematic review and meta-analysis[J]. The Ocular Surface, 2019, 17(4):655-669.

[24] DEV R, SAHNI, STEVEN R, et al. Ivermectin 1% (CD5024) for the treatment of rosacea[J]. Expert opinion on pharmacotherapy, 2018, 19(5):511-516.

[25] GAO YY, PASCUALE M, LI W, et al. In vitro and in vivo killing of ocular Demodex by tea tree oil[J]. British Journal of Ophthalmology, 2005, 89(11): 1468-1473.

[26] TIGHE S, GAO YY, TSENG SCG. Terpinen-4-ol is the most active ingredient of tea tree oil to kill demodex mites[J]. Translational Vision Science & Technology, 2013, 2(7): 2.

[27] CHEUNG IMY, XUE AL, ANDY K, et al. In vitro anti-demodectic effects and terpinen-4-ol content of commercial eyelid cleansers[J]. Contact Lens & Anterior Eye, 2018, 41(6): 513-517.

[28] KABAT AG. In-vitro demodicidal activity of commercial lid hygiene products[J]. Clin Ophthalmol, 2019 13:1493-1497.

[29] CLANNER-ENGELSHOFEN BM, RUZICKA T, REINHOLZ M. Efficient isolation and observation of the most complex human commensal, Demodex spp[J]. Experimental and Applied Acarology, 2018.

[30] XiaoZhao, Zhang, Nan, et al. Therapeutic Effect of Intense Pulsed Light on Ocular Demodicosis[J]. Current eye research, 2018, 76(1):71-80.

[31] PRIETO VG, SADICK NS, LLORETA J, et al. Effects of intense pulsed light on sun-damaged human skin, routine, and ultrastructural analysis[J]. Lasers in Surgery and Medicine, 2002, 30(2): 82-85.

[32] HIRSCH-HOFFMANN S, KAUFMANN C, BANNINGER PB, et al. Treatment options for demodex blepharitis: patient choice and efficacy[J]. Klin Monbl Augenheilkd, 2015, 232(4): 384-387.

[33] KÜRKÇÜOĞLU N. Metronidazole in the treatment of rosacea[J]. Archives of Dermatology, 1984, 120(7): 837.

[34] ENGLEBERG NC, VICTOR J, DERMODY TS. Schaechter's Mechanisms of Microbial Disease. Pennsylvania: Lippincott Williams & Wilkins, 2006.

[35] BLEICHER PA. Topical metronidazole therapy for rosacea[J]. Arch Dermatol, 1987, 123(5):609-614.

[36] ENGLISH FP, NUTTING WB. Demodicosis of ophthalmic concern[J]. American Journal of Ophthalmology, 1981, 91(3): 362-372.

[37] JUNK AK, LUKACS A, KAMPIK A. Topical administration of metronidazole gel as an effective therapy alternative in chronic Demodex blepharitis——a case report[J]. Klin Monbl Augenheilkd, 1998, 213(1): 48-50.

[38] GUGLER R, JENSEN JC, SCHULTE H, et al. The course of Crohn disease and side effect profile with long-term treatment using metronidazole[J]. Zeitschrift Für Gastroenterologie, 1989, 27(11): 676.

[39] FRACP MG, FRANZCO KS, FRANZCO D, et al. Reversible optic neuropathy due to metronidazole[J]. Clinical and Experimental Ophthalmology, 2007, 35(6): 585-586.

[40] PAOLA, BRUN, GIULIA, et al. In vitro antimicrobial activities of commercially available tea tree (melaleuca alternifolia) essential oils[J]. Current Microbiology, 2019, 76(1): 108-116.

[41] LIANG L, SAFRAN S, GAO Y, et al. Ocular demodicosis as a potential cause of pediatric blepharocon junctivitis[J]. Cornea, 2010, 29(12): 1386.

[42] SÁ C, SILVA, DE HM, et al. Inhibition of Listeria monocytogenes by Melaleuca alternifolia (tea tree) essential oil in ground beef[J]. International journal of food microbiology, 2019, 293:79-86.

[43] YAM J, TANG B, CHAN TM, et al. Ocular demodicidosis as a risk factor of adult recurrent chalazion[J]. European Journal of Ophthalmology, 2014, 24(2): 159.

[44] KHEIRKHAH A, CASAS V, LI W, et al. Corneal manifestations of ocular demodex infestation[J]. American Journal of Ophthalmology, 2007, 143(5): 743-749.

[45] GAO YY, XU DL, HUANG LJ, et al. Treatment of ocular itching associated with ocular demodicosis by 5% tea tree oil ointment[J]. Cornea, 2012, 31(1): 14.

[46] NICHOLLS SG, OAKLEY CL, TAN A, et al. Demodex species in human ocular disease: new clinicopathological aspects[J]. Int Ophthalmol, 2017, 37(1): 303-312.

[47] ERGUN SB, SARIBAS GS, YARAYICI S, et al. Comparison of efficacy and safety of two tea tree oil-based formulations in patients with chronic blepharitis: a double-blinded randomized clinical trial[J].Ocul Immunol Inflamm, 2020, 28(6):888-897.

[48] MOZELSIO NB, HARRIS KE, MCGRATH KG, et al. Immediate systemic hypersensitivity reaction associated with topical application of Australian tea tree oil[J]. Allergy & Asthma Proceedings the Official Journal of Regional & State Allergy Societies, 2003, 24(1): 73.

[49] HAMMER KA, CARSON CF, RILEY TV. Effects of melaleuca alternifolia (tea tree) essential oil and the major monoterpene component terpinen-4-ol on the development of single- and multistep antibiotic resistance and antimicrobial

susceptibility[J]. Antimicrobial Agents & Chemotherapy, 2012, 56(2): 909-915.

[50] HAMMER KA, CARSON CF, RILEY TV. Antifungal activity of the components of Melaleuca alternifolia (tea tree) oil[J]. Journal of Applied Microbiology, 2010, 95(4): 853-860.

[51] CARSON CF, MEE BJ, RILEY TV. Mechanism of action of Melaleuca alternifolia (tea tree) oil on Staphylococcus aureus determined by time-kill, lysis, leakage, and salt tolerance assays and electron microscopy[J]. Antimicrob Agents Chemother, 2002, 46(6): 1914-1920.

[52] HART PH, BRAND C, CARSON CF, et al. Terpinen-4-ol, the main component of the essential oil of Melaleuca alternifolia (tea tree oil), suppresses inflammatory mediator production by activated human monocytes[J]. Inflammation Research, 2000, 49(11): 619-626.

[53] BRAND C, FERRANTE A, PRAGER RH, et al. The water-soluble components of the essential oil of Melaleuca alternifolia (tea tree oil) suppress the production of superoxide by human monocytes, but not neutrophils, activated in vitro[J]. Inflammation Research, 2001, 50(4): 213-219.

[54] MESSAOUD R, FEKIH LE, MAHMOUD A, et al. Improvement in ocular symptoms and signs in patients with Demodex anterior blepharitis using a novel terpinen-4-ol (2.5%) and hyaluronic acid (0.2%) cleansing wipe[J]. Clinical Ophthalmology, 2019, 13:1043-1054.

[55] SU CW, SEAN T, HOSAM S, et al. Safety and efficacy of 4-terpineol against microorganisms associated with blepharitis and common ocular diseases[J]. Bmj Open Ophthalmology, 2018, 3(1): e000094.

[56] LOUGHLIN R, GILMORE BF, MCCARRON PA, et al. Comparison of the cidal activity of tea tree oil and terpinen-4-ol against clinical bacterial skin isolates and human fibroblast cells[J]. Letters in Applied Microbiology, 2010, 46(4): 428-433.

[57] SKOPETS B, WILSON RP, GRIFFITH JW, et al. Ivermectin toxicity in young mice[J]. Laboratory Animal Science, 1996, 46(1): 111.

[58] Essential oil of Melaleuca, terpinen-4-ol type (Tea Tree oil): ISO 4730: 2017, [S]. AUSTRALIA S. Iso International Standard, 2017,2022-02-01, https://www.standards.govt.nz.

[59] ROTHOVA A, STILMA J, ALLEGONDA V, et al. Side-effects of ivermectin in treatment of onchocerciasis[J]. Lancet, 1989, 333(8652): 1439-1441.

[60] WHITWORTH J, MORGAN D, GILBERT CE, et al. Effects of repeated doses of ivermectin on ocular onchocerciasis: community-based trial in Sierra Leone[J]. Lancet, 1991, 338(8775): 1100-1103.

第二节　眼睑热疗与熏蒸

一、热敷熏蒸

（一）概述

热敷与熏蒸是干眼和睑板腺功能障碍的常用物理治疗方法，主要通过升高局部温度，促进睑酯熔化，改善睑板腺分泌功能；还可通过促进患者眼部血液循环减轻炎症，进一步缓解干眼症状[1]。熏蒸治疗在热敷的基础上发展而来，在保持患者眼表湿润的同时，配合药物直接作用到病变部位，达到抗炎、促进睑酯排出和组织修复的作用。因热敷和熏蒸治疗具备方便、快捷、起效快、刺激性低等优势，已被广泛应用于干眼的临床。近年来，超声雾化被引入熏蒸治疗，使加入的药物成分可以更好地发挥作用，以达到更佳的治疗效果[2]。目前临床上将热敷和雾化熏蒸结合起来，通过专用的超声雾化熏蒸治疗仪进行治疗，大大提高治疗效率，达到更好的效果。

（二）治疗原理

热敷通过提高眼睑温度达到睑酯的熔点，使已变性黏稠的脂质熔化，更利于沉积的脂质排出，减轻睑板腺内压力，促进腺泡细胞分泌。此外，热敷还可以舒张眼睑局部血管，改善血液循环，减轻炎症反应，从而改善眼部的刺激症状[1]。

超声雾化利用超声波破坏液体表面张力，加强液体的雾化分散，产生细小的气溶胶颗粒，使其弥漫于密闭的眼罩内，均匀、持续、全面地作用于眼表[3]。未添加药物时，加热装置可以持续对管路中的水蒸气进行加热，维持眼罩内的温度和湿度；添加药物后，部分药物的表面张力被破坏，使其变成 3~5μm 的颗粒，直接渗透入角膜和结膜[4-5]。

超声雾化熏蒸可以保持恒定的温度、湿度以及药物浓度，具有较高的适用性，并且联合其他疗法可显著提高治疗效率，已有研究报道雾化熏蒸治疗联用电针针刺、雷火灸等其他中医疗法后对于干眼的疗效明显上升[6-7]。临床上雾化液通常选择生理盐水或含有中药成分的药液，研究统计这两种类型雾化液治疗后，患者眼部干涩、异物感、分泌物增加等症状均有所改善[8]。

眼部中药雾化熏蒸治疗是中医外治的一种集药疗、汽疗、热疗、离子渗透于一体的特色疗法，直接作用于病灶部位，濡养目窍。我院目前采用的特色中药雾化熏蒸处方为桑叶 10g、薄荷叶 10g、赤芍 10g、皂角刺 10g、地肤子 10g、蛇床子 10g、丹参 10g。其中桑叶疏散风热、清肝明目；薄荷叶疏肝、散热、止痒；赤芍清热凉血、活血祛瘀；皂角刺杀虫排脓；地肤子、蛇床子祛风止痒；丹参活血祛瘀、凉血消痈。该组合以活血通络、术风止痒、清肝明目为治疗原则，解决睑板腺充血、堵塞等状态，笔者的临床经验表明其对 MGD 相关干眼及其他眼部不适、改善睑板腺功能均具有较好的效果。

（三）超声雾化熏蒸操作方法及流程

1. 在超声雾化器水槽中加入灭菌注射用水至刻度线以上，将 15~20mL 灭菌注射用水或遵医嘱将提前煎好的中药制剂加入超声雾化器水槽上方的一次性药杯中。

2. 用生理盐水棉签为患者清洁睑缘处的分泌物以及皮屑。

3. 打开雾化主机开关，设定治疗温度、时间。用“Y”型波纹管路连接雾化机和雾化眼罩，为患者戴好眼罩，调整出雾口方向，避免直吹患者眼部（图 2-1-2-1）。

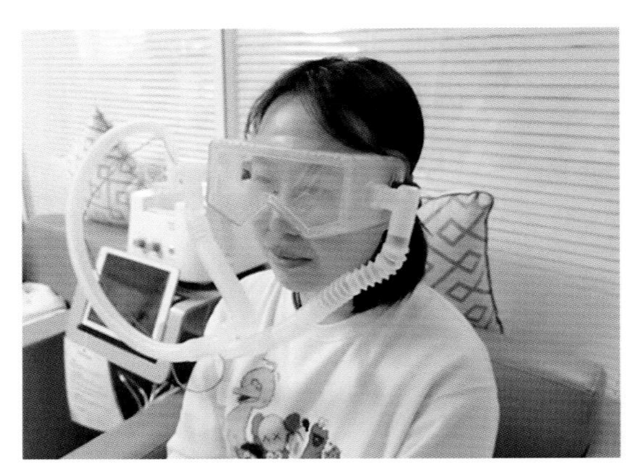

图 2-1-2-1　患者进行超声雾化熏蒸治疗

4. 治疗过程中可以根据雾化量的大小进行调节，治疗时间一般为 15~20 分钟，进行中药雾化熏蒸治疗时间可延长至 20~30 分钟，治疗过程中雾化温度逐渐上升，眼周温度维持在 40~43℃，嘱患者在治疗过程中正常睁眼、眨眼。

5. 治疗结束后，关闭雾化机。用无菌棉签为患者清洁眼部分泌物及水迹。

注：此操作方法及流程以北京同仁医院使用的 DJM 医用超声雾化器为例。

（四）临床应用

热敷与雾化熏蒸治疗主要用于 MGD 相关干眼患者的治疗，定期进行雾化熏蒸可以更好地促进睑酯的流动和排出。根据患者干眼的严重程度进行 10~30min/d，1~2 次 /d 的雾化熏蒸治疗，有条件的医院可以联合中医科，在中医医师的指导下，采用特殊中药进行个性化雾化熏蒸治疗。雾化熏蒸既可以独立应用于干眼的临床治疗，又可以联合睑板腺按摩、穴位按摩、强脉冲光等治疗方法以达到更好的治疗效果[9-10]。

除干眼等眼表疾病外，雾化熏蒸还可用于眼科其他疾病的治疗。有文献报道，对瞬目异常儿童使用超声雾化治疗，可有效改善不自主频繁瞬目的症状[11]；斜视术后雾化治疗可加快眼部结膜充血和眼睑水肿的恢复[12]。

在日常生活中，也可指导患者使用毛巾或加热眼罩进行居家热敷治疗。将毛巾用温水浸湿维持温度在 42~43℃后放置于眼部，或使用专业的可维持温度于 42.5℃左右的热敷眼罩，在不伤害眼睛的情况下缓解眼部不适症状。

（五）注意事项

1. 眼部炎症急性期、眼周皮肤有破损、眼科术后 1 个月内（如青光眼滤过术、屈光手术等）勿进行雾化熏蒸治疗。

2. 雾化设备的工作环境温度建议保持在(25±2)℃室温，温度传感器必须连接到波纹管。

3. 治疗过程中眼罩尽量贴紧患者面部，以免漏气影响治疗效果。

4. 治疗过程中“Y”型波纹管路的出雾口应朝向眼罩镜片方向喷发，避免直吹患者眼部引起不适。

5. 治疗过程中避免“Y”型波纹管路压折影响出雾量，管路不宜延伸过长影响治疗温度。

6. 治疗过程中雾化机水槽中的灭菌注射用水不要低于刻度线，每天工作结束后放净水槽内的水。

注：此注意事项以北京同仁医院使用的DJM医用超声雾化器为例。

（六）总结

随着干眼发病率的增加，其中以MGD为主，所以睑板腺功能的改善在干眼治疗中越来越重要。热敷及熏蒸治疗凭借其副作用少、方便快捷、起效快、安全性高、刺激性低等优势，已成为目前临床干眼治疗常用的物理方法之一。同时，超声雾化熏蒸治疗同时将中医引入干眼治疗，在体现我国医学特色的同时为干眼的临床治疗提供了新思路。无论是使用单纯的水蒸气雾化，还是融入中医治疗的添加药物型雾化熏蒸，均经临床证实有显著疗效。

二、眼睑温热治疗

（一）概述

目前市场上有多种眼睑温热治疗仪，其作用机制基本相同，通过对眼睑皮肤面进行加热，促进异常睑酯熔化排出，配合睑板腺疏通治疗，从而达到缓解症状、恢复眼表稳态的最终目的。本章节以美国推出的MiBoFlo Thermoflo为例，简要说明眼睑温热治疗仪的治疗原理、操作流程及临床应用。

（二）治疗原理

睑板腺中的睑酯是一种成分复杂的脂质混合物，在眼睑的生理温度下处于20%无序的凝胶状态，在40~50℃可变成80%无序的液晶态[13]。病理状态下，睑酯成分发生改变，黏滞度增加，易发生固化、浓缩或积聚，并与脱落的角化导管上皮细胞混合，容易导致阻塞性睑板腺功能障碍[14]。有研究证实，若想获得最佳的热敷治疗效果，促使睑酯熔化，需要使睑板腺腺体温度达到至少40℃[13]。

MiBoFlo Thermoflo是一款眼睑温热治疗仪，由一台主机及相连手持型探头构成（图2-1-2-2），主要依靠交流电和嵌入式计算机，通过手持型探头的银质压板对患者外眼睑进行热电式加热，促进睑酯熔化，手持型探头以 42.5℃持续发热，通过治疗人员进行往复或旋转操作，可以在加热的同时对受试者进行眼睑按摩，促进睑酯排出。且治疗设备的银质压板可以进行拆卸消毒，整个治疗周期无须使用一次性耗材。

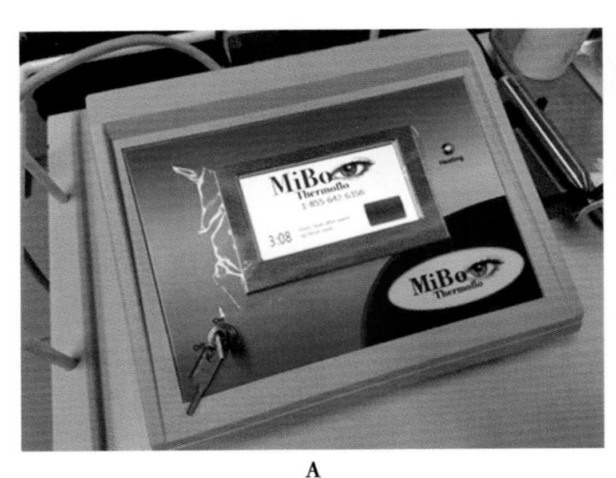

A

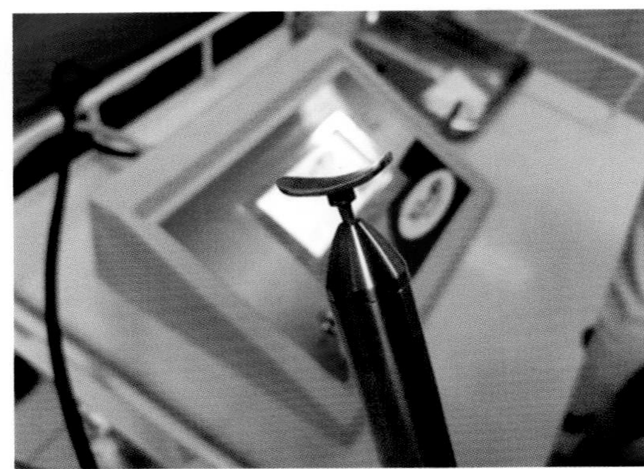

B

图 2-1-2-2　MiBoFlo 仪器图

A. 设备主机；B. 与主机相连的手持型探头。

（三）操作方法及流程（图 2-1-2-3）

1. 使用安全钥匙启动机器，将手持型探头预热 5 分钟，至显示屏温度示 42.5℃。

2. 患者采取平卧位，清洁上下眼睑皮肤，将超声波凝胶均匀涂抹至患者眼睑皮肤（图 2-1-2-3A）。

3. 设置治疗时间，上睑 6 分钟，下睑 4 分钟，开始计时。

4. 往复旋转手持式探头来按摩受试者上下眼睑皮肤，按摩方向与睑板腺腺体走行一致（图 2-1-2-3B、C）。

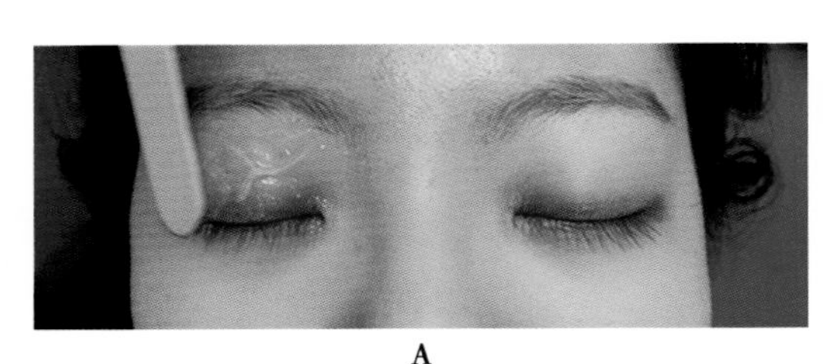

A

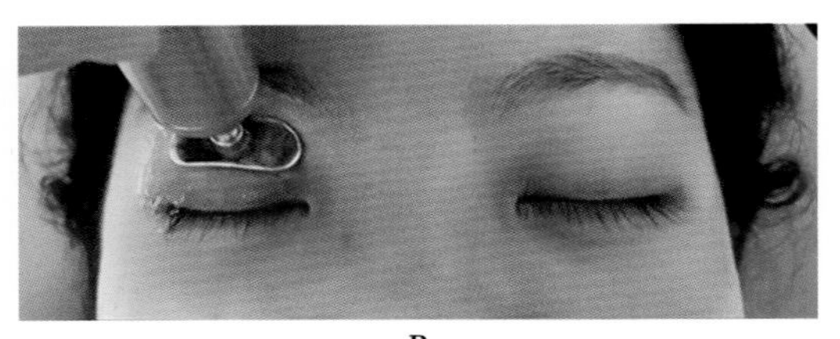

B

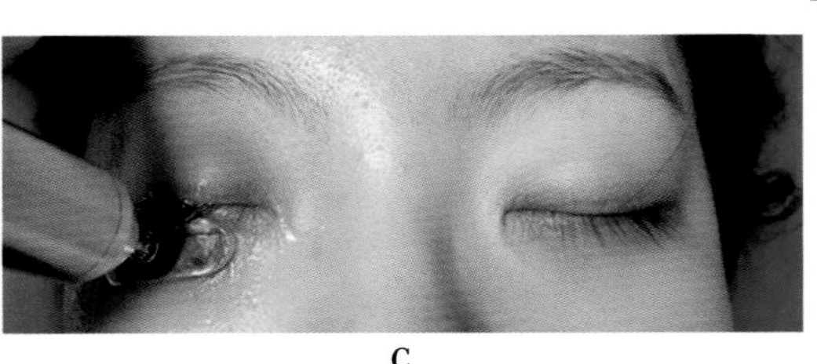

C

图 2-1-2-3　MiBoFlo 治疗操作步骤

A. 均匀涂抹超声凝胶；B. 按摩上睑皮肤；C. 按摩下睑皮肤。

5. 主机时间停止，治疗结束，再次清洁眼睑皮肤。

6. 对侧眼重复以上步骤。

（四）临床应用

1. 临床效果观察 目前有关 MiBoFlo 的临床观察仍较少，笔者在本院门诊开展了关于 MiBoFlo Thermoflo 眼睑温热治疗仪治疗中国 MGD 人群的临床效果观察，初步结果表明，睑板腺温热治疗仪可以改善 MGD 患者的主观症状（OSDI 问卷评估）和客观体征（睑板腺分泌能力评分与分泌物性质评分），并且安全无不良反应[15]。

2. 适应证与禁忌证 目前尚无 MiBoFlo 治疗的明确适应证与禁忌证。根据笔者经验，将 MiBoFlo 应用于病程较短、程度较轻的脂质异常型干眼和 / 或睑板腺功能障碍患者可产生较好的治疗效果；MiBoFlo Thermoflo 治疗谨慎用于有下列情况的患者：①眼睑皮肤面有炎症或破溃面；②眼部现患有急性感染性炎症疾病。

3. 治疗周期 建议三次治疗为一个疗程，每次治疗间隔 2 周（可根据患者实际情况合理调整治疗方案）。

4. 局限性 MiBoFlo 是一款外眼睑温热治疗装置，设备传出的热量需要穿透眼睑组织才能到达睑板腺体，过程中会存在热量损失。一项研究使用非接触式测温仪测得 MiBoFlo 治疗 10 分钟后上睑结膜温度从 36.3℃升高至 36.5℃[16]。但相关文献较少，具体温度损失有待进一步研究评估。

（五）注意事项

1. 由于患者皮肤敏感性不同，治疗开始前可用预热后的手持探头轻触患者眼睑皮肤，无不适后可进行下一步操作。

2. 治疗前可以使用少量超声凝胶均匀涂抹至眼睑皮肤，以减少治疗时探头的银质压板与眼睑皮肤间的摩擦力，避免受试者因过强的皮肤拉扯感到不适，同时方便治疗人员操作。

3. 进行睑板腺温热治疗后，可随后进行睑板腺按摩，进一步排出液化的睑酯。

4. 温热治疗可能会使液化的睑板腺内容物排出，形成脂栓堵塞睑板腺开口，所以在随访过程中要注意观察是否有此类情况，若睑板腺按摩不能消除脂栓，应及时用睑缘刮匙清除，解除开口堵塞。

（六）总结

目前市面上有多种眼睑温热治疗仪，由于均是对外眼睑进行加热，对眼表的损害要小于侵入式治疗方法，同时费用适中，适用于大多数患者，可作为脂质异常型干眼和 / 或睑板腺功能障碍患者的辅助治疗方式，配合基础药物治疗和后续的睑板腺按摩，可达到更好的疗效。

三、TearCare® 系统

（一）概述

TearCare® 系统是一种新型直接对眼睑加热的可穿戴设备，由柔性材料制作的 SmartLids 形状符合眼睑的解剖结构，可以很好地贴合眼睑，以稳定的治疗温度（41~45℃）向眼睑传递热能，提高了熔化睑酯的效率。在治疗过程中，患者可以通过正常眨眼排出熔化的睑酯，热敷完成后，可以配合睑板腺按摩排出剩余的睑板腺堵塞物。

（二）治疗原理

TearCare® 系统可设置不同温度对睑板腺进行加热，使睑酯黏滞度下降，并通过自然瞬目将熔化的睑酯排出。热敷完成后，医生利用睑板腺挤压镊挤压睑板腺排出残余的睑酯，达到治疗睑板腺功能障碍的目的。

（三）使用流程

TearCare® 系统由 SmartHub（控制中心）、SmartLids（热敷元件）、Clearance Assistant（睑板腺挤压镊）及 Charging Nest（充电座）四部分组成。

1. SmartHub 闭环监控系统，在治疗过程中可以控制 SmartLids 的温度和时间。SmartHub 上面有开关、剩余时间指示、温度设定指示器及调节按钮（+/-）、电量指示器等控制及指示标志。

2. SmartLids 包括四个柔性装置，可以贴附于患者的上、下眼睑，这种装置可以贴合眼睑形状，能够向眼睑以稳定的治疗温度（41~45℃）传递热量。在整个治疗过程中，患者可以正常睁眼和眨眼，促进融化睑酯的排出。

3. Clearance Assistant 睑板腺热疗完成后，将 SmartLids 移除，立即使用睑板腺挤压镊轻微用力挤压睑板腺将睑板腺腺体内残余睑板腺分泌物排出。

首先将 SmartLids 贴附于患者眼睑上，将 SmartLids 和 SmartHub 相连，通过 SmartHub 开启设备，并控制治疗温度及时间。一般治疗时间为 15 分钟。在治疗过程中，如果年龄较大的人皮肤薄，可以降低温度。如果堵塞严重，可以增加治疗时间和提高治疗温度。在治疗过程中提醒患者自然眨眼，促进睑酯排出。在热敷治疗结束后，进行表面麻醉，医生使用睑板腺挤压镊挤压睑板腺将睑板腺腺体内残余睑板腺堵塞物排出。

（四）临床应用

1. 适应证 TearCare® 系统主要用于睑板腺功能障碍、脂质异常型干眼、睑缘炎。单次 TearCare® 系统治疗相较于四周的每日眼罩热敷明显改善了泪膜破裂时间，TearCare 组受试者的平均泪膜破裂时间较基线改善（11.7±2.6）秒，而热敷组受试者的平均变化时间为（-0.3±1.1）秒，同时睑板腺分泌物性状评分、角结膜荧光素钠和丽丝胺绿染色评分及干眼的症状评分同样在 TearCare® 系统治疗后得到明显改善，而且干眼症状和体征的改善可以持续至少 6 个月，在 6 个月之后的第二次延长治疗中，症状和体征可得到进一步改善，长期安全性和耐受性良好[17-18]。

2. 禁忌证 近 3 个月内眼部手术史或外伤史；有眼单纯疱疹或带状疱疹的近期发作病史及眼部活动性感染或炎症；面部、眼部或角膜知觉减弱或异常。

3. 相对禁忌证 眼睑异常（例如睑外翻、睑内翻、肿瘤、水肿、严重的倒睫、严重的上睑下垂等）的患者使用 TearCare® 系统时，可能影响 SmartLids 对眼睑附着，导致疗效下降；眼表异常（例如翼状胬肉、睑裂斑、角膜营养不良）的患者使用时，可能加重疾病进展。

（五）注意事项

1. 使用前充分清洗面部，去除影响 SmartLids 附着的油脂和化妆品。

2. 如果配戴角膜接触镜，则必须在进行 TearCare® 系统治疗前摘下角膜接触镜，治疗结束一小时后再重新戴入。

3. SmartLids 为一次性产品，请勿重复使用。如果重复使用，可能会发生交叉污染。

（六）总结

TearCare® 系统是一种新型的直接对眼睑加热的可穿戴设备，柔性设计的 SmartLids 形状符合眼睑结构，能够更好地向睑板腺传递热量，且正常眨眼的设计促进熔化睑酯的自然排出。SmartHub 可以为睑板腺提供更有针对性和可调节的热疗温度。

由于研究纳入人数较少，TearCare® 系统治疗干眼症的临床效果仍需要进行进一步大样本验证，同时需要和其他的眼睑热敷按摩设备的临床对照研究。

参 考 文 献

[1] MORI A, OGUCHI Y, GOTO E, et al. Efficacy and safety of infrared warming of the eyelids[J]. Cornea, 1999, 18(2): 188-193.

[2] 赵黎，缪晚虹，李青松，等．雾化疗法在眼科中的临床应用[J]. 中国中医眼科杂志，2019, 29(5): 420-423.
[3] 李先文，陈映冰，崔元璐．中药超声雾化给药研究进展[J]. 中成药，2020, 42(4): 995-1000.
[4] 麻凯，李青松，张振永，等．干眼症的物理治疗研究进展[J]. 国际眼科杂志，2018, 18(4): 660-663.
[5] 吕慧验，牟强善，张守英．眼科专用中药超声雾化恒温熏蒸仪的研制[J]. 医疗装备，2017, 30(1): 28-29.
[6] 任婷婷．雷火灸治疗干眼症临床疗效观察[J]. 中医临床研究，2014, 6(32): 26-27.
[7] 刘亚丽，杨丽娟，杨桂桂．电针治疗干眼症临床观察[J]. 吉林中医药，2012, 32(12): 1275-1276.
[8] 周蓓，李玉兰，曾玉莲，等．银耳雾化液眼超声雾化治疗干眼症临床观察[J]. 新中医，2016, 48(5): 195-197.
[9] 魏雪鹏，周晶晶．特色中药熏蒸联合睑板腺按摩在干眼症中的应用效果分析[J]. 实用中西医结合临床，2021, 21(3):100-101.
[10] 蒋红旗，孙婷．中药熏蒸联合光脉冲对干眼病的疗效及对BUT,SIT的影响[J]. 医学理论与实践，2021, 34(21): 3766-3768.
[11] 王英波，范军，沈艳．中药雾化治疗儿童眨眼症50例[J]. 中医外治杂志，2010, 19(6): 27.
[12] 朱小丽，伍小芳，李慧，等．眼部雾化在小儿斜视术后护理的疗效观察[J]. 中国斜视与小儿眼科杂志，2016, 24(3): 45.
[13] BORCHMAN D. The optimum temperature for the heat therapy for meibomian gland dysfunction[J]. Ocul Surf, 2019, 17(2): 360-364.
[14] KNOP E, KNOP N, MILLAR T, et al. The international workshop on meibomian gland dysfunction: report of the subcommittee on anatomy, physiology, and pathophysiology of the meibomian gland[J]. Invest Ophthalmol Vis Sci, 2011, 52(4): 1938-1978.
[15] LI S, YANG K, WANG J, et al. Effect of a novel thermostatic device on meibomian gland dysfunction: a randomized controlled trial in chinese patients[J]. Ophthalmol Ther, 2022, 11(1): 261-270.
[16] KENRICK CJ, ALLOO SS. The limitation of applying heat to the external lid surface: a case of recalcitrant meibomian gland dysfunction[J]. Case Reports in Ophthalmology, 8(1): 7-12.
[17] DAVID B. A novel system, TearCare, for the treatment of the signs and symptoms of dry eye disease[J]. Clinical Ophthalmology, 2018, 12: 683-694.
[18] BADAWI D. TearCare system extension study: evaluation of the safety, effectiveness, and durability through 12 months of a second TearCare treatment on subjects with dry eye disease[J]. Clinical Ophthalmology (Auckland, N.Z.), 2019, 13: 189-198.

第三节　睑板腺按摩与疏通

一、睑板腺按摩

（一）概述

睑板腺最早由德国医生 Meibomus 于 1666 年发现，但直至最近 30 年，人们才逐渐认识到睑板腺的功能与睑缘炎、干眼及其他眼表疾病的相关性。睑板腺功能障碍是一种慢性、弥漫性睑板腺异常[1]，通常以睑板腺终末导管的堵塞和 / 或睑板腺分泌物质或量的改变为特征。睑板腺按摩从 20 世纪 50 年代在世界范围内开始出现并得到广泛应用，我国从 20 世纪 90 年代开始普及，有近 30 年的应用历史。目前眼睑清洁、热敷、按摩被认为是治疗 MGD 有效的物理方法，但尚缺乏统一的实施标准[2]。

（二）操作原理

睑板腺导管阻塞是 MGD 的主要原因。睑板腺按摩通过对睑板腺的按压，促使睑板腺开口被迫扩张，导管内异常脂质被排除，睑板腺导管内的压力降低，腺泡细胞分泌恢复，导管内脂质成分改善。同时，因为睑板腺内压力降低，也可以有效防止睑板腺的进一步萎缩。同时局部按摩可以增加睑板腺导管及腺泡周围的血液循环，增加睑酯的分泌，从而增加泪膜中睑酯的量并改善其质量，促进泪膜稳定再配合热敷后，可达到更好的治疗效果。常用的睑板腺按摩方法包括手法按摩、棉签按摩、挤压镊按摩以及玻璃棒按摩等。

（三）操作方法及流程

1．睑板腺手法按摩　患者取平卧位，进行睑缘局部清洁，用湿毛巾热敷眼睑后行眼部表面麻醉。手法按摩分为两种方式，第一种为将上下睑缘贴合在一起，利用手指的力量将睑酯从睑板腺开口处挤压出来（图 2-1-3-1）；另一种为先拉紧眼部周围皮肤，再用手指自睑缘远端向睑板腺开口处以平行于睑板腺的方向按摩，或从鼻侧向颞侧以垂直于睑板腺的方向按摩，挤压出睑板腺导管内的分泌物，从而缓解干眼症状。

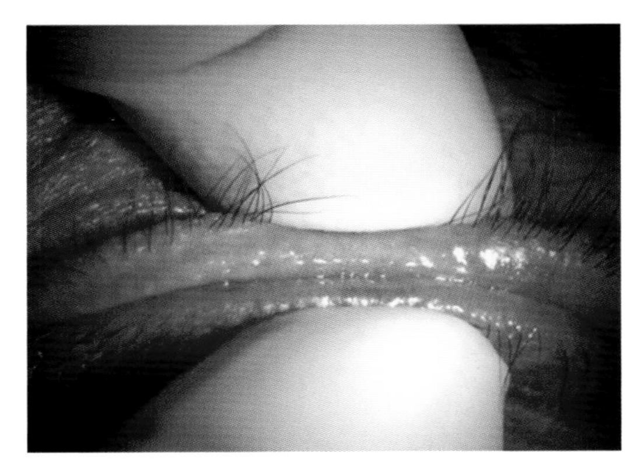

图 2-1-3-1　睑板腺手法按摩

手法按摩适用于阻塞不严重，睑酯黏稠度较低，较易排出的患者，优点是简单、方便，可随时随地进行，易于长期坚持。

2. 使用湿润棉签行睑板腺按摩 患者取平卧位，进行睑缘局部清洁，用湿毛巾热敷眼睑后行眼部表面麻醉。先用一根无菌生理盐水湿润过的棉签撑起患者眼睑，再用另一根湿润的棉签自睑缘远端向睑板腺开口处按摩，动作轻柔、力度均匀地将分泌物挤压出来，按摩完毕后向结膜囊内滴入抗生素滴眼液（图 2-1-3-2）。无菌生理盐水湿润的棉签易得，且棉签较柔软对结膜及眼表的损伤较小，操作简单，是临床上进行睑板腺按摩的常用方法。

3. 使用睑板腺挤压镊行睑板腺按摩 患者取平卧位，进行睑缘局部清洁，用湿毛巾热敷眼睑后行眼部表面麻醉。检查睑板腺挤压镊的光滑度，按摩上眼睑时嘱患者眼睛向下看，按摩下眼睑时嘱患者眼睛向上看，尽量将眼睑与角膜分开（图 2-1-3-3）。使用时注意睑板腺挤压镊的内外面，治疗者动作轻柔、力度均匀地从外眦向内眦的方向对睑板进行双侧挤压，使分泌物从睑板腺开口端排出，按摩完毕后向结膜囊内滴入抗生素滴眼液。睑板腺挤压镊接触端设计柔软，减轻挤压时的疼痛感，操作简单。

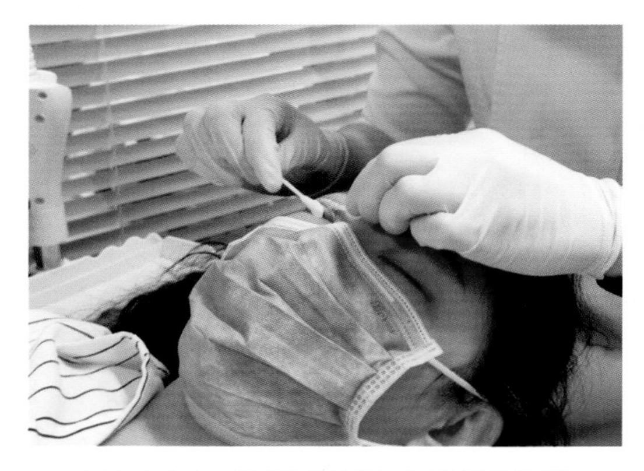

图 2-1-3-2 使用湿润棉签行睑板腺按摩

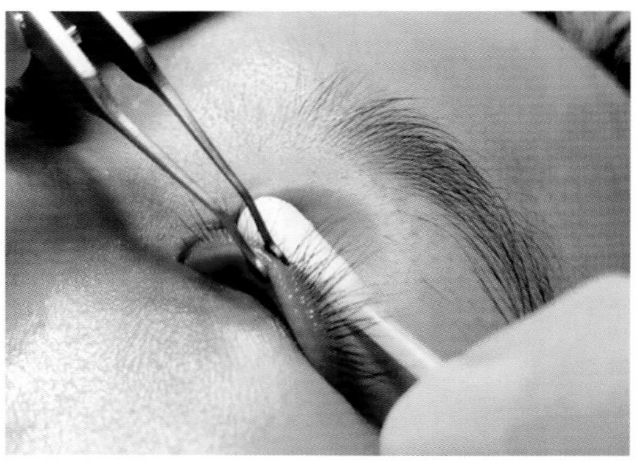

图 2-1-3-3 睑板腺挤压镊法行睑板腺按摩

4. 使用玻璃棒行睑板腺按摩 患者取平卧位进行睑缘局部清洁，用湿毛巾热敷眼睑后行眼部表面麻醉。根据治疗顺序先后将上下眼睑翻转，用玻璃棒从睑缘远端向睑板腺开口处进行按摩，力度以能轻微挤压出睑板腺导管内分泌物为宜，按摩完毕后向结膜囊内滴入抗生素滴眼液。圆头玻璃棒头部光滑，使用其对睑板腺进行按摩不会对睑结膜造成严重的摩擦损伤。此外，其头部直径约 2~3mm，能够定位较小的治疗区域，尽量使每条睑板腺均得到适当的按摩。

棉签、睑板腺镊及玻璃棒等睑板腺按摩的方法适合在医院内进行，更利于睑酯黏稠、阻塞明显的患者的睑板腺功能改善。

（四）临床应用

凡是睑板腺阻塞，睑酯排出困难的患者均应进行睑板腺按摩，根据阻塞程度不同，每周进行 2~3 次，早期可在医院进行，当睑板腺阻塞程度减轻后，可通过手法按摩长期坚持。

当睑缘有急性炎症时，如睑腺炎，不宜进行按摩。

大量临床研究表明，对 MGD 相关干眼患者采取睑板腺清洁、热敷、按摩等综合治疗后，患者的不适症状得到显著改善，且睑板腺分泌睑酯的质和量也有所改善[3]。Dahu Wang 等人将 70 例 MGD 型干眼患者随机分为两组，试验组接受睑板腺按摩治疗，研究发现在治疗 2 周和 1 个月后试验组患者眼部症状评分和眼表疾病指数均有不同程度的改善[4]。Hun Lee 等人对 32 名中、重度 MGD 型干眼患者进行睑板腺按摩和热敷治疗，研究发现治疗后患者睑缘形态、睑酯质量、泪膜破裂时间及眼表染色情况均明显改善[5]。

（五）注意事项

1. 对于睑缘炎处于活动阶段的患者，不建议行眼睑按摩治疗，应待炎症反应消退后再进行。

2. 对于大范围睑板腺萎缩的 MGD 相关干眼患者，进行单一的眼睑物理治疗效果往往不佳，因此在治疗前应和患者进行充分沟通。

3. 睑板腺按摩力度应适度，以免引起患者疼痛或不适。

4. 按摩过程应避免压迫眼球，以免引起眼心反射，造成患者恶心、呕吐等症状。

5. 当睑板腺开口出现脂帽或脂栓时，应先用刮匙将栓子刮除，再进行按摩。

6. 注意按摩的力度和频次，按摩时力度要循序渐进，先轻后重，让患者逐渐适应按摩的力度，以便更好地配合治疗。按摩的频次要依患者睑板腺分泌物性质和疗效决定。

7. 注意角结膜组织的保护，避免损伤。

（六）总结

睑板腺按摩是目前治疗睑板腺功能障碍的主要方法，与热敷、清洁等物理疗法相结合，可有效疏通睑板腺，恢复睑板腺功能，增加泪膜的稳定性，减轻干眼患者的痛苦。MGD 患者进行睑板腺按摩是一个长期的治疗过程，因此在按摩过程中提高患者的舒适度，使其拥有良好的临床依从性是非常重要的。此外，近些年来逐渐用于临床的热脉动系统 LipiFlow，iLux 睑板腺按摩器等设备可从眼睑的睑结膜面进行加热，同时从眼睑的皮肤面对睑板腺进行脉冲式按摩，有效避免对眼表及眼内容物的加热和挤压，大大提高了治疗的安全性和患者的依从性，是对传统睑板腺按摩的升级，丰富了临床应用的选择。

二、睑板腺探针治疗

（一）概述

2010 年 Maskin 首次报道使用睑板腺探针疏通睑板腺，改善睑板腺阻塞来治疗阻塞性睑板腺功能障碍[6]。睑板腺探针是对睑板腺开口及导管进行探查、扩张和药物注射的器械，可在裂隙灯下完成，有助于恢复睑板腺功能。

（二）治疗原理

睑板腺又称 Meibomian 腺，属独立的变态皮脂腺，开口于睑缘的灰线后，其中央导管直径约 100~150μm，上睑约有 30~40 个，中央导管长度约 5mm，下睑有 20~30 个，中央导管长度约 2.5mm。睑板腺主要功能是分泌睑酯，分布于泪膜表面，防止泪液蒸发过强。

研究发现 MGD 与正常人的睑酯组成有很大的不同，表现为睑酯下降，游离脂肪酸和胆固醇酯升高，导致睑酯黏度增加，阻塞导管。睑板腺导管每一部分的阻塞都可能造成睑板腺的功能障碍甚至深部腺泡及管腔的萎缩。研究表明，通过睑板腺探针的疏通作用，睑板腺功能及萎缩状态可得到明显改善[7]。

Prob 睑板腺探针呈 L 形，探针做转折是方便裂隙灯下操作，横握针柄探针则垂直于睑缘，与中央导管保持同一方向，探针设计长度 4.5mm 是便于控制探查的深度（图 2-1-3-4）。

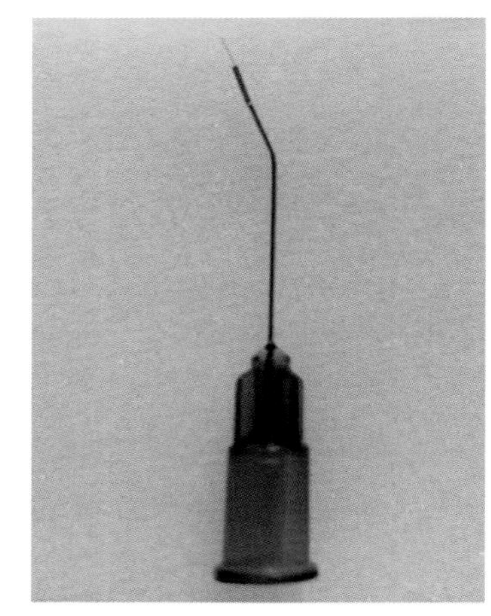

图 2-1-3-4　睑板腺探针实物图

睑板腺探通术治疗的主要目的是疏通睑板腺、改善睑板腺功能，在中、重度 MGD 患者，如睑缘增厚或不规则以及睑板腺体开口凸起，分泌物为牙膏状，且按摩疏通困难的患者中，Prob 睑板腺探针是一种有效的补充治疗方法。

（三）操作方法及流程

1. 眼表面麻醉成功后，嘱患者仰卧于手术台上或坐于裂隙灯前。

2. 疏通上睑板腺时嘱患者眼球向下注视，疏通下睑板腺时嘱患者眼球向上注视。患者头部固定于裂隙灯显微镜颌架上，调整光线焦距，术者左手支撑固定眼睑，使其轻微外翻，暴露阻塞的睑板腺，右手持探针横握于眼前，确定探通的腺体。

3. 沿睑板腺中央导管走行方向，将探针缓慢插入阻塞的睑板腺导管，边推进、边旋转，达到疏通的作用。探通时突破睑板腺口角化上皮，探针插入导管口内，沿睑板腺中央导管走向逐渐将探针伸入 2~4mm，如遇阻力，微调探针角度即可顺利探入。拔针后即可见脂质溢出。如遇水泡样阻塞，囊泡状油脂潴留，可用眼科电热止血器灼破清除囊壁，或用显微有齿镊撕除囊壁，清除油脂后再行探通。如需扩张睑板腺中央导管的可再次使用探针探通扩张。

（四）临床应用

早期研究结果证实，睑板腺探通术通过机械性打开睑板腺开口和导管，可降低睑板腺导管内压力，从而持续缓解睑板腺功能障碍患者的眼部症状。最新研究发现睑板腺探通术可增加睑板腺面积，促进腺体组织生长。对难治性 MGD 患者行睑板腺探通，可短期延长患者 TBUT，并且改善结膜充血和睑缘血管化情况。对双眼阻塞型 MGD 患者行睑板腺探通术，发现所有患者术后 1 个月泪液脂质层变厚，睑酯黏稠度降低，推测睑板腺探通术阻断了 MGD 发展的恶性循环，从而发挥治疗作用，但是治疗成功的前提是患者睑板腺形态尚未被严重破坏，否则无法缓解症状。因此，当患者对常规治疗无效时，睑板腺探通术可作为一种治疗选择[7,8]。

1. 适应证 裂隙灯检查发现睑缘有如下改变之二：下睑缘充血、睑缘毛细血管扩张、睑缘增厚或不规则以及睑板腺体开口凸起、角化，分泌物呈白色颗粒状、奶油状或牙膏状，睑缘皮肤黏膜交界线（Marx 线）移位，伴有睑缘压痛。

2. 禁忌证 不配合检查治疗，眼睑结膜异常或急性炎性反应，眼睑损伤或手术史，外眼检查有明显眼睑炎症反应[9]，睑板腺体已全部萎缩。

3. 睑板腺导管的选择 在裂隙灯下选取结膜面明显扩张僵硬的 6~9 个睑板腺导管，呈黄色或青灰色。可在共聚焦显微镜辅助下观察睑板腺探通效果，共聚焦显微镜下睑板腺腺泡单位因光学切面不同，呈现不同形态，如圆形、卵圆形、长条形、不规则形等，腺泡外圈为轮胎样上皮细胞，伴有高亮反光颗粒，胞腔内呈灰色伴点状高反光分泌物，团块状聚集分布，排列不规整。注意观察探通后胞腔内灰色伴点状高反光分泌物、团块状聚集是否减少，是否出现萎缩腺泡增加或瘢痕形成。

（五）注意事项

1. 睑板腺阻塞多为腺口阻塞，睑板腺红外显像图示，睑板腺也并非都是直行的，也有迂曲的，故不必过多过深的强力探查，避免医源性损伤。

2. 每次治疗一只眼睑探查 6~9 个腺体，每周一次，分期分批实施。

3. 探针不能太锐利，为避免形成穿刺样的损伤或假道，故将锐利的针锋磨钝，疏通时只能沿中央导管缓缓而行。

4. 宜早发现早疏通恢复睑板腺正常功能。避免因阻塞时间过长致睑板腺功能丧失，腺体萎缩、消失，形成不可逆转的永久性损害。

5. 完成睑板腺探通后，也可联合热敷和睑板腺挤压按摩治疗。MGD 强调综合治疗，故原有的综合治疗还应坚持。

（六）总结

睑板腺探通在中、重度 MGD 的治疗中起着非常重要的作用，促使已经阻塞并进行性萎缩的患者有可逆的可能。该方法可使睑板腺恢复正常的分泌功能，疏通睑板腺开口，增加泪膜的稳定性，使泪液蒸发量减少。因此，在传统的睑板腺热敷、清洁、按摩、强脉冲光等治疗无效时，睑板腺探针可作为一种治疗新选择。

参 考 文 献

[1] 亚洲干眼协会中国分会海峡两岸医药交流协会眼科专业委员会眼表与泪液病学组．我国睑板腺功能障碍诊断与治疗专家共识(2017年)[J]. 中华眼科杂志，2017, 53(9): 657-661.

[2] Geerling G, Tauber J, Baudouin C, et al. The international workshop on meibomian gland dysfunction: report of the subcommittee on management and treatment of meibomian gland dysfunction[J]. Invest Ophthalmol Vis Sci, 2011, 52(4): 2050-2064.

[3] Arita R, Fukuoka S. Non-pharmaceutical treatment options for meibomian gland dysfunction[J]. Clinical and Experimental Optometry, 2020.

[4] Da-Hu W, Xin-Quan L, Xiao-Jun H, et al. Effect of the Meibomian Gland Squeezer for Treatment of Meibomian Gland Dysfunction[J]. Cornea, 2018, 37(10): 1270-1278.

[5] Lee H, Kim M, Park SY, et al. Mechanical meibomian gland squeezing combined with eyelid scrubs and warm compresses for the treatment of meibomian gland dysfunction[J]. Clinical & Experimental Optometry, 2017.

[6] Maskin, Steven L. Intraductal Meibomian Gland Probing Relieves Symptoms of Obstructive Meibomian Gland Dysfunction[J]. Cornea, 2010, 29(10): 1145-1152.

[7] Nakayama N, Kawashima M, Kaido M, et al. Analysis of Meibum Before and After Intraductal Meibomian Gland Probing in Eyes With Obstructive Meibomian Gland Dysfunction[J]. Cornea, 2015, 34(10): 1206.

[8] 阮方，接英．睑板腺功能障碍的治疗进展[J]. 中华眼科杂志，2019, 55(6): 4.

[9] 杨帆，曾庆延．睑板腺功能障碍治疗进展[J]. 眼科新进展，2016, 36(10): 5.

第四节 综合治疗

一、热脉动治疗

（一）概述

LipiFlow®（TearScience, Morrisville, NC, USA）是21世纪美国TearScience公司研发的一款集热敷与按摩于一体的睑板腺功能障碍（meibomian gland dysfunction, MGD）综合治疗设备，其临床治疗效果首次由 Korb 和 Blackie 报告[1]，并在后续的临床研究中得到进一步证实。目前 LipiFlow 治疗已在欧美国家 MGD 患者的治疗中得到普遍应用，近年来也在我国临床上得到逐步推广。

（二）治疗原理

睑板腺热脉动治疗系统是由一次性热脉动激活头和温度压力控制系统组成的，其特点是可以在对睑板腺结膜面进行恒定加热的同时，对眼睑外表面施加脉冲式压力并对睑板腺进行挤压。其中，一次性热脉动激活头由眼睑加热器和眼杯囊袋构成。眼睑加热器对眼睑内表面施加向外散发的热量，采用冗余机械方式，温度可以在 1 分钟内达 42.5℃，同时凹面为绝缘隔热材料，可以保护眼球免受高温灼烧并且在眼球上方拱起以防接触到角膜。眼杯囊袋会对眼睑外表面施加脉冲式压力并对睑板腺进行挤压，其中有恒定、阶梯、振动三种脉冲模式，并且可改变操作顺序。温度压力控制系统可根据患者病情调整温度及压力模式。

（三）操作方法及流程（图 2-1-4-1）

1. 机器准备过程

（1）启动机器，录入患者信息。

（2）打开连接线包装，接通连接线与主机。

（3）打开治疗头包装，连接治疗头与连接线，等待主机自检完成之前，始终将治疗头留在包装中。

（4）自检完成后，将治疗头从包装纸取出，检查眼睑加热器、眼杯和手柄，确保没有任何粗糙或尖锐的边缘。

2. 患者准备

（1）患者采取斜靠或平卧位。

（2）点表麻药物，交代患者治疗头置入过程中可能会有轻度不适感。

（3）连接线接头朝向颞侧，按主机上的示意图（左右有别）置入治疗头。

（4）检查治疗头是否处于正确位置，如有必要可抻拉外眦，避免眼睑堆积，确认上下眼睑位于加热器与眼杯之间。

（5）使用贴布固定治疗头。

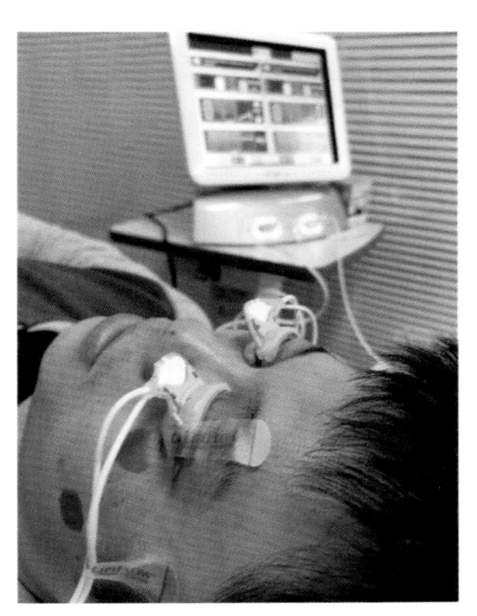

图 2-1-4-1 正在进行 LipiFlow 治疗的患者

3. 治疗过程

（1）验证压力治疗序列，确认患者眼睛为闭合状态。

（2）启动程序，开始右眼（OD）、左眼（OS）或双眼的治疗。

（3）结束治疗，仔细将治疗头从患者眼睑中移除，将治疗头从主机上断开，作为医疗废弃物处置。

（四）临床应用（图 2-1-4-2）

1. 适应证 LipiFlow® 适用于 MGD 患者及蒸发过强型干眼患者。

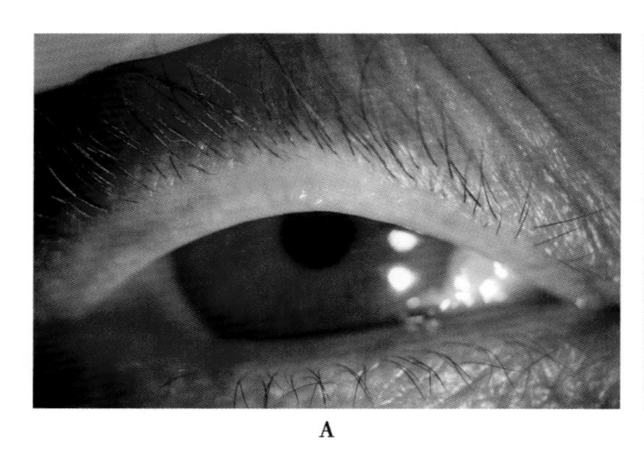

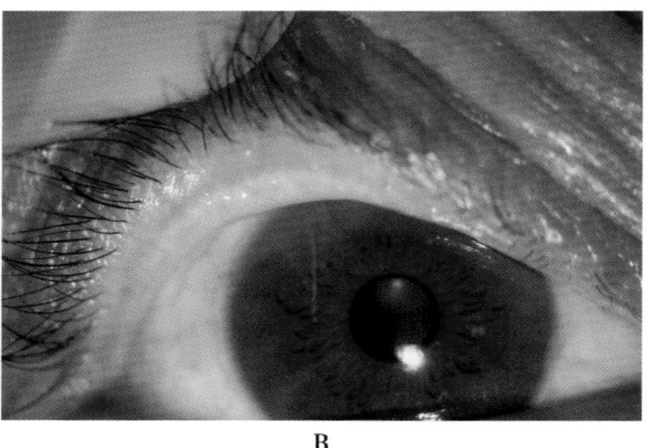

A　　　　B

图 2-1-4-2　LipiFlow 治疗干眼

A. 治疗前，上睑睑缘充血圆钝，可见新生血管，睑板腺开口堵塞，脂栓形成；B. 单次 LipiFlow® 治疗 1 个月后，上睑睑缘充血较前减轻，未见脂栓。

2. 禁忌证 LipiFlow® 在具有以下情形的患者群体的操作安全性和功效尚未经研究证实，因此为避免不良损伤的发生，凡存在如下情况的患者，不得使用 LipiFlow® 热脉动系统治疗。

（1）3 个月内曾接受眼部手术者，包括内眼手术、眼整形手术、角膜或屈光手术。

（2）3 个月内曾发生眼部损伤者。

（3）3 个月内眼部或眼睑曾出现疱疹者。

（4）患有眼部活动性感染者，如角膜、结膜、泪腺、泪囊或眼睑的病毒性、细菌性或真菌感染。

（5）3 个月内眼部曾出现活动性炎症，或存在慢性复发性炎症者，如视网膜炎、脉络膜炎、葡萄膜炎、虹膜炎、巩膜炎、巩膜外层炎、角膜炎、眼睑炎症或睑腺炎等。

（6）眼睑畸形并影响眼睑功能者，如睑内翻、睑外翻、眼睑肿瘤、水肿、睑痉挛、突眼、重度倒睫或上睑下垂。

（7）眼表病变并影响角膜完整性者，如曾有化学性烧伤，或复发性角膜糜烂、角膜上皮缺失、角膜荧光素染色检查 2 级、上皮基底膜营养不良。

3. 相对禁忌证 在以下情形的患者群体中，LipiFlow® 的安全性功效尚未经研究证实，治疗效果可能并不显著，故以下患者可根据具体情况慎重选择应用。

（1）中度至重度过敏性、季节性或巨乳头性结膜炎患者。

（2）眼睑松弛患者。

（3）葡萄球菌性睑缘炎或脂溢性睑缘炎患者，此类患者若要进行 LipiFlow® 治疗，须提前控制炎症。

（4）继发于全身性疾病的干眼患者，如 Stevens-Johnson 综合征、维生素 A 缺乏症、风湿性关节炎、Wegener 肉芽肿、肉状瘤、白血病、Riley-Day 综合征、系统性红斑狼疮或 Sjögren 综合征。

（5）服用异维甲酸或抗组胺药等已知可导致干眼的药物者。

4．潜在不良反应 LipiFlow® 热脉动系统治疗的安全性已得到证实，并不会造成任何与治疗相关的严重不良反应，但可能出现因操作引起的轻度不良反应，包括眼睑疼痛及结膜充血。经裂隙灯检查，可发现眼睑充血、眼睑水肿、结膜下出血、结膜水肿、浅层点状上皮炎、眼表染色着色以及泪膜有分泌物或黏液等。这些不良反应及裂隙灯检查结果均为一过性的，多数可自行消除，尚无文献报告长期不良反应。

5．临床效果观察 现已有多项临床研究证实，LipiFlow® 可以有效改善蒸发过强型干眼患者的主观症状和客观体征。Finis 等人在一项随机对照试验中比较了单次接受 LipiFlow® 治疗和每日 2 次热敷治疗 MGD 的效果，结果表明在 3 个月随访时单次 LipiFlow® 治疗效果与上述治疗方案疗效相当 [2]。在另一项临床研究中该团队还发现 LipiFlow® 治疗后 6 个月时，MGD 患者的 OSDI 及 SPEED 评分仍明显降低，并且泪膜脂质层厚度和睑板腺分泌能力得到明显改善 [3]。Blackie 等人发现单次 LipiFlow® 治疗后效果可持续长达 12 个月 [4]。

（五）注意事项

1．为使 LipiFlow® 热脉动系统发挥最大治疗效果，必须为患者建立切合实际的心理预期，事先告知患者可以通过此项治疗缓解症状，但是根治是很难实现的，需要多次治疗以及联合其他的治疗方法。

2．一次性使用治疗头可能不适用于所有眼睛，比如眼睑小及穹窿浅的患者。

3．LipiFlow® 治疗操作可能会导致患者原本的泪点塞发生松动，应提前做好相应预防措施。

4．LipiFlow® 治疗前最好进行清洁，促进 LipiFlow® 治疗中及治疗后睑酯排出。

5．启动程序前注意观察患者眼睑是否完全闭合。

6．医生须全程监测患者治疗过程，若患者出现不能耐受的不良反应，立即按下急停键，取出一次性使用的治疗头。

7．治疗过程中一定要严密监测患者眼睑位置变化，必要时，应轻轻拉动眼睑，使眼睑回到眼杯囊袋和眼睑加热器之间。

8. 患者接受 LipiFlow® 热脉动系统治疗后，仍需配合药物治疗，用药种类、剂量和频率可在医生指导下做出调整。

（六）总结

LipiFlow® 治疗耗时短，可同时对双眼上下眼睑进行内部加热与外部加压，促进睑酯排出，其有效性和安全性已经被国内外多项临床研究证实。该项治疗是目前针对睑板腺功能障碍患者的有效治疗方法之一，也是目前干眼治疗方式中较为精准且可量化的手段之一。

二、强脉冲光

（一）概述

强脉冲光是由高输出功率氙灯产生的一种非相干、脉冲式、高强度、宽波长、连续性的光，波长为 500~2 000nm。IPL 技术是美国 Patrick Bitter St 博士于 1994 年提出经夏普兰公司（即美国科医人激光公司）推向市场的，现已被广泛应用于皮肤科慢性疾病的治疗中，如老年斑、色素沉着过多、皮肤颜色的改变、日光性雀斑样痣、良性血管损害、毛细血管扩张、血管瘤、玫瑰痤疮性红斑等[5]，这种无创技术还被用于皮肤美容即光子嫩肤，来治疗皱纹、皮肤弹性降低、胶原组织和结缔组织变化、毛孔粗大等皮肤问题。

2002 年，Rolando Toyos 医生发现有面部红斑痤疮的患者在接受 IPL 治疗后，随着红斑减少，患者干眼的症状也有所改善，随之提出 IPL 有助于干眼的治疗，尤其是有助于改善睑板腺功能，近年来许多学者将 IPL 用于睑板腺功能障碍及其相关干眼患者的治疗方案中，均取得了较好的效果。

（二）原理[6-9]

1. 选择性光热作用 IPL 主要作用机制是选择性光热效应或称光子热解效应，当光子照射组织时，光子与生物分子相互作用，被表皮中生色团如血红蛋白、黑色素和水吸收，被激活的生物分子与其他分子发生碰撞逐渐失去所获得的能量，并转为热能，使血管内皮细胞肿胀、血管痉挛、组织缺氧、凝固坏死，最后导致局部血栓形成和异常毛细血管破坏，从而阻止炎症介质传导到眼表，而数字模型相关研究发现对于直径大于 150μm 的中型和大型血管，单次持续时间为 30 毫秒的 IPL 会将血管中心温度升高至 80~90℃，不会引起正常中型及大型血管凝血和血栓形成。临床上，MGD 患者常伴有睑缘新生血管形成，IPL 可以通过选择性光热效应消除睑缘新生血管，从而减轻 MGD 患者睑缘炎症，缓解患者的症状和体征。

2. 热辐射效应 健康人群的眼睑温度约 35~37℃，睑板腺内睑酯的熔点为

28~32℃。MGD 患者由于睑板腺排出受阻，加上眼部菌群脂肪酶对睑酯的降解，使睑酯成分发生变化，熔点升至 32~42℃，正常体温下无法保持液化状态，黏滞度增加，淤滞在睑板腺内无法顺利排出。IPL 的热辐射效应可使眼睑区域温度瞬时升高，可促使黏滞的睑酯熔解液化，再配合睑板腺按摩可促进睑板腺内淤滞的睑酯顺利排出，从而进一步促进睑板腺的正常分泌，使泪膜变得稳定，改善 MGD 患者的症状和体征。

3. 减少微生物负荷 蠕形螨是一种小型寄生螨类，寄生于睫毛毛囊和睑板腺内，以皮脂或睑板腺分泌物为食，与芽孢杆菌有共生关系，蠕形螨的增殖会导致眼表芽孢杆菌的增加，芽孢杆菌可引起一系列眼表炎症反应并释放有毒物质，后者会改变睑酯中饱和脂肪酸与不饱和脂肪酸的比例提高其熔点，阻碍睑板腺分泌形成 MGD。此外，蠕形螨可激活皮脂或睑酯中的脂肪酶产生油酸，导致睑缘角化和睑板腺孔堵塞。蠕形螨有着色的外骨骼可吸收 IPL 能量并诱发蠕形螨的死亡，通过减少蠕形螨可减轻芽孢杆菌的感染，且 IPL 由氙灯发射出，氙灯本身就有杀灭细菌的作用，可作用于痤疮丙酸杆菌，对于相关睑缘炎的治疗也有益处。IPL 通过减轻眼表微生物负荷，消除微生物相关炎症来源。

4. 抗炎作用 炎症在蒸发过强型干眼的发展中起关键作用，许多研究发现干眼患者泪液中细胞因子、基质金属蛋白酶和趋化因子的水平升高。IPL 可通过上调抗炎细胞因子和 / 或下调促炎细胞因子来阻断恶性循环。皮肤科领域研究发现，IPL 可增加皮肤细胞中 IL-10 及 TGF-β 的水平，并降低 IL-6、TNF-α、基质金属蛋白酶和蛋白水解酶的水平。有研究发现经 IPL 联合睑板腺按摩治疗后，干眼患者泪液中炎症因子 IL-17A、IL-6、PG-E2 水平较治疗前明显降低，同时患者主观症状改善，提示 IPL 可以减少泪液中炎性因子的含量，减轻眼表炎症。

5. 光调节作用 IPL 可产生光化学级联反应，诱导线粒体呼吸链上各组分的氧化还原特性发生变化，导致电子转移加快，增加三磷酸腺苷的产生。三磷酸腺苷的升高可导致细胞内游离钙浓度升高，可促进成纤维细胞增殖、胶原蛋白合成和局部血流增加，从而促进组织的损伤修复。IPL 激活成纤维细胞增殖和增强胶原蛋白合成是其光子嫩肤治疗的基础。随着年龄增长，眼睑皮肤松弛下垂导致眼睑功能不良，间接会影响脂质分泌和眼表泪膜稳定性，IPL 可促进胶原再生重排，提高眼睑皮肤弹性，改善眼表状态。

6. 恢复睑板腺低氧环境 睑板腺本身为低耗氧组织，低氧环境可促进睑板腺上皮细胞分化和睑酯分泌，IPL 可通过封闭异常毛细血管恢复睑板腺低氧环境。

7. 下调上皮周转 皮肤红斑痤疮的特点是上皮周转增强，类似产生头皮屑的机制，大量坏死的皮肤细胞从表皮脱落，积聚并产生碎屑，由于睑板腺导管的管壁为类型相同的上皮细胞，如果同时皮肤卫生状况不佳，很可能会造成碎屑积聚，导致睑板腺孔阻塞，引发 MGD。IPL 下调上皮周转的作用减少皮肤碎屑的产生，减少机械性阻塞。

8. 抗氧化作用 中性粒细胞和炎性细胞释放的反应性氧化物质，如超氧阴离子和羟基自由基亦导致了干眼的发生。IPL 对氧化应激的作用遵循两相剂量反应：在低剂量下，它会增加反应性氧化性物质水平并具有抗菌作用；而在较高剂量时，它会降低反应性氧化性物质水平，减轻氧化应激和炎症。

（三）操作方法及流程

1. 根据患者的 Fitzpatrick 皮肤分型选择适宜的参数（评分较高的患者即皮肤色素较多的患者，需要使用较低的能量，避免黑色素损伤及色素沉着），建议使用低能量密度 10~16J/cm^2，脉宽为 3.5~13ms，脉冲延迟为 40~60ms，Ⅳ型皮肤滤光片选择 590nm 滤光片，Ⅲ型皮肤 560nm 滤光片，并将机器设置在干眼模式下使用。

2. 使用保护装置保护患者上睑皮肤及眼周毛发，治疗区域不得化妆，医生戴防护眼镜，在治疗区域涂抹医用超声耦合凝胶，厚度约 2mm。

3. 于面颊侧面发射一个测试光斑，测试后 5 分钟患者无不适症状则开始治疗。

4. 分别从患者一侧耳际开始发射光斑，沿下睑尽量靠近睑缘处进行照射，对颧骨去及以下面部、鼻部进行治疗进行 IPL 治疗（图 2-1-4-3），光导治疗头治疗区域可轻度重叠，不应超过 10%，沿下睑尽量靠近睑缘处照射，完整操作 2 次。对于上睑病变严重的患者，需在眼睑结膜侧配合使用眼盾，充分遮盖角膜及巩膜区域组织后使用小治疗头进行治疗，防止眼内结构光损伤。

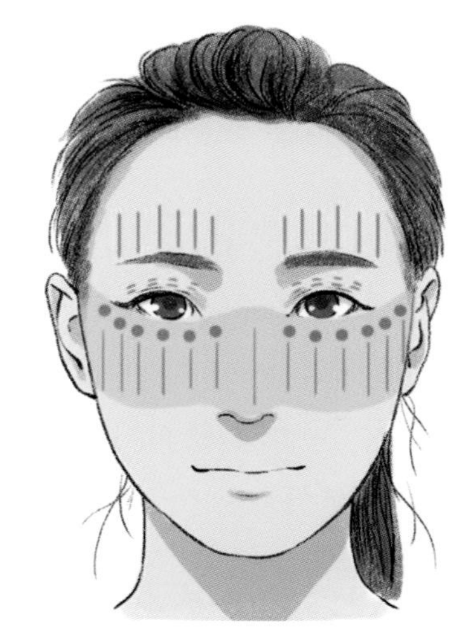

图 2-1-4-3 IPL 治疗位点示意图

5. 擦净医用超声耦合凝胶，热敷后进行双眼上、下睑睑板腺按摩。

6. 治疗结束后局部使用抗炎眼膏，嘱患者注意防晒避免色素沉着。

注意事项：

1. 治疗期间可根据患者的皮肤状态、皮肤色素和疼痛反应程度来调整照射能量、脉宽及脉冲延迟参数，也可根据患者的耐受程度逐渐递增能量。

2. 治疗后 3 天内禁用过热的水清洁治疗区域，1 个月内注意治疗区域防晒。

迄今为止，IPL 治疗后患者的标准用药方案尚未达成共识。大多数研究者建议患者继续使用人工泪液，进行眼睑清洁和热敷并口服 omega-3 补充剂，也有研究者在每次 IPL 治疗后的 2～10 天的时间内给患者局部使用非甾体抗炎药或糖皮质激素抗炎药。

我国《强脉冲光治疗睑板腺功能障碍及其相关干眼专家共识(2022)》建议 IPL 治疗方案为 3~4 次为一个疗程，每次治疗间隔 2~4 周，单次疗程通常为 2～4 个月，但具体疗程的次数可根据患者疾病的严重程度进行调整[10]。

（四）临床应用

1. 适应证 由于 IPL 可改善睑酯性状、减轻睑缘毛细血管扩张、控制眼表炎症、促进睑板腺分泌、减轻眼表微生物负荷，故所有睑板腺阻塞同时伴有睑缘血管扩张病变如睑缘炎、睑缘炎相关角结膜病变 (blepharokeratoconjunctivitis, BKC)、睑腺炎、睑板腺囊肿等疾病的患者在控制角膜结膜炎症后亦可配合使用 IPL 促进疾病恢复。其主要适应证为：

（1）单纯 MGD 患者，脂质异常型干眼及混合型干眼的患者。

（2）伴有面部皮损，如红斑痤疮或脂溢性皮炎的干眼患者。

（3）睑缘炎及 BKC 的患者。

（4）早期睑板腺囊肿、多发睑腺炎急性炎症消退期的患者。

2. 禁忌证

（1）日光性皮炎。

（2）皮肤恶性肿瘤。

（3）系统性红斑狼疮。

（4）近 1 个月内使用过光敏药物者。

3. 临床疗效 现已有较多研究证实，IPL 治疗 MGD 相关蒸发过强型干眼效果显著，同时具有操作简便、治疗时长短等诸多优势，可改善患者主观症状，降低干眼相关症状评分，延长 TBUT，缓解 MGD 相关体征，如改善睑板腺分泌物性状及睑酯排出难易程度，减轻睑缘新生血管，提高泪液脂质层质量等[11,12]（图 2-1-4-4）。有研究发

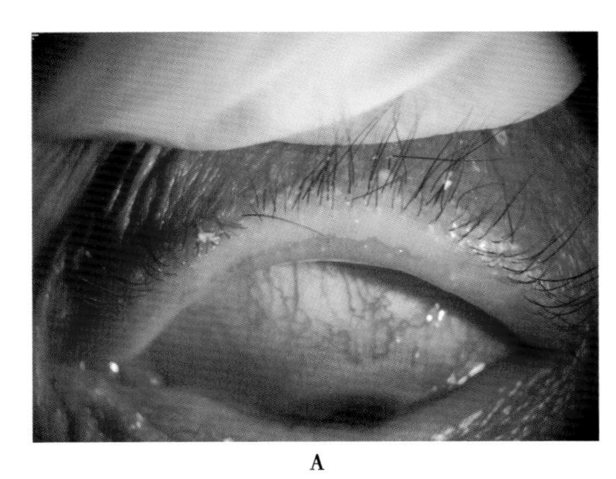

A

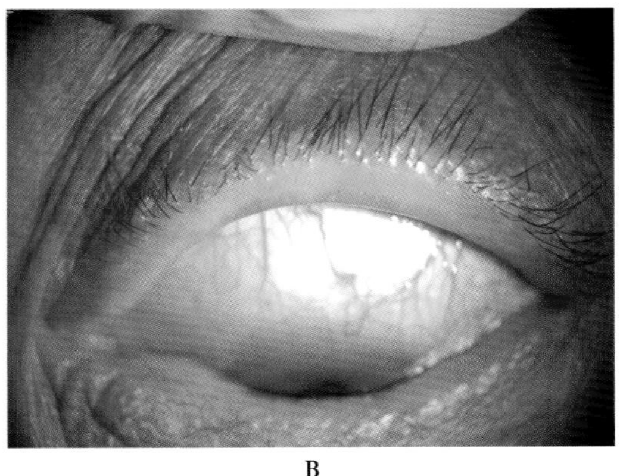

B

图 2-1-4-4 强脉冲光治疗睑缘炎

A. 治疗前上睑睫毛鳞屑、稀疏，睑缘充血、肥厚，睑板腺开口阻塞，部分可见脂栓；B. 治疗后双眼睫毛鳞屑、睑缘充血、肥厚均较前减轻。

现，与仅进行睑缘清洁、眼睑热敷及按摩的对照组相比，IPL 治疗组的患者睑板腺缺失、腺泡腺体最长直径和腺体单位密度显著改善，对于中重度或顽固性 MGD 相关干眼的患者，在其他治疗无效后改用 IPL 治疗，仍可以取得较为满意的效果。由于 MGD 在 BKC 的发生中起着重要的作用，Ruan 等人将 IPL 应用于 BKC 的治疗中，发现与仅行睑板腺按摩的对照组相比，IPL 治疗组患者睑板腺分泌物性状评分、睑板腺脂质排出难易度评分、睑缘改变评分和主观症状评分均有明显改善，且未见 BKC 复发[13]。Liu 等人收集 MGD 患者泪液发现，与基线相比，经 IPL 治疗后，泪液中 IL-17A、IL-6 和 PGE-2 含量降低[9]。Ahmed 等人发现 IPL 可改善 MGD 患者泪液蛋白质及脂质的含量和组成，溶菌酶、乳铁蛋白和白蛋白的改善最为明显，总脂质、甘油三酯、胆固醇和磷脂的浓度亦有提高[14]。

多项研究表明 IPL 治疗后效果可维持 3~12 个月不等[15]。故 IPL 可能是一种具有长效作用的治疗方法，但根据疾病的严重程度，应酌情重复治疗。有研究发现即使仅进行 IPL 治疗，也可以起到改善患者干眼相关症状及体征的效果，但单纯使用 IPL 治疗 MGD 的研究较少，与联合睑板腺按摩的效果比较还需进一步研究[16]。

（五）注意事项

少数患者在进行 IPL 治疗后可能出现治疗区域皮肤和 / 或眼部的不良反应。应在治疗后观察治疗部位皮肤是否出现暂时性色素改变如色素沉着、色素减退等；感觉异常如刺痛、瘙痒、灼热等；皮肤是否出现水疱、红疹、脱皮等；其他治疗相关副作用如不易消退的皮肤水肿、单纯疱疹病毒发作、炎症性高血压等。

此外，由于虹膜组织可吸收与 IPL 相同波长范围的光，是眼科相关治疗中最容易受损的组织，相关不良反应包括前葡萄膜炎、永久性虹膜萎缩、瞳孔缺损以及长期的畏光和疼痛，眼内炎症引起的粘连可导致瞳孔阻滞和继发性闭角型青光眼。应在每次治疗前后注意监测患者最佳矫正视力及眼压情况，裂隙灯显微镜检查是否存在角结膜损伤、前节炎症反应或虹膜脱色素等情况，直接检眼镜检查是否存在后节炎症反应或黄斑及视盘损伤。针对个体进行个性化参数调节、进行眼部组织保护，可防止不良反应发生。

（六）总结

IPL 对于改善睑板腺功能，控制眼表炎症，缓解患者眼部不适症状，增加泪膜稳定性，减少长期使用药物造成的相关眼表损害有明显的改善作用，加上适应证广泛，治疗方法简便易行、安全有效，对于临床治疗伴有 MGD，尤其同时伴有角结膜损害、睑缘炎症或面部炎症性改变的患者取得了良好的治疗效果。在临床中，可结合睑缘清洁、眼睑热敷和睑板腺按摩等手段以及人工泪液的使用，可以获得更好的治疗效果。

三、MGD 热脉冲系统

（一）概述

iLux MGD 热脉冲系统（以下简称 MGD 热脉冲系统）由 Brian Kelleher 设计，它是一种手持式的眼睑热脉动治疗仪，通过无菌的一次性挤压头加热按摩睑板腺。该设备配有放大系统，一键式控制系统，可移动式按摩头以及识别界面，是一款治疗干眼的新型设备[17,18]。

（二）治疗原理

热敷和睑板腺按摩是临床上治疗睑板腺功能障碍常规和有效的方法。配合热敷熔化睑酯，睑板腺按摩可将睑板腺中的阻塞物挤压出来，从而达到治疗目的。传统的热敷和按摩的治疗效果受操作人员的经验影响较大，并且按压力度不均易引起患者不适。而 MGD 热脉冲系统将两者有机结合在一起。该设备一次性按摩头的内垫可在眼睑结膜面滑动，位于眼睑皮肤面的外垫进行加热和压缩。内垫及外垫由生物材料合成的医用级的硅胶材料构成，所连接的温度感应器可以感受眼睑内外的温度。基于 LED 灯的热源可温和地进行加热，使得加热的温度始终保持在 38~42℃ 。并且这一系列操作可在 8~10 分钟内完成，可以有效地疏通睑板腺，使睑板腺功能得到有效的恢复[19]。

（三）操作方法及流程

1. 首先连接一次性挤压头。
2. 点击显示屏下方按键，调节温度及时间。
3. 将按垫置入下睑。
4. 点击显示屏下方按键，进行睑板腺按摩。
5. 双眼进行加热按摩，共 8~10 分钟。

（四）临床应用

MGD 热脉冲系统通过眼睑内外表面对睑板腺进行加热，较传统眼局部热敷效率更高，同时结合脉冲式按摩，有效地改善腺体阻塞状态，促进睑酯排出，使 MGD 的症状和体征得以缓解，且操作便捷，是近年出现的新型治疗方法之一。

结合国内外研究，我们建议 MGD 热脉冲系统治疗的适应证：眼部有干眼症状，OSDI 问卷每眼总症状得分≥23 分；双眼皆为 MGD，每眼的下眼睑 15 个睑板腺腺体分泌脂质评分≤12（范围为 0～45）；TBUT＜10s；任一眼无活动性的眼表、睑缘感染或炎症反应，且 3 个月内无眼部手术史[18,20]。

研究表明，MGD 热脉冲系统治疗可使 MGD 患者的症状及体征得到明显改善，在为期 4 周的随访中，平均 MGS、TBUT 和 OSDI 得分有所改善。疗效常持续 6~12 个月，但目前尚未发现 MGD 热脉冲系统治疗后睑板腺形态上的改变，如睑板腺萎缩、缺如、弯曲等形态学未见明显变化。MGD 热脉冲系统治疗的不良事件发生率低于 5%，主要表现为眼睑疼痛、结膜充血、烧灼感，通常可在 2 周内自愈[18]。

以上研究结果表明，MGD 热脉冲系统对 MGD 的疗效及安全性不低于传统物理治疗，但相比需长期坚持且对患者依从性有一定要求的传统物理治疗方法，更简单易行。

（五）注意事项

1. 使用前应检查睑缘情况，清除睑板腺脂栓。
2. 使用该设备时应合理控制加热时间及温度。
3. 进行挤压的时间建议为 8~12 分钟，每年可进行 2~4 次治疗。
4. 将一次性挤压头放入结膜囊应动作轻微，以免引起患者不适感。

（六）总结

MGD 热脉冲系统可以克服传统睑板腺按摩方法给患者带来的不适，在按摩的基础上结合加热从而更好地治疗睑板腺阻塞，同时手持式的设计使得仪器更加便携。研究表明，该设备可有效疏通睑板腺开口，增加泪膜的稳定性，是治疗 MGD 的有效方法[18]。

四、射频干眼治疗仪

（一）概述

近年来，射频疗法广泛应用于临床，如紧肤除皱、瘢痕修复、解痉、止痛等。与激光疗法不同，射频疗法利用人体组织对射频电流的阻力，振荡电流使带电分子和离子之间发生快速震荡，碰撞产生热能，作用于组织，产生治疗效果[21]。射频干眼治疗仪是一种新型干眼治疗设备，可有效改善眼表功能，缓解干眼症状。射频干眼治疗仪通过接触电极向眼部施以低强度、高频率电流（4~64MHz），激活细胞通路、促进代谢、减轻眼表炎症反应，从而安全有效地治疗干眼[22,23]。既往研究表明[24]，射频干眼治疗仪可改善睑板腺功能，缓解干眼症状。

（二）工作原理

射频电流作用于人体时，人体组织的阻抗将射频能量转化为热能。在较高射频电流频率下，热能是由极性分子内的偶极旋转引起的。当没有电场时，分子的方向是随机的；当存在电场时，极性分子的排列随电场方向变化。极性分子的振荡摩擦产生热能，最终在电磁场中对相邻组织产生热效应[24]。射频电流引起的热效应的临床效果取决于靶向组织的深度、射频能量频率等。不同频率的射频电流可非侵入性地将射频能量传递到组织的特定深度。低强度、高频率的射频电流引起组织产生量子分子共振(quantum molecular resonance, QMR)。QMR产生的能量打破生物组织中的分子键，使组织结构和功能得到改善，最早应用于减少全膝关节置换术患者的关节积液[26]。体外研究表明[27]，射频电流还可通过对细胞产生刺激，触发细胞内及细胞间的新陈代谢，并使细胞内钙离子浓度增加，激活细胞内钙依赖代谢途径。此外，可减少基质金属蛋白酶的表达及白细胞浸润，产生抗炎作用[3]。

射频电流的热效应和“细胞按摩”作用改善睑板腺和泪腺功能。同时，射频干眼治疗设备中设有人体阻抗检测电路，实时监测人体阻抗，自动调节功率。

(三)系统组成、特性及使用流程

1. 北京同仁医院研发射频干眼治疗仪

(1)系统组成：射频干眼治疗仪由治疗手柄及控制器组成(图2-1-4-5)。

(2)使用流程：将治疗手柄连接至控制仪上，用治疗手柄对特定组织进行治疗。患者取卧位，将接触电极置于背部。开启设备，可通过调节控制电流频率及强度。设备界面可依据患者病情选取不同模式，使用不同的应用功率(图2-1-4-6)。

(3)功能特性：我院研发的射频干眼治疗仪采用模块化设计及单极射频技术原理，可实现对组织的靶点定位。系统安全性高，根据所治疗组织的深浅，采用电容或电阻模式转化射频能量，对病变组织进行精确定位。设备具有多种型号的手柄及电极，可满足不同的治疗需要。设备手柄接触皮肤自动开始，离开皮肤自动停止，可有效防止烫伤。在整个治疗过程中，系统自动监测阻抗，并根据组织特点自动调节功率，防止过高温度灼伤眼睑皮肤的同时均匀加热组织。

2. 其他射频干眼治疗仪 Rexon-Eye治疗仪(Resono Ophthalmic, Trieste, Italy)由头戴设备及控制仪器两部分组成，头戴设备由六个部分组成：①电子板；②温度

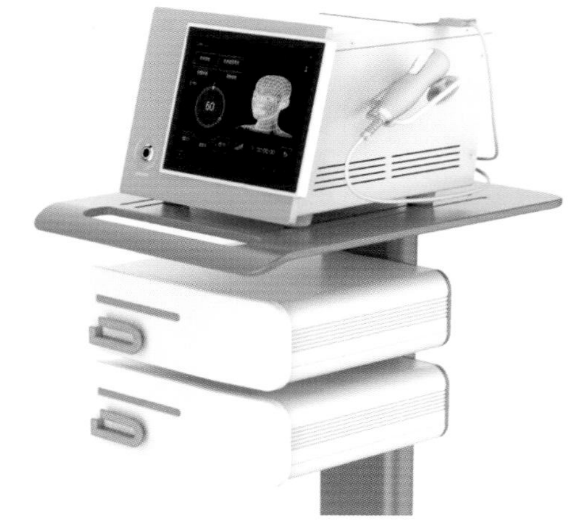

图2-1-4-5 我院研发射频干眼治疗仪系统组成

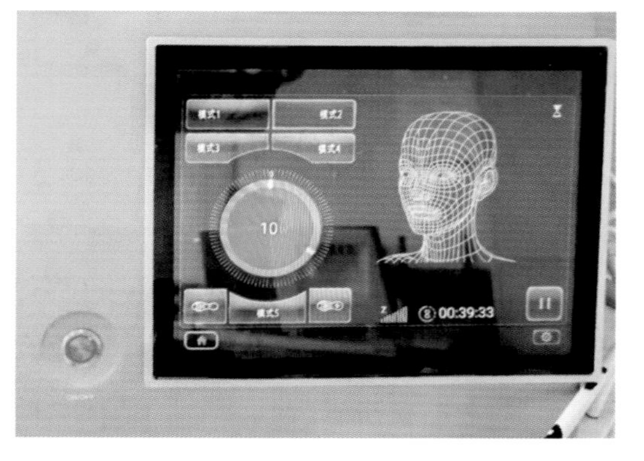

图2-1-4-6 我院研发射频干眼治疗仪操作界面

感应器；③活性电极；④塑料外观；⑤橡胶眼垫；⑥内部海绵填充物。

将头戴设备连接至控制仪上，患者坐于特制电极坐垫上，并佩戴头戴设备。开启设备，通过旋钮控制电流频率及强度。设备界面使用自定义的单位刻度显示应用功率，从0到10，10对应最大功率。治疗时间一般为20分钟，每周1次。

（四）临床应用

1. 适应证 主要用于睑板腺功能障碍、干眼患者。国外研究表明[24]，在连续使用射频干眼治疗仪4周后（每周1次，每次20分钟），受试者角膜荧光素染色评分（Oxford评分）降低62.5%，平均泪膜破裂时间增加30.9%，OSDI评分增加37.0%，Schirmer试验结果改善16.5%，睑板腺评分得到明显改善，且人工泪液使用频率大幅下降。

2. 禁忌证

（1）配戴角膜接触镜或其他体内植入物。

（2）活动性眼部感染、炎症或其他眼表及眼睑疾病。

（3）妊娠期妇女。

（4）1个月内接受过眼部手术。

3. 不良事件 潜在不良事件包括：

（1）皮肤红斑、睑腺炎、结膜炎和前葡萄膜炎。

（2）过敏反应。

（3）多数患者反映在治疗过程中局部皮肤温度高，少数患者可能出现短暂的皮肤红斑或在治疗期间感到不适[22]。

（4）治疗结束后可能出现短暂视物模糊，通常认为与设备对眼部的压力有关，与治疗过程无关。

（五）注意事项

1. 建议18岁以上的患者使用。
2. 治疗过程中禁止配戴角膜接触镜。
3. 合并眼睑异常及其他眼表疾病的患者需经过评估后进行治疗。

（六）总结

射频干眼治疗仪是一种新型干眼治疗设备，激活泪腺和睑板腺组织并改善睑板腺功能，可有效缓解干眼症状，改善体征，减轻患者不适，并减少人工泪液使用频率。该设备的使用目前未有严重不良事件报告。但国内外相关研究较少，随访时间相对较短，需进一步观察。针对本院研发射频干眼治疗仪治疗效果的临床试验正在进行，射频干眼治疗仪有望成为有效的新型干眼治疗手段。

参 考 文 献

[1] KORB DR, BLACKIE CA. Restoration of meibomian gland functionality with novel thermodynamic treatment device-a case report[J]. Cornea, 2010, 29(8): 930-933.

[2] FINIS D, HAYAJNEH J, KONIG C, et al. Evaluation of an automated thermodynamic treatment (LipiFlow(R)) system for meibomian gland dysfunction: a prospective, randomized, observer-masked trial[J]. Ocul Surf, 2014, 12(2): 146-154.

[3] FINIS D, KÖNIG C, HAYAJNEH J, et al. Six-month effects of a thermodynamic treatment for MGD and implications of meibomian gland atrophy[J]. Cornea, 2014, 33(12): 1265-1270.

[4] BLACKIE CA, COLEMAN CA, HOLLAND EJ. The sustained effect (12 months) of a single-dose vectored thermal pulsation procedure for meibomian gland dysfunction and evaporative dry eye[J]. Clin Ophthalmol, 2016, 10: 1385-1396.

[5] PAPAGEORGIOU P, CLAYTON W, NORWOOD S, et al. Treatment of rosacea with intense pulsed light: significant improvement and long-lasting results[J]. British Journal of Dermatology, 2010, 159(3): 628-632.

[6] VORA GK, GUPTA PK. Intense pulsed light therapy for the treatment of evaporative dry eye disease[J]. Current Opinion in Ophthalmology, 2015, 26(4): 314-318.

[7] RONG B, TANG Y, TU P, et al. Intense pulsed light applied directly on eyelids combined with meibomian gland expression to treat meibomian gland dysfunction[J]. Photomedicine and laser surgery, 2018, 36(6):326-332.

[8] GIANNACCARE G, TARONI L, SENNI C, et al. Intense pulsed light therapy in the treatment of meibomian gland dysfunction: current perspectives[J]. Clinical Optometry, 2019, 11: 113-126.

[9] LIU R, RONG B, TU P, et al. Analysis of cytokine levels in tears and clinical correlations after intense pulsed light treating meibomian gland dysfunction[J]. American Journal of Ophthalmology, 2017, 183: 81-90.

[10] 干眼强脉冲光临床应用专家共识专家组，中国康复医学会视觉康复专委会干眼康复专业组．强脉冲光治疗睑板腺功能障碍及其相关干眼专家共识 (2022)[J]. 中华实验眼科杂志 ,2022,40(2):97-103.

[11] JIANG X, LV H, HANG S, et al. Evaluation of the safety and effectiveness of intense pulsed light in the treatment of meibomian gland dysfunction[J]. Journal of Ophthalmology, 2016, 2016: 1910694.

[12] REIKO A, FUKUOKA S, MORISHIGE N. Therapeutic efficacy of intense pulsed light in patients with refractory meibomian gland dysfunction[J]. The ocular surface, 2019 17(1):104-110.

[13] RUAN F, ZANG Y, SELLA R, et al. Intense pulsed light therapy with optimal pulse

technology as an adjunct therapy for moderate to severe blepharitis-associated keratoconjunctivitis[J]. J Ophthalmol, 2019, 2019: 3143469.
[14] AHMED SA, TAHER IME, GHONEIM DF, et al. Effect of intense pulsed light therapy on tear proteins and lipids in meibomian gland dysfunction[J]. J Ophthalmic Vis Res, 2019, 14(1): 3-10.
[15] YUL SK, KANG SM, YOUNG HD, et al. Long-term effects of intense pulsed light treatment on the ocular surface in patients with rosacea-associated meibomian gland dysfunction[J]. Contact Lens & Anterior Eye, 2018, 41(5): 430-435.
[16] CABALLERO SG, MADRONA J, REINA EC. Effect of pulsed laser light in patients with dry eye syndrome[J]. Archivos De La Sociedad Espanola De Oftalmologia, 2017, 92(11):509-515.
[17] GEERLING G, TAUBER J, BAUDOUIN C, et al. The international workshop on meibomian gland dysfunction: report of the subcommittee on management and treatment of meibomian gland dysfunction[J]. Invest Ophthalmol Vis Sci, 2011, 52(4): 2050-2064.
[18] TAUBER J, OWEN J, BLOOMENSTEIN M, et al. Comparison of the iLUX and the LipiFlow for the treatment of meibomian gland dysfunction and symptoms: a randomized clinical trial[J]. Clin Ophthalmol, 2020, 14: 405-418.
[19] FRIEDLAND BR, FLEMING CP, BLACKIE CA, et al. A novel thermodynamic treatment for meibomian gland dysfunction[J]. Curr Eye Res, 2011, 36(2): 79-87.
[20] MILLER KL, WALT JG, MINK DR, et al. Minimal clinically important difference for the ocular surface disease index[J]. Arch Ophthalmol, 2010, 128(1): 94-101.
[21] BEASLEY KL, WEISS RA. Radiofrequency in cosmetic dermatology[J]. Dermatol Clin, 2014, 32(1): 79-90.
[22] PEDROTTI E, BOSELLO F, FASOLO A, et al. Transcutaneous periorbital electrical stimulation in the treatment of dry eye[J]. Br J Ophthalmol, 2017, 101(6): 814-819.
[23] FRACCALVIERI M, SALOMONE M, DI SANTO C, et al. Quantum molecular resonance technology in hard-to-heal extremity wounds: histological and clinical results[J]. Int Wound J, 2017, 14(6): 1313-1322.
[24] FERRARI G, COLUCCI A, BARBARIGA M, et al. High frequency electrotherapy for the treatment of meibomian gland dysfunction[J]. Cornea, 2019, 38(11): 1424-1429.
[25] GENTILE RD, KINNEY BM, SADICK NS. Radiofrequency technology in face and neck rejuvenation[J]. Facial Plast Surg Clin North Am, 2018, 26(2): 123-134.
[26] LOPRESTI M, TOMBA A, CASERTA A, et al. Studio clinico sull'efficacia della risonanza quantica molecolare nel trattamento dell’edema post-chirurgico in pazienti sottoposti a intervento di artroprotesi di ginocchio[J]. Archivio Di Ortopedia E Reumatologia, 2011, 122(1): 34-35.
[27] MASCHIO MD, CANATO M, PIGOZZO FM, et al. Biophysical effects of high frequency electrical field (4-64MHz) on muscle fibers in culture[J].Basic Applied Myology,2009,19(1):49-56.

第五节　其 他 治 疗

一、湿房镜

（一）概述

湿房镜又称为保湿护目镜，它是专门设计用于减缓泪液蒸发的眼镜。湿房镜可以在眼表周围形成一个相对密闭的空间，从而提高局部环境潮湿度，并且最大限度地减少眼周气体的流动[1]。美国医生 Savar DE 在 1978 年报道了湿房镜成功治愈儿童角膜糜烂的病例[2]。随后，Cohen JM 报道了湿房镜治疗上睑下垂矫正术后暴露性角膜炎的病例，患者角膜上皮完全修复，视觉质量和眼睑美观程度均有改善[3]。2011 年 11 月，我国以美国透明保湿眼罩技术为基础，成功研发了我国的第一款湿房镜。2016 年，韩国的 Moon CH 报道了一种 3D 打印个性化设计的湿房镜。这种湿房镜基于人体 CT 图像，并使用 3D 打印技术绘制而成[4]。此外，还有根据不同脸型设计的个性化湿房镜，相比普通湿房镜提供了更优越的适配性，并且为眼周提供了更为充足的湿润环境。

（二）治疗原理

正常情况下，泪腺分泌的泪液量和眼表泪液的蒸发量保持动态平衡，眼表保持湿润的环境，眼睛就会感觉舒服。当泪液分泌不足，或蒸发过强，致泪膜的稳定性下降，眼睛则感觉干涩。湿房镜通过密闭的眼杯圈与眼周皮肤紧密相贴，形成一个相对密闭的空间，减少了泪液的蒸发，间接地保存了泪液，从而改善了眼表的湿度，使得干眼的症状得到缓解。此外，湿房镜还可以起到隔离的作用，避免眼表受到外界环境，如风沙、粉尘、紫外线、过敏原等的刺激，以保证眼表舒适（图 2-1-5-1）。

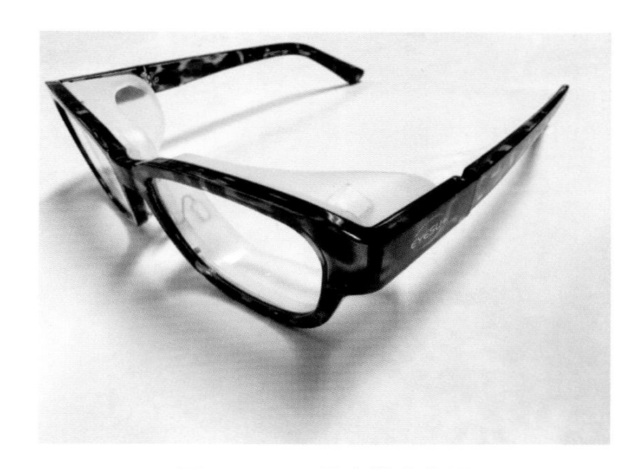

图 2-1-5-1　湿房镜实物图

（三）临床应用

DEWS Ⅱ建议根据干眼严重程度分类，可以将湿房镜作为 2 级或 2 级以上患者的基础治疗方法[1]。早期的研究发现湿房镜可以明显增加脂质层的厚度，Korb 等人进行了双眼的对照研究，让干眼的受试者一侧配戴改良的游泳眼镜，而对照侧摘除泳镜镜片[5]。研究发现干预侧 15 分钟后脂质层厚度最大可增加 66.4nm，而在 30 分钟和 60 分钟的时间点，脂质层厚度增加到最大值为 120.5nm。摘下改良泳镜的 60 分钟里，干预眼的脂质层厚度虽然有所降低，但仍然高于对侧眼。随后又有研究发现，配戴湿房镜 60 分钟时，脂质层结构更加清晰，会出现一些蓝棕色干涉条纹，而在 75 分钟和 90 分钟时稍有减少[6]。

随后，多项研究表明湿房镜还可以显著提高泪河高度，并延长泪膜破裂时间[7-8]。蒸发过强型干眼患者配戴湿房镜后，发现泪河高度和泪膜破裂时间有一致性，均在配戴 60 分钟时达到峰值，随后逐渐下降。泪河高度 60 分钟时数值为（0.283 ± 0.133）mm，相比基线数值（0.221 ± 0.069）mm 显著提高。泪膜破裂时间 60 分钟时数值为（9.91 ± 6.97）s，相比基线数值（4.18 ± 1.59）s 显著延长。由此可见，配戴湿房镜可以明显改善干眼的指标，摘下后仍然可以维持 1~3 小时。眼周湿度增加导致泪膜脂质层厚度增加，可能是因为提供了一个更有利于睑板腺脂质扩散和融入泪膜的环境。

湿房镜由于其无创性以及无副作用，应用简单，对各种类型的干眼患者均适用。

（四）注意事项

1. 根据脸型和鼻梁高度，选择合适的尺寸。
2. 眼部感染性炎症慎用。

（五）总结

湿房镜主要是通过减少泪液的蒸发和增加眼周湿度来发挥作用。目前研究表明湿房镜可以显著增加脂质层的厚度和泪河高度，改善蒸发过强型干眼的症状[2,9]。而对其他类型的干眼患者，可以与人工泪液或者抗炎类药物联合应用，作为常规干眼治疗的辅助手段[6]。

二、绷带式角膜接触镜

（一）概述

自 20 世纪初，隐形眼镜由玻璃或聚甲基丙烯酸甲酯制成的不透氧硬镜逐步发展为软硅水凝胶材料制成的现代镜片。从 1971 年 Otto Wichterle 发明的第一款商用软性镜片起，隐形眼镜应用日趋广泛，提升生理特性的需求也愈加迫切。第一个硅胶水凝胶隐形眼镜在 1998 年出现。近几十年镜片的透氧性逐步提高，镜片相关的并发症逐渐减少，高透氧性镜片对眼部伤口修复和眼表疾病起到治疗作用。

绷带式角膜接触镜简称绷带镜，是用于保护眼表、辅助治疗角膜及眼表疾病的一种软性接触镜，其具有透氧性高、抗沉淀性能良好以及配戴舒适等特点。目前，临床常用的绷带镜均采用高透氧性硅水凝胶材料制成，可减少因缺氧而引起的角膜水肿、角膜新生血管、结膜充血与炎性反应等并发症[10]。绷带镜用于支持和保护角膜，缓解疼痛，并促进上皮愈合。绷带镜在用于修复角膜上皮缺损时一般需要长时间配戴，但需警惕因过夜配戴引起缺氧和感染风险。在一项使用硅胶水凝胶镜片治疗角膜上皮损伤的回顾性研究中，91.6% 的患者疼痛得到缓解，83.78% 的患者角膜完全恢复且无并发症[11]。绷带镜随着瞬目适当运动并能充分覆盖角膜，并有较高的透氧性可促进上皮愈合。较大的镜片通常在角膜中表现出高弯曲度或比平均曲率更陡，较高的矢深可稳定镜片，减少镜片过度移动。接触镜的透氧能力常用透氧系数 Dk 和单位厚度材料的透氧性能 (Dk/t) 表示，目前，眼科应用的绷带镜的 Dk/t 多在 87～130 之间，含水量为 24%～50%，临床常用的绷带镜直径为 14.0～14.5mm。绷带镜常用的基弧为 8.40mm、8.60mm 和 8.80mm。一般情况下，绷带镜镜片的配适应尽量达到中心定位好、镜片上下移动度约在 1.0mm 为宜。由于采用了先进的表面处理技术，镜片具有良好的抗沉淀性，故保证了配戴的舒适性。此外，高透氧性硅水凝胶可有效缓解干眼症状，减轻眼表疼痛和炎性反应，并具有促角膜上皮愈合的作用。

（二）原理

1. 减轻疼痛及刺激症状 绷带镜可保护角膜创面，避免机械摩擦等所致的角膜上皮脱落，防止角膜病变加重，减轻对角膜神经的刺激，缓解眼表病变带来的眼痛、异物感等症状。

2. 促进角膜上皮修复 绷带镜可覆盖角膜病变区，保证角膜上皮细胞稳定增殖、移行和黏附，从而有助于角膜上皮修复。

3. 保湿作用 绷带镜可结合一定量水分，同时减少角膜表面泪液蒸发，有利于角膜表面保湿并促进角膜上皮细胞修复。

4. 光学作用 绷带镜覆盖在不规则的角膜表面，可形成光滑的光学表面，减少光散射，在一定程度上提高视觉质量。

5. 药物缓释作用 绷带镜可延长部分药物在眼表的停留时间，起到一定的缓释作用，增强药物的治疗效果。

（三）操作方法及流程

1. 具体方法同一般软性接触镜。

2. 戴镜 10 分钟后，应评估镜片的中心定位、覆盖情况、正反面、移动度以及平整度（尤其注意排除镜片下气泡或镜片皱褶）。

3. 可 3~4 周连续过夜配戴，可视病情延长。如仍需配戴，建议取出镜片后更换新镜片再配戴。对于取出镜片后原发病复发者，应积极寻找相应病因，给予对因处理，必要时配戴新的绷带镜。

4. 每次复诊时，仔细观察镜片有无破损及沉淀物情况，以确定是否需要更换新镜片。

（四）临床应用

绷带镜主要应用于伴有角膜上皮病变的干眼。中、重度干眼，尤其伴有持续性角膜上皮缺损者，如 Sjögren 综合征、慢性移植物抗宿主病等，在药物治疗的基础上，配戴绷带镜可有效缓解眼部不适症状，保持眼表湿润，有利于角膜上皮修复，恢复细胞更新，并在一定程度上改善患者的生活质量。Sjögren 综合征患者联合使用绷带镜可改善干眼症状和患者的生活质量，延长 TBUT，减少角膜染色，提高最佳矫正视力[12]。角膜绷带镜可以改善继发于移植物抗宿主病（graft versus-host disease, GVHD）的难治性干眼患者的主观干眼症状和视力[13]。对于白内障术后干眼，角膜绷带镜可提升泪膜稳定性及改善干眼的不适症状[14]（图 2-1-5-2）。

绷带镜长期使用的并发症包括眼表异物感、镜片脱落丢失、镜片表面沉淀物附着、慢性结膜炎、感染等。临床实际应用中应注意，部分严重干眼患者无法耐受绷带镜，需要谨慎使用[15]。绷带镜使用的禁忌证包括活动性的感染性角膜炎及角膜溃疡、急性结膜炎、慢性泪囊炎等。

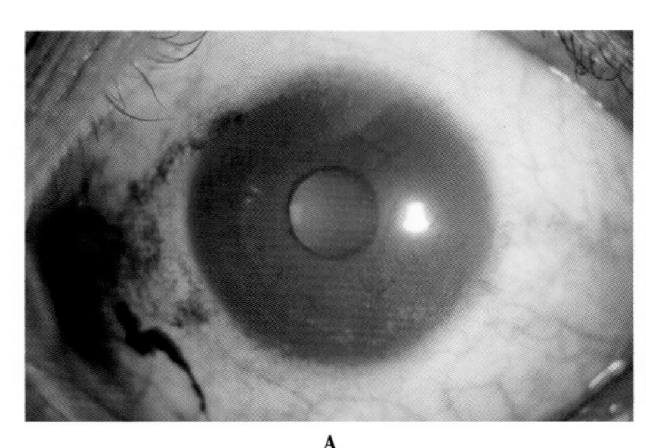

A

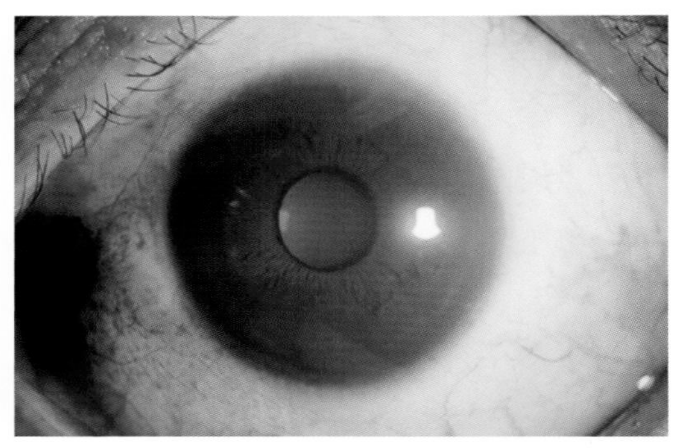

B

图 2-1-5-2　环孢素滴眼液联合绷带镜治疗重度干眼

A. 治疗前角膜上皮粗糙，干燥，荧光素钠染色示下方角膜点染融合成片；B. 1% 环孢素滴眼液 4 次 / 日，配戴绷带镜治疗 2 周后，荧光素钠染色示角膜无明显点染。

（五）注意事项

1. 对于刺激症状较重配合较差的患者，可在表面麻醉后配戴。配戴前应拭去角膜表面丝状物，去除糜烂或剥脱的角膜上皮。

2. 对于干眼患者，可在配戴之前使用人工泪液，或者将绷带镜镜片浸泡于人工泪液后配戴。

3. 连续过夜配戴最长不超过 3~4 周，应严格根据使用说明应用。

4. 戴镜前应洗手，对于角膜上皮缺损患者，应用无菌无齿镊配戴和取出镜片。

5. 若使用护理液清洗镜片，需要严格遵守规范。

6. 配戴和摘取镜片操作要规范、轻柔。

7. 对于有非感染性结膜囊分泌物的患者，应清除分泌物后再戴镜。

8. 原则上配戴与取出镜片应由具有视光专业技术的人员或医务人员完成。

（六）总结

绷带式角膜接触镜是干眼的二线治疗选择，通常用于对常规治疗效果不佳的伴有角膜上皮损伤的患者。依据病情联合应用人工泪液等药物，可保护创面，促进上皮愈合。与传统角膜接触镜的不同在于可以连续过夜配戴，但同时需警惕感染风险，务必密切随访，提示患者注意用眼卫生。

三、巩膜镜

（一）概述

巩膜镜是一种大直径、硬性、透氧性好的隐形眼镜。其完全由巩膜支撑，可覆盖角膜和角膜缘，而不直接接触角膜。巩膜镜后表面和角膜前表面之间的空间形成一个泪室，使角膜始终保持在液体环境中。巩膜镜比传统的硬性隐形眼镜更稳定。传统的硬性隐形眼镜只覆盖了角膜的一部分，每次眨眼时都会移动，而巩膜镜不易脱落，且配戴时舒适度高。关于巩膜镜最早的描述出现在 19 世纪晚期，由玻璃制成。但由于玻璃及后来的聚甲基丙烯酸甲酯的透氧性不足，巩膜镜的应用受到了严重限制，直至研制出硬性的、透氧的镜片材料。巩膜镜最初用于校正不规则散光，近期研究发现巩膜镜也用于治疗各种眼表疾病，包括干燥性角结膜炎、神经营养性角膜病变、暴露性角膜病变、角膜缘干细胞缺乏等。最早应用于干眼治疗的巩膜镜为 PROSE(prosthetic replacement of ocular surface ecosystem)。新型的巩膜镜更易配戴，应用更加广泛。巩膜镜使眼表免受眼睑在角膜上运动所产生的剪切力的影响，并使眼表保持湿润[16]。

（二）原理

巩膜镜支撑在巩膜上，覆盖角膜和角膜缘，泪液在巩膜镜后表面和角膜前表面形成泪室（生理盐水、泪液）持续湿润受损的角膜上皮，保护眼睛免受眨眼时的机械摩擦，并保持眼睛处于良好的水合环境。巩膜镜由三部分组成，与巩膜接触的定位区、过渡区和镜片的光学部分。巩膜镜的光学部分通常比虹膜直径大 0.2mm。镜片只与巩膜接触，通过泪室使得不规则的角膜表面重新变得“平整”，使得视力提升，可比作液体创可贴，缓解干眼症状（图 2-1-5-3）。

验配巩膜镜时使用一套预成形的诊断镜片。在验配过程中，需要调整的部分主要是定位区、角膜前间隙以及镜片边缘，这些都会影响巩膜镜配戴之后的效果。同时，应确保顶部或边缘没有接触角膜、角膜缘结膜，或压迫巩膜使表层血管缺血变白（图 2-1-5-4）。

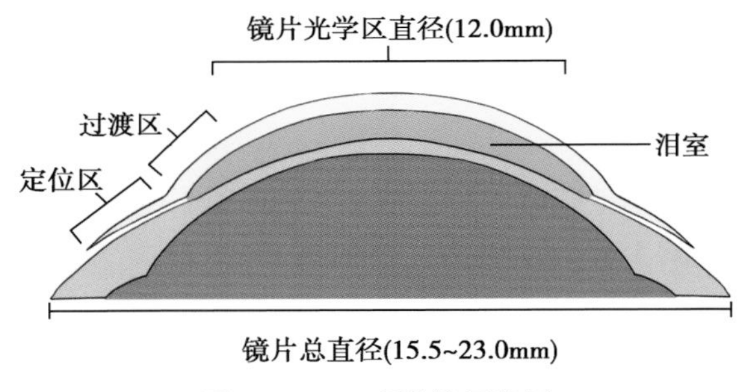

图 2-1-5-3　巩膜镜示意图

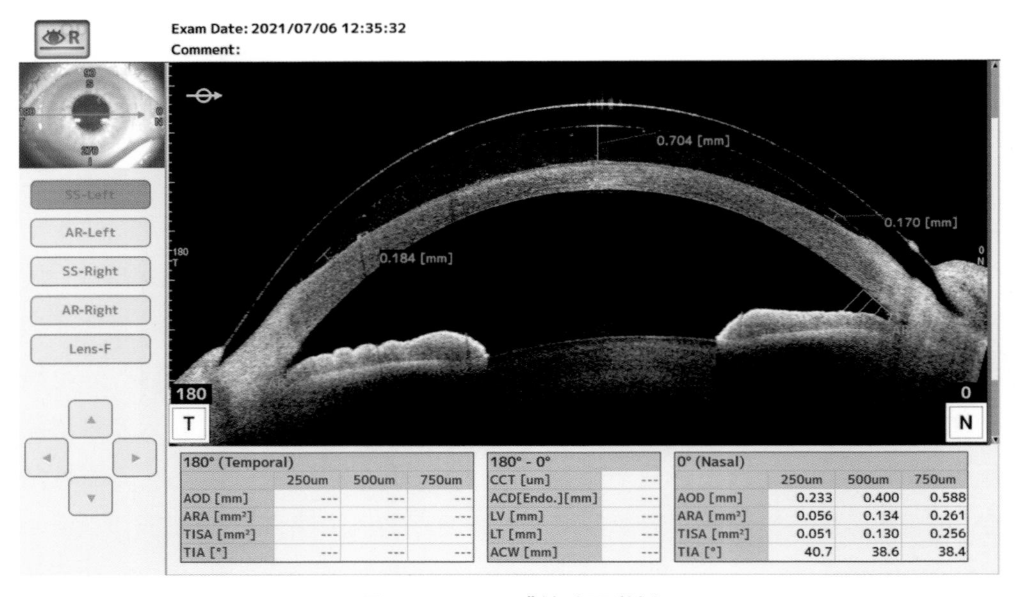

180° (Temporal)	250um	500um	750um
AOD [mm]	---	---	---
ARA [mm²]	---	---	---
TISA [mm²]	---	---	---
TIA [°]	---	---	---

180° - 0°	
CCT [um]	---
ACD[Endo.][mm]	---
LV [mm]	---
LT [mm]	---
ACW [mm]	---

0° (Nasal)	250um	500um	750um
AOD [mm]	0.233	0.400	0.588
ARA [mm²]	0.056	0.134	0.261
TISA [mm²]	0.051	0.130	0.256
TIA [°]	40.7	38.6	38.4

图 2-1-5-4　巩膜镜验配举例

（三）操作方法和流程

1. 配戴

（1）彻底清洁双手及眼周。

（2）检查镜片是否有颗粒、沉积物、小裂缝或撕裂。

（3）将镜片杯状朝上，放在由拇指、示指和中指组成的三脚架上，滴入生理盐水，用另一只手拉上、下眼睑，以防止眨眼。头向后稍倾斜，向上看或直视镜子。

（4）将镜片放在眼睛上方，然后将镜片滑到眼睛上。先松上眼睑，再松下眼睑。可将巩膜镜置于眼睛的中央。

（5）裂隙灯下观察巩膜镜下是否存在气泡，如有气泡须立刻调整。

2. 摘镜

（1）清洁双手。

（2）用示指下拉眼睑，向上看，用示指指尖触摸镜片的下边缘，将镜片向下滑动。

（3）用拇指和示指轻轻挤压巩膜镜，然后将折叠的巩膜镜从眼睛中取出。

（4）取出后，将镜片放在手心清洗。

（四）临床应用

巩膜镜有三个作用，其一为改善视力；其二为治疗，使角膜始终处于湿润的环境中，减少干燥和刺激有利于角膜恢复；其三为保护，巩膜镜不在角膜表面移动，可帮助减少干燥和眨眼对眼表的损伤。巩膜镜直径在 15mm 以上，小巩膜镜的直径在 15~18mm 之间，大巩膜镜直径大于 18mm（巩膜上的部分直径大于 6mm）。与大巩膜镜相比，小巩膜镜角膜间隙较小，易粘到角膜上，配戴相对困难。

巩膜镜可用于治疗眼表疾病，包括眼瘢痕类天疱疮、Steven-Johnson 综合征、干眼、眼睑闭合不全、角膜缘干细胞功能障碍、慢性眼移植物抗宿主病、Graves 眼病。也可用于改善高度或不规则散光患者的视力，例如圆锥角膜、角膜边缘变性和角膜移植后散光（图 2-1-5-5）。

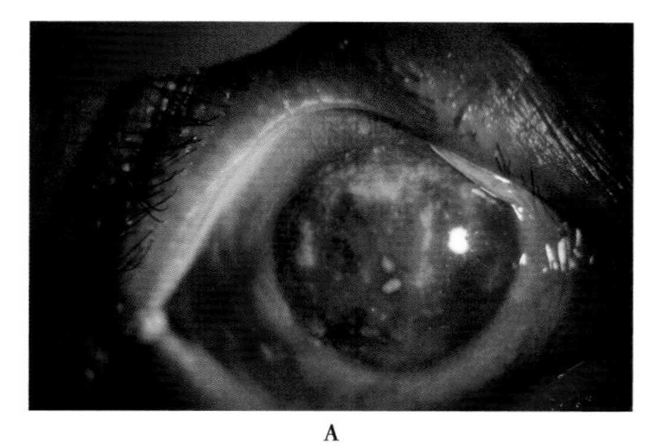
A

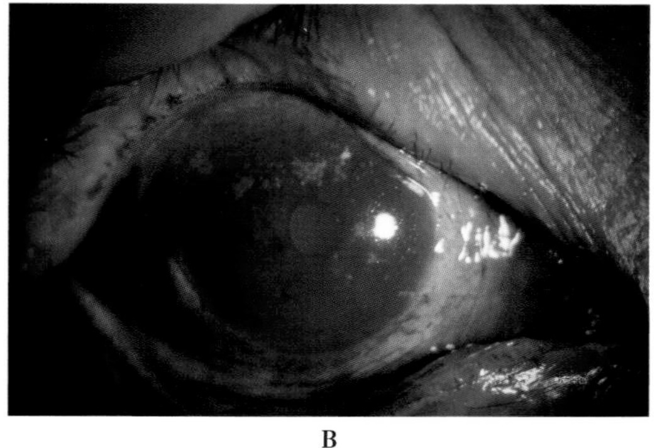
B

图 2-1-5-5　巩膜镜治疗重度干眼

A. 治疗前患者右眼角膜上皮粗糙，荧光素钠染色示全角膜弥漫着染，部分融合成片；B. 配戴巩膜镜治疗 2 周后，荧光素钠染色示上方及鼻侧角膜点状着染，较前好转。

波士顿巩膜镜（Boston scleral lens prosthetic device）减轻 GVHD 并发严重干眼患者的症状并提高了其生活质量。可改善眼痛、畏光和患者的生活质量，阅读和驾驶受影响的患者中 90% 的人有所改善[17]。Jupiter 巩膜镜可缓解干眼症状，包括异物感、疼痛、畏光等，改善 GVHD 患者的视力[18]。小巩膜镜治疗中重度干眼，可降低泪液渗透压，减少人工泪液使用频次，提高最佳矫正视力，改善干眼症状和生活质量[19-20]。

巩膜镜的并发症比较少见，大多症状轻微，包括结膜脱垂、角膜新生血管(13.3%)、角膜水肿(7.4%)、角膜损伤(3.1%)、巨乳头结膜炎(1.7%)、角膜感染等[21-22]，停戴后可好转。

尽管巩膜镜有良好的治疗效果，但是其使用仍然受到限制，原因在于高成本以及配戴相对困难。随着新的产品的不断出现和技术的不断提高，巩膜镜有望在重度干眼的治疗中发挥越来越重要的作用。

（五）注意事项

1. 告知患者整个验配过程，使患者了解所涉及的复杂配戴过程和后续护理。在初次就诊时详细说明这一点可以消除患者的潜在顾虑。

2. 配戴时务必将巩膜镜内注满盐水。在眼睛过度转动、眨眼等情况下，盐水填充有助于防止气泡产生。

3. 戴入巩膜镜后，立即于裂隙灯处检查是否有气泡。如果看到气泡，必须将巩膜镜取下并重新放入。若不及时处理，气泡将一直留在角膜间隙，直到取下镜片并正确地将其重新放入，这将极大地影响对贴合度的评估。

4. 务必在随访中进行泪液交换测试。在随访中，将大量的荧光素钠涂在镜片表面。10 分钟后，检查是否可以在镜片下方观察到荧光素钠。这可以帮助确定是否发生泪液交换。如果患者抱怨眼红、不适、视物模糊或摘除镜片后不适，则可能是因为镜片边缘太紧且未进行任何泪液交换。这是巩膜镜最常见的问题之一。解决方法是使巩膜镜的边缘变平，与结膜更好地对齐，从而进行充分的泪液交换。

5. 每次随访时，检查镜片表面是否有刮痕和灰垢，然后在加入荧光素钠之前检查其泪室是否混浊。取下镜片并检查其角膜是否有染色、新生血管和水肿。定期检查并发症有助于早期发现问题。

（六）总结

巩膜镜耐受性好，在干眼治疗中效果确切，可以改善症状和视力，并发症少见。随着适配和制作工艺不断改进，改善了患者对巩膜镜的接受度和治疗的效果。最佳的适配特征为 0.2~0.3mm 的角膜拱高以及无气泡。在重度干眼的情况下，应考虑使用巩膜镜联合其他更积极的治疗手段。巩膜镜相较于其他接触镜可以个性化定制，仅接触巩膜，通过泪室改善视力及角膜状态。临床应用中，充分了解巩膜镜的材料、设计、适配策略和并发症至关重要，以最大限度地减少风险。

参 考 文 献

[1] JONES L, DOWNIE LE, KORB D, et al. TFOS DEWS Ⅱ management and therapy report[J]. Ocul Surf, 2017, 15(3): 575-628.

[2] SAVAR DE. A new approach to ocular moisture chambers[J]. J Pediatr Ophthalmol Strabismus, 1978, 15(1): 51-53.

[3] COHEN JM, WAISS B. Combination ptosis crutch and moisture chamber for management of progressive external ophthalmoplegia[J]. J Am Optom Assoc, 1997, 68(10): 663-667.

[4] MOON CH, KIM JY, KIM MJ, et al. Effect of three-dimensional printed personalized moisture chamber spectacles on the periocular humidity[J]. J Ophthalmol, 2016, 2016: 5039181.

[5] KORB DR, GREINER JV, GLONEK T, et al. Effect of periocular humidity on the tear film lipid layer[J]. Cornea, 1996, 15(2): 129-134.

[6] SHEN G, QI Q, MA X. Effect of moisture chamber spectacles on tear functions in dry eye disease[J]. Optom Vis Sci, 2016, 93(2): 158-164.

[7] HIRAYAMA M, MURAT D, LIU Y, et al. Efficacy of a novel moist cool air device in office workers with dry eye disease[J]. Acta Ophthalmol, 2013, 91(8): 756-762.

[8] MATSUMOTO Y, DOGRU M, GOTO E, et al. Efficacy of a new warm moist air device on tear functions of patients with simple meibomian gland dysfunction[J]. Cornea, 2006, 25(6): 644-650.

[9] GRESSET J, SIMONET P, GORDON D. Combination of a side shield with an ocular moisture chamber[J]. Am J Optom Physiol Opt, 1984, 61(9): 610-612.

[10] DUMBLETON K. Adverse events with silicone hydrogel continuous wear[J]. Contact Lens & Anterior Eye, 2002, 25(3): 137-146.

[11] ÖZKURT Y, RODOP O, ORAL Y, et al. Therapeutic applications of lotrafilcon a silicone hydrogel soft contact lenses[J]. Eye & Contact Lens, 2005, 31(6): 268.

[12] JINYANG LI, ZHUANG XIAHUA, QINXIANG ZHENG, et al. Comparative evaluation of silicone hydrogel contact lenses and autologous serum for management of sjogren syndrome-associated dry eye[J]. Cornea, 2015, 34(9):1072-1078.

[13] RUSSO PA, BOUCHARD CS, GALASSO JM. Extended-wear silicone hydrogel soft contact lenses in the management of moderate to severe dry eye signs and symptoms secondary to graft-versus-host disease[J]. Eye & Contact Lens, 2007, 33(3): 144-147.

[14] CHEN X, YUAN R, SUN M, et al. Efficacy of an ocular bandage contact lens for the treatment of dry eye after phacoemulsification[J]. BMC Ophthalmology, 2019, 19(1):13.

[15] 中国健康管理协会接触镜安全监控与视觉健康专业委员会. 中国治疗用绷带镜临床应用专家共识(2019年)[J]. 中华眼科杂志, 2019, 55(6): 405-412.
[16] OD MMS, MED JP, PATEL SV. Scleral Lenses in the management of ocular surface disease[J]. Ophthalmology, 2014, 121(7): 1398-1405.
[17] JACOBS DS, ROSENTHAL P. Boston scleral lens prosthetic device for treatment of severe dry eye in chronic graft-versus-host disease[J]. Cornea, 2007, 26(10): 1195-1199.
[18] SCHORNACK MM, BARATZ KH, PATEL SV, et al. Jupiter scleral lenses in the management of chronic graft versus host disease[J]. Eye Contact Lens, 2008, 34(6): 302-305.
[19] ALIPOUR F, KHEIRKHAH A, BEHROUZ MJ. Use of mini scleral contact lenses in moderate to severe dry eye[J]. Contact Lens & Anterior Eye, 2012, 35(6): 272-276.
[20] GOMES P, ALVARO J, SOUZA D, et al. The use of the Esclera scleral contact lens in the treatment of moderate to severe dry eye disease[J]. American Journal of Ophthalmology: The International Journal of Ophthalmology, 2016, 163:167-173.
[21] Tan Donald T,PULLUM KW, BUCKLEY RJ, et al. Medical applications of scleral contact lenses[J]. Cornea, 1995, 14(2): 121-129.
[22] ROSENTHAL P, CROTEAU A. Fluid-ventilated, gas-permeable scleral contact lens is an effective option for managing severe ocular surface disease and many corneal disorders that would otherwise require penetrating keratoplasty[J]. Eye & Contact Lens, 2005, 31(3): 130.

第二章

药 物 治 疗

药物治疗主要分为润滑和促修复类、抗炎类、抗菌类、营养类等。人工泪液是干眼治疗的一线用药，通过补充缺少的泪液成分，提高眼表湿度和润滑度，防止泪液蒸发，维持泪膜稳定性。促进泪液分泌类滴眼液主要通过促进黏蛋白分泌从而改善泪膜的稳定性，主要适用于治疗黏蛋白异常型和混合型干眼，主要包括地夸磷索钠滴眼液、瑞巴派特混悬滴眼液和半乳糖凝集素3。促眼表修复类药物主要含有碱性成纤维细胞生长因子、维生素A、表皮生长因子等成分，通过促进上皮细胞生长分化、促进眼表神经修复、增加结膜杯状细胞数量、修复微绒毛等作用促进眼表损伤修复、改善眼表微环境从而治疗干眼。眼用血清制剂是一种泪液替代品，包括自体血清滴眼液和异体血清滴眼液，通常用于治疗眼表免疫异常相关性干眼、持续性的角膜上皮缺损相关性干眼、化学烧伤相关性干眼等。抗炎类药物包括糖皮质激素、非甾体抗炎药、免疫抑制剂，在中、重度干眼的治疗中发挥重要作用。抗菌类药物通常用于治疗睑缘炎以及睑板腺功能障碍相关干眼，局部用抗生素主要包括甲硝唑和红霉素、金霉素眼膏，全身用抗生素主要包括四环素类药物和大环内酯类药物。另外，ω-3必须脂肪酸可以作为中、重度干眼患者的辅助用药。

第一节　干眼的润滑和促修复

一、人工泪液

（一）概述

人工泪液是一种模仿人眼表泪液，用于补充缺少的泪液成分，提高眼表湿度和润滑度，降低泪液渗透压，稀释眼表炎性介质，以改善干眼症状和体征为目的的药物[1]，因其使用方便、依从性好是干眼的主要治疗手段。

自 1908 年人工泪液首次被报道后，其发展经历了几个阶段。早期是生理盐水，但作用时间短暂；1945 年报道了甲基纤维素，作用时间可以延长但会出现短暂的视物模糊；1964 年报道了聚乙烯醇，可以在眼表形成膜性物；然后出现了具有眼表吸附特性的聚合物类人工泪液；现在的人工泪液用聚丙烯酸等并加入各种营养素或药物制成，目的是使人工泪液由单纯湿润眼表转向同时促进眼表修复的功能。

虽然各种人工泪液在渗透压、黏度和 pH 值等方面不全相同，但是绝大多数的产品还是具有类似的主要成分。现有的人工泪液都是含有电解质、表面活性成分和黏度增强剂的低渗或等渗溶液。随着人们对睑板腺功能障碍和脂质缺乏的关注度增加，多种油脂成分，例如矿物油和磷脂，已被添加到某些人工泪液中，从而用于帮助恢复泪膜的脂质层。

1. 黏度增强剂　人工泪液中的黏度增强剂主要包括卡波姆 940（聚丙烯酸）、羧甲基纤维素 (CMC)、葡萄糖酸酐、玻璃酸钠（HA）、羟丙基瓜尔胶（HP-guar）、羟丙基甲基纤维素 (HPMC)、聚乙烯醇 (PVA)、聚乙烯吡咯酮 (PVP) 和聚乙二醇[2]。

研究表明，黏度增强剂对维持干眼患者的眼表健康环境有利。其主要作用机制包括增加泪膜厚度、防止眼表干燥、延长药剂在眼表的作用时间、保护眼表、维持角膜的生理厚度、提高杯状细胞密度以及减轻干眼症状等[3-4]。

滴眼液的黏度会影响药物的使用。黏度高的滴眼液在眼表的作用时间长，但会影响患者视觉清晰度并在眼睑和睫毛产生一些碎屑，导致患者对该药物的耐受性和依从性降低。因此，在夜间睡眠时间建议使用黏度高的滴眼液，而在白天使用黏度低的滴眼液[2]。

2. 渗透剂　2007 年，TFOS DEWS 提出了泪液渗透压浓度的重要性，揭示了泪液的渗透压升高与干眼的关系[5]。

有研究发现，以低渗型玻璃酸钠为主要成分的眼表润滑剂可以改善干眼的症状和各种体征[6-7]。在使用环孢素滴眼液[8-10]、玻璃酸钠[11-15]、渗透压保护剂型滴眼液[11, 16-17]以及聚乙二醇/丙羟基瓜尔胶滴眼液[18]治疗干眼患者的研究中，泪液渗透压的改善与干眼病症状和体征的改善同步。

3. 渗透压保护剂 渗透压保护剂（如左旋肉碱和甜菜碱）是一组通过保持渗透压的平衡而保护细胞不受极端渗透压破坏并维持细胞正常新陈代谢的可溶性物质[19-22]。

研究显示，渗透压保护剂左旋肉碱和赤藓糖醇能够通过降低活化的丝裂原活化蛋白激酶的水平，在高渗透压环境下保护人角膜上皮细胞不受损害[23]。渗透压保护剂还具有在高渗透压应激下的抗炎功效[24]。除此之外，渗透压保护剂还可以减少角膜染色、降低细胞凋亡和炎症细胞因子，并增加杯状细胞数量[25]。

4. 抗氧化剂 由于干眼患者泪液中存在氧自由基[26]，人们开始探索抗氧化剂在干眼治疗中的应用潜力。

研究显示，乙酰半胱氨酸滴眼液（一种具有抗氧化活性的氨基酸）能在小鼠干眼模型中降低其眼表组织中的炎症细胞因子的表达，但不能改变角膜荧光染色[27]。另一种抗氧化剂滴眼剂维生素 A（棕榈酸视黄醇酯）能显著改善视物模糊、TBUT、Schirmer 评分和受试者的印迹细胞学结果[28]。

Visomitin 是一种以线粒体中的氧化应激为作用靶点的抗氧化药物，且其滴眼液目前已在俄罗斯上市。局部使用 Visomitin 滴眼液 6 周可以减少角膜染色并改善症状[30]，它可能是通过减少眼表的活性氧而发挥作用的。

5. 防腐剂 常规多剂量包装的人工泪液通常需要添加防腐剂来防止微生物生长。

苯扎氯铵（benzalkonium chloride, BAK）是眼药水中最常用的防腐剂。许多研究表明，BAK 可以诱导角膜和结膜上皮细胞凋亡、损伤角膜神经、延缓角膜伤口愈合、破坏泪膜稳定性并引起杯状细胞丢失[31-33]。目前已经有翔实的证据证实，干眼患者，特别是需要频繁点用人工泪液的严重干眼患者或联合使用人工泪液以及其他慢性病治疗药物（如滴用抗青光眼药物）的患者，应避免使用以 BAK 作为防腐剂的人工泪液[29]。

目前已有对眼表影响较低的新型防腐剂被相继开发出来，其中包括氧化防腐剂（亚氯酸钠；Purite®、OcuPure™ 和过硼酸钠；GenAqua™），聚季铵盐 -1（Polyquad®）和 SofZia™。其中亚氯酸钠在暴露于紫外线后会降解为氯离子和水分，过硼酸钠在与泪膜接触时会转化为水和氧[2]。

6. 缓冲剂 常用的眼科药物的稳定性主要由其所处环境的 pH 值决定。除了稳定性，pH 值还会影响产品的舒适性、安全性和药物活性。干眼治疗药物中含有多种用来控制 pH 值的缓冲剂，包括柠檬酸盐、磷酸盐和硼酸盐缓冲液。

7. 赋形剂 赋形剂主要由离子和非离子等渗剂组成。聚甘油羟基硬脂酸酯40(MGH 40)在不含防腐剂的眼药水中被用作增溶赋形剂,MGH 40的耐受性良好[34],但能诱发与BAK相似的细胞毒性作用[35]。有一项研究探索了聚赖氨酸(L-赖氨酸)-接枝-聚乙二醇(乙二醇)(PLL-g-PEG)作为新型聚合物赋形剂在人工泪液中的作用,在滴用15min后,PLL-g-PEG能有效延长非侵入性泪膜破裂时间(NIBUT)[36]。

8. 电解质 电解质在维持眼表稳态中起了关键性作用。泪液中相对较高的钾含量可能在保护角膜上皮免受紫外线-B(UV-B)辐射方面起作用[37-38]。钾还被证实是维持正常角膜厚度所必需的离子,钾浓度的降低可能导致角膜的厚度增加[39]。含有钾、钙、镁、磷酸盐、碳酸氢盐和氯化钠的缓冲溶液能有效维持角膜上皮的最佳状态,其中以钾离子尤为重要[40]。

某些泪液润滑剂,例如TheraTears®(Akorn Lake Forrest,IL,USA)和BionTears®(Alcon Ft Worth,TX,USA),含有相应的电解质来模拟泪膜中的电解质成分。常用的电解质盐包括氯化钠、氯化钾、氯化钙、氯化镁、氯化锌、硼酸钠,磷酸钠和硼酸[2]。

有研究显示,一种基于电解质成分的人工泪液在干眼症的兔模型中可增加结膜杯状细胞的密度和角膜的糖原含量[41-42]。其他研究表明,在不含防腐剂的人工泪液中添加钾离子和HA,能增强由机械刮伤造成的角膜伤口的愈合能力[43]。在等渗、不含防腐剂的人工泪液中添加碳酸氢盐,较之添加硼酸盐或不添加缓冲液,前者能更好地促进角膜上皮的修复[44]。另外一项研究表明,在暴露于BAK的情况下,添加碳酸氢钠能促进角膜上皮屏障功能的恢复,并维持正常的角膜和黏蛋白层的超微结构[45]。

9. 脂质添加剂 泪膜的脂质层在防止泪液蒸发中起到重要作用[46]。多种油脂成分,例如矿物油和磷脂,已被添加到某些人工泪液中,从而用于帮助恢复泪膜的脂质层[47-49]。

(二)作用机制

1. 在上睑缘睑结膜与眼表之间形成润滑层,减轻眼睑刷上皮病变。
2. 稳定泪膜,减少眼表损害,提高视觉质量。
3. 物理冲刷致炎物质。
4. 通过稀释效应,降低泪液渗透压。
5. 帮助角膜上皮愈合,减轻眼表炎症。

(三)临床应用

1. 常用的人工泪液(表2-2-1-1)

(1)补充水液层的人工泪液

表 2-2-1-1 常用的人工泪液

人工泪液	主要成分	特点
潇莱威®(羧甲基纤维素钠滴眼液)(Allergan Pharmaceuticals Ireland)	羧甲基纤维素钠(1%)	纤维素醚类人工泪液，羧基等亲水基团具有润滑和保湿作用，负电荷能与角膜黏蛋白黏附，延长药物在眼表的停留时间。此类物质黏度高，对泪液分泌不足型干眼效果较好。羟糖甘滴眼液含有甘油，可同时补充泪液脂质层
亮视®(羧甲基纤维素钠滴眼液)(Allergan Pharmaceuticals Ireland)	羧甲基纤维素钠(0.5%)	
泪然®(右旋糖酐羟丙甲纤维素滴眼液)(s.a.ALCON-COUVREUR n.v.)	右旋糖酐 70(0.1%)和羟丙甲纤维素 2910(0.3%)，0.0011%POLYQUAD®(polyquaternium-1)作为保存剂	
新泪然®(羟糖甘滴眼液)(Alcon Laboratories,Inc.)	右旋糖酐 70(0.1%)，羟丙甲纤维素 2910(0.3%)和甘油(0.2%)，0.001%POLYQUAD®(polyquaternium-1)作为保存剂	
涵沛®(羟糖甘滴眼液)(成都青山利康药业有限公司)	右旋糖酐 70(0.1%)，羟丙甲纤维素 2910(0.3%)和甘油(0.2%)和苯扎溴铵(0.01%)	
倍然®(右旋糖酐羟丙甲纤维素滴眼液)(Laboratoires Alcon S.A)	右旋糖酐 70(0.1%)和羟丙甲纤维素 2910(0.3%)	
珍视康®(右旋糖酐 70 甘油滴眼液)(江西珍视明药业有限公司)	右旋糖酐 70(0.1%)，羟丙甲纤维素 60RT4000(0.3%)，甘油(0.2%)和苯扎氯铵(0.01%)	
一夫诺®(复方右旋糖酐 70 滴眼液)(江西禾氏美康药业有限公司)	右旋糖酐 70(0.1%)，羟丙甲纤维素 E4M(0.3%)和苯扎氯铵	
润睛®(复方右旋糖酐 70 滴眼液)(安徽省双科药业有限公司)	右旋糖酐 70(0.1%)，羟丙甲纤维素 2910(0.3%)和苯扎溴铵(0.01%)	
瑞年®(复方右旋糖酐 70 滴眼液)(安徽省双科药业有限公司)	右旋糖酐 70(0.1%)，羟丙甲纤维素 2910(0.3%)和苯扎氯铵(0.01%)	

续表

人工泪液	主要成分	特点
珍视明®(羟丙甲纤维素滴眼液)(江西珍视明药业有限公司)	羟丙甲纤维素(0.5%)	
珍视爽®(羟丙甲纤维素滴眼液)(江西珍视明药业有限公司)	羟丙甲纤维素(0.5%)	
闪亮®(羟丙甲纤维素滴眼液)(永光制药有限公司)	羟丙甲纤维素(0.5%)和苯扎溴铵(0.001%)	
乐视®(羟丙甲纤维素滴眼液)(上海信谊金朱药业有限公司)	羟丙甲纤维素(0.5%)	
盈润®(羟丙甲纤维素滴眼液)(沈阳兴齐眼药股份有限公司)	羟丙甲纤维素(0.5%)	
臻迪®(羟丙甲纤维素滴眼液)(长春迪瑞制药有限公司)	羟丙甲纤维素(0.5%)	
润齐®(右旋糖酐70滴眼液)(齐鲁制药有限公司)	右旋糖酐70(0.1%)	修复角膜上皮,改善其通透性。与泪液结合,替代泪膜,减轻眼表灼热、刺激感等不适症状
瑞珠®(聚乙烯醇滴眼液)(湖北远大天天明制药有限公司)	聚乙烯醇(1.4%)	聚乙烯醇人工泪液(PVA),水溶性高分子聚合物,具有良好的亲水性和成膜性,能保护泪膜脂质层,减少泪液的蒸发。此类物质黏度低,在角膜表面的存留时间较短,不伴有黏眼和视力模糊等现象
艾明可®(聚乙烯醇滴眼液)(信东生技股份有限公司)	聚乙烯醇(1.4%)	
思然®(聚乙二醇滴眼液)(Alcon Laboratories,Inc.)	聚乙二醇400(0.4%)和丙二醇(0.3%)0.001%POLYQUAD®(polyquaternium-1)作为保存剂	聚乙二醇人工泪液,高分子聚合物,具有亲水性和成膜性,可增加泪液黏蛋白层的厚度,能较长时间黏附眼表并维持眼表功能,并使泪液蒸发减少,保持泪液水分。治疗严重干眼时可以增加结膜杯状细胞数量,延长泪膜破裂时间,减少角膜荧光素染色评分和结膜充血,也可应用于相对低湿度环境的正常眼或亚临床干眼症
唯地息®(卡波姆滴眼液)(Dr. Gerhard Mann, Chem.-Pharm. Fabrik GmbH)	卡波姆(0.2%)和西曲溴铵(0.01%)	聚丙烯酸眼用凝胶(PAA),亲水凝胶,由固相基质和水相分散层组成,类似泪膜的黏蛋白

续表

人工泪液	主要成分	特点
立宝舒®(卡波姆眼用凝胶)(Dr. Gerhard Mann, Chem.-Pharm. Fabrik GmbH)	卡波姆(0.2%),中链甘油三酯(1%)和西曲溴铵(0.01%)	层和水层,可黏附在角膜表面,增加制剂在眼表面的存留时间,其聚合物骨架与泪液中的电解质作用后可释放水分。适用于治疗泪液分泌不足型干眼,且治疗中、重型干眼更为有效,用药频率也较少。但是由于其凝胶性质,可有短暂视物模糊。卡波姆眼用凝胶含有中链甘油三酯,可同时补充泪液脂质层
爱丽®(玻璃酸钠滴眼液)(Santen Pharmaceutical Co.,Ltd.)	玻璃酸钠(0.1%或0.3%)	黏多糖类人工泪液,玻璃酸钠其分子内可保有众多的水分子,因而具有较强的保水功能,同时有较高的黏度和亲和力,能在角膜表面滞留较长的时间,润滑眼表。可与纤维连接蛋白结合,易与泪液发生作用,增加泪膜的稳定性。此外还可促进角膜上皮伸展和创伤愈合,可降低眼用制剂中的防腐剂带来的不良影响。是目前人工泪液中使用最广泛的黏多糖
海露®(玻璃酸钠滴眼液)(URSAPHARM Arzneimittel GmbH)	玻璃酸钠(0.1%)	
润怡®(玻璃酸钠滴眼液)(齐鲁制药有限公司)	玻璃酸钠(0.1%)	
尖峰®(玻璃酸钠滴眼液)(上海信谊金朱药业有限公司)	玻璃酸钠(0.1%)	
信润明®(玻璃酸钠滴眼液)(浙江尖峰药业有限公司)	玻璃酸钠(0.1%)	
润洁®(玻璃酸钠滴眼液)(山东博士伦福瑞达制药有限公司)	玻璃酸钠(0.1%)	
润丽®(玻璃酸钠滴眼液)(山东博士伦福瑞达制药有限公司)	玻璃酸钠(0.3%)	
联邦亮晶晶®(玻璃酸钠滴眼液)(珠海联邦制药股份有限公司中山分公司)	玻璃酸钠(0.1%)	
慧珠®(玻璃酸钠滴眼液)(苏州工业园区天龙制药有限公司)	玻璃酸钠(0.1%)	
秀瞳®(玻璃酸钠滴眼液)(广东宏盈科技有限公司)	玻璃酸钠(0.1%)	

续表

人工泪液	主要成分	特点
欧沁®（玻璃酸钠滴眼液）（北京汇恩兰德制药有限公司）	玻璃酸钠（0.3%）	
民生®（玻璃酸钠滴眼液）（杭州民生药业有限公司）	玻璃酸钠（0.1%）	
润洁®（复方硫酸软骨素滴眼液）（山东博士伦福瑞达制药有限公司）	硫酸软骨素钠（0.1%），维生素E（0.1%）、维生素B_6（0.1%），尿囊素（0.2%）和牛磺酸（0.2%）	黏多糖类人工泪液，结构与玻璃酸钠相似，具有较强的保水性，能在角膜表面形成一层保护膜，防止水分散发。且具有促进角膜水分代谢，改善微循环，保护角膜并促进角膜组织损伤修复的功能
乐敦莹®（复方硫酸软骨素滴眼液）［曼秀雷敦（中国）药业有限公司］	硫酸软骨素（0.5%），牛磺酸（0.1%）和苯扎氯铵（0.01%）	
爱馨乐®（硫酸软骨素滴眼液）（杭州国光药业股份有限公司）	硫酸软骨素（3%）	
润尔乐®（硫酸软骨素滴眼液）（山东博士伦福瑞达制药有限公司）	硫酸软骨素钠（3%）	
莹养®（复方硫酸软骨素眼用凝胶）（沈阳兴齐眼药股份有限公司）	每1g中含硫酸软骨素5.0mg、牛磺酸1.0mg	

1）黏多糖类人工泪液：常用的有玻璃酸钠和硫酸软骨素。玻璃酸钠其分子内可含有大量的水分子，因而具有较强的保水功能，同时有较高的黏度和亲和力，能在角膜表面滞留较长的时间，润滑眼表。可与纤维连接蛋白结合，增加泪膜的稳定性。此外还可促进角膜上皮修复和创伤愈合，可降低眼用制剂中的防腐剂带来的不良影响，是目前人工泪液中使用最广泛的黏多糖。硫酸软骨素结构与玻璃酸钠相似，具有较强的保水性，能在角膜表面形成一层保护膜，防止水分散发，且具有促进角膜水分代谢，改善微循环，保护角膜并促进角膜组织损伤修复的功能。

2）纤维素醚类人工泪液：常用的有羧甲基纤维素和羟丙基甲基纤维素。羧基羟基等亲水基团具有润滑和保湿作用，负电荷能与角膜黏蛋白黏附，延长药物在眼表的停留时间。此类物质黏度高，对泪液分泌不足型干眼效果明显。

3）聚乙烯醇人工泪液（PVA）：水溶性高分子聚合物，具有良好的亲水性和成膜性，能保护泪膜脂质层，减少泪液的蒸发。此类物质黏度低，在角膜表面的存留时间较短，不伴有黏眼和视力模糊等现象。

4）聚乙烯吡咯酮人工泪液（PVP）：润滑眼表、修复细胞间联结和恢复上皮屏障，主要用于治疗黏蛋白缺乏引起的干眼。

5）聚乙二醇人工泪液：高分子聚合物，具有亲水性和成膜性，可增加泪液黏蛋白的厚度，能较长时间黏附眼表并维持眼表功能，并使泪液蒸发减少，保持泪液水分。可增加严重干眼患者的结膜杯状细胞数量，延长泪膜破裂时间，降低角膜荧光素染色评分和减轻结膜充血，也可应用于相对低湿度环境的正常眼或亚临床干眼。

6）聚丙烯酸眼用凝胶（PAA）：亲水凝胶，由固相基质和水相分散层组成，类似泪膜的黏蛋白层和水层，可黏附在角膜表面，增加制剂在眼表面的存留时间，其聚合物骨架与泪液中的电解质作用后可释放水分。适用于治疗泪液分泌不足型干眼，且治疗中、重度干眼也有效，用药频率也较少。但是由于其凝胶性质，可有短暂视物模糊。

（2）补充脂质层的人工泪液：卡波姆眼用凝胶属于亲水凝胶，含 1% 的中链甘油三酯、94% 的水、0.2% 的卡波姆，分布模拟天然泪液的脂质层、水质层和黏蛋白层。卡波姆可与含阴离子的黏蛋白相互作用并结合，分散性好，黏附力强，可延长药物的眼表停留时间。

羟糖甘滴眼液含有 0.2% 的甘油成分，在眼表可形成亲水保护层，补充脂质层，模拟天然泪液，为角膜提供持久保护和长效润滑，促进角膜上皮再生，改善自觉症状。

Cationorm®（Santen Osaka，Japan）是一种用于治疗干眼的无防腐剂的阳离子型乳剂。其阳离子赋形剂是氯化卡托铵，它是亲脂性 BAK 的烷基衍生物[50]。体外培养的人角膜上皮细胞对 Cationorm® 具有良好的耐受性[51-52]，然而，Cationorm® 可以造成角膜上皮丢失和浅层角膜基质的改变[53]。

Systane® Balance（Alcon Ft Worth，TX，USA）是一种含有极性磷脂 DMPG（二肉豆蔻酰磷脂酰甘油）成分的脂质滴眼液。

全氟己基辛烷滴眼液是一种与泪膜脂质层发生相互作用，用于治疗与睑板腺功能障碍相关的干眼症的眼用溶液。全氟己基辛烷滴眼液具有双效作用机制：首先由于其极低的表面张力，全氟己基辛烷滴眼液可迅速扩散至眼表面，其亲脂基团与泪膜脂质层形成长效持久的相互作用，在泪膜空气界面处形成保护层，稳定泪膜，防止泪液过度蒸发；另外，全氟己基辛烷滴眼液穿透睑板腺，与腺体相互作用并溶解腺体中的黏性分泌物，促进睑板腺分泌睑酯功能的恢复。

（3）补充泪膜黏蛋白层成分的人工泪液：含羟丙基胍成分的人工泪液：模拟黏蛋白结构，增加泪膜与角膜之间的黏附性。

2. 人工泪液的选择[54] 临床医师应根据干眼患者的类型、程度及经济条件等特点进行个体化选择。轻度干眼宜选择黏稠度低的人工泪液；对中重度干眼，伴蒸发过强者宜选择黏稠度高的人工泪液；对于眼表面炎症较重、泪液动力学异常患者优先选用不含防腐剂或防腐剂毒性较低的人工泪液；对于脂质层异常患者应优先选用含脂质类人工泪液；此外有些人工泪液中的某些特殊成分能促进杯状细胞数量增加或角膜上皮修复，或可逆转上皮细胞的鳞状化生，在选择时应综合考虑；若须长期或高频率使用（如每天6次以上）时，应选不含防腐剂或防腐剂毒性较低的人工泪液。眼用凝胶、膏剂在眼表面保持时间较长，但可使一过性视力模糊，主要应用于重度干眼患者或在夜间应用。

（四）注意事项

1. 人工泪液可减轻干眼症状，但无法从根本上治愈干眼。

2. 人工泪液中的防腐剂对经常使用的患者眼表有刺激及毒副作用，对于眼表面炎症较重、泪液动力学异常、须长期或高频率使用（如每天6次以上）的患者最好使用不含防腐剂的人工泪液[54]。

（五）总结

人工泪液是治疗所有类型干眼的一种重要和基础的方法，可以通过补充泪膜的水液层和/或恢复、补充脂质层及黏蛋白层来稳定泪膜。应用人工泪液治疗可在一定程度上改善眼表炎症，增加眼表润滑度和湿度，改善对比敏感度，甚至有助于提高视力。人工泪液的种类虽然较多，但每一种人工泪液都有其适应证，在临床选择人工泪液时，应根据干眼的类型、程度及患者对治疗的反应作相应的选择。

参 考 文 献

[1] 中华医学会眼科学分会角膜病学组．干眼临床诊疗专家共识(2013年)．中华眼科杂志，2013,49(1):73-75.

[2] JONES L, DOWNIE LE, KORB D, et al. TFOS DEWS Ⅱ management and therapy report. The ocular surface, 2017,15(3):575-628.

[3] WEGENER AR, MEYER LM, SCHONFELD CL. Effect of viscous agents on corneal density in dry eye disease. Journal of ocular pharmacology and therapeutics: the official journal of the Association for Ocular Pharmacology and Therapeutics, 2015,31(8):504-508.

[4] YU F, LIU X, ZHONG Y, et al. Sodium hyaluronate decreases ocular surface toxicity induced by benzalkonium chloride-preserved latanoprost: an in vivo study. Investigative ophthalmology & visual science, 2013,54(5):3385-3393.

[5] The definition and classification of dry eye disease: report of the Definition and Classification Subcommittee of the International Dry Eye WorkShop (2007). The ocular surface, 2007,5(2):75-92.

[6] TROIANO P, MONACO G. Effect of hypotonic 0.4% hyaluronic acid drops in dry eye patients: a cross-over study. Cornea, 2008,27(10):1126-1130.

[7] BAEYENS V, BRON A, BAUDOUIN C, et al. Efficacy of 0.18% hypotonic sodium hyaluronate ophthalmic solution in the treatment of signs and symptoms of dry eye disease. Journal francais d'ophtalmologie, 2012,35(6):412-419.
[8] SULLIVAN BD, CREWS LA, SONMEZ B, et al. Clinical utility of objective tests for dry eye disease: variability over time and implications for clinical trials and disease management. Cornea, 2012,31(9):1000-1008.
[9] JADIDI K, PANAHI Y, EBRAHIMI A, et al. Topical cyclosporine a for treatment of dry eye due to chronic mustard gas injury. Journal of ophthalmic & vision research, 2014,9(4):417-422.
[10] HAMADA S, MOORE TC, MOORE JE, et al. Assessment of the effect of cyclosporine-A 0.05% emulsion on the ocular surface and corneal sensation following cataract surgery. Contact lens & anterior eye : the journal of the British Contact Lens Association, 2016,39(1):15-19.
[11] BAUDOUIN C, COCHENER B, PISELLA PJ, et al. Randomized, phase Ⅲ study comparing osmoprotective carboxymethylcellulose with sodium hyaluronate in dry eye disease. European journal of ophthalmology, 2012,22(5):751-761.
[12] VERSURA P, PROFAZIO V, GIANNACCARE G, et al. Discomfort symptoms reduction and ocular surface parameters recovery with Artelac Rebalance treatment in mild-moderate dry eye. European journal of ophthalmology, 2013,23(4):488-495.
[13] NELSON JD, FARRIS RL. Sodium hyaluronate and polyvinyl alcohol artificial tear preparations. A comparison in patients with keratoconjunctivitis sicca. Archives of ophthalmology, 1988,106(4):484-487.
[14] IESTER M, ORSONI GJ, GAMBA G, et al. Improvement of the ocular surface using hypotonic 0.4% hyaluronic acid drops in keratoconjunctivitis sicca. Eye, 2000,14(Pt 6):892-898.
[15] BENELLI U, NARDI M, POSARELLI C, et al. Tear osmolarity measurement using the TearLab Osmolarity System in the assessment of dry eye treatment effectiveness. Contact lens & anterior eye : the journal of the British Contact Lens Association, 2010,33(2):61-67.
[16] MONTANI G. Intrasubject tear osmolarity changes with two different types of eyedrops. Optometry and vision science : official publication of the American Academy of Optometry, 2013,90(4):372-377.
[17] ASLAN BAYHAN S, BAYHAN HA, MUHAFIZ E, et al. Effects of osmoprotective eye drops on tear osmolarity in contact lens wearers. Canadian journal of ophthalmology Journal canadien d' ophtalmologie, 2015,50(4):283-289.
[18] COMEZ AT, TUFAN HA, KOCABIYIK O, et al. Effects of lubricating agents with different osmolalities on tear osmolarity and other tear function tests in patients with dry eye. Current eye research, 2013,38(11):1095-1103.
[19] GARRETT Q, XU S, SIMMONS PA, et al. Expression and localization of carnitine/

organic cation transporter OCTN1 and OCTN2 in ocular epithelium. Investigative ophthalmology & visual science, 2008,49(11):4844-4849.

[20] XU S, FLANAGAN JL, SIMMONS PA, et al. Transport of L-carnitine in human corneal and conjunctival epithelial cells. Molecular vision, 2010,16:1823-1831.

[21] KHANDEKAR N, WILLCOX MD, SHIH S, et al. Decrease in hyperosmotic stress-induced corneal epithelial cell apoptosis by L-carnitine. Molecular vision, 2013,19:1945-1956.

[22] GARRETT Q, KHANDEKAR N, SHIH S, et al. Betaine stabilizes cell volume and protects against apoptosis in human corneal epithelial cells under hyperosmotic stress. Experimental eye research, 2013,108:33-41.

[23] CORRALES RM, LUO L, CHANG EY, et al. Effects of osmoprotectants on hyperosmolar stress in cultured human corneal epithelial cells. Cornea, 2008,27(5):574-579.

[24] HUA X, SU Z, DENG R, et al. Effects of L-carnitine, erythritol and betaine on pro-inflammatory markers in primary human corneal epithelial cells exposed to hyperosmotic stress. Current eye research, 2015,40(7):657-667.

[25] CHEN W, ZHANG X, LI J, et al. Efficacy of osmoprotectants on prevention and treatment of murine dry eye. Investigative ophthalmology & visual science, 2013,54(9):6287-6297.

[26] AUGUSTIN AJ, SPITZNAS M, KAVIANI N, et al. Oxidative reactions in the tear fluid of patients suffering from dry eyes. Graefe Arch Clin Exp Ophthalmol, 1995,233(11):694-698.

[27] HONGYOK T, CHAE JJ, SHIN YJ, et al. Effect of chitosan-N-acetylcysteine conjugate in a mouse model of botulinum toxin B-induced dry eye. Archives of ophthalmology, 2009,127(4):525-532.

[28] KIM EC, CHOI JS, JOO CK. A comparison of vitamin a and cyclosporine a 0.05% eye drops for treatment of dry eye syndrome. American journal of ophthalmology, 2009,147(2):206-213.

[29] GOMES JAP, AZAR DT, BAUDOUIN C, et al. TFOS DEWS Ⅱ iatrogenic report. The ocular surface, 2017,15(3):511-538.

[30] BRZHESKIY VV, EFIMOVA EL, VORONTSOVA TN, et al. Results of a multicenter, randomized, double-masked, placebo-controlled clinical study of the efficacy and safety of visomitin eye drops in patients with dry eye syndrome. Advances in therapy, 2015,32(12):1263-1279.

[31] PINHEIRO R, PANFIL C, SCHRAGE N, et al. The impact of glaucoma medications on corneal wound healing. Journal of glaucoma, 2016,25(1):122-127.

[32] CHEN W, ZHANG Z, HU J, et al. Changes in rabbit corneal innervation induced by the topical application of benzalkonium chloride. Cornea, 2013,32(12):1599-1606.

[33] LIN Z, HE H, ZHOU T, et al. A mouse model of limbal stem cell deficiency induced by topical medication with the preservative benzalkonium chloride. Investigative

ophthalmology & visual science, 2013,54(9):6314-6325.

[34] VIAUD-QUENTRIC K, LEFRANC-JULLIEN S, FERAILLE L, et al. Long-term tolerance of preservative-free eye drops containing macrogol hydroxystearate as an excipient. Journal francais d'ophtalmologie, 2016,39(2):156-163.

[35] SMEDOWSKI A, PATERNO JJ, TOROPAINEN E, et al. Excipients of preservative-free latanoprost induced inflammatory response and cytotoxicity in immortalized human HCE-2 corneal epithelial cells. Journal of biochemical and pharmacological research, 2014,2(4):175-184.

[36] GENSHEIMER WG, KLEINMAN DM, GONZALEZ MO, et al. Novel formulation of glycerin 1% artificial tears extends tear film break-up time compared with Systane lubricant eye drops. Journal of ocular pharmacology and therapeutics : the official journal of the Association for Ocular Pharmacology and Therapeutics, 2012,28(5):473-478.

[37] SCHOTANUS MP, KOETJE LR, VAN DYKEN RE, et al. Stratified corneal limbal epithelial cells are protected from UVB-induced apoptosis by elevated extracellular K(+). Experimental eye research, 2011,93(5):735-740.

[38] UBELS JL, SCHOTANUS MP, BARDOLPH SL, et al. Inhibition of UV-B induced apoptosis in corneal epithelial cells by potassium channel modulators. Experimental eye research, 2010,90(2):216-222.

[39] GREEN K, MACKEEN DL, SLAGLE T, et al. Tear potassium contributes to maintenance of corneal thickness. Ophthalmic research, 1992,24(2):99-102.

[40] BACHMAN WG, WILSON G. Essential ions for maintenance of the corneal epithelial surface. Investigative ophthalmology & visual science, 1985,26(11):1484-1488.

[41] GILBARD JP, ROSSI SR, HEYDA KG. Ophthalmic solutions, the ocular surface, and a unique therapeutic artificial tear formulation. American journal of ophthalmology, 1989,107(4):348-355.

[42] GILBARD JP, ROSSI SR. An electrolyte-based solution that increases corneal glycogen and conjunctival goblet-cell density in a rabbit model for keratoconjunctivitis sicca. Ophthalmology, 1992,99(4):600-604.

[43] HO WT, CHIANG TH, CHANG SW, et al. Enhanced corneal wound healing with hyaluronic acid and high-potassium artificial tears. Clinical & experimental optometry, 2013,96(6):536-541.

[44] LOPEZ BERNAL D, UBELS JL. Artificial tear composition and promotion of recovery of the damaged corneal epithelium. Cornea, 1993,12(2):115-120.

[45] UBELS JL, MCCARTNEY MD, LANTZ WK, et al. Effects of preservative-free artificial tear solutions on corneal epithelial structure and function. Archives of ophthalmology, 1995,113(3):371-378.

[46] CRAIG JP, TOMLINSON A. Importance of the lipid layer in human tear film stability and evaporation. Optometry and vision science : official publication of the American Academy of Optometry, 1997,74(1):8-13.

[47] BENELLI U. Systane lubricant eye drops in the management of ocular dryness. Clinical ophthalmology, 2011,5:783-790.

[48] KORB DR, SCAFFIDI RC, GREINER JV, et al. The effect of two novel lubricant eye drops on tear film lipid layer thickness in subjects with dry eye symptoms. Optometry and vision science : official publication of the American Academy of Optometry, 2005,82(7):594-601.

[49] SCAFFIDI RC, KORB DR. Comparison of the efficacy of two lipid emulsion eyedrops in increasing tear film lipid layer thickness. Eye & contact lens, 2007,33(1):38-44.

[50] LALLEMAND F, DAULL P, BENITA S, et al. Successfully improving ocular drug delivery using the cationic nanoemulsion, novasorb. Journal of drug delivery, 2012,2012:604204.

[51] AMRANE M, CREUZOT-GARCHER C, ROBERT PY, et al. Ocular tolerability and efficacy of a cationic emulsion in patients with mild to moderate dry eye disease-a randomised comparative study. Journal francais d' ophtalmologie, 2014,37(8):589-598.

[52] KINNUNEN K, KAUPPINEN A, PIIPPO N, et al. Cationorm shows good tolerability on human HCE-2 corneal epithelial cell cultures. Experimental eye research, 2014,120:82-89.

[53] PINHEIRO R, PANFIL C, SCHRAGE N, et al. Comparison of the lubricant eyedrops Optive(R), Vismed Multi(R), and Cationorm(R) on the corneal healing process in an ex vivo model. European journal of ophthalmology, 2015,25(5):379-384.

[54] 亚洲干眼协会中国分会，海峡两岸医药卫生交流协会眼科学专业委员会眼表与泪液病学组，中国医师协会眼科医师分会眼表与干眼学组．中国干眼专家共识：治疗（2020 年）. 中华眼科杂志，2020,56(12):907-913.

二、促进泪液分泌的滴眼液

（一）概述

眼表泪膜主要由脂质层、水液层及黏蛋白层组成。黏蛋白层由结膜杯状细胞分泌的黏蛋白、结膜非杯状细胞和角膜上皮细胞表达的跨膜蛋白组成，黏蛋白层受损可引起黏蛋白异常型干眼。2020 年中国干眼专家共识中增添了促进泪液分泌的滴眼液，此类药物主要通过促进黏蛋白分泌从而改善泪膜的稳定性，主要适用于治疗黏蛋白异常型和混合型干眼[1]。目前临床常用的促进泪液分泌的药物主要包括地夸磷索钠滴眼液（丽爱思）、瑞巴派特混悬滴眼液和半乳糖凝集素 3。

（二）作用机制（图 2-2-1-1）

1．地夸磷索钠滴眼液 地夸磷索钠是稳定的三磷酸尿苷衍生物，是一种有效的嘌呤 P2Y2 受体激动剂[2]。P2Y2 受体分布在眼部的不同部位，包括眼睑和球结膜上皮细胞（包括结膜杯状细胞）、角膜上皮细胞、睑板腺腺体及导管细胞[3]，其主要作用是促进结膜杯状细胞分泌黏蛋白[4]。Moon 研究发现地夸磷索钠可促进干眼小鼠分泌

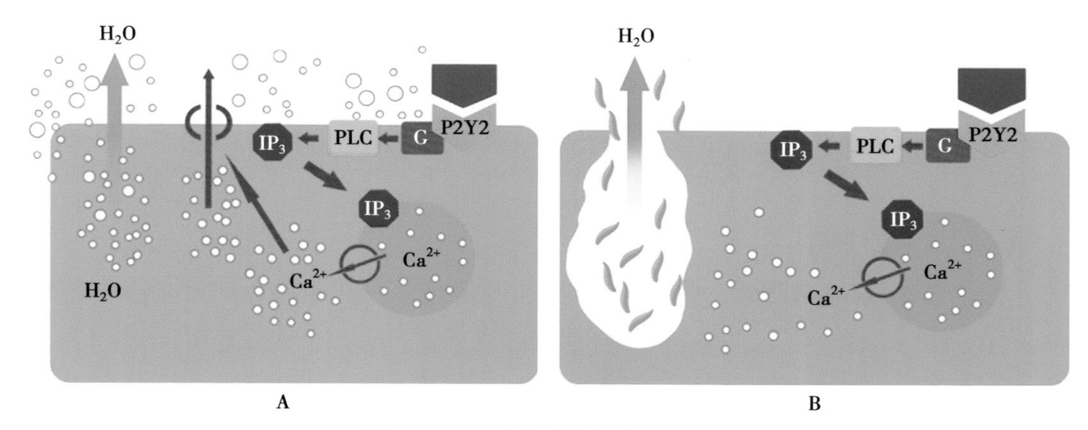

图 2-2-1-1　地夸磷索钠的作用机制

A. 地夸磷索钠通过与上皮细胞 P2Y2 受体结合，通过 G 蛋白传递信号，活化磷脂酶 C（phospholipases C, PLC），产生三磷酸肌醇（inositol trisphosphate, IP_3），IP_3 作为第二信使介导细胞内内质网储存的 Ca^{2+} 释放，为维持渗透压平衡，Ca^{2+} 依赖的 Cl^- 通道开放，同时促进上皮细胞分泌水分；B. 地夸磷索钠与结膜杯状细胞 P2Y2 受体结合，激活以上信号通路，活化 Ca^{2+} 泵，通过激活细胞信号和特定转录因子，上调黏蛋白基因表达，促使杯状细胞分泌分泌型黏蛋白如 MUC5AC。

型以及跨膜型黏蛋白表达 [5]。Shigeyasu 通过利用高效液相色谱法，分析干眼患者使用 3% 地夸磷索钠后泪液中黏蛋白的变化，发现 N- 乙酰神经氨酸浓度显著增加，提示 3% 地夸磷索钠可促进分泌型黏蛋白的产生 [6]。

除此之外，地夸磷索钠通过作用于兔结膜上皮细胞 P2Y2 受体刺激 Ca^{2+} 依赖性 Cl^- 通道开放，通过局部渗透压梯度促进水液性泪液分泌 [7-8]。地夸磷索钠可增加泪膜脂质层厚度，3% 地夸磷索钠可促进鼠 MGD 模型睑板腺脂滴数量增加 [9]。

2. 瑞巴派特混悬滴眼液　瑞巴派特是 2-(1H)- 喹啉酮的氨基酸衍生物，可促进黏蛋白分泌。瑞巴派特可以增强黏液中糖蛋白的合成，具有刺激前列腺素和抑制活性氧的作用，同时还可以暂时性激活编码环氧合酶 -2 和生长因子的基因。瑞巴派特通过作用于表皮生长因子受体激活的相关信号，上调膜结合型黏蛋白 MUC1、MUC4 与 MUC16 的基因与蛋白质表达，促进体外培养的人结膜杯状细胞与角膜上皮细胞分泌黏蛋白 [10]。在正常兔眼模型中，瑞巴派特混悬液可提高角膜和结膜黏蛋白的总含量 [11]。印迹细胞学检查发现，瑞巴派特混悬液可增加正常兔眼结膜杯状细胞的数量 [12]。在干燥综合征小鼠模型中，口服瑞巴派特可以治疗干燥综合征，而局部应用瑞巴派特滴眼液可以改善角膜和结膜的干燥状况，增加结膜组织中 IL-10 与黏蛋白 MUC5AC 的 mRNA 表达水平，刺激泪腺细胞分泌乳铁蛋白，增加小鼠的泪液分泌 [13]。

3. 半乳糖凝集素 3　跨膜黏蛋白 MUC1、MUC4、MUC16 与半乳糖凝集素 3 共同构成了眼表上皮细胞中的糖萼屏障，起到了润滑、湿润的作用 [14]。干眼患者的泪液中，半乳糖凝集素 3 的浓度显著升高，被认为与患者眼表的上皮功能障碍有关 [15]。

此外，半乳糖凝集素 3 的水解会损害其与黏蛋白的结合，从而对糖萼屏障造成损伤[16]。研究表明，从胎盘提取物衍生的二肽 JBP485（环反式 -4-L- 羟基脯氨酸 -L- 丝氨酸），可以促进兔眼中黏蛋白与半乳糖凝集素 3 分泌，可能有助于眼表上皮细胞损伤的恢复[17]。

（三）临床应用

1. 地夸磷索钠滴眼液　水液缺乏型干眼患者使用 3% 地夸磷索钠 4 周后，干眼症状、角膜荧光素染色、TBUT 及 TMH 显著改善[18]。Utsunomiya 发现，使用 3% 地夸磷索钠可有效改善视频终端相关干眼患者的 TBUT、眼表荧光素染色及 TMH 等体征，缓解阅读和使用视频终端时的异物感等不适症状[19]。对于准分子激光手术 (laser-assisted in situ keratomileusis, LASIK) 术后持续存在干眼的患者，每日 6 次使用 3% 地夸磷索钠治疗 12 周后，患者荧光素和丽丝胺绿染色以及干眼主观症状显著改善[20]。长期配戴软性角膜接触镜的干眼患者每日 6 次使用 3% 地夸磷索钠 4 周后，TBUT、角结膜染色及干眼问卷评分显著改善[21]。

2. 瑞巴派特混悬滴眼液　Akiyama-Fukuda 通过眼前段光学相干断层扫描观察了健康人使用不同滴眼液之后的下泪河高度、面积、容积变化，结果表明 2% 瑞巴派特对于泪河参数的改善效果明显优于生理盐水、0.1% 透明质酸钠和 0.3% 透明质酸钠，略微差于 3% 地夸磷索钠[22]。临床研究表明白内障患者术后使用瑞巴派特联合局部非甾体抗炎药可以有效缓解术后并发的伴随有结膜杯状细胞减少的干眼[23]。角膜屈光手术后干眼患者使用瑞巴派特连续治疗 4 周，可以改善泪膜破裂时间、角膜荧光染色以及眼内光学散射，改善泪液分泌实验结果[24]。Machida 的临床研究发现，瑞巴派特混悬液能够显著增加患者眼表分泌型黏蛋白 MUC5AC 和膜结合型黏蛋白 MUC16 mRNA 的表达，改善泪膜的稳定性[25]。

3. 半乳糖凝集素 3　研究表明，JBP485 在兔眼中可提高黏蛋白与半乳糖凝集素 3 的表达水平，促进泪液分泌，还能改善小鼠干眼模型中小鼠角膜上皮损伤[17]。

4. 不良反应　一项研究结果表明 3% 地夸磷索钠可导致的常见的不良反应有黏性分泌物增多、刺痛感、异物感、结膜炎、睑缘炎等[26]。有报道称长期过量使用 3% 地夸磷索钠对于存在角膜上皮病变的患者具有细胞毒性[27]。2% 瑞巴派特治疗干眼可引起味觉障碍[25]，另有两例应用 2% 瑞巴派特导致泪囊炎继发眼眶脓肿的报告[28]。JBP485 在兔干眼模型与小鼠干眼模型的试验中暂未发现不良反应[17]。

（四）总结

黏蛋白分泌减少是导致泪膜稳定性下降的重要原因之一，黏蛋白分泌激动剂可以促进眼表黏蛋白分泌，有效增强泪膜的稳定性，有助于改善干眼症状和体征。

三、促进眼表修复的滴眼液

（一）概述

干眼除了引起眼干涩、眼痒、异物感、眼表分泌物增加、畏光等眼部不适症状，还可导致眼表病理损害，主要包括眼表炎症、角膜上皮缺损、鳞状上皮化生及结膜杯状细胞缺失。泪膜是角结膜的屏障，完整的角结膜上皮结构有利于维持泪膜的张力。中重度干眼可导致泪膜破裂时间缩短，角膜上皮的完整性受损。2020 年中国干眼专家共识指出，对于中、重度干眼，除了根据干眼类型选择合适的人工泪液之外，还需要配合使用含有碱性成纤维细胞生长因子、维生素 A、表皮生长因子等成分的眼表修复类药物[29]。

（二）作用机制

1. 碱性成纤维细胞生长因子（basic fibroblast growth factor, bFGF）

bFGF 是一种内源性细胞生长因子，对于神经外胚层和中胚层来源的细胞具有广泛的促增殖和促分化作用，在体外可促进受损神经元的存活、修复以及再生，并且可刺激 Schwann 细胞增生和神经轴突再生，促进神经纤维修复。此外，bFGF 可以促进角膜上皮细胞进行有丝分裂、移行、趋化和损伤修复，并能改变角膜内皮细胞的形状，促进角膜内皮细胞的损伤修复。bFGF 在眼表发挥的神经修复作用以及刺激上皮细胞、基质成纤维细胞以及内皮细胞的增生移行作用可能成为其眼表修复愈合的重要机制[30-31]。

2. 维生素 A 维生素 A 具有促进伤口愈合的作用，大量研究表明，维生素 A 可加速上皮迁移以及肉芽组织形成等作用，近年来在眼科受到关注。在一些发展中国家中，维生素 A 缺乏仍是部分儿童失明的主要原因[32]。视黄酸是维生素 A 的活性形式，大多数器官都有合成视黄酸的能力，包括角膜上皮细胞，维生素 A 通过眼表血管和泪水输送到眼睛。维生素 A 缺乏会导致干眼的发生，维生素 A 对于角膜、结膜上皮细胞的损伤修复具有重要作用，可以促进角膜上皮分化、加速角膜损伤愈合及巩固、减少角膜和结膜上皮的角化[33]。以维生素 A 为主要有效成分的滴眼液可发挥眼表修复作用[29]，但具体作用机制尚不明确。也有研究表明，视黄酸会加重睑板腺功能障碍的症状，临床医生应关注患者睑板腺情况，平衡维生素 A 对眼表修复的正面作用以及对睑板腺的负面作用[34]。

3. 表皮生长因子（epidermal growth factor，EGF） EGF 对细胞的增生和分裂具有一定的促进作用，rhEGF 由 51 个氨基酸组成，其受体表达在内皮细胞、平滑肌细胞、表皮细胞以及成纤维细胞，EGF 与表皮生长受体（Epidermal growth factor receptor，EGFR）充分结合后，可加快蛋白质、RNA 和 DNA 的合成速度，加速细胞新陈代谢[35]。张静等人使用rhEGF滴眼液治疗乙醇烧灼导致的角膜上皮损伤的兔眼和Wistar大鼠眼，扫描电镜检查发现损伤兔眼角膜暗细胞数量减少，超微结构观察发现治疗后的受损兔眼角膜表面微绒毛浓密，上皮基底部细胞核染色质分布均匀，上皮细胞基底膜与前弹力层连接紧密，免疫组化染色发现rhEGF治疗的角膜上皮损伤大鼠眼在治疗后24h出现EGFR的高表达，主要位于上皮层。因此认为rhEGF可促进角膜上皮微绒毛和网状皱襞结构的修复，有助于增强泪膜的稳定性[36]。

（三）临床应用

1. 碱性成纤维细胞生长因子 bFGF在临床上已经广泛应用，临床上常使用重组牛碱性成纤维细胞生长因子（rb-bFGF）滴眼液及眼用凝胶治疗干眼导致的角膜上皮损伤。Meduri A[37]等人对50例激光角膜切削术(PRK)术后患者采用局部治疗和bFGF滴眼液治疗，另外50例患者进行生理盐水滴剂对照，研究发现bFGF可加速PRK术后的上皮愈合，所有眼在术后第5天完全愈合，与对照组的愈合时间差异有统计学意义（$P<0.001$）。在一项多中心随机双盲平行对照临床试验中[38]，对试验组和对照组分别给予rb-bFGF凝胶和凝胶基质治疗4周，发现rb-bFGF凝胶和凝胶基质均能有效改善中度干眼的症状和体征，但rb-bFGF凝胶在促进结膜上皮细胞修复和增加杯状细胞数量方面较凝胶基质有明显优势。

2. 维生素A Johansen S等人使用兔角膜上皮缺损模型发现0.05%全反式视黄酸可明显加速角膜上皮的痊愈。与对照组相比，每日2次使用0.05%全反式视黄酸治疗后36小时，愈合的角膜上皮平均面积显著增加[39]。何欢等人进行的探究维生素A对苯扎氯铵诱导小鼠干眼模型的治疗作用的随机对照试验中，组织病理检查显示维生素A治疗组小鼠角膜上皮形态较空白对照组更加规整，发现维生素A能够延长小鼠BUT，降低角膜上皮染色程度，抑制角膜上皮鳞状化生，增加结膜杯状细胞的数量[40]。

临床上常使用维生素A棕榈酸酯眼用凝胶进行干眼治疗。金慧瑜等人对80例角膜上皮缺损患者进行了临床研究观察，结果显示采用维生素A棕榈酸酯眼用凝胶联合妥布霉素滴眼液治疗组相比于单独应用妥布霉素滴眼液对照组的治疗效果更好，表明维生素A棕榈酸酯眼用凝胶与其他药物联合应用可以更有效促进角膜上皮愈合，明显改善眼干症状[41]。何媛等人观察发现维生素A棕榈酸酯联合羧甲基纤维素钠滴眼液可以有效治疗白内障超声乳化联合人工晶状体置入术后初期的眼表组织损伤，有效改善此类患者干眼的临床症状[42]。

3. 表皮生长因子 临床上常使用重组人表皮生长因子(recombinant human epidermal growth factor, rhEGF)滴眼液或眼用凝胶进行角膜上皮损伤修复及干眼治疗。胡杨等人回顾分析114例白内障术后干眼患者临床资料，发现rhEGF滴眼液可以显著改善白内障术后干眼症状，提高泪膜稳定性、泪液分泌情况及角膜上皮细胞完整性[43]。张珍珍等人通过临床研究发现 rhEGF 对白内障术后的眼表损伤具有修复作用[44]。杨永利等人通过回顾性研究发现 rhEGF 联合卡波姆眼用凝胶对于糖尿病患者白内障术后泪膜稳定性的恢复具有促进作用，治疗 4 周后患者的干眼症状、BUT、角膜荧光素钠染色等检查结果较治疗前明显改善[45]。

（四）总结

干眼是一种多因素引起的慢性眼表疾病，常伴有眼表的组织损伤以及眼表微环境破坏[46]，促进眼表组织损伤修复是治疗干眼的重要手段之一。目前的眼表修复药物常通过促进上皮细胞生长分化、促进眼表神经修复、增加结膜杯状细胞数量、修复微绒毛等作用促进眼表损伤修复、改善眼表微环境从而治疗干眼。以成纤维细胞生长因子、维生素 A、表皮生长因子等为主要有效成分的滴眼液在临床上治疗有效，可作为临床医生治疗干眼伴随眼表组织损伤的辅助方法。

四、眼用血清制剂——自体血清

（一）概述

血清滴眼剂（serum eye drops，SED）是一种泪液替代品，包括自体血清滴眼液（autologous serum eye drops，Auto-SED）和异体血清滴眼液（allogeneic serum eye drops，Allo-SED）。1954 年，Orlowsi 等在结膜下注射保存血清治疗眼表损伤，1975 年 Ralph 等将自体血滴眼液用于化学性眼外伤的治疗；1984 年[47]，Fox 等首次报道血清可作为泪液替代品用于治疗重症干眼[48]。近年来，国内许多学者也报道了血清滴眼剂在眼表疾病中的应用，对于严重的眼表疾病，包括干眼、持续性和复发性的角膜上皮缺损、神经营养性角膜病变、特殊的眼表手术以及急性化学、热、机械等损伤等，在常规药物治疗效果不佳时可考虑血清滴眼剂进行辅助治疗[49]。在治疗过程中，不同阶段采用的血清浓度不同，Geerling 等报道，体外试验结果表明促细胞增殖最好的血清浓度为 12.5%~25%，也有学者采用序贯疗法，即对严重干眼或严重角膜上皮缺损患者先用高浓度血清（50%~100%）治疗，待病情好转后再用低浓度 20% 的血清维持[50]。

（二）原理

血清从静脉血液离体并凝固后析出获得，是血浆去除纤维蛋白原后的产物，正常为淡黄色、透明液体。血清中含有多种生长因子、维生素、纤维连接蛋白和许多抗氧化物质等，其成分与泪液相似，其主要成分的生化特性及作用机制见表 2-2-1-2。研究表明这些营养因子在正常角膜上皮细胞的增殖、分化、成熟过程起着必不可少的作用。因此，自体血清作为泪液的替代品不仅可以对眼表起到润滑作用，还可以为眼表提供营养，并且对维持结膜囊内生物化学性质起辅助作用。此外，血清中还含有抗体、补体和溶菌酶等，具有抑菌、杀菌的作用。

表 2-2-1-2 正常人泪液与血清主要成分的生化特性比较与作用机制[51-52]

	泪液	血清	血清有效成分的作用机制
pH 值	7.4	7.4	相同
渗透压 /（$mOsm \cdot L^{-1}$）	298	296	相近
上皮生长因子 EGF/（$ng \cdot mL^{-1}$）	0.2~3.0	0.5	①诱导角膜上皮细胞迁移和增殖；②刺激上皮细胞和基质成纤维细胞 DNA 合成；③刺激上皮细胞中纤维连接蛋白合成；④对人上皮细胞和基质细胞的趋化作用；抗凋亡作用；⑤诱导杯状细胞产生黏液素 1
转化纤维生长因子 β（TGF-β）/（$ng \cdot mL^{-1}$）	2~10	6~33	①减少角膜细胞迁移；②促进成纤维细胞的趋化作用；③通过刺激胶原蛋白、纤维连接蛋白和蛋白多糖合成，促进细胞外基质生产；④通过抑制金属蛋白酶和其他蛋白水解酶，减少细胞外基质降解；⑤促进肌成纤维细胞分化；⑥抗炎作用；⑦具有抗增殖效应因子，高浓度的 TGF-β 可能抑制眼表上皮的伤口愈合
神经生长因子 /（$pg \cdot mL^{-1}$）	468	54	①诱导神经细胞芽生；②恢复受损神经元的功能；③诱导中枢和外周神经系统 P 物质和降钙素基因相关肽生成，促进上皮细胞增殖
纤维连接蛋白 Fn/（$\mu g \cdot mL^{-1}$）	21	205	①促进创面愈合及吞噬；②促进细胞迁移
血小板衍生因子（PDFG-AB）			①对单核细胞、巨噬细胞和成纤维细胞有趋化作用；②与转化生长因子 β 协同，促进肌成纤维细胞分化
胰岛素样生长因子（IGF）/（$ng \cdot mL^{-1}$）	157		与 P 物质协同，促进角膜上皮移行
白蛋白 /（$mg \cdot mL^{-1}$）	0.05	35~40	减少细胞因子和生长因子降解
膜联蛋白 A5			刺激纤溶酶原激活物型尿激酶分泌，促进细胞迁移
α2 巨球蛋白		2.6	中和蛋白水解酶
成纤维细胞生长因子 b			促进角膜伤口愈合，促进细胞增殖和迁移
维生素 A/（$mg \cdot mL^{-1}$）	0.02	46	防止上皮鳞状化生
维生素 E			防止角膜上皮凋亡
氨基酸、肽类、核酸关联物质、糖及有机物			改善组织营养，刺激细胞再生，加速组织修复
抗体、补体和溶菌酶			有抑菌、杀菌作用

（三）配制方法与过程

1. 环境条件、仪器设备、材料的要求

（1）环境条件、仪器设备：由于 SED 的特殊性，尚无法商品化，通常由医院在无菌环境下特殊配制，因此对配制环境有非常高的要求。血清应在专门的无菌实验室及无菌洁净台内进行操作。实验室内需配备专用离心机。

（2）材料：准备无任何添加剂和抗凝剂的无菌真空采血管（如使用不含分离胶的采血管时，应避免血细胞混入血清；如使用含分离胶的采血管时，应注意避免分离胶中的小油珠混入）；一次性无菌采血针或注射器，以及采血时用的 1% 碘伏、棉签、乳胶管等采血必备物品，配制眼药用的生理盐水，分装用的无菌空眼药瓶。

2. 人员条件 由有经验的专业技术人员或医师配制，配制血清滴眼液的工作人员应经过专业培训，熟悉配制所需仪器设备的操作，掌握无菌操作技能，在制备过程解决各种突发事件，并能进行分析和处理。

3. 患者的准备

（1）患者的评估：采血前应对被采血患者进行评估，患者应身体健康，无重大全身疾病。如果患者自身合并以下疾病或状态，则不宜抽取自体血清制备滴眼液。①血液系统疾病：贫血、白血病、真性红细胞增多症及各种出、凝血性疾病。②心血管系统疾病：不稳定性心绞痛、近期发生心肌梗死或脑血管意外、主动脉狭窄等。③呼吸系统疾病：肺气肿、支气管扩张以及肺功能不全等。④消化系统疾病：较严重的胃及十二指肠溃疡、胰腺炎等。⑤泌尿系统疾病：急性和慢性肾炎、肾病综合征以及急性和慢性肾功能不全等。⑥传染性疾病：病毒性肝炎（包括乙型肝炎表面抗原阳性、丙型肝炎病毒抗体阳性）、获得性免疫缺陷综合征、梅毒等。⑦全身感染性疾病：败血症和脓毒血症等。⑧各种恶性肿瘤及影响健康的良性肿瘤。⑨拔牙或其他小手术后未满半个月；阑尾切除术、疝修补术及扁桃体等手术后未满 3 个月；心、肝、肾等脏器手术后未满半年。⑩糖尿病血糖未控制患者。⑪严重肝功能异常，如高脂血症患者已形成乳糜血。⑫免疫介导性疾病患者。⑬妇女妊娠期和儿童。⑭年老体弱者不耐受失血。以上患者如必须使用血清治疗可选择异体血清或商品化的牛血清。患者所使用的异体血清最好是患者的直系亲属，且身体健康，无上述疾病[53]。

（2）采血前必做筛查项目：①血常规、出凝血时间、C 反应蛋白、血糖。②肝功、肾功（血清淀粉样蛋白 A、丙氨酸氨基转移酶等）。③乙肝病毒（HBV）、丙肝病毒 (HCV)、人免疫缺陷病毒 (HIV)、梅毒螺旋体、人类嗜 T 细胞病毒 (HTLV) 等。④血清免疫学检测（如类风湿因子、抗链球菌溶血素 O 检测等）。不管是自体血清还是异体血清，以上项目异常或阳性，均不建议使用。

（3）患者准备：一般在采血前一天嘱被采血者低盐低脂清淡饮食，为第二天采血提供质量较好的血液，防止因高脂高盐导致高脂血清的可能。第二天空腹抽血，如需大量血清，可在抽血前30~60分钟饮用少量纯净水从而扩大血容量。

（4）知情同意：因自体血清滴眼液尚为院内制剂，未商品化，故患者需签署知情同意书，告知患者制备自体血清滴眼液的必要性及其对患者病情改善的获益，以及相关注意事项，并征得患者及家属的同意并签字，如患者本人无法签字，可由监护人签字，并注明与患者的关系。应告知患者及家属注意自体血清的保存及使用方法，避免因不恰当的保存及使用导致感染的发生。如使用异体血清应告知患者因血清来源于异体，可能会出现皮疹、瘙痒等过敏反应或发热等不适症状，应注意与其他疾病区分，如高度怀疑与异体血清有关，则停止使用。

（四）操作步骤（图2-2-1-2）

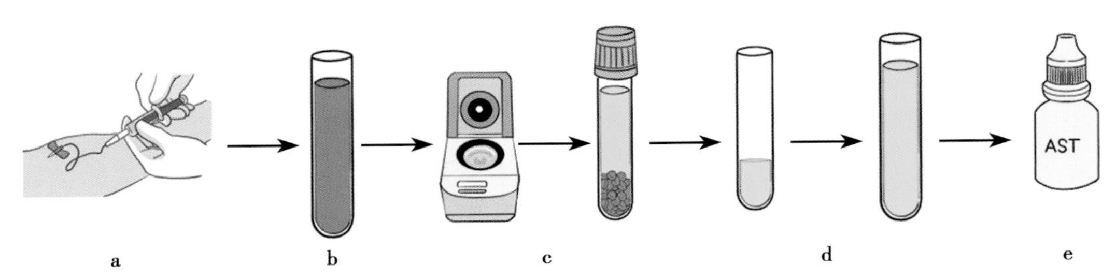

图2-2-1-2 自体血清制备流程

采血（a），肘静脉采血至无抗凝剂的真空采血管中；静置（b），使血清析出；离心（c），将凝结后的血离心，析出血清；稀释（d），取出上层血清，用0.9%生理盐水稀释至所需浓度；分装（e），将稀释后血清分装至无菌眼液瓶中。

1. 采血 根据需求不同选择采血量，在保存条件有限的情况下，建议现配现用，满足1个月用量即可，避免因保存不当导致的污染。通常选择肘静脉采血。采血前严格消毒肘部皮肤2~3次，采集的血液分装于若干个无添加剂的真空采集管中，尽快送至实验室，室温垂直置于试管架，不要颠倒或斜放，避免振动导致溶血。另注意采血时应嘱患者放松，过于紧张可导致血液抽出不畅而溶血。

2. 静置 抽血后不能马上制备，必须静置。建议室温或4℃冰箱静置2~3小时，目的是获得更多的促上皮生长因子（EGF、TGF-β_1等）及血清量。

3. 离心 高转速长时间离心可使自体血清滴眼液中表皮生长因子的浓度增高而转化生长因子的浓度降低。因此，以促角膜上皮修复为主要目的时，可适当提高离心的转速和时间，建议3 000×g离心10~15分钟；以抗炎为主要目的时，可适当降低离心的转速和时间，但不应低于1 200×g，时间不少于5分钟[53]。浓度根据病情需要常规配制20%、50%、100%的自体血清滴眼液[50]。稀释液一般采用生理盐水，也可根据情况采用其他稀释液或添加抗生素等其他药物，但要注意所添加成分不能改变血清的性质、pH值，从而导致血清变性、沉淀。

4．稀释 血清稀释和分装必须在生物安全柜中完成，配制前紫外线消毒工作台，必须严格无菌操作。配制过程中先将采血管外壁用消毒湿巾消毒，将采血管转移至生物安全柜中进行操作。用一次性无菌注射器取出上层血清（注意针头切勿接触下层红细胞及管外壁），用 0.9% 生理盐水稀释至所需浓度，并减少注射器穿刺瓶口的次数，从而减少污染的可能性。

5．分装 将稀释后的血清分装到准备好的无菌眼液瓶中，每瓶约 1mL，标记患者基本信息（姓名、年龄、性别）、配制日期、配制人及有效期。

6．检测 对制备好的自体血清滴眼液抽样进行微生物培养，时间为 48 小时。若培养结果为阳性须丢弃。发放合格的自体血清滴眼液时应告知患者使用时的无菌操作方法和个体化原则（即自体血清只能用于患者本人），以避免制剂污染和交叉感染。

7．保存 自体血清滴眼液分装后须立即置于冰箱中避光保存（4℃保存 1 周，-20℃保存 3 个月[53]），有条件者可采用锡箔纸包装以避光。在冰箱冷冻保存时，尽量密封药瓶，须准备洁净的独立隔层单独存放自体血清滴眼液，避免被其他物品污染。-20℃冷冻保存的自体血清滴眼液在使用前须先置于 4℃解冻。若从 -20℃直接置于室温下解冻，有时会在自体血清滴眼液中析出沉淀。解冻复温后，不可再放入 -20℃冰箱。开瓶 24 小时后丢弃。使用时应依次打开使用，不能将所有眼药瓶全部打开随机使用。

（五）注意事项

1. 有各种感染性角膜和其他眼表疾病患者禁止使用血清治疗，但感染控制后修复期除外。

2. 角膜即将或已经穿孔的患者禁止使用自体血清。

3. 角膜化学性眼外伤、热烧伤和辐射性损伤后已出现角膜基质自溶的，应避免使用。

4. 避免在角膜及眼表原发疾病未控制的情况下，单纯应用自体血清滴眼液。

5. 自体血清只限于本人使用；异体血清供血者尽可能为直系亲属，且无前述的基础病，如使用时出现皮疹、瘙痒等过敏反应或发热等不适症状，应立即停用，并注意区分其他疾病。

6. 血清中有溶菌酶、补体和 IgG 等成分，可有效抑制细菌生长，因此制备血清无须格外添加抑菌成分。

7. 即使自体血清在严格无菌环境下配制，但由于血清中营养成分多，在制备、贮存和使用过程中极易污染，所以在制备、贮存过程中严格质控，特别叮嘱患者使用时不能触碰眼药瓶瓶口，在自体血清滴眼液自冰箱中取出后，使用前，对光观察瓶内液体是否出现颜色变化、混浊，轻摇后是否有沉淀物，如出现任何变化均不再使用。

8. 在治疗过程中，如突然出现眼部不适，分泌物增多，应注意排除血清是否被微生物污染所致。

（六）临床应用

1. 眼表免疫异常相关性干眼 是因眼表天然免疫与特异性免疫的调控失衡导致的干眼，主要包括 Stevens-Johnson 综合征、Sjögren 综合征、中毒性表皮坏死松解症、移植物抗宿主病、眼瘢痕性类天疱疮、过敏性结膜炎等导致中重度干眼，患者眼表干燥严重，少泪或无泪，严重者角膜上皮缺损不愈合，可根据患者情况选择 20%~100% 自体血清浓度[54-56]。

2. 睑板腺功能障碍相关性干眼 由于睑板腺阻塞和 / 或分泌的睑酯质和 / 或量的改变导致泪膜异常、眼表刺激症状、炎症反应等，严重时可致眼表损伤导致重度干眼。治疗过程中除采用糖皮质激素、非甾体抗炎药治疗等外，对于重度患者，可联合应用自体血清治疗，促进上皮修复。

3. 持续性的角膜上皮缺损相关性干眼 由于炎症、外伤、角膜营养不良等因素导致的角膜上皮缺损，患者反复上皮剥脱、异物感、畏光、流泪等，在抗炎、促上皮生长药物治疗效果不显著的情况下，可以在炎症控制较稳定后，使用自体血清治疗[57-58]。

4. 化学烧伤相关性干眼 因酸、碱等化学物质入眼导致的眼部组织损伤，常伴有结膜充血水肿、疼痛、角膜混浊、痂膜、睑球粘连、角膜上皮经久不愈、角膜基质溶解溃疡等。血清中的生长因子等成分可以防止角膜溶解、溃疡及穿孔的发生，能够改善角膜营养，促进组织再生和创面愈合。可在化学物质基本清除，炎症控制较稳定后，进行自体血清治疗[59]。

5. 神经营养性角膜炎 神经营养性角膜炎是一种角膜神经损伤导致角膜知觉减退的退行性疾病，早期泪液分泌减少，荧光素钠染色增加，角膜上皮缺损，影响泪膜、角膜上皮及基质的健康及完整性。常见于疱疹病毒感染。其他疾病，如糖尿病、干眼症、局部用药（如慢性青光眼治疗）、家族性自主神经功能障碍、麻风病、肿瘤、化学和手术创伤（包括屈光手术），也会在不同程度上影响三叉神经。自体血清中的生长因子可促进角膜上皮和基质的修复，营养神经，促进角膜神经功能的恢复[60-61]。

6. 全身疾病相关性干眼 糖尿病、甲状腺功能亢进、维生素 A 缺乏、麻风病、硫化氢中毒、二硫化碳中毒等导致的干眼，在常规治疗无效的情况下，可使用自体血清治疗角膜上皮病变。

7. 手术相关干眼 对于眼科手术后的患者，包括屈光手术[62]、白内障手术[63]、翼状胬肉[64]及角膜手术[65]等，部分角膜上皮长期不能修复，可采用自体血清促进角膜上皮修复。

8．药物相关性干眼 由于长期局部使用抗青光眼药、抗菌药或不规律大量使用含防腐剂的滴眼剂等均可导致角膜上皮愈合不良，严重者可采用自体血清治疗。

9．角膜接触镜相关干眼 长期配戴角膜接触镜如软性角膜接触镜、硬性角膜接触镜、角膜塑形镜、美瞳等，也可引起角膜上皮损伤，必要时自体血清可以作为辅助性治疗[66]。

美国眼科学会发布的眼科技术评估报告分析了十项使用自体血清滴眼液治疗干眼的研究和四项治疗持续性上皮缺损的研究，在十项治疗干眼的研究中，六项研究中的主观症状评分改善有统计学差异，两项研究有改善但未有统计学差异，一项症状没有改善，另有一项没有报告患者症状情况。在临床体征上，其中八项研究至少有一种临床体征（眼表染色、泪液分泌试验、泪膜破裂时间或是印迹细胞学分析）改善有统计学意义。八项研究报告了副作用或不良事件，仅有一项研究报告了滴眼液药瓶中有微生物生长的不良事件，无临床后遗症。对于持续性上皮缺损，四项研究都显示有改善，其中三项研究改善率超过 90%[67]。

有研究表明有干燥综合征和持续性上皮缺损的患者，使用 100% 自体血清在减轻症状、角膜上皮病变及促进伤口快速闭合上最有效，在非干燥综合征的患者中，100% 的自体血清与 50% 自体血清在减轻症状和角膜上皮病变方面具有相似作用[13]。有研究表明，血清滴眼液治疗干眼等眼表疾病可提高 OSDI 评分、荧光素染色评分和 BUT，同时减少局部人工泪液的使用。对于以上治疗，建议根据角膜缺损的程度选择用药浓度及点药频次，密切观察患者用药效果，适时调整。根据角膜缺损程度一般予以 20%~50%，点药频次 4~8 次 / 日，对于重度的角膜上皮缺损可采用 100% 自体血清治疗，8~12 次 / 天。

（七）总结

血清滴眼液不含防腐剂，取之于己用之于己，目前在治疗过程中极少见不良反应。血清滴眼液制作简便、经济，在治疗干眼及眼表相关性疾病中取得较好的效果，但对眼表的作用机制尚待深入研究。由于其使用的特殊性，尚无法商品化，在使用过程中要充分与患者沟通，明确利弊，避免污染。

五、眼用血清制剂——小牛血去蛋白提取物眼用制剂

（一）概述

小牛血去蛋白提取物是从新鲜的小牛静脉血中提取的去蛋白小分子混合物，含有多种游离氨基酸、小分子多肽和寡糖等有机物和无机离子。1955 年，德国学者 Jaeger 首次从小牛血液中提取出不含蛋白质的低分子活性物质。20 世纪 60 年代，小

牛血去蛋白提取物在临床上得到应用，起初主要用于中枢神经系统疾病及糖尿病引起的并发症如周围神经病变、足部疾病、肾病的治疗。随着其临床应用范围不断扩大，在黏膜损伤、角膜损伤等其他系统疾病治疗中也显示出一定疗效。

（二）原理

小牛血去蛋白提取物是从小牛血液中通过超滤、浓缩等工艺纯化得到的低分子量生物活性物质，不含蛋白质和抗原。其中大约70%的物质由无机化合物组成，如氯化物、钾、钙、镁、铜、铁、锌、硝酸盐、磷酸盐、硫酸盐和钠的碳酸盐；其余的由有机化合物组成，包括低分子肽、氨基酸、寡糖、核酸衍生物、羟基酸、酮酸和鞘脂。在有机化合物中，磷酸肌醇寡糖（IPOs）、鞘脂和多肽为主要活性成分。磷酸肌醇寡糖，可激活细胞膜上的葡萄糖载体（GLUT）并增强葡萄糖代谢酶的活性，促进细胞对葡萄糖和氧的摄取与利用，提高线粒体呼吸活性，提高三磷酸腺苷（ATP）合成，为组织细胞提供充足能量；含有大量氨基酸、核苷，改善组织营养，刺激细胞再生和加速组织恢复；含多种小分子肽，促进角膜上皮及神经等损伤的修复；减少肉芽组织过度增生，减少或避免瘢痕形成[68]。

Sang-Min Nam 等研究发现小牛血去蛋白提取物可以促进角膜上皮细胞黏蛋白（如 MUC1/MUC7/MUC16/MUC5AC）mRNA 表达，增加角膜上皮细胞的黏附、移行、增殖并促进角膜伤口愈合[69]。这种作用可能与角膜上皮细胞内信号分子 AKT、ERK、FAK 和 Src 的表达激活有关。

（三）临床应用

用于多种原因的非感染性角膜溃疡或角膜损伤，如：眼科手术、配戴隐形眼镜、干眼等相关的角膜损伤；由碱或酸引起的角膜化学烧伤，大泡性角膜病变，神经营养性角膜炎，角膜和结膜变性等。

临床研究显示，小牛血去蛋白提取物对屈光手术、角膜异物剔除术、翼状胬肉等眼部手术所导致的眼表损伤与干眼、丝状角膜炎及骨髓移植后慢性移植物抗宿主病引起的严重干眼均有良好的治疗作用。周行涛等研究表明在 LASIK 及 LASEK 术后应用小牛血去蛋白提取物眼用凝胶能够有利于术后患者角膜神经更快修复，角膜知觉更快恢复[70]。小牛血去蛋白提取物眼用凝胶可促进角膜异物剔除术后角膜上皮修复，显著改善患者刺激症状。小牛血去蛋白提取物滴眼液（DCBE）治疗轻中度干眼时，OSDI 评分中的畏光和眼痛评分较 0.3% 玻璃酸钠组 (SH) 有明显改善 ($P<0.05$)。治疗后 2 周和 4 周，DCBE 组和 SH 组治疗后与治疗前比较，TBUT、Schirmer 试验、角膜荧光素钠染色、OSDI 评分中的畏光和眼痛评分均有明显改善 ($P<0.05$)；DCBE 滴眼液与 SH 滴眼液相比，更好地减轻干眼患者的眼痛和畏光症状[71]。小牛血去蛋白提取物滴

眼液在治疗中重度干眼（尤其是中度干眼），对缓解眼部症状，促进角膜上皮修复，延长泪膜破裂时间均有明显疗效，其效果与自体血清相当[72]；小牛血去蛋白提取物眼用凝胶治疗骨髓移植术后慢性移植物抗宿主病引起的中重度干眼中，在缓解眼部症状、促进角膜上皮修复方面与自体血清的效果相似[73]。

（四）注意事项

1. 小牛血去蛋白提取物无抗细菌、真菌及病毒的作用，所以感染性角、结膜疾患必须针对病因联合应用有效的抗菌药、抗真菌药或抗病毒药。

2. 为保证生物活性及治疗效果，应将本品置于阴凉处（避光并不超过 20℃）保存，药物打开后有效期为 1 周。

（五）总结

由于自体血清滴眼液制备成本及保存条件要求较高，无法广泛应用，且不适合长期治疗使用。小牛血去蛋白提取物含有丰富的游离氨基酸、核苷、寡糖、鞘脂及类生长因子的肽类物质，生物安全性好可广泛获得，在慢性移植物抗宿主病引起的中重度干眼中小牛血去蛋白提取物缓解眼部症状、促进角膜上皮修复方面与自体血清的效果相似，可考虑代替自体血清用于中重度干眼的长期治疗。

参 考 文 献

[1] 亚洲干眼协会中国分会，海峡两岸医药卫生交流协会眼科学专业委员会眼表与泪液病学组，中国医师协会眼科医师分会眼表与干眼学组．中国干眼专家共识：治疗（2020 年）[J]. 中华眼科杂志，2020, 56(12): 907-913.

[2] PENDERGAST W, YERXA BR, DOUGLASS JG, et al. Synthesis and P2Y receptor activity of a series of uridine dinucleoside 5’-polyphosphates[J]. Bioorganic & Medicinal Chemistry Letters, 2001, 11(2): 157-160.

[3] COWLEN MS, ZHANG VZ, WARNOCK L, et al. Localization of ocular P2Y(2) receptor gene expression by in situ hybridization[J]. Experimental Eye Research, 2003, 77(1): 77-84.

[4] FUJIHARA T, MURAKAMI T, NAGANO T, et al. INS365 suppresses, epithelial integrity loss of corneal by secretion of mucin-like glycoprotein in a rabbit short-term dry eye model[J]. Journal of Ocular Pharmacology and Therapeutics, 2002, 18(4): 363-370.

[5] MOON I, KANG HG, YEO A, et al. Comparison of ocular surface mucin expression

after topical ophthalmic drug administration in dry eye-induced mouse model[J]. Journal of Ocular Pharmacology and Therapeutics, 2018, 34(9): 612-620.
[6] SHIGEYASU C, YAMADA M, AKUNE Y, et al. Diquafosol sodium ophthalmic solution for the treatment of dry eye: clinical evaluation and biochemical analysis of tear composition[J]. Japanese Journal of Ophthalmology, 2015, 59(6): 415-420.
[7] LI YS, KUANG KY, YERXA B, et al. Rabbit conjunctival epithelium transports fluid, and P2Y2(2) receptor agonists stimulate Cl- and fluid secretion[J]. American Journal of Physiology-Cell Physiology, 2001, 281(2): C595-C602.
[8] MURAKAMI T, FUJIHARA T, HORIBE Y, et al. Diquafosol elicits increases in net Cl- transport through P2Y(2) receptor stimulation in rabbit conjunctiva[J]. Ophthalmic Research, 2004, 36(2): 89-93.
[9] IKEDA K, SIMSEK C, KOJIMA T, et al. The effects of 3% diquafosol sodium eye drop application on meibomian gland and ocular surface alterations in the Cu, Zn-superoxide dismutase-1 (Sod1) knockout mice[J]. Graefes Archive for Clinical and Experimental Ophthalmology, 2018, 256(4): 739-750.
[10] ITOH S, ITOH K, SHINOHARA H. Regulation of human corneal epithelial mucins by rebamipide[J]. Current Eye Research, 2014, 39(2): 133-141.
[11] URASHIMA H, OKAMOTO T, TAKEJI Y, et al. Rebamipide increases the amount of mucin-like substances on the conjunctiva and cornea in the N-acetylcysteine-treated in vivo model[J]. Cornea, 2004, 23(6): 613-619.
[12] URASHIMA H, TAKEJI Y, OKAMOTO T, et al. Rebamipide increases mucin-like substance contents and periodic acid schiff reagent-positive cells density in normal rabbits[J]. Journal of Ocular Pharmacology and Therapeutics, 2012, 28(3): 264-270.
[13] ARIMOTO A, KITAGAWA K, MITA N, et al. Effect of rebamipide ophthalmic suspension on signs and symptoms of keratoconjunctivitis sicca in sjogren syndrome patients with or without punctal occlusions[J]. Cornea, 2014, 33(8): 806-811.
[14] ARGUESO P, GUZMAN-ARANGUEZ A, MANTELLI F, et al. Association of cell surface mucins with galectin-3 contributes to the ocular surface epithelial barrier[J]. Journal of Biological Chemistry, 2009, 284(34): 23037-23045.
[15] UCHINO Y, MAURIS J, WOODWARD AM, et al. Alteration of galectin-3 in tears of patients with dry eye disease[J]. American Journal of Ophthalmology, 2015, 159(6): 1027-1035.
[16] MAURIS J, MANTELLI F, WOODWARD AM, et al. Modulation of ocular surface glycocalyx barrier function by a galectin-3 n-terminal deletion mutant and membrane-anchored synthetic glycopolymers[J]. Plos One, 2013, 8(8): e72304.
[17] NAKAMURA T, HATA Y, NAGATA M, et al. JBP485 promotes tear and mucin secretion in ocular surface epithelia[J]. Scientific Reports, 2015, 5: 10248.
[18] KOH S, MAEDA N, IKEDA C, et al. Effect of diquafosol ophthalmic solution on the optical quality of the eyes in patients with aqueous-deficient dry eye[J]. Acta

Ophthalmologica, 2014, 92(8): e671-e675.

[19] UTSUNOMIYA T, KAWAHARA A, HANADA K, et al. Effects of diquafosol ophthalmic solution on quality of life in dry eye assessed using the dry eye-related quality-of-life score questionnaire: effectiveness in patients while reading and using visual display terminals[J]. Cornea, 2017, 36(8): 908-914.

[20] MORI Y, NEJIMA R, MASUDA A, et al. Effect of diquafosol tetrasodium eye drop for persistent dry eye after laser in situ keratomileusis[J]. Cornea, 2014, 33(7): 659-662.

[21] SHIGEYASU C, YAMADA M, AKUNE Y, et al. Diquafosol for soft contact lens dryness: clinical evaluation and tear analysis[J]. Optometry and Vision Science, 2016, 93(8): 973-978.

[22] AKIYAMA-FUKUDA R, USUI T, YOSHIDA T, et al. Evaluation of tear meniscus dynamics using anterior segment swept-source optical coherence tomography after topical solution instillation for dry eye[J]. Cornea, 2016, 35(5): 654-658.

[23] KATO K, MIYAKE K, KONDO N, et al. Conjunctival goblet cell density following cataract surgery with diclofenac versus diclofenac and rebamipide: a randomized trial[J]. American Journal of Ophthalmology, 2017, 181: 26-36.

[24] IGARASHI A, KAMIYA K, KOBASHI H, et al. Effect of rebamipide ophthalmic suspension on intraocular light scattering for dry eye after corneal refractive surgery[J]. Cornea, 2015, 34(8): 895-900.

[25] MACHIDA Y, SHOJI J, HARADA N, et al. Two patients with dry eye disease followed up using an expression assay of ocular surface mucin[J]. Case reports in ophthalmology, 2016, 7(1): 208-215.

[26] OHASHI Y, MUNESUE M, SHIMAZAKI J, et al. Long-term safety and effectiveness of diquafosol for the treatment of dry eye in a real-world setting: a prospective observational study[J]. Advances in Therapy, 2020, 37(2): 707-717.

[27] LEE JH, LEE JS, KIM S, et al. Comparison of cytotoxicities and wound healing effects of diquafosol tetrasodium and hyaluronic acid on human corneal epithelial cells[J]. Korean Journal of Physiology & Pharmacology, 2017, 21(2): 189-195.

[28] IMAMURA H, EGUCHI H, SAKAMOTO M, et al. Case report: a rare orbital abscess caused by dacryocystitis after administration of rebamipide ophthalmic suspension[J]. Frontiers in Medicine, 2021, 8: 646397.

[29] 亚洲干眼协会中国分会，海峡两岸医药卫生交流协会眼科学专业委员会眼表与泪液病学组，中国医师协会眼科医师分会眼表与干眼学组．中国干眼专家共识：治疗(2020年)[J]. 中华眼科杂志，2020, 56(12): 907-913.

[30] JIANG Y, LIANG J, LI R, et al. Basic fibroblast growth factor accelerates myelin debris clearance through activating autophagy to facilitate early peripheral nerve regeneration[J]. Journal of cellular and molecular medicine, 2021, 25(5): 2596-2608.

[31] GROTHE C, NIKKHAH G. The role of basic fibroblast growth factor in peripheral nerve regeneration[J]. Anatomy & Embryology, 2001, 204(3): 171-177.

[32] STEINKULLER PG, DU L, GILBERT C, et al. Childhood blindness[J]. Journal of AAPOS : the official publication of the American Association for Pediatric Ophthalmology and Strabismus, 1999, 3(1): 26-32.
[33] BRON AJ, DE PAIVA CS, CHAUHAN SK, et al. TFOS DEWS Ⅱ pathophysiology report[J]. The ocular surface, 2017, 15(3): 438-510.
[34] SAMARAWICKRAMA C, CHEW S, WATSON S. Retinoic acid and the ocular surface[J]. Survey of ophthalmology, 2015, 60(3): 183-195.
[35] 宋惠欣，吴建峰，毕宏生．表皮生长因子在眼科疾病中的作用 [J]. 眼科新进展，2017, 37(5): 484-487.
[36] 张静，亓晓琳，史伟云，等．重组人表皮生长因子促进动物角膜上皮修复的作用 [J]. 国际眼科杂志，2009, 9(9): 1660-1664.
[37] MEDURI A, ARAGONA P, GRENGA PL, et al. Effect of basic fibroblast growth factor on corneal epithelial healing after photorefractive keratectomy[J]. Journal of refractive surgery (Thorofare, N.J. : 1995), 2012, 28(3): 220-223.
[38] 黄彩虹，刘祖国，张明昌，等．重组牛 bFGF 凝胶治疗中度干眼的多中心随机双盲平行对照临床试验 [J]. 中华眼科杂志，2021, 57(12): 930-938.
[39] JOHANSEN S, HEEGAARD S, PRAUSE JU, et al. The healing effect of all-trans retinoic acid on epithelial corneal abrasions in rabbits[J]. Acta ophthalmologica Scandinavica, 1998, 76(4): 401-404.
[40] 何欢，刘祖国，肖辛野，等．维生素 A 治疗苯扎氯铵诱导的小鼠干眼的实验研究 [J]. 中华眼视光学与视觉科学杂志，2012, 14(4): 197-202.
[41] 金慧瑜，严涛．维生素 A 棕榈酸酯联合妥布霉素修复角膜上皮损伤 [J]. 国际眼科杂志，2019, 19(2): 307-309.
[42] 何媛，洪薇薇，赵海雁．维生素 A 棕榈酸酯眼用凝胶联合羧甲基纤维素钠对白内障术后干眼的预防 [J]. 国际眼科杂志，2018, 18(7): 1264-1267.
[43] 胡杨，赵鸣，丁洁．rhEGF 滴眼液治疗白内障术后干眼症的效果及对泪膜稳定性的影响 [J]. 国际眼科杂志，2019, 19(8): 1370-1372.
[44] 张珍珍，张辉，吴星伟，等．表皮生长因子在白内障超声乳化术后眼表损伤修复过程中的作用 [J]. 中华实验眼科杂志，2012, 30(6): 553-556.
[45] 杨永利，杨玉洁，李鹏，等．卡波姆眼用凝胶联合 rhEGF 治疗糖尿病患者白内障术后干眼症 [J]. 国际眼科杂志，2014, 14(9): 1656-1658.
[46] 亚洲干眼协会中国分会，海峡两岸医药卫生交流协会眼科学专业委员会眼表与泪液病学组，中国医师协会眼科医师分会眼表与干眼学组．中国干眼专家共识：定义和分类 (2020 年)[J]. 中华眼科杂志，2020, 56(6): 418-422.
[47] RALPH RA, DOANE MG, DOHLMAN CH. Clinical experience with a mobile ocular perfusion pump[J]. Arch Ophthalmol, 1975, 93(10): 1039-1043.
[48] CHAN R, MICHELSON JB, BELMONT JB, et al. Beneficial effect of artificial tears made with autologous serum in patients with keratoconjunctivitis sicca[J]. Arthritis & Rheumatism, 2010, 27(4): 459-461.

[49] 曲忻，郝继龙．自体血清在眼表疾病治疗中的价值 [J]. 中国实用眼科杂志，2005, 23(010): 1011-1014.

[50] GEERLING G, HARTWIG DD, MACLENNAN GS. Autologous serum eye drops for ocular surface disorders[J]. British Journal of Ophthalmology, 2004, 88(11): 1467-1474.

[51] DREW VJ, TSENG CL, SEGHATCHIAN J, et al. Reflections on dry eye syndrome treatment: therapeutic role of blood products[J]. Front Med (Lausanne), 2018, 5: 33.

[52] ANITUA E, MURUZABAL F, TAYEBBA A, et al. Autologous serum and plasma rich in growth factors in ophthalmology: preclinical and clinical studies[J]. Acta Ophthalmologica, 2015, 93(8):e605-614.

[53] 中华医学会眼科学分会角膜病学组．中国自体血清滴眼液治疗角膜及眼表疾病专家共识 (2020 年)[J]. 中华眼科杂志，2020, 56(10): 735-740.

[54] TAHMAZ V, GEHLSEN U, SAUERBIER L, et al. Treatment of severe chronic ocular graft-versus-host disease using 100% autologous serum eye drops from a sealed manufacturing system: a retrospective cohort study[J]. British Journal of Ophthalmology, 2017, 101(3):322-326.

[55] ALI TK, GIBBONS A, CARTES C, et al. Use of autologous serum tears for the treatment of ocular surface disease from patients with systemic autoimmune diseases[J]. American Journal of Ophthalmology, 2019, 199:261-262.

[56] PINNA A, NUVOLI E, BLASETTI F, et al. Plasmapheresis, intravenous immunoglobulins, and autologous serum eyedrops in the acute eye complications of toxic epidermal necrolysis[J]. European Journal of Ophthalmology, 2017, 27(6):658-663.

[57] KIM KM, SHIN YT, KIM HK. Effect of autologous platelet-rich plasma on persistent corneal epithelial defect after infectious keratitis[J]. Japanese Journal of Ophthalmology, 2012, 56(6): 544-550.

[58] CHO YK, HUANG W, KIM GY, et al. Comparison of autologous serum eye drops with different diluents[J]. Curr Eye Res, 2013, 38(1): 9-17.

[59] SEMERARO F, FORBICE E, BRAGA O, et al. Evaluation of the efficacy of 50% autologous serum eye drops in different ocular surface pathologies[J]. Biomed Res Int, 2015, 2014: 826970.

[60] TURKOGLU E, CELIK E, ALAGOZ G. A comparison of the efficacy of autologous serum eye drops with amniotic membrane transplantation in neurotrophic keratitis[J]. Semin Ophthalmol, 2014, 29(3): 119-126.

[61] 江丹，刘新泉，张殷建，等．自体血清治疗单纯疱疹病毒性角膜炎恢复期干眼的疗效 [J]. 眼科新进展，2018, 38(8): 746-750.

[62] NODA-TSURUYA T, ASANO-KATO N, TODA I, et al. Autologous serum eye drops for dry eye after LASIK[J]. Journal of Refractive Surgery, 2006, 22(1): 61-66.

[63] LEKHANONT K, JONGKHAJORNPONG P, CHOUBTUM L, et al. Erratum to "topical

100% serum eye drops for treating corneal epithelial defect after ocular surgery" [J]. BioMed Research International,2013,(2013-7-30), 2013, 2013: 521315.

[64] SABAHATTIN S, SAFAK K, GOKSU A, et al. Application of autologous serum eye drops after pterygium surgery: a prospective study[J]. Albrecht von Graes Archiv für Ophthalmologie, 2018, 256(10): 1939-1943.

[65] LEKHANONT K, JONGKHAJORNPONG P, CHOUBTUM L, et al. Topical 100% serum eye drops for treating corneal epithelial defect after ocular surgery[J]. BioMed Research International, 2013, 2013: 521315.

[66] YEH SI, CHU TW, CHENG HC, et al. The use of autologous serum to reverse severe contact lens-induced limbal stem cell deficiency[J]. Cornea, 2020, 39(6): 736-741.

[67] SHTEIN RM, SHEN JF, KUO AN, et al. Autologous serum-based eye drops for treatment of ocular surface disease[J]. Ophthalmology, 2019, 127(1): 128-133.

[68] 陈祖基 . 眼科临床药理学 . 北京: 化学工业出版社 , 2002.

[69] NAM SM, MAENG YS. Wound healing and mucin gene expression of human corneal epithelial cells treated with deproteinized extract of calf blood[J]. Current Eye Research, 2019, 44(11):1181-1188.

[70] 李凯 , 周行涛 , 牛凌凌 . 小牛血去蛋白提取物眼用凝胶对准分子激光手术后角膜知觉的影响 [J]. 中华眼视光学与视觉科学杂志 , 2010, 12(1): 19-22.

[71] WU Y, JIN X, MOU Y, et al. A 4-week, randomized, double-masked study to evaluate efficacy of deproteinized calf blood extract eye drops versus sodium hyaluronate 0.3% eye drops in dry eye patients with ocular pain[J]. Ann Palliat Med, 2021, 10(4): 3617-3625.

[72] 陈元 , 赵敏 , 石韵洁 , 等 . 小牛血去蛋白提取物滴眼液治疗中重度干眼的临床研究 [J]. 中国实用眼科杂志 , 2015, 33(5): 502-506.

[73] 刘靖 , 刘祖国 , 邵毅 , 等 . 小牛血去蛋白提取物眼用凝胶治疗骨髓移植术后慢性移植物抗宿主病引起的中重度干眼临床疗效评价 [J]. 中华眼科杂志 , 2013, 49(1): 32-36.

第二节　干眼的抗炎治疗

一、概述

炎症通常是导致干眼发生的关键因素[1]。尽管引起干眼的病因繁多，病理机制复杂，但干眼的一个核心机制是炎症因子的参与。炎症因子不仅通过刺激淋巴细胞的增生来造成对泪腺的免疫攻击，而且自身也干扰腺体的正常分泌。泪腺的分泌功能是受神经系统调控的，包括交感神经、副交感神经和脑部高级中枢。炎症因子作用于交感和副交感神经，也可以抑制眼表感觉神经活性。

眼表（角膜、结膜、副泪腺和睑板腺）、泪腺和它们之间的神经连接由于其密切的解剖和功能联系构成一个整体功能单位，共同发挥对泪液分泌和泪膜形成的调控作用，任一环节的损害均可导致泪膜完整性和功能的破坏[2]。高渗泪液通过激活炎症级联反应而造成炎症介质释放到泪液中，从而损害眼表上皮细胞。急性炎症往往伴随着泪液反射性增加和眨眼，慢性炎症可能导致角膜知觉减退和反射活动的减少，而造成泪液蒸发过强和泪膜不稳定[3]。反之，泪膜长期异常也可引起炎症反应。其机制包括泪液中天然抗炎因子如乳铁蛋白等分泌减少，眼表、泪腺及浸润的炎症细胞产生致炎因子（如 IL-1、TNF-α）和蛋白酶增加，泪液中炎症因子和蛋白酶的激活。

炎症及免疫介质刺激还可引起结膜杯状细胞数量减少或功能下降，使其分泌黏蛋白减少。同时，结膜上皮细胞中炎症活化标志物增加，如：HLA-DR，ICAM-1，CD40，CD40 配体，趋化因子受体 CCR5 等[4]。而严重干眼症患者的泪液和结膜上皮中 IL-1α、IL-6、IL-8/CXCL8 和 TNF-α 含量均有增加[5-6]。细胞因子和趋化因子在炎症过程的发生和发展中发挥着重要的作用，它们是影响多个生物过程并有能力调节输送免疫细胞到炎症部位的多效分子[7]。

总之，眼表炎症在干眼的发生发展过程中起着重要的作用。因而抗炎治疗成为干眼病因治疗的关键环节。

二、糖皮质激素

临床上抗炎药物很多，但目前最有效的仍然是糖皮质激素，特别是对于中重度干眼患者。局部应用糖皮质激素能达到较高的药物浓度并能迅速减轻眼表炎症[8]。

（一）作用机制

1. 通过激素受体介导的通路直接调节基因表达。

2. 通过非受体途径干预促炎基因的转录调节，从而抑制炎症因子（如白细胞介素 -1β、肿瘤坏死因子 -α 等）[9-11] 和趋化因子的产生[11]。

3. 下调神经生长因子表达[12]。

4. 减少基质金属蛋白酶[11] 和脂质促炎介质（如前列腺素）的合成。

5. 减少黏附分子（如细胞间黏附分子 -1）的表达[11]。

6. 刺激淋巴细胞凋亡[13]。

（二）常用糖皮质激素的临床应用[14]

1. 地塞米松　妥布霉素地塞米松滴眼液和眼膏，成分为 0.3% 妥布霉素和 0.1%

地塞米松，在较强抗炎作用的基础上还具有广谱抗菌性能。睑板腺功能障碍合并睑缘炎的患者，夜间可使用妥布霉素地塞米松眼膏。

2. 泼尼松龙 1% 醋酸泼尼松龙滴眼液，抗炎效能及穿透力与 0.1% 地塞米松制剂相似，同样适用于中重度眼表炎症。

3. 氟米龙 0.02% 和 0.1% 氟米龙滴眼液，虽然抗炎效能稍弱，但由于其药物代谢过程在角膜内完成，水解产物较少到达前房，因此其引起眼压升高的副作用发生率显著低于地塞米松和泼尼松龙制剂，适用于眼表炎症的抗炎治疗。

4. 氯替泼诺 0.5% 氯替泼诺滴眼液，与氟米龙类似。氯替泼诺是一种双极性分子，与地塞米松相比具有更高的脂溶性，因此能够更加有效地穿透各层角膜组织。由于氯替泼诺具有亲水特性，使之能够更容易地在眼球内组织均匀扩散而发挥更有效的治疗作用。同时，氯替泼诺通过可预见的一步代谢形成无活性的代谢产物，显著降低了游离代谢产物产生副作用的风险。

不同种类激素等效量下抗炎作用强弱顺序为：地塞米松＞泼尼松龙＞氟米龙、氯替泼诺。引起高眼压风险由高到低为：地塞米松＞泼尼松龙＞氟米龙、氯替泼诺[14]。

（三）糖皮质激素的使用原则[15]

1. 低浓度、短疗程，炎性反应控制后缓慢停药，可间断使用，但应注意糖皮质激素引起的并发症。

2. 对于眼表炎性反应重或原发病为免疫相关性干眼者，可应用高浓度糖皮质激素短期冲击治疗后逐步替换为低浓度糖皮质激素。

3. 使用频率及用药时间视干眼患者眼表面炎症反应的严重程度，每天 1～4 次，维持 2～4 周，炎症反应减轻应逐渐减小使用频率及时间。

4. 睑缘炎性反应较重者可考虑应用含糖皮质激素的眼膏涂抹睑缘，每天 1 或 2 次，一般应用 1～2 周，待炎症反应消退后减量和停药，避免长期使用。

（四）注意事项

应用糖皮质激素需警惕眼压升高、感染、晶状体混浊、角膜上皮修复和伤口愈合延迟、依赖及抗药性等副作用，其应用需要控制浓度和时间，如果需要较长时间应用最好应用低浓度或间隙使用，并且注意监测眼压[8]。

三、非甾体抗炎药

非甾体抗炎药具有抗炎、抗过敏和止痛作用，且无糖皮质激素的不良反应，对于糖皮质激素敏感或高眼压患者应用更适宜，因此非甾体抗炎药在干眼治疗中的应用日益受到重视[8]。非甾体抗炎药滴眼液对于轻、中度干眼及眼表炎症表现为主者治疗效果明显，但没有增加泪液分泌量和杯状细胞数的作用[13, 16-17]。局部非甾体抗炎药还可以治疗干眼引起的丝状角膜炎[18]。

（一）作用机制

非甾体抗炎药与糖皮质激素的区别在于其结构上不含有甾体环，抗炎作用主要通过抑制环氧化酶的活性，抑制花生四烯酸最终生成前列腺素、前列环素和血栓素，减轻眼表炎症反应[19]。某些非甾体抗炎药（如双氯芬酸钠）对花生四烯酸的脂氧合酶代谢途径也有抑制作用，并参与炎症的血管内皮细胞的状态、白细胞黏附分子的表达等的调节，此外对外周及中枢神经元直接作用产生镇痛效果。

（二）常用的非甾体抗炎药的临床应用

①普拉洛芬：0.1% 普拉洛芬滴眼液，每日 4 次。②吲哚美辛：0.5% 吲哚美辛滴眼液，每日 4～6 次。③双氯芬酸钠：0.1% 双氯芬酸钠滴眼液，每日 4～6 次。④溴芬酸钠：0.1% 溴芬酸钠滴眼液，每日 2 次。

（三）注意事项

1. 非甾体抗炎药的副作用包括烧灼感、刺痛感、结膜充血、角膜知觉减退、持续角膜上皮缺损、浅层点状角膜炎、角膜上皮下浸润、基质浸润、角膜溶解（其发生的可能机制包括非甾体抗炎药对环氧酶的抑制、基质金属蛋白酶在角膜中表达的增高、角膜知觉的减退及其中所含防腐剂、溶剂与表面活性剂的毒性等。此外，其他相关危险因素如糖尿病、自身免疫性疾病及眼表疾病等也可能与该并发症的发生有关），甚至穿孔。

2. 非甾体抗炎药必须在医生的密切注意下使用，如果治疗未见效果或出现角膜上皮缺损应立即停止使用。

四、免疫抑制剂

（一）环孢素

环孢素对干眼的治疗作用更多地体现在免疫调控，而不仅仅是免疫抑制方面。除免疫调控外，全身应用环孢素可增加无泪腺疾病患者的泪液量。在眼部应用主要是利用其抗炎活性。环孢素能减轻干眼患者的症状和体征，促进干眼患者的泪液分泌和黏蛋白分泌，改善因炎症导致的眼表微环境改变，且无明显的全身或眼表不良反应。

1. 作用机制

（1）抑制钙调磷酸酶活性，抑制 T 细胞活化，减少炎症因子释放。环孢素可以与亲环素 A 结合形成环孢素 - 亲环素 A 复合物，这一复合物可抑制钙调磷酸酶的活性，继而阻断 T 细胞活化与增殖、减少炎症因子（主要是 IL-6、MMP-9）释放，从而减轻眼表及泪腺的炎症，促进眼表稳态的恢复。

（2）抗细胞凋亡作用。在上皮细胞中，环孢素能够与亲环素 D 结合形成环孢素 - 亲环素 D 复合物，这一复合物能够抑制线粒体通透性转换孔的开放，阻止线粒体内的凋亡蛋白释放，进而抑制细胞凋亡的级联反应，因此可以起到有效抗泪腺腺泡细胞、结膜杯状细胞凋亡的作用。

（3）环孢素还具有其他可能发挥抗干眼作用的机制，比如促进神经递质的释放从而增加泪液分泌，直接刺激杯状细胞分泌黏蛋白，以及通过调节细胞凋亡途径来促进 T 细胞凋亡等。

2. 临床应用 环孢素治疗干眼的药物浓度为 0.05%~1.00%，0.05% 浓度因其疗效和安全性好，更适合干眼的治疗。主要用于人工泪液无效的轻度干眼以及中度和重度干眼患者，尤其是免疫性疾病相关干眼患者，使用频率多为每天 2 次，重度患者可增加到每天 3~4 次。中长期维持用药可考虑 0.05% 环孢素滴眼液[15]，该浓度的环孢素长期应用安全性较好，长期治疗眼部用药的血药浓度不足全身用药的 1/500，对全身几乎不会有影响，且不影响角膜形态、功能以及眼压，不增加感染风险。

3. 注意事项

（1）0.05% 环孢素滴眼液在炎症为主要因素的眼表疾病中疗效最佳。

（2）关于治疗疗程，需要告知患者：0.05% 环孢素滴眼液的主要作用机制是抑制 T 细胞活化和促进 T 细胞灭活，T 细胞的自然灭活时间约 164 天，0.05% 环孢素滴眼液能加速这一过程，但症状及体征的好转不会立即出现，因此至少使用 3~6 个月的治疗疗程才能达到满意的治疗结果，部分患者（免疫性相关疾病干眼等）可能需要长期治疗。为了快速起效，可在开始应用环孢素的同时短期（1～2 周）局部应用糖皮质激素。

（3）环孢素副作用包括眼部刺激感、烧灼感、过敏及角膜上皮损害。最常见的副作用是眼痛和眼红，常为一过性，通常无须治疗即可缓解，且随着环孢素治疗时间的延长，患者的不适感会越来越轻。

（二）他克莫司（FK506）

1984 年，在人们寻找新免疫抑制剂和癌症化疗药物的过程中发现了他克莫司，这是一种是由链霉菌属产生的大环内酯类药物。与环孢素类似，他克莫司同样阻断了 T 淋巴细胞的活性，但其免疫抑制能力要高于环孢素[20]。

1. 作用机制 抑制钙调磷酸酶，下调 T 细胞功能，抑制白细胞介素等其他的炎症介质。

2. 临床应用 代表性药物是 0.05%~0.1% 他克莫司滴眼液，使用频率多为每天

2次，其抗炎效能明显高于环孢素，起效更快，可作为重症患者的冲击治疗[15]。

3. 注意事项

（1）起效速度低于糖皮质激素，重症患者可以考虑联合应用糖皮质激素和免疫抑制剂，待炎症反应控制后逐渐将糖皮质激素减药或停药。

（2）需要长期应用免疫抑制剂者适宜选择低浓度药物。

五、总结

眼表炎症与干眼相互影响、相互加重，常使干眼和炎性损伤在眼表形成互为因果的恶性循环。因此对干眼患者进行抗炎治疗十分必要。其中，局部糖皮质激素、非甾体抗炎药、环孢素等在炎症相关干眼的治疗中有重要作用，尤其在中、重度干眼的治疗中成为主要治疗药物。随着对干眼研究的不断深入，对于不同类型干眼和不同严重程度干眼抗炎治疗的时机、用法用量、疗程等，也将有更多的选择。

参 考 文 献

[1] BEHRENS A, DOYLE JJ, STERN L, et al. Dysfunctional tear syndrome: a Delphi approach to treatment recommendations. Cornea, 2006,25(8):900-907.

[2] STERN ME, BEUERMAN RW, FOX RI, et al. The pathology of dry eye: the interaction between the ocular surface and lacrimal glands. Cornea, 1998,17(6):584-589.

[3] The definition and classification of dry eye disease: report of the definition and classification subcommittee of the international dry eye workshop (2007). The ocular surface, 2007,5(2):75-92.

[4] CALONGE M, ENRIQUEZ-DE-SALAMANCA A, DIEBOLD Y, et al. Dry eye disease as an inflammatory disorder. Ocular immunology and inflammation, 2010,18(4):244-253.

[5] YOON KC, JEONG IY, PARK YG, et al. Interleukin-6 and tumor necrosis factor-alpha levels in tears of patients with dry eye syndrome. Cornea, 2007,26(4):431-437.

[6] LAM H, BLEIDEN L, DE PAIVA CS, et al. Tear cytokine profiles in dysfunctional tear syndrome. American journal of ophthalmology, 2009,147(2):198-205.

[7] DINARELLO CA. Historical insights into cytokines. European journal of immunology.

2007,37 (Suppl 1):S34-45.
[8] 张明昌，边芳．重视干眼的炎症反应研究及防治．中华眼科杂志，2013,49(1):6-7.
[9] YANG CQ, SUN W, GU YS. A clinical study of the efficacy of topical corticosteroids on dry eye. Journal of Zhejiang University Science B, 2006,7(8):675-678.
[10] ZHU L, ZHANG C, CHUCK RS. Topical steroid and non-steroidal anti-inflammatory drugs inhibit inflammatory cytokine expression on the ocular surface in the botulinum toxin B-induced murine dry eye model. Molecular vision, 2012,18:1803-1812.
[11] DE PAIVA CS, CORRALES RM, VILLARREAL AL, et al. Corticosteroid and doxycycline suppress MMP-9 and inflammatory cytokine expression, MAPK activation in the corneal epithelium in experimental dry eye. Experimental eye research, 2006,83(3):526-535.
[12] LEE HK, RYU IH, SEO KY, et al. Topical 0.1% prednisolone lowers nerve growth factor expression in keratoconjunctivitis sicca patients. Ophthalmology, 2006,113(2):198-205.
[13] AVUNDUK AM, AVUNDUK MC, VARNELL ED, et al. The comparison of efficacies of topical corticosteroids and nonsteroidal anti-inflammatory drops on dry eye patients: a clinical and immunocytochemical study. American journal of ophthalmology, 2003,136(4):593-602.
[14] 刘祖国．干眼．北京：人民卫生出版社，2017.
[15] 亚洲干眼协会中国分会海，中国医师协会眼科医师分会眼表与干眼学组．中国干眼专家共识：治疗（2020 年）. 中华眼科杂志，2020,56(12):907-913.
[16] ARAGONA P, STILO A, FERRERI F, et al. Effects of the topical treatment with NSAIDs on corneal sensitivity and ocular surface of Sjogren's syndrome patients. Eye, 2005,19(5):535-539.
[17] LEKHANONT K, PARK CY, SMITH JA, et al. Effects of topical anti-inflammatory agents in a botulinum toxin B-induced mouse model of keratoconjunctivitis sicca. Journal of ocular pharmacology and therapeutics : the official journal of the Association for Ocular Pharmacology and Therapeutics, 2007,23(1):27-34.
[18] DOGRU M, TSUBOTA K. Pharmacotherapy of dry eye. Expert opinion on pharmacotherapy, 2011,12(3):325-334.
[19] 秦毅，潘志强．干眼的病因、发病机制与治疗进展．中华眼科杂志，2013,49(9):857-863.
[20] TAKEUCHI H, OKUYAMA K, KONNO O, et al. Optimal dose and target trough level in cyclosporine and tacrolimus conversion in renal transplantation as evaluated by lymphocyte drug sensitivity and pharmacokinetic parameters. Transplantation proceedings, 2005,37(4):1745-1747.
[21] SHOKOOHI-RAD S, DANESHVAR R, JAFARIAN-SHAHRI M, et al. Comparison between betamethasone, fluorometholone and loteprednol etabonate on intraocular pressure in patients after keratorefractive surgery. J Curr Ophthalmol, 2017, 30(2):130-135.

第三节　干眼的抗菌治疗

（一）概述

干眼根据病因分为水液缺乏型、脂质异常型、黏蛋白异常型、泪液动力学异常型和混合型，其中伴随睑板腺功能障碍的泪膜脂质缺乏被认为是脂质异常型干眼的主要原因[1]。抗生素，包括局部用抗生素和全身用抗生素，在治疗睑缘炎以及睑板腺功能障碍导致的干眼中发挥重要作用。眼睑和结膜中存在某些细菌，包括葡萄球菌、棒状杆菌和丙酸杆菌等，其中如金黄色葡萄球菌和表面葡萄球菌等菌属可通过产生胆固醇或蜡酯酶来改变泪膜，这些酶可分解由睑板腺产生的天然脂质，从而导致睑板腺功能障碍，进而造成干眼[2-3]。此外，细菌还可通过产生促炎因子如基质金属蛋白酶，来介导睑缘炎的发生[4]。用于干眼抗菌治疗的全身用抗生素主要包括四环素类药物和大环内酯类药物，而局部用抗生素主要包括甲硝唑和红霉素、金霉素眼膏[5]。

（二）原理

1. 四环素类　四环素类（tetracyclines）抗生素，包括四环素、多西环素、米诺环素、土霉素、金霉素等，主要通过产生抗炎作用来治疗 MGD 从而治疗干眼[6]，而四环素类的抑菌作用可以通过控制蠕形螨感染来减轻眼部酒渣鼻症状。四环素类抗生素是对核糖体具有高亲和力的广谱抗生素，其对革兰氏阳性菌作用优于革兰氏阴性菌，此外厌氧菌、多数立克次体属、支原体属、衣原体属、非典型分枝杆菌属、螺旋体也对四环素类敏感，它主要通过阻止氨基酰 -tRNA 与核糖体受体位点结合，并抑制蛋白质合成来发挥抑菌作用[7]。研究表明，四环素类药物可以抑制脂肪酶的产生以及游离脂肪酸等促炎分子的释放，从而稳定泪膜，抑制睑板腺内的炎症[4,8]。此外，四环素类药物还能调节中性粒细胞以及淋巴细胞的功能，并通过抑制基质金属蛋白酶 MMP-8、MMP-9 的产生，以及炎症因子 IL-1、TNF-α 的释放，产生抗氧化作用，使睑板腺分解产物减少，来治疗脂质异常型干眼[4,8-9]。多西环素（doxycycline）已被证实可以抑制高渗压力下眼表上皮细胞的 c-Jun N- 末端激酶和细胞外信号相关激酶分裂原激活蛋白激酶信号，同时抑制 MMP-9 活性来保持眼表完整性；米诺环素（minocycline）可抑制包括Ⅱ类主要组织相容性复合物在内的细胞相关促炎分子的表达[10]。

2. 大环内酯类　大环内酯类（macrolides）药物，包括红霉素、阿奇霉素等，主要通过其抑菌作用和抗炎作用来治疗 MGD 从而治疗干眼。大环内酯类抗菌谱主要为革兰氏阳性菌及某些革兰氏阴性球菌，其通过与 50S 核糖体亚单位的 23S rRNA 分子结合来抑制细菌蛋白质合成，从而达到抑菌效果[4]。此外，大环内酯类药物还能通过阻断NF-κB通路来减少IL-6、IL-8、TNF-α、IL-18、MMP-9等促炎因子的表达和释放，并增加具有抗炎作用的转化生长因子TGF-β1的表达[2-4]。大环内酯类药物还能抑制细菌脂肪酶的产生，从而防止睑板腺内的脂质降解。有研究表明，大环内酯类可以刺激人睑板腺上皮细胞分化，并通过刺激胆固醇、中性脂质和溶酶体的积累诱导磷脂沉积症[2,4,9]。大环内酯类还能影响中性粒细胞和巨噬细胞的功能[4]。

3. 甲硝唑 局部用甲硝唑（metronidazole）可用于治疗蠕形螨感染、眼部酒渣鼻等眼表外部感染[11-12]。由于局部用甲硝唑类药物对亲脂性和亲水性膜的渗透能力较低，且缺乏角膜穿透能力，适用于眼表外部感染。

（三）临床应用

1. 局部抗生素

（1）大环内酯类：局部大环内酯类药物组织渗透性好，具有抗菌、消炎的作用，适用于睑缘炎及其引起干眼的患者[9]。研究表明，局部用1%或1.5%阿奇霉素（azithromycin）滴眼液1个月后其干眼的症状和体征能够改善，包括BUT试验、Schirmer试验、MGD分级、角膜荧光素染色等体征均有提高，眼表疾病指数(OSDI)评分也有所改善，而在后续3个月随访中其症状和体征的改善未能持续，因此局部用阿奇霉素的长期疗效仍需要进一步研究[4,9]。与全身用的口服阿奇霉素相比，局部用阿奇霉素滴眼液能提高靶向眼表组织的药物浓度，从而改善睑缘炎症、使泪膜稳定性提高、使结膜细胞学改善更持久，因而具有更好的抑菌和抗炎作用[3]。

（2）甲硝唑：甲硝唑主要用于蠕形螨感染及厌氧菌感染引起的睑缘炎及干眼患者。蠕形螨感染是许多睑缘炎病例的致病因素，通常与干眼症状有关，眼部酒渣鼻症状通常由眼部蠕形螨感染导致。外用2%甲硝唑凝胶已被用来治疗眼部蠕形螨感染进而减轻眼部酒渣鼻症状[13]。中国干眼专家共识中指出，对于蠕形螨感染及厌氧菌感染相关的干眼，可在睑缘局部应用2%甲硝唑凝胶，每天早、晚各1次，用药时间一般为2~3个月，以减少睑缘蠕形螨的数量[5]。

（3）其他：局部应用含有茶树油的物质、口服伊维菌素或口服多西环素也可以用于治疗眼部蠕形螨感染[13]。此外，对于睑缘炎以及伴炎症反应的MGD，可在局部涂抹红霉素或金霉素眼膏，每天早、晚各1次，用药时间一般为2~4周[5]。

2. 全身抗生素

（1）四环素类：四环素类抗生素适用于脂质异常型干眼患者[5]。在口服四环素类抗生素中，米诺环素和多西环素亲脂性较四环素或土霉素更强，在眼表和眼睑组织的渗透性更好，对干眼症状的改善作用较为明显，可以减轻眼部刺激症状、改善泪膜稳定性、降低眼表疾病的严重程度[4,9-10]。其中应用米诺环素后，BUT试验、Schirmer试验、角膜荧光素染色以及睑缘外观和睑板腺质量均有所改善[4]。同时，口服米诺环素还能使促炎因子 IL-6、IL-1β、IL-17α、TNF-α、IL-12p70 表达量降低[4]。多西环素可以用于控制较严重的眼部酒渣鼻症状 [6,8]。根据中国干眼专家共识推荐，米诺环素的成人剂量为每天 100mg，用药时间为 3 个月。多西环素的成人剂量为每次 200mg，每天 2 次；1 个月后减量为每次 200mg，每天 1 次；2 周后改为每次 100mg，每天 1 次，维持 2 个半月；或每天 20mg，长期维持用药[5]。

（2）大环内酯类：大环内酯类药物适用于重度及难治性脂质异常型干眼患者，对于不耐受其他全身用抗生素者可能有效[5]。在治疗睑板腺功能障碍方面，口服阿奇霉素（azithromycin）比口服四环素类药物对症状和体征的改善更有效，且持续时间短、剂量小，患者依从性更好[4,9]。研究表明，口服阿奇霉素的组织渗透性较好，在结膜组织和泪液中可维持较高的药物浓度，眼部瘙痒、结膜充血、眼表分泌物等症状均有所改善[3-4]。根据中国干眼专家共识推荐，每天口服阿奇霉素 500mg，连续服用 3 天，停药 4 天，7 天为 1 个疗程，共 3 个疗程[5]。

（四）不良反应

局部抗生素应用较为安全，未报道严重不良反应，仅在少数患者中观察到眼部发红和轻微刺痛的症状，而口服抗生素的胃肠道不良反应最常见[8-9]。此外，四环素类抗生素具有光敏性，且儿童、孕妇和哺乳期妇女应避免使用四环素；阿奇霉素可导致心脏不良事件，主要表现为 QT 间期延长[4,9]。

（五）总结

眼睑和结膜中存在的细菌可以通过产生脂肪酶分解睑板腺产生的脂质以及释放基质金属蛋白酶等炎症因子介导睑缘炎等方式来改变泪膜脂质成分、降低泪膜稳定性，导致睑板腺功能障碍，进而造成干眼。局部和全身应用抗生素可以通过其抗炎和抗菌作用改善干眼的症状和体征，从而达到治疗目的。然而局部抗生素可能产生眼部发红和轻微刺痛症状，口服抗生素存在胃肠道反应等不良反应，儿童、孕妇及哺乳期妇女应谨慎使用。

参 考 文 献

[1] 亚洲干眼协会中国分会，海峡两岸医药卫生交流协会眼科学专业委员会眼表与泪液病学组，中国医师协会眼科医师分会眼表与干眼学组．中国干眼专家共识：定义和分类 (2020 年)[J]. 中华眼科杂志，2020, 56(06): 418-422.

[2] THODE AR, LATKANY RA. Current and emerging therapeutic strategies for the treatment of meibomian gland dysfunction (MGD)[J]. Drugs, 2015, 75(11): 1177-1185.
[3] YILDIZ E, YENEREL NM, TURAN-YARDIMCI A, et al. Comparison of the clinical efficacy of topical and systemic azithromycin treatment for posterior blepharitis[J]. J Ocul Pharmacol Ther, 2018, 34(4): 365-372.
[4] SABETI S, KHEIRKHAH A, YIN J, et al. Management of meibomian gland dysfunction: a review[J]. Surv Ophthalmol, 2020, 65(2): 205-217.
[5] 亚洲干眼协会中国分会，海峡两岸医药卫生交流协会眼科学专业委员会眼表与泪液病学组，中国医师协会眼科医师分会眼表与干眼学组．中国干眼专家共识：治疗（2020 年）[J]. 中华眼科杂志，2020, 56(12): 907-913.
[6] BAIULA M, SPAMPINATO S. Experimental pharmacotherapy for dry eye disease: a review[J]. J Exp Pharmacol, 2021, 13: 345-358.
[7] ALEGUN O, PANDEYA A, CUI J, et al. Donnan potential across the outer membrane of gram-negative bacteria and its effect on the permeability of antibiotics[J]. Antibiotics (Basel), 2021, 10(6): 701.
[8] DOGRU M, TSUBOTA K. Pharmacotherapy of dry eye[J]. Expert Opin Pharmacother, 2011, 12(3): 325-334.
[9] LAM PY, SHIH KC, FONG PY, et al. A review on evidence-based treatments for meibomian gland dysfunction[J]. Eye Contact Lens, 2020, 46(1): 3-16.
[10] HESSEN M, AKPEK EK. Dry eye: an inflammatory ocular disease[J]. J Ophthalmic Vis Res, 2014, 9(2): 240-250.
[11] JUNK AK, LUKACS A, KAMPIK A. Topical administration of metronidazole gel as an effective therapy alternative in chronic Demodex blepharitis—a case report[J]. Klin Monbl Augenheilkd, 1998, 213(1): 48-50.
[12] CZEPITA D, KUZNA-GRYGIEL W, CZEPITA M, et al. Demodex folliculorum and Demodex brevis as a cause of chronic marginal blepharitis[J]. Ann Acad Med Stetin, 2007, 53(1): 63-67.
[13] WOLFFSOHN JS, ARITA R, CHALMERS R, et al. TFOS DEWS Ⅱ diagnostic methodology report[J]. Ocul Surf, 2017, 15(3): 539-574.

第四节　干眼的营养支持

一、不饱和脂肪酸在干眼治疗中的作用

（一）概述

必需脂肪酸（essential fatty acids，EFAs）是指人体维持机体平衡不可缺少而

自身不能合成，或合成速度无法满足机体需要，必须通过食物供给的脂肪酸[1]。人体必需脂肪酸包括 ω-3 EFAs 和 ω-6 EFAs。ω-3 EFAs 是一组人体必需的多不饱和脂肪酸（polyunsaturated fatty acids，PUFAs），其主要成分包括短链 α- 亚麻酸（α-linolenic acid，ALA）、长链二十碳五烯酸（eicosapentaenoic acid，EPA）和长链二十二碳六烯酸（docosahexaenoic acid，DHA）[1]。人体内 ω-3 主要来源于食物，深海鱼中主要富含 EPA 和 DHA，而亚麻籽、核桃仁、大豆油等植物油中则富含 ALA[1-2]。

ω-3 EFAs 作为一种营养补充剂，主要通过深海鱼等食物来摄取。目前研究认为，ω-3 EFAs 在体内具有广泛抗炎作用，其主要通过抑制促炎细胞因子（如 IL-1、IL-6、TNF-α 等）的产生和促炎性 T 淋巴细胞的增殖来控制炎症反应，而干眼作为一种慢性炎症性疾病，其发病机制也涉及炎症因子的参与，因此增加食物中 ω-3 EFAs 的含量或应用 ω-3 EFAs 衍生物可作为干眼的治疗手段[2]。对于轻度干眼患者，通过改善膳食结构，增加 ω-3 EFAs 含量，并辅以其他健康的生活方式，可以缓解干眼相关症状[2-3]。而对于中重度干眼患者，辅助应用 ω-3 EFAs 发挥其抗炎作用，可以减轻眼表的慢性炎症[4]。

（二）原理

1．抗炎作用 ω-3 EFAs 在人体内主要通过多种途径来抑制促炎因子的释放，同时促进抗炎因子的产生，来发挥广泛的抗炎作用。细胞因子检测表明，口服 ω-3 EFAs 能够阻断促炎性细胞因子基因的表达，减少以 IL-1α、IL-1β、IL-6、IL-17、TNF-α 和 IFN-γ 为主的炎性介质的释放[5-6]。源自 ω-3 EFAs 的 EPA 衍生物消退素 E（resolvin E, RvE）和 DHA 衍生物神经保护素 D1（neuroprotectin D1, NPD1）也具有抗炎作用，可以用于干眼患者的临床治疗[7]。

多项研究表明，提高膳食中 ω-3 EFAs 与 ω-6 EFAs 的比例可以调整机体的炎症状态，减轻眼表的炎症反应，发挥抗炎作用[4,8-11]。ω-6 EFAs 具有两条相互抑制的代谢通路，二高 -γ- 亚麻酸（dihomo-γ-linolenic acid，DGLA）是 ω-6 EFAs 的代谢中间产物，它可以转化为促炎性的花生四烯酸（arachidonic acid，AA）或抗炎性的前列腺素 E1（prostaglandin E1, PGE1）。食物中的 ω-3 EFAs 通过与 ω-6 EFAs 竞争环加氧酶（cyclooxygenase，COX）和 5- 脂加氧酶（5-lipoxygenases，5-LOX）的底物，来促使 ω-3 EFAs 转化为 EPA，EPA 可以阻止 DGLA 转化为 AA，从而促进 DGLA 转化为 PGE1[4]。PGE1 可以通过抑制 TNF-α、IL-1α、IL-6 等促炎因子的表达来发挥抗炎作用。此外，ω-3 EFAs 可以促进 EPA 代谢产生抗炎性的前列腺素 E3（PGE3）和白三烯 B5（leukotriene B5, LTB5），并抑制 AA 转化为促炎性的前列腺素 E2（PGE2）和白三烯 B4（LTB4），从而调节机体的炎症水平[8,11]。

通过以上途径 ω-3 EFAs 能够减少干眼患者眼表的炎性介质，从而减轻患者的睑缘炎症并改善泪液的脂肪酸组成，改善睑板腺的导管阻塞及腺泡萎缩，并促使睑板腺分泌薄而均匀的脂质层，减轻干眼的症状和体征[5,10,12-13]。研究表明，应用 ω-3 EFAs 可以提高泪膜稳定性，延长泪膜破裂时间，同时改善干眼特征性的泪液高渗状态[4,14-17]。此外，有文献指出，ω-3 EFAs 发挥抗炎作用可以使患者眼表瘙痒、刺痛、发红、粗糙、视力模糊等症状减轻[10,14]，OSDI 问卷评分降低[8]，并下调干眼特征性标记物 HLA-DR 的表达[4,17-18]，抑制 MMP-9 的活性[16]。

2. 促进角结膜上皮修复 干眼患者常伴有角膜上皮的损伤，而短链的 ALA 及长链 ω-3 EFAs 的衍生物消退素 E 和神经保护素 D1 能够加快角膜再生速度，促进角膜上皮损伤的修复[12,19]。此外，DHA 能够通过与神经生长因子（nerve growth factor，NGF）和色素上皮衍生因子（pigment epithilium-derived factor，PEDF）结合促使角膜组织合成 NPD1，促进角膜的神经修复与再生，恢复角膜上皮的正常功能[7,19]。泪液高渗状态的改善也能够抑制由高渗诱导的上皮细胞凋亡，从而促进角结膜上皮的修复[14]。

结膜印迹细胞学检测发现，口服 ω-3 EFAs 可以改善结膜上皮 Nelson 分级，并增加杯状细胞密度及改善多形性上皮细胞形态[13,17]。角膜荧光素钠染色显示口服 ω-3 EFAs 治疗后，干眼患者角膜染色减少[14]。

3. 改善泪腺功能 ω-3 EFAs 本身对泪液分泌量的改善不明显[13]，而 EPA 和 DHA 的衍生物消退素 E 和神经保护素 D1 具有促进泪液分泌的作用[7]。因而对于口服 ω-3 EFAs 的疗效评估具有局限性[16]。

（三）临床应用

1. 适应证 目前许多文献推荐将口服 ω-3 EFAs 作为干眼的营养补充剂。美国眼科学会提出 ω-3 EFAs 可以用于干眼的治疗，尤其是蒸发过强型干眼[20]。DEWS Ⅱ报告中也提出 ω-3 EFAs 作为营养和饮食的补充剂在干眼的非药物治疗中发挥着不容忽视的作用，且降低膳食中 ω-6 EFAs 与 ω-3 EFAs 的比例可以降低干眼的风险[2]。此外有文献指出，ω-3 EFAs 推荐用于治疗 2 级干眼患者以及睑板腺疾病的患者[21-22]。

2. 治疗方案与治疗效果 目前在治疗剂量和用药持续时间等方面尚缺乏最佳治疗方案的共识[2]。在治疗剂量方面，美国食品药品管理局和澳大利亚国家卫生和医学研究委员会均提出，每日建议摄入 ω-3 EFAs 不应超过 3g（3 000mg），其中包括从食物中摄取的 ω-3 EFAs 和从营养补充剂中摄入的部分[2]。大部分文献建议每日 ω-3 EFAs 补充量为 1 200~3 000mg，包含 EPA 和 DHA[6,10,13-16,19-20,23]，多数研究建议持续应用 ω-3 EFAs3~12 个月[6,13-14,16,19,23]。对于 ω-3 EFAs 是否需要长期应用仍需要进一步研究观察。

大量临床研究表明，口服 ω-3 EFAs 或 ω-3 EFAs 衍生物对干眼患者进行治疗，可以有效缓解干眼的症状和体征，使患者泪液渗透压降低、泪膜稳定性增加、角膜上皮修复、睑板腺功能改善、睑缘炎症减轻，并减轻眼表红肿、结膜充血等体征及刺痛、瘙痒等主观症状[4,10,14,16-18]。主要表现为 OSDI 问卷评分降低，TBUT 显著增加，Schirmer 试验结果轻度增加，睑板腺表达和分泌改善，结膜印迹细胞学检查显示 Nelson 分级下降，以及角膜荧光素钠染色减少[4,11,13-17]。

3. 不良反应 研究已证实 ω-3 EFAs 的不良反应较少，无严重的不良反应，仅有报道显示有个别在治疗的初期阶段偶尔出现恶心、呕吐等消化道紊乱症状的病例，但停药后立即恢复，安全性较高，且患者长期耐受性较好[24]。患有肝脏疾病、心房颤动、出血性疾病等全身性疾病的患者应慎用 ω-3 EFAs 作为营养补充剂[2]。

（四）有关 ω-3 EFAs 的争议

近年来一项大规模、多中心、双盲临床研究（DREAM 研究）表明，口服 ω-3 EFAs（3g/d）的实验组与口服橄榄油（5g/d）的对照组患者相比，OSDI 评分、TBUT、Schirmer 试验、角膜与结膜染色评分均无明显差异，且两组干眼体征均有所改善，口服 ω-3 EFAs 的患者停药后眼表无明显恶化[25]。此外，DREAM 的扩展研究显示，对于已服 12 个月 ω-3 EFAs 的患者继续给予 ω-3 EFAs 或橄榄油，两组角膜染色与 TBUT 等眼表体征仍无明显差异，即停用 ω-3 EFAs 对眼表并无不良影响[26]。然而有文献指出，DREAM 研究中对照组使用的橄榄油的主要脂肪酸成分油酸和多酚已被证明具有抗炎作用，因此实验组与对照组无明显差异可能由于 ω-3 EFAs 与橄榄油对干眼治疗均有效[27]。因而需要进一步研究来探索 ω-3 EFAs 在干眼中的作用效果。

（五）总结

增加富含 ω-3 EFAs 食物的摄入量或口服 ω-3 EFAs 及其衍生物是一种简单而有效的干眼预防和治疗措施，可以有效控制眼表慢性炎症，并降低干眼的发生风险。其作为膳食与营养的补充剂不良反应较少，安全性较好。然而，近年来也有研究指出 ω-3 EFAs 并不能改善干眼患者的眼表损伤症状[25]，且国内应用 ω-3 EFAs 的经验较少，因此口服 ω-3 EFAs 治疗干眼对国人的治疗效果还需要进一步的大样本临床观察。

二、虾青素在干眼治疗中的作用

（一）概述

虾青素（astaxanthin，AST）属于非维生素 A 原的羟酮式类胡萝卜素，呈红橙色，通常存在于海洋生物体内，如藻类、酵母、鲑鱼、鳟鱼和虾类等。它是迄今发现的最强的天然抗氧化剂，其清除自由基的能力远高于其他常见的天然抗氧化剂如天然维生素C、天然维生素E、天然β-胡萝卜素、花青素等[28]。虾青素化学结构式如图2-2-4-1所示，其内位于苯环3，3’位置含有2个不对称碳原子，因此其具有3种不同的空间异构体，包含两个对映体结构（3S，3’S和3R，3’R）和消旋结构（3R，3’S）[29]。自然界中存在的虾青素以（3S，3’S）结构为主。

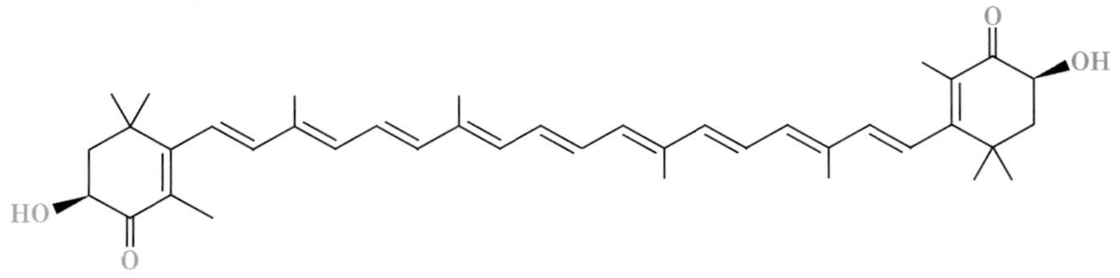

图2-2-4-1　虾青素分子结构图

目前商品化的虾青素主要自法夫酵母提取、红球藻提取和化学合成[29]。过去，虾青素被用作食品色素及水产养殖；近年来，虾青素因其强大的抗氧化、抗炎性能引起了研究人员的兴趣[28]。目前研究显示，虾青素对多种全身疾病如糖尿病、心血管疾病、皮肤病具有一定的治疗效果[28]；并且也被发现有益于多种眼部疾病如视网膜疾病、眼表疾病、葡萄膜炎、白内障和视疲劳等[30]。

（二）可能的作用机制

1. 抗氧化作用　多种因素如衰老、阳光照射、污染物（微粒、污染气体、臭氧）、防腐剂、微生物感染等可造成氧化应激，增加眼表活性氧（reactive oxygen species，ROS）负荷，此时，机体内抗氧化蛋白会被上调，通过负反馈来抑制氧化应激。干眼的发生与眼表氧化及抗氧化系统失衡密切相关[31]。活性氧可破坏泪膜脂质层，当然也包含角膜、结膜、泪腺、角膜神经纤维等其他眼表组织，引起眼表损伤[32]。它可以通过诱导眼表上皮及杯状细胞功能异常、破坏泪膜脂质层造成泪膜不稳定，引起泪液高渗，进而造成活性氧信号增加，构成恶性循环[31]。这些均可以引起泪液质、量及动力学异常，造成干眼。虾青素分子本身具有强还原性，易于直接与活性氧反应，达到减少局部活性氧含量，从而降低氧化应激的效果。临床研究表明，口服含有虾青素的抗氧化制剂可显著降低泪液活性氧水平[33]。

2. 抗炎作用　在干眼患者泪液中炎症因子表达显著增加[34-36]。虾青素具有良好的抗炎作用，它可以直接抑制JAK-2/STAT-3通路、通过降低氧化应激间接抑制过氧化氢诱导的NF-κB通路和MAPKs相关通路，减少以IL-1α、IL-1β、IL-6、IL-8、TNF-α和IFN-γ为主的多种炎症因子的产生；同时，它可以激活Nrf2/HO-1抗炎通路，抑制局部炎症[37]。

3．调节细胞功能　虾青素可通过减少氧化应激的有害影响并增加细胞内钙浓度，提高中性粒细胞的吞噬和杀微生物能力[38]，起到调节免疫的作用。它可以保护线粒体免受内源性氧自由基的侵害，维持线粒体的正常功能，提高细胞内能量转换效率[39]，并起着一定的抗衰老作用[40]。

（三）研究现状

虾青素在干眼中应用的研究目前仍较为有限。

Tatsuharu 等人[41-42]分别通过干燥环境和泪腺切除建立人角膜上皮细胞体外干眼模型及大鼠体内干眼模型，并设立对照组，分别使用含有不同浓度且带有不同电荷的虾青素脂质体制剂干预。结果显示，使用含有虾青素的脂质体处理细胞后，细胞活力上升，细胞内活性氧水平及 p53、p21、p16 等年龄相关标志物表达减少，且呈剂量相关性；使用含有虾青素脂质体滴眼液的大鼠角膜荧光素染色评分显著降低，角膜中 p53、p21、p16 等年龄相关标志物表达同样减少，但泪液分泌量无显著变化；带正电荷的虾青素脂质体细胞亲和力更高，效果优于不带电荷的脂质体。这表明虾青素可以通过减少细胞内活性氧及年龄相关标志物保护角膜上皮细胞免受干眼损害。

Li 等人[43]通过高渗环境构建了小鼠体内干眼模型及人角膜上皮细胞体外干眼模型，并设立对照组，观察并对比虾青素干预后 IL-1β、TNF-α、HMGB1 等相关因子的 mRNA 及蛋白表达水平。虾青素可以显著降低暴露于高渗环境的角膜上皮细胞中 HMGB1 和炎性细胞因子 IL-1β 及 TNF-α 表达；在小鼠模型中，虾青素可以显著降低角膜荧光素染色评分及角膜组织中 HMGB1 和 IL-1β 及 TNF-α 的表达；虾青素对干眼的保护作用可能与 PI3K/Akt 通路有关。

Huang 等人[33]通过随机对照试验观察了含有虾青素的复合抗氧化制剂在干眼人群中的治疗效果，观察期为 8 周；结果显示，口服抗氧化剂可降低泪膜破裂时间分级，增加泪液分泌，降低泪液中活性氧水平。Kizawa 等人[44]将含有虾青素的复合抗氧化制剂应用于视疲劳人群，并设计了随机对照试验进行为期 6 周的观察；与安慰剂组相比，抗氧化剂组眼睛调节能力及视功能显著改善，但未观察到眼表相关指标泪膜破裂时间和泪液分泌的变化。这两项研究中除虾青素外的有效成分较多，不能排除混杂因素的存在，并不能确切证明虾青素的治疗效果。

Tian 等人[45]通过自身前后对照研究报道了单独的虾青素制剂对于干眼患者的治疗效果。该研究纳入了 60 名中老年轻中度干眼患者，予以 4 周虾青素片口服，并观察治疗前后患者症状与体征的变化。结果表明，虾青素可显著降低干眼患者 OSDI 评分，延长泪膜破裂时间，减少角膜荧光染色，减轻睑缘炎症，增强睑板腺分泌能力，提高睑酯质量并降低瞬目频率；但其对泪液分泌量、泪河高度、睑板腺缺失及不完全瞬目比例无明显影响。由此可得，虾青素可通过改善泪膜稳定性、促进角膜和结膜上皮细胞修复、增强睑板腺分泌功能起到改善干眼的效果，但不影响泪液分泌量的变化。

（四）临床应用

1．适用范围 虾青素目前仍被认为是保健类食品或食品添加剂，各国监管机构对其适用范围的规定大同小异[46]：加拿大卫生部允许其用于“提高身体耐力”“提供抗氧化剂”“保护眼睛健康”和“缓解视疲劳”；韩国认为可用于“改善视疲劳”；美国和日本则将其划分为食品添加剂的一员。

2．治疗方案与治疗效果 国内外在虾青素对干眼的疗效及机制方面研究较少，对于其用于干眼治疗的用法用量尚无统一规定。且不同的监管机构对虾青素安全剂量的规定存在差异。欧洲食品安全局提出雨生红球藻中提纯的虾青素最大每日允许摄取量为 8mg；美国食品药品管理局认为每天摄入量不超过 7mg 是安全的；加拿大、澳大利亚、韩国则认为每日摄取不应超过 12mg[46]。已有研究表明，每日口服 6mg 虾青素 4 周，对轻中度干眼患者的症状、体征具有显著缓解作用，且无明显不良反应[45]。

3．不良反应 目前未见服用虾青素后严重不良事件报道。仅在大剂量应用（达 30mg）时偶尔观察到粪便变红、排便频率增加等消化道症状[46]，可能与虾青素在肠道中未被充分吸收有关。

（五）总结

作为一种天然存在的化合物，虾青素具有强效抗氧化、抗炎作用，已逐渐被眼科学界关注和应用。然而，由于目前眼科相关的基础和临床研究资料仍较少，虾青素对干眼的具体治疗机制及远期效果仍需要进一步研究。

参 考 文 献

[1] CHOLEWSKI M, TOMCZYKOWA M, TOMCZYK M. A comprehensive review of chemistry, sources and bioavailability of omega-3 fatty acids. Nutrients, 2018, 10(11): 1662.

[2] JONES L, DOWNIE LE, KORB D, et al. TFOS DEWS Ⅱ management and therapy report. Ocul Surf, 2017, 15(3): 575-628.

[3] 亚洲干眼协会中国分会，海峡两岸医药卫生交流协会眼科学专业委员会眼表与泪液病学组，中

国医师协会眼科医师分会眼表与干眼学组．中国干眼专家共识：治疗（2020 年）．中华眼科杂志，2020, 56(12): 907-913.
[4] HOM MM, ASBELL P, BARRY B. Omegas and dry eye: more knowledge, more questions. Optom Vis Sci, 2015, 92(9): 948-956.
[5] KANGARI H, EFTEKHARI MH, SARDARI S, et al. Short-term consumption of oral omega-3 and dry eye syndrome. Ophthalmology, 2013, 120(11): 2191-2196.
[6] BHARGAVA R, CHANDRA M, BANSAL U, et al. A randomized controlled trial of omega 3 fatty acids in rosacea patients with dry eye symptoms. Curr Eye Res, 2016, 41(10): 1274-1280.
[7] LIU A, JI J. Omega-3 essential fatty acids therapy for dry eye syndrome: a meta-analysis of randomized controlled studies. Med Sci Monit, 2014, 20: 1583-1589.
[8] OLENIK A, JIMENEZ-ALFARO I, ALEJANDRE-ALBA N, et al. A randomized, double-masked study to evaluate the effect of omega-3 fatty acids supplementation in meibomian gland dysfunction. Clin Interv Aging, 2013, 8: 1133-1138.
[9] SOUIED EH, ASLAM T, GARCIA-LAYANA A, et al. Omega-3 fatty acids and age-related macular degeneration. Ophthalmic Res, 2015, 55(2): 62-69.
[10] TELLEZ-VAZQUEZ J. Omega-3 fatty acid supplementation improves dry eye symptoms in patients with glaucoma: results of a prospective multicenter study. Clin Ophthalmol, 2016, 10: 617-626.
[11] BHARGAVA R, KUMAR P. Oral omega-3 fatty acid treatment for dry eye in contact lens wearers. Cornea, 2015, 34(4): 413-420.
[12] ONG NH, PURCELL TL, ROCH-LEVECQ AC, et al. Epithelial healing and visual outcomes of patients using omega-3 oral nutritional supplements before and after photorefractive keratectomy: a pilot study. Cornea, 2013, 32(6): 761-765.
[13] BHARGAVA R, KUMAR P, ARORA Y. Short-term omega 3 fatty acids treatment for dry eye in young and middle-aged visual display terminal users. Eye Contact Lens, 2016, 42(4): 231-236.
[14] DEINEMA LA, VINGRYS AJ, WONG CY, et al. A randomized, double-masked, placebo-controlled clinical trial of two forms of omega-3 supplements for treating dry eye disease. Ophthalmology, 2017, 124(1): 43-52.
[15] MOHAMMADPOUR M, MEHRABI S, HASSANPOOR N, et al. Effects of adjuvant omega-3 fatty acid supplementation on dry eye syndrome following cataract surgery: a randomized clinical trial. J Curr Ophthalmol, 2017, 29(1): 33-38.
[16] EPITROPOULOS AT, DONNENFELD ED, SHAH ZA, et al. Effect of oral re-esterified omega-3 nutritional supplementation on dry eyes. Cornea, 2016, 35(9): 1185-1191.
[17] BHARGAVA R, KUMAR P, PHOGAT H, et al. Oral omega-3 fatty acids treatment in computer vision syndrome related dry eye. Cont Lens Anterior Eye, 2015, 38(3): 206-210.
[18] AL MAHMOOD AM, AL-SWAILEM SA. Essential fatty acids in the treatment of dry

eye syndrome: A myth or reality?. Saudi J Ophthalmol, 2014, 28(3): 195-197.

[19] CHINNERY HR, NARANJO GOLBORNE C, DOWNIE LE. Omega-3 supplementation is neuroprotective to corneal nerves in dry eye disease: a pilot study. Ophthalmic Physiol Opt, 2017, 37(4): 473-481.

[20] BARABINO S, HORWATH-WINTER J, MESSMER EM, et al. The role of systemic and topical fatty acids for dry eye treatment. Prog Retin Eye Res, 2017, 61: 23-34.

[21] FOULKS GN, FORSTOT SL, DONSHIK PC, et al. Clinical guidelines for management of dry eye associated with Sjogren disease. Ocul Surf, 2015, 13(2): 118-132.

[22] QIAO J, YAN X. Emerging treatment options for meibomian gland dysfunction[J]. Clin Ophthalmol, 2013, 7: 1797-1803.

[23] GOYAL P, JAIN AK, MALHOTRA C. Oral omega-3 fatty acid supplementation for laser in situ keratomileusis-associated dry eye. Cornea, 2017, 36(2): 169-175.

[24] SHEPPARD JD JR, SINGH R, MCCLELLAN AJ, et al. Long-term supplementation with n-6 and n-3 pufas improves moderate-to-severe keratoconjunctivitis sicca: a randomized double-blind clinical trial. Cornea, 2013, 32(10): 1297-1304.

[25] DRY EYE A, MANAGEMENT STUDY RESEARCH G, ASBELL PA, et al. n-3 fatty acid supplementation for the treatment of dry eye disease. N Engl J Med, 2018, 378(18): 1681-1690.

[26] HUSSAIN M, SHTEIN RM, PISTILLI M, et al. The dry eye assessment and management (dream) extension study-a randomized clinical trial of withdrawal of supplementation with omega-3 fatty acid in patients with dry eye disease. Ocul Surf, 2020, 18(1): 47-55.

[27] MAGUIRE MG, ASBELL PA, GROUP DSR. n-3 fatty acid supplementation and dry eye disease. N Engl J Med, 2018, 379(7): 691.

[28] OSLAN SNH, TAN JS, OSLAN SN, et al. Haematococcus pluvialis as a potential source of astaxanthin with diverse applications in industrial sectors: current research and future directions[J]. Molecules, 2021, 26(21): 6470.

[29] AMBATI RR, PHANG SM, RAVI S, et al. Astaxanthin: sources, extraction, stability, biological activities and its commercial applications--a review[J]. Mar Drugs, 2014, 12(1): 128-152.

[30] GIANNACCARE G, PELLEGRINI M, SENNI C, et al. Clinical applications of astaxanthin in the treatment of ocular diseases: emerging insights[J]. Mar Drugs, 2020, 18(5): 239.

[31] SEEN S, TONG L. Dry eye disease and oxidative stress[J]. Acta Ophthalmol, 2018, 96(4): e412-e420.

[32] DOGRU M, KOJIMA T, SIMSEK C, et al. Potential role of oxidative stress in ocular surface inflammation and dry eye disease[J]. Invest Ophthalmol Vis Sci, 2018, 59(14): DES163-DES168.

[33] HUANG JY, YEH PT, HOU YC. A randomized, double-blind, placebo-controlled study of oral antioxidant supplement therapy in patients with dry eye syndrome[J]. Clin Ophthalmol, 2016, 10: 813-820.

[34] LEE SY, HAN SJ, NAM SM, et al. Analysis of tear cytokines and clinical correlations in Sjögren syndrome dry eye patients and non-Sjögren syndrome dry eye patients[J]. Am J Ophthalmol, 2013, 156(2): 247-253.

[35] ARAGONA P, AGUENNOUZ M, RANIA L, et al. Matrix metalloproteinase 9 and transglutaminase 2 expression at the ocular surface in patients with different forms of dry eye disease[J]. Ophthalmology, 2015, 122(1): 62-71.

[36] YAMAGUCHI T. Inflammatory response in dry eye[J]. Invest Ophthalmol Vis Sci, 2018, 59(14): Des192-des199.

[37] CHANG MX, XIONG F. Astaxanthin and its effects in inflammatory responses and inflammation-associated diseases: recent advances and future directions[J]. Molecules, 2020, 25(22): 5342.

[38] MACEDO RC, BOLIN AP, MARIN DP, et al. Astaxanthin addition improves human neutrophils function: in vitro study[J]. Eur J Nutr, 2010, 49(8): 447-457.

[39] KIM SH, KIM H. Inhibitory effect of astaxanthin on oxidative stress-induced mitochondrial dysfunction-a mini–review[J]. Nutrients, 2018, 10(9): 1137.

[40] SZTRETYE M, DIENES B, GÖNCZI M, et al. Astaxanthin: a potential mitochondrial-targeted antioxidant treatment in diseases and with aging[J]. Oxid Med Cell Longev, 2019, 2019: 3849692.

[41] SHIMOKAWA T, YOSHIDA M, FUKUTA T, et al. Efficacy of high-affinity liposomal astaxanthin on up-regulation of age-related markers induced by oxidative stress in human corneal epithelial cells[J]. J Clin Biochem Nutr, 2019, 64(1): 27-35.

[42] SHIMOKAWA T, FUKUTA T, INAGI T, et al. Protective effect of high-affinity liposomes encapsulating astaxanthin against corneal disorder in the in vivo rat dry eye disease model[J]. J Clin Biochem Nutr, 2020, 66(3): 224-232.

[43] LI H, LI J, HOU C, et al. The effect of astaxanthin on inflammation in hyperosmolarity of experimental dry eye model in vitro and in vivo[J]. Exp Eye Res, 2020, 197: 108113.

[44] KIZAWA Y, SEKIKAWA T, KAGEYAMA M, et al. Effects of anthocyanin, astaxanthin, and lutein on eye functions: a randomized, double-blind, placebo-controlled study[J]. J Clin Biochem Nutr, 2021, 69(1): 77-90.

[45] TIAN L, WEN Y, LI S, et al. Benefits and safety of astaxanthin in the treatment of mild-to-moderate dry eye disease[J]. Front Nutr, 2021, 8: 796951.

[46] BRENDLER T, WILLIAMSON EM. Astaxanthin: how much is too much? a safety review[J]. Phytother Res, 2019, 33(12): 3090-3111.

第五节　全氟己基辛烷在干眼治疗中的作用

（一）药物概述

全氟己基辛烷滴眼液由德国 Novaliq 公司开发，是基于全球首个无水药物递送技术平台 EyeSol™ 的一种新型单一成分药物，用于治疗睑板腺功能障碍相关干眼。其活性成分全氟己基辛烷是一种半氟化烷烃，具有亲气和亲脂的双相性，同时无色、透明，是一种化学惰性且无药理活性的液体。作为单一组分且“无水”的产品，它不利于微生物生长，所以不含表面活性剂和防腐剂等赋形剂，避免了赋形剂成分对眼表的损伤。同时，全氟己基辛烷具有与水相同的屈光指数，减少了油性滴眼液、乳剂或者眼用软膏相关的视觉障碍。

（二）作用机制

全氟己基辛烷治疗 MGD 相关干眼的作用机制主要由其理化性质决定。由于其表面张力较低，滴眼后能够迅速弥散至整个眼表并与泪膜的亲脂部分相互作用，从而在泪膜空气界面处形成保护层，防止泪膜水分的过度蒸发。此外，全氟己基辛烷滴眼液可穿透睑板腺，有助于阻塞在睑板腺开口处的脂质溶解，促进睑板腺功能恢复[1]。

（三）临床应用

有研究显示，蒸发过强型干眼患者使用全氟己基辛烷滴眼液 6 周后，泪液分泌显著增加，泪膜稳定性得到改善，同时角膜上皮损伤明显修复，患者主观症状好转[2-3]。Schmidl 等人发现使用全氟己基辛烷滴眼液可显著增加干眼患者的泪膜厚度，其中脂质层厚度增加最明显[4]。对于白内障术后持续干眼的患者，每日 4 次使用全氟己基辛烷滴眼液治疗 5 周后，患者的泪膜破裂时间、角膜染色评分均得到改善[5]。

NOV03（全氟己基辛烷滴眼液）的Ⅱ期研究已在美国完成，研究显示 MGD 相关干眼患者在治疗 8 周后，NOV03 治疗组角膜 CFS 评分较基线改变优于对照组，症状和体征的改善均从治疗后第 2 周开始起效，且治疗组的优势持续至第 8 周治疗结束。同时治疗组疗效表现出明显的剂量依赖性，一日 4 次用药比一日 2 次用药疗效更明显[6]。随后进行的Ⅲ期临床研究结果显示，治疗 8 周后 NOV03 治疗组 CFS 评分与眼干严重程度视觉模拟量表（visual analog scale，VAS）评分较基线改变均优于对照组，且两组体征和症状的改善均从治疗后第 2 周即出现显著差异[7]。

所有研究中均未发现严重不良事件或死亡事件，受试者的眼压、最佳矫正视力和裂隙灯显微镜检查与基线相比没有明显恶化。在个别受试者中有过敏及眼部异物感症状发生[2-6]。

（四）总结与展望

针对 MGD 相关干眼，目前临床主要治疗方法为物理治疗、人工泪液替代治疗和抗炎治疗，缺乏有效的脂质补充药物治疗方式。因此全氟己基辛烷滴眼液具有广阔的临床应用前景。全氟己基辛烷滴眼液具有的独特理化特性，可以稳定泪膜，减少泪液蒸发，促进角膜上皮损伤的恢复。多项临床研究结果显示全氟己基辛烷滴眼液治疗 MGD 相关干眼可明显改善患者主观症状和客观体征，且具有良好的安全性。

参 考 文 献

[1] MEINERT H, ROY T. Semifluorinated alkanes-a new class of compounds with outstanding properties for use in ophthalmology. Eur J Ophthalmol, 2000, 10(3):189-197.

[2] STEVEN P, SCHERER D, KRÖSSER S, et al. Semifluorinated alkane eye drops for treatment of dry eye disease--a prospective, multicenter noninterventional study. J Ocul Pharmacol Ther, 2015, 31(8):498-503.

[3] STEVEN P, AUGUSTIN AJ, GEERLING G, et al. Semifluorinated alkane eye drops for treatment of dry eye disease due to meibomian gland disease. J Ocul Pharmacol Ther, 2017, 33(9):678-685.

[4] SCHMIDL D, BATA AM, SZEGEDI S, et al. Influence of perfluorohexyloctane eye drops on tear film thickness in patients with mild to moderate dry eye disease: a randomized controlled clinical trial. J Ocul Pharmacol Ther, 2020, 36(3):154-161.

[5] SON HS, YILDIRIM TM, KHORAMNIA R, et al. Semi-fluorinated alkane eye drops reduce signs and symptoms of evaporative dry eye disease after cataract surgery. J Refract Surg, 2020, 36(7):474-480.

[6] TAUBER J, WIRTA DL, SALL K, et al. A randomized clinical study (seecase) to assess efficacy, safety, and tolerability of NOV03 for treatment of dry eye disease. Cornea, 2021, 40:1132-1140.

[7] Bausch Health Companies Inc. Bausch Lomb Announces Statistically Significant Topline Results from the Second phase 3 Trial of novoz (perfluorohexyloctane) in Dry Eye Disease Associated with Meibomian Gland Dysfunction. 2021-09-

30. [2022-02-20]. https://www.prnewswire.com/news-releases/bausch--lomb-announces-statistically-significant-topline-results-from-the-second-phase-3-trial-of-nov03-perfluorohexyloctane-in-dry-eye-disease-associated-with-meibomian-gland-dysfunction-301388415.html

第三章

手 术 治 疗

对于使用人工泪液难以缓解症状的中、重度干眼，可考虑行泪道栓塞或泪点封闭，可以有效保持眼表水分并且改善泪液缺乏。对于泪液分泌量明显减少，常规治疗方法效果不佳且有可能导致视力严重受损的严重干眼，可考虑行手术治疗，比如羊膜移植、颌下腺移植、唇腺移植等。

第一节 泪 道 栓 塞

（一）概述

1．发展历史 Beetham1935 年首次描述了泪道的阻塞是一种有效保持眼表水分并且改善泪液缺乏症状的方法[1]。泪道阻塞最初是通过外科手术，缝合或者泪点烧灼来实现，但因其具有创伤性和不可逆性，现在已经逐渐被泪道栓塞所取代。泪点栓塞治疗最早由 Freeman 在 1975 年提出，他认为泪点栓塞治疗干眼的有效率为 50%~70%，植入的成功率和接受程度大于 75%[2]。进一步回顾性的研究发现泪点栓塞治疗可以显著降低泪膜的渗透压，并使角膜染色减少 75%[3]。随后泪道栓塞治疗干眼的研究得到了迅速的发展，2002 年热变疏水性丙烯酸酯泪道栓 Smart Plug 开始应用于临床[4]。有研究表明尽管植入前后 Schirmer 没有明显改善，但泪液清除率降低，泪膜破裂时间明显延长[5]。2015 年 Marcet MM 对 PubMed 和 Cochrane 图书馆有关泪点栓塞的有效性和安全性的文献进行了回顾，共检索到 309 条引文。调查研究显示放置泪点栓可以使干眼症患者的主观症状改善≥50%，不仅可以改善眼表健康指数，减少人工泪液使用频率，还能提高隐形眼镜配戴的舒适度[6]。

2. 临床分类 目前临床上泪道栓的种类繁多，根据阻塞的部位不同，可被放置于泪小点的开口处或泪小管的更深处，分为泪小点栓和泪小管栓。前者简称泪点塞，主要由硅胶材料制成。后者又可以进一步分为水平型和垂直型，分别放置在泪小管的水平部和垂直部。泪小管栓根据存留时间又分为临时性泪小管栓和永久性泪小管栓。临时性泪小管栓又称为可溶性泪小管栓，根据溶解的时间分为两种，一种栓子降解时间为4~14天，通常由动物胶原制成。另一种降解时间更长，可以持续2~6个月，可由多种材料制成，例如三亚甲基碳酸酯（TMC），E-己内酯/L-丙交酯共聚物（PCL）或聚对二氧环己酮（PDS）。永久性泪小管栓根据材质不同主要分为以下三种。第一种是由水凝胶材料制成的Form Fit Plug垂直型泪道栓，水凝胶与泪液接触后膨胀成柔软的胶状物质，填充并符合泪小管垂直部的形状。第二种是由热变疏水性丙烯酸酯材料制成的Smart Plug泪道栓。第三种是由硅胶制成的Herrick水平型泪道栓，形状类似于高尔夫球座。2016年Jehangir N等人根据泪道栓的形状、放置位置和持续时间进行了一个更加细致的总结[7]（图2-3-1-1）。

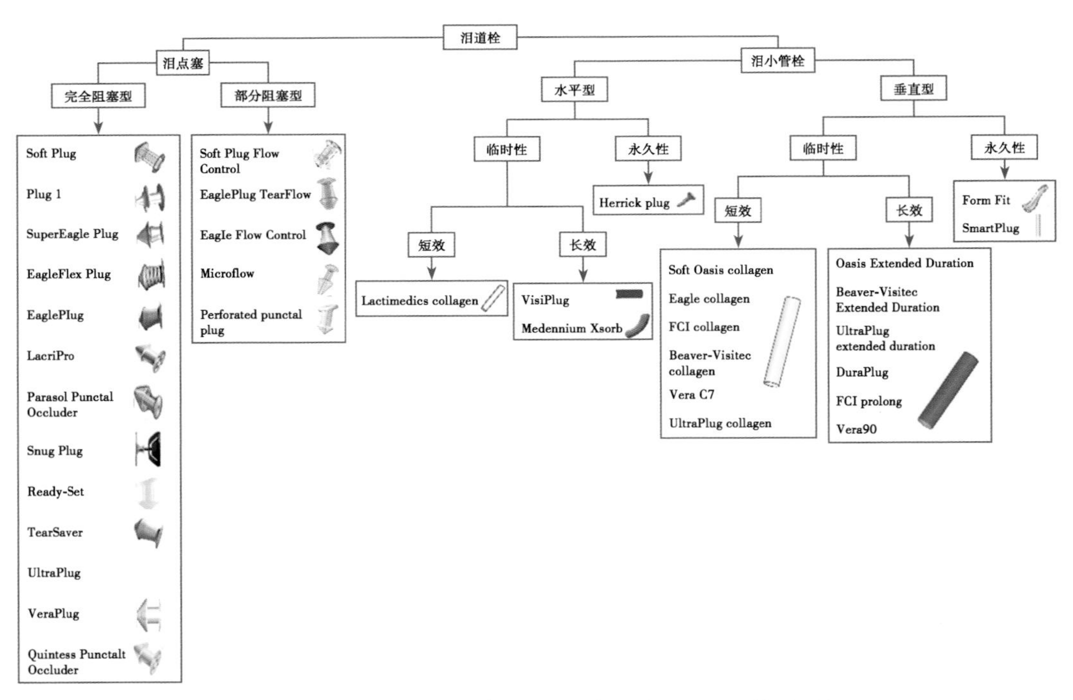

图2-3-1-1 泪道栓的分类：根据形状、放置位置和持续时间

3. 常见泪道栓的介绍 我国目前临床上应用最多的泪道栓为Visi Plug泪道栓、Smart Plug泪道栓、Snug Plug泪点塞和Soft Plug泪点塞。

（1）Visi Plug泪道栓：由美国Lacrimedics公司生产的一种临时性泪小管栓，由聚对二氧环己酮（PDS）材料制成，降解时间约为 6 个月。目前有长度为 2mm，直径 0.4mm 和 0.5mm 两种规格。

（2）Smart Plug 泪道栓：由美国 Medennium 公司生产的一种永久性泪小管栓，由热变疏水性丙烯酸酯材料制成，在体温下会缩短变粗。插入泪点前直径是 0.4mm，长度是 6mm。插入泪点后，直径是 1mm，长度是 1.5mm。

（3）Snug Plug 泪点塞：由法国 FCI 公司研发生产的泪点塞，由软性硅胶材料制成。以拉伸的形状预装于无菌包装内的泪点塞放置器上，释放植入后，可回弹恢复其原有形状。由于软硅胶的高弹性特点，从而做到一个规格尺寸，自动适合绝大多数直接的泪点。

（4）Soft Plug 泪点塞：由美国 OASIS Medical 公司生产的硅胶泪点塞，由一种医疗等级的硅胶材料制成。使用时间依据患者病情改善情况而确定，放置 2 年后不需要被取出。泪点塞由伞形头部、中间杆部和盘状尾部组成。泪点塞分为有孔型和无孔型两种。有孔型泪点塞中心设计有三角形孔，允许部分泪液通过中心开孔被排泄，有 0.6mm、0.7mm 和 0.8mm 三种直径型号。适用于泪点狭窄、泪点闭锁、泪点缺如和泪点损伤者。无孔型泪点塞可提供的直径选择范围更广，有 0.4mm、0.5mm、0.6mm、0.7mm 和 0.8mm 五种直径型号。

（二）治疗原理

泪道栓塞的原理主要有两方面，一方面可以阻塞泪道引流，从而减少泪液的流失，使泪液保留在眼表，同时降低了泪液的渗透压[8]。另一方面保留了泪液中正常的成分。既往临床上治疗干眼症最常见的方法就是人工泪液。但人工泪液中缺乏正常泪液中的表皮生长因子、转化生长因子、乳铁蛋白及溶菌酶等，后者具有杀灭病原微生物、应对免疫应答、促进眼表上皮分化、维持眼表健康稳态等多种功能[9]。

（三）操作方法及流程

不同泪道栓子的植入方法有所不同，目前临床上常用的是预装式泪点塞和泪小管栓。下面分别介绍操作方法。

1. 预装式泪点塞（以 Soft Plug 的植入步骤为例，图 2-3-1-2A）

（1）在扩张泪点前，需先确定适合使用的泪点塞尺寸。

（2）用放置器另一端自带的泪点扩张器轻扩泪点。

（3）拿住插入工具的非挤压侧面，金属丝端的泪点塞对准泪小点位置。

（4）将泪点塞的头部和颈部插入泪点，确认尾部位于泪点外。

（5）按压预装式泪点塞两侧，释放泪点塞，轻轻拔下放置器。

2. 泪小管栓分为可降解性和永久性两种，一般先植入可降解性的，后植入永久性的。

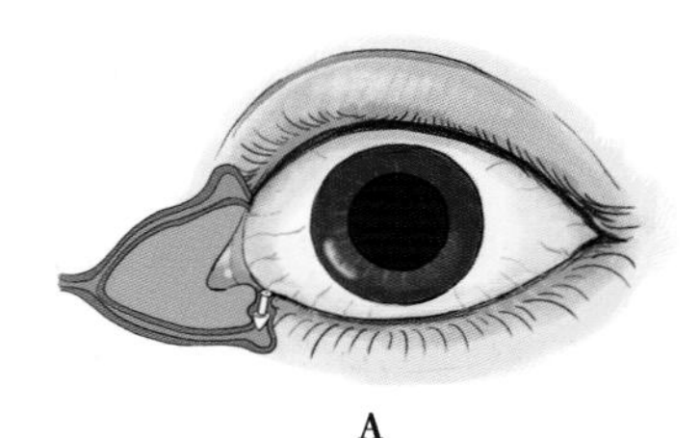
A

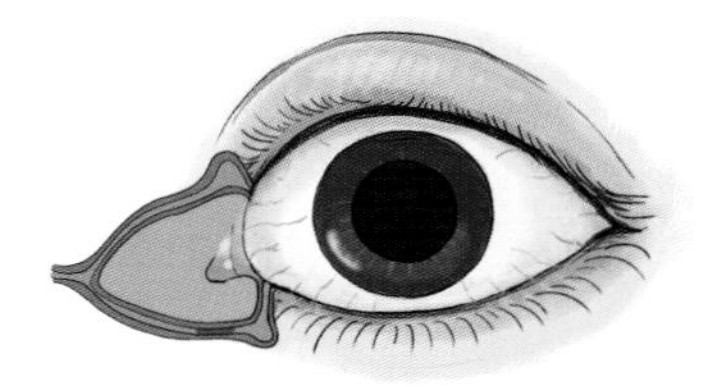
B

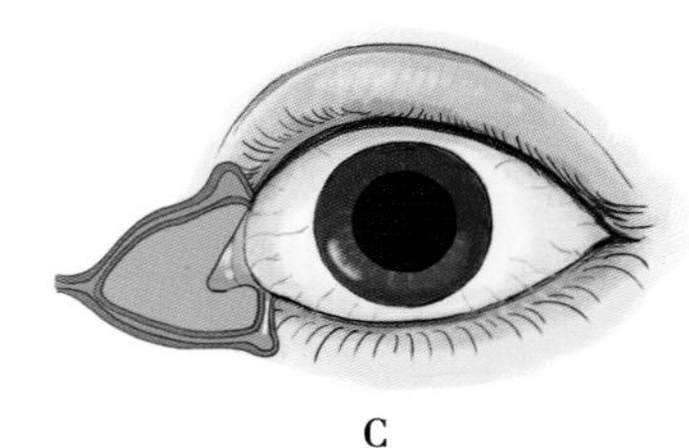
C

图 2-3-1-2　三种不同类型的泪道栓塞植入部位示意图

A. 泪点塞植入后，头部和颈部位于泪小管垂直部，帽状尾部位于泪点外；B. 可溶性泪小管栓，植入泪小管的水平部；C. 不可溶性泪小管栓，植入泪小管的垂直部。

（1）可降解性泪小管栓（以 Visi Plug 植入步骤为例，图 2-3-1-2B）：①根据泪点大小选取合适的栓子尺寸，打开无菌包装盒；②用精细镊子将栓子从泡沫固定器的沟槽中取出；③让患者向植入点的反方向看，将栓子部分推入泪点并松口镊子；④用棉棒向侧面牵拉，拉直垂直和水平泪小管之间的角度；⑤用镊子尖端将栓子送入水平泪小管内，直至肉眼看不到栓子。

（2）永久性泪小管栓（以 Smart Plug 的植入步骤为例，图 2-3-1-2C）：①暴露泪点，用镊子夹住泪小管栓的后 1/3 插入泪点；②握住泪小管栓不松开约 3 秒，栓子的前 2/3 开始膨胀；③松开植入镊，顶住剩余外置部分，栓子将自行缩进泪管，如遇外置部分提前膨胀需迅速推入栓子；④不要将栓子在膨胀前推到水平部，以免因挤压作用泪道栓掉入泪囊。

（四）临床应用

1. 适应证

（1）水液缺乏型干眼症：在中、重度水液缺乏型干眼症的治疗中，泪道栓塞是一种有效的治疗选择。其作为干眼的二线治疗，在人工泪液不能缓解干眼症状时，可以显著改善临床症状和体征，并减少人工泪液的使用。Balaram M 研究报道了泪点塞治疗 6 个月后，干眼的症状和角膜荧光染色评分显著改善，并且人工泪液的使用频率明显减少。基线时 88% 的患者使用人工泪液的频率超过每天 6 次。治疗后只有 6% 的患者仍然使用人工泪液超过每日 6 次，76% 的患者不需要使用人工泪液 [10]。而对于蒸发过强型干眼症，Goto[11] 则认为泪道栓塞可以使脂质层的厚度增加，这种脂质层的改变依赖水液层的分布。

（2）免疫相关性眼表疾病：泪道栓塞是治疗免疫性眼表疾病的一种非常有效的辅助手段。其中包括干燥综合征、移植物抗宿主病、Steven-Johnson 综合征和眼瘢痕类天疱疮等疾病。这些疾病会导致非常严重的干眼，泪点栓塞治疗往往需要与其他治疗相结合，比如自体血清滴眼液，免疫调节滴眼液（他克莫司或环孢素），或巩膜接触镜等。Best AL 报道了一例干燥综合征伴角膜上皮病变，应用泪点塞联合 2% 环孢素点眼（每日 2 次），治疗后 3 个月角膜荧光素染色评分由 Oxford 4 级降低到 Oxford 1 级[12]（图 2-3-1-3）。进一步有研究认为泪道栓塞后泪液蛋白增加（乳铁蛋白和溶酶菌），而炎症蛋白减少（S100A8 和 S100A9）[13]。由此可见，泪道栓塞治疗可以与抗炎治疗同时联合应用，不必等炎症完全控制再使用。有研究报道了一种环孢素缓释泪点塞，由圆柱形甲基丙烯酸羟乙酯（HEMA）芯 + 环孢素微粒药物 + 不可渗透的有机硅胶壳组成。环孢素以约 3μg/d 的速率释放，可以持续释放 3 个月，这可能成为未来治疗此类眼表疾病的新手段[14]。

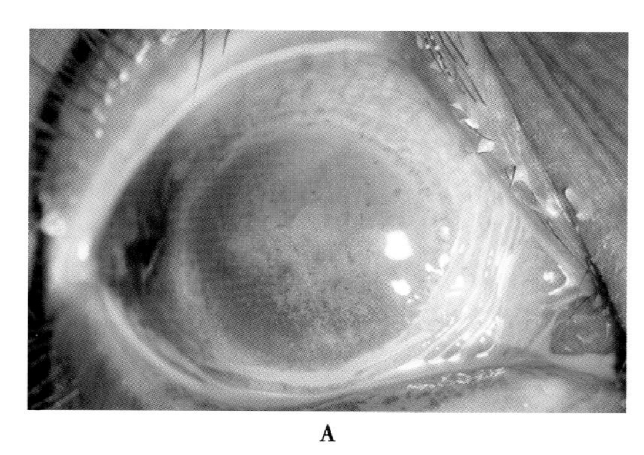

A

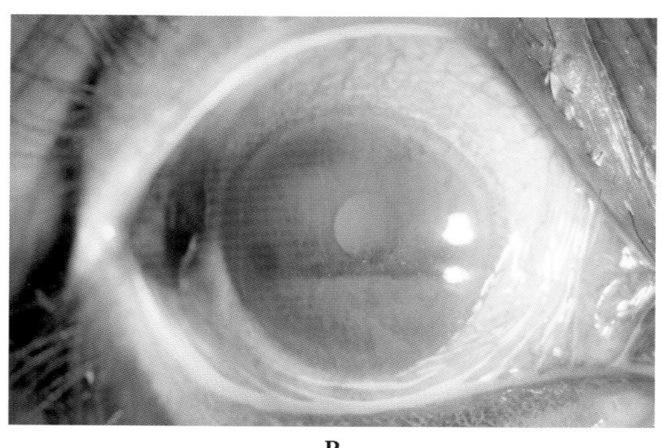

B

图 2-3-1-3　泪点塞治疗前后角膜荧光染色情况

A. 泪点塞治疗前：角膜荧光染色大片点状着染，Oxford 评分 4 级；B. 治疗后 3 个月：角膜上皮染色显著改善，Oxford 评分 1 级。

（3）屈光术后：泪道栓塞还可以预防屈光手术后干眼症，特别是在术前检查显示水液缺乏型的患者。LASIK 术后干眼症的患者，一侧给予泪点塞治疗，另一侧给予人工泪液（4 次 / 日）治疗，6 个月后泪点塞组的眼表满意度高于对照组[15]。而在另一项研究中，给予上、下泪点塞治疗 LASIK 术后干眼症 3 个月，不仅可以改善泪膜破裂时间、角膜荧光素染色、泪液分泌量，并且还可以提高患者的视觉质量[16]。此外，泪点塞治疗还增加了杯状细胞的密度，改善了由泪膜不稳定引起的眼表不规则散光。由此可见，对于屈光手术的患者，同时植入可溶性泪道栓（6 个月），有助于缓解术后暂时性眼干引起的困扰。

（4）接触镜引起的干眼：对于因配戴隐形眼镜引起眼干症状的患者，泪点塞可以增加泪河高度，提高眼表的舒适度[17]。但是，我们要牢记，严重干眼仍是配戴隐形眼镜的禁忌证。

（5）其他角膜上皮病变：其他原因引起的角膜上皮病变包括上方边缘性角结膜炎、神经营养不良性角膜炎、药物毒性角膜炎等。应用泪点塞治疗 11 例上方边缘性角膜炎的患者，发现不仅结膜和角膜染色改善，而且细胞印迹学显示上方结膜鳞状化生明显减少[18]。Song JS 等人报道一例上方边缘性角膜炎的女性患者，局部药物治疗无效，先行双眼下泪点栓塞治疗，仍然无改善，随后又补充了上泪点栓塞，结果结膜染色明显改善并且症状逐渐缓解[19]。而神经营养不良性角膜炎可能与泪液反射性的回路失调相关，泪道栓塞与其他方法治疗联合应用可以促进角膜上皮的愈合[20]。

2. 相对禁忌证

（1）对泪道栓材料过敏者。

（2）泪道感染者，如泪道炎和泪囊炎患者。

（3）先天性泪点外翻或泪道闭锁。

（4）严重眼表炎症未控制者。

3. 泪点塞与泪小管栓的优缺点对比（表 2-3-1-1）

表 2-3-1-1　泪点塞与泪小管栓的优缺点

	泪点塞	泪小管栓
优点	位置容易观察，易于取出	可溶性泪小管栓可做尝试性治疗，价格低
缺点	容易丢失	很难观察并且评估其在泪道中的位置
	泪点塞的帽部与周边组织摩擦，产生异物感	很难移除
	上泪点不易放置，更容易脱落	泪小管炎的发生率高

4. 并发症及处理

（1）早期并发症：①泪点塞丢失。是到目前为止最常见的并发症，前几个月的丢失率在 30%~50% 之间[21]。上泪点植入丢失的风险更高，选择较大尺寸的泪点塞可以减少风险[10]。装好后应嘱患者不要反复揉搓内眦部，避免脱落。在反复丢失的情况下，可以选择使用泪小管栓，一般不易自泪点脱出，装好后也应嘱患者不要用力擤鼻涕或进行泪道冲洗，以免植入物进入泪囊。②溢泪。根据研究结果，其发生率在 1.5%~36.5% 之间，与泪小管栓相比，泪点塞的发生率更高。植入可降解泪小管栓的患者随时间推移可以缓解，严重不能忍受的可以取出[22]。③毒性泪液综合征。通常认为，在炎症状态下眼表放置泪点塞会导致富含细胞因子和炎症介质的泪液停滞，这可能导致眼表病情加重，称为毒性泪液综合征。因此，如果眼表有炎症时，在放置泪点塞之前，有必要进行抗炎治疗。④局部刺激。一般为泪点塞引起，尤其是硬质硅胶泪点塞常见。泪点塞的尾部呈盘状，反复与结膜和角膜接触，可以导致结膜或角膜炎。需要重新放置或者取出泪点塞。

（2）晚期并发症：①化脓性肉芽肿，是一种罕见的并发症。病变最常表现为泪点处肉芽组织增生。肉芽肿的发生可能与硅胶表面不规则和泪点塞型号过大有关[23]。通常摘除泪点塞，进行泪道冲洗，局部抗生素 - 激素治疗即可，必要时可以切除或者刮除局部增生的肉芽组织。②泪点狭窄。泪点塞丢失或移除后的一个相对常见并发症。病理生理学机制尚不清楚，可能与周围碎屑堆积导致泪点黏膜炎症有关[24]。③泪点塞远端移位。这与选择一个型号太小的泪点塞有关，或者在放置时用力过大。主要风险是晚期泪小管炎。因此，如果在放置时泪点塞的尾部进入泪小管，则必须用镊子迅速拔出塞子。④泪小管炎。相比于泪点塞（0~6%），泪小管炎的发生更常见于泪小管栓植入后（6%~60%）[25]。而硅胶材质的植入物感染的风险比丙烯酸酯更大。最常用的治疗方法是通过泪小管切开取出，进行广谱抗生素治疗，随后根据细菌培养结果进行调整，疗程为 3～4 周。也可以进行泪道加压冲洗，但很多不能冲出，而是存于泪囊中，需通过泪囊内镜取出。

（五）注意事项

1. 术前注意事项

（1）产品为“一次性使用”，不能重新消毒和重复使用。

（2）术前要冲洗泪道，确认泪道通畅，无泪囊炎。

（3）植入应先选择下泪点，如症状不缓解，再行上泪点植入。

（4）对于不配合或敏感者，植入前可以点表面麻醉药。

（5）泪小管栓和泪点塞应根据泪点大小，选择合适的尺寸。

2. 术中注意事项

（1）植入时避免器械与皮肤接触，防止热变性栓子的突然变形。

（2）泪点过小植入困难者，可用扩张器轻扩泪点，但不宜过大，避免栓子或塞子脱落。

（3）泪点塞植入时应注意不要用力过猛，避免帽部进入泪点内，如果发生的话，应及时用显微镊拔出。

（4）避免泪点塞的头部和颈部进入泪点前挤压植入器，导致泪点塞脱落。

3. 术后注意事项

（1）术后可常规应用抗生素滴眼 7~10 天，预防感染。

（2）植入后叮嘱患者勿用力揉眼，避免泪点塞脱落或泪小管栓脱出。

（3）植入后叮嘱患者避免行泪道冲洗，以防冲走栓子。

（六）总结

泪道栓塞应用于干眼的临床治疗已经有 40 多年的历史，尽管泪点塞和泪小管栓的种类多样，但每种都有其各自的优点和缺点。选择合适的泪点塞和泪小管栓尺寸，并且持续的随访有助于提高治疗的成功率。对于中、重度水液缺乏型干眼症患者，尤其是人工泪液使用频率大于 6 次 / 日，建议行泪道栓塞治疗。对于伴有炎症的干眼症患者，泪道栓塞可以与糖皮质激素或者环孢素滴眼液联合应用。而新型药物缓释泪点塞可以进一步减少抗炎类滴眼液的使用频率，可能成为未来干眼治疗的新选择。

参 考 文 献

[1] BEETHAM WP. Filamentary keratitis[J]. Trans Am Ophthalmol Soc, 1935, 33: 413-435.

[2] FREEMAN JM. The punctum plug: evaluation of a new treatment for the dry eye[J]. Trans Sect Ophthalmol Am Acad Ophthalmol Otolaryngol, 1975, 79(6): Op874-879.

[3] GILBARD JP, ROSSI SR, AZAR DT, et al. Effect of punctal occlusion by Freeman silicone plug insertion on tear osmolarity in dry eye disorders[J]. Clao J, 1989, 15(3): 216-218.

[4] TOST FH, DARMAN J. Evidence of lacrimal plugs via high resolution ultrasound[J]. Klin Monbl Augenheilkd, 2003, 220(7): 460-464.

[5] KOJIMA T, DOGRU M, ISHIDA R, et al. Clinical evaluation of the smart plug in the treatment of dry eyes[J]. Am J Ophthalmol, 2006, 141(2): 386-388.

[6] MARCET MM, SHTEIN RM, BRADLEY EA, et al. Safety and efficacy of lacrimal drainage system plugs for dry eye syndrome: a report by the american academy of ophthalmology[J]. Ophthalmology, 2015, 122(8): 1681-1687.

[7] JEHANGIR N, BEVER G, MAHMOOD SM, et al. Comprehensive review of the literature on existing punctal plugs for the management of dry eye disease[J]. J Ophthalmol, 2016, 2016: 9312340.

[8] PUNCTAL OCCLUSION FOR THE DRY EYE. Three-year revision. American Academy of Ophthalmology[J]. Ophthalmology, 1997, 104(9): 1521-1524.

[9] 刘祖国，王华 . 干眼的泪道栓塞治疗 [J]. 中华眼科杂志 , 2011, 47(5): 478-480.

[10] BALARAM M, SCHAUMBERG DA, DANA MR. Efficacy and tolerability outcomes after punctal occlusion with silicone plugs in dry eye syndrome[J]. Am J Ophthalmol, 2001, 131(1): 30-36.

[11] GOTO E, TSENG SC. Kinetic analysis of tear interference images in aqueous tear deficiency dry eye before and after punctal occlusion[J]. Invest Ophthalmol Vis Sci, 2003, 44(5): 1897-1905.

[12] BEST AL, LABETOULLE M, LEGRAND M, et al. Punctal and canalicular plugs: Indications, efficacy and safety[J]. J Fr Ophtalmol, 2019, 42(3): e95-e104.

[13] TONG L, BEUERMAN R, SIMONYI S, et al. Effects of punctal occlusion on clinical

signs and symptoms and on tear cytokine levels in patients with dry eye[J]. Ocul Surf, 2016, 14(2): 233-241.
[14] GUPTA C, CHAUHAN A. Ophthalmic delivery of cyclosporine A by punctal plugs. J Control Release,2011,150(1):70-76.
[15] ALFAWAZ AM, ALGEHEDAN S, JASTANEIAH SS, et al. Efficacy of punctal occlusion in management of dry eyes after laser in situ keratomileusis for myopia[J]. Curr Eye Res, 2014, 39(3): 257-262.
[16] YUNG YH, TODA I, SAKAI C, et al. Punctal plugs for treatment of post-LASIK dry eye[J]. Jpn J Ophthalmol, 2012, 56(3): 208-213.
[17] LI M, WANG J, SHEN M, et al. Effect of punctal occlusion on tear menisci in symptomatic contact lens wearers[J]. Cornea, 2012, 31(9): 1014-1022.
[18] YANG HY, FUJISHIMA H, TODA I, et al. Lacrimal punctal occlusion for the treatment of superior limbic keratoconjunctivitis[J]. Am J Ophthalmol, 1997, 124(1): 80-87.
[19] SONG JS, WOO IH, EOM Y, et al. Five misconceptions related to punctal plugs in dry eye management[J]. Cornea, 2018, 37 Suppl 1: S58-61.
[20] DUA HS, SAID DG, MESSMER EM, et al. Neurotrophic keratopathy[J]. Prog Retin Eye Res, 2018, 66: 107-131.
[21] BURGESS PI, KOAY P, CLARK P. SmartPlug versus silicone punctal plug therapy for dry eye: a prospective randomized trial[J]. Cornea, 2008, 27(4): 391-394.
[22] KAIDO M, ISHIDA R, DOGRU M, et al. A new punctal plug insertion technique to prevent intracanalicular plug migration[J]. Am J Ophthalmol, 2009, 147(1): 178-182.
[23] KIM BM, OSMANOVIC SS, EDWARD DP. Pyogenic granulomas after silicone punctal plugs: a clinical and histopathologic study[J]. Am J Ophthalmol, 2005, 139(4): 678-684.
[24] HORWATH-WINTER J, THACI A, GRUBER A, et al. Long-term retention rates and complications of silicone punctal plugs in dry eye[J]. Am J Ophthalmol, 2007, 144(3): 441-444.
[25] Management of complications after insertion of the SmartPlug punctal plug: a study of 28 patients[J]. Ophthalmology, 2006, 113(10): 1859.

第二节 羊膜移植

（一）概述

羊膜移植(amniotic membrane transplantation，AMT)在临床被应用于多种眼表疾病的治疗。早在 1910 年，带有绒毛膜的羊膜植片即被应用于皮肤移植[1]，自此新鲜羊膜逐渐在各种不同类型手术中应用推广。1940 年，羊膜作为修复材料在眼科被首次应用于治疗结膜缺损[2]。20 世纪 90 年代，研究发现羊膜具有减少眼表炎症、促进眼表修复及抗瘢痕形成等多种功能，从此羊膜移植便开始在治疗眼表疾病中逐渐推广应用[1]。

（二）羊膜的解剖结构

人类羊膜（human amniotic membrane, hAM）是胎盘的最内层，是一层半透明的薄膜，厚约 0.02~0.50mm[3]。在组织学上羊膜可分为 5 层，依次为上皮细胞层、基底膜层和 3 层无血管结缔组织层[3]（图 2-3-2-1）。其中无血管结缔组织层可分为附着于基底膜的致密层、成纤维细胞层和海绵层。上皮细胞层由单层细胞组成，在不同的部位其细胞形态各有不同：羊膜折返区域为立方形细胞；胎盘表面为柱状细胞；而脐带羊膜面为鳞状细胞[4]。基底膜由网状纤维组成，向上皮细胞基底面突起。致密层含有丰富的纤维组织，张力大，是最坚固的一层。成纤维细胞层含有疏松的成纤维细胞和网状纤维组织。海绵层是羊膜的最外层，含有波浪状网织纤维和散在成纤维细胞[3]。

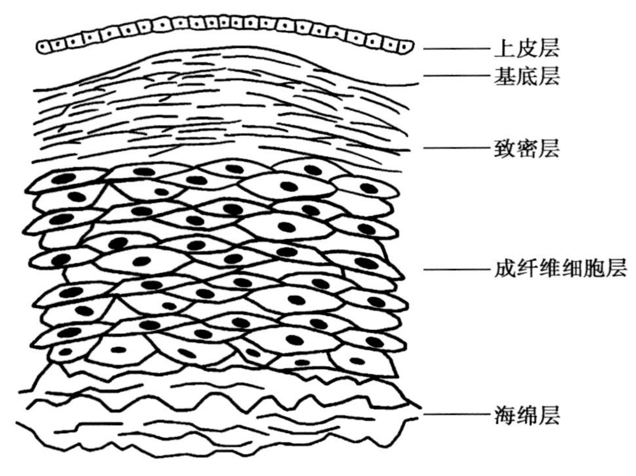

图 2-3-2-1　羊膜解剖各层模式图

（三）羊膜的生物学特性

1．支架作用　羊膜结构与人眼结膜组织结构相似，其贴附于眼表，可以起到机械保护作用，同时为眼表上皮细胞的增殖移行提供了支架[5]、增强基底上皮细胞间的黏附、抑制上皮细胞凋亡[6]，便于眼表细胞贴附生长，从而促进眼表修复。

2．抗炎　羊膜上皮及间质细胞可以高度表达抗血管生成剂、白介素 -1 受体拮抗剂、基质金属蛋白酶抑制剂、XVIII 型胶原、白介素 -10 和凝血栓蛋白 -1 等多种抗炎因子[7]，诱导单核 - 巨噬细胞等炎性细胞凋亡[8]，减少局部炎性细胞浸润，为眼表修复提供合适的环境。

3．抗瘢痕　成纤维细胞在生理状态下负责合成细胞外基质，生成纤维组织；当组织结构受到损害，成纤维细胞会被激活，促进局部纤维化，导致瘢痕生成[9]。羊膜上皮及间质细胞可通过调节转化生长因子 β(TGF-β)通路，诱导结膜上皮中成纤维细胞增殖减少，从而减少瘢痕形成[10]。

4．抗新生血管 羊膜中的间充质干细胞可分泌大量抗炎细胞因子，降低局部IL-8和基质金属蛋白酶-2等具有促进血管生成的细胞因子水平[11]，减少局部新生血管生成，这对维持角膜透明具有重要意义[12]。

5．促进修复 羊膜可通过多种途径促进局部创面修复[13]。它可诱导丝裂原活化蛋白(MAP)激酶和c-Jun氨基末端激酶(JNK)通路的激活，调节TGF-β信号通路，促进局部再上皮化；还可以增加局部细胞间的黏附，加速局部结构重塑。

6．低免疫原性 羊膜可表达人白细胞抗原HLA-G，此抗原可结合其他免疫调节分子(如Fas配体)，抑制 $CD4^+$ 和 $CD8^+$T细胞的局部浸润，在生理过程中用于保护胎儿不受到来自母体的细胞免疫损害[14]。因此，羊膜移植后免疫原性低，不产生免疫排斥反应，不需进行全身免疫治疗。通常移植后3~5周内羊膜可自行融解。

(四)羊膜的制备和保存

1．供体选择 为了避免阴道分娩时的污染，羊膜一般取自剖宫产产妇的胎盘[5]。在收集胎盘前及收集后6个月，均会对捐献者进行血清学筛查，以排除人类免疫缺陷病毒、乙型肝炎病毒、丙型肝炎病毒、梅毒等病原体的感染，防止血源性疾病传播。

2．冷冻羊膜(frozen-hAM，F-hAM) 在严格遵守无菌操作的前提下，将胎盘浸入含50μg/mL青霉素、50μg/mL链霉素、100μg/mL新霉素和2.5μg/mL两性霉素的无菌Earle平衡盐溶液中，充分清洗掉表面血迹后，钝性分离羊膜与绒毛膜，充分洗净，上皮面朝上放在硝酸纤维滤纸上[15]。将带有羊膜的硝酸纤维滤纸剪成不大于4cm×4cm的小片，或可根据需要裁剪成其他尺寸，放入含有1∶1的Dulbcco改良Eagle培养液和甘油的无菌瓶中，贮藏于-80℃左右的条件下，一般可存放1~2年[16]。研究表明，甘油中冷冻保存的羊膜与新鲜羊膜几乎无形态学差异[17]，疗效相当[18]，且具有保存时间长、不易污染等优势，因此是目前眼科临床最为常用的羊膜保存方法。

3．风干羊膜(air dried-hAM，A-hAM) 将新鲜羊膜依次置于无菌生理盐水、0.05%次氯酸钠溶液和蒸馏水中洗涤干净，去除血块和碎片，放在层流箱中风干，去除羊膜中95%的水分后使用γ射线灭菌即可制成[19]。风干羊膜具有较好的稳定性，可以在室温下储存[20]。接受放射后，风干羊膜的细胞直径及细胞间隙缩小，但整体超微结构影响较小[21]，物理特性并无太大变化。与冷冻羊膜相比，风干羊膜的基底膜组分不完整，缺乏胶原蛋白、层黏连蛋白和纤维连接蛋白等，因此冷冻羊膜更利于角膜缘上皮细胞的生长[22]。

4．冻干羊膜（freeze dried-hAM，D-hAM） 将新鲜的羊膜片置于 −50℃到 −80℃快速冷冻，再使用冷冻干燥装置于真空中，用升华法提取羊膜中的水分，使其最大含水量约为 5%~10%，最后使用 γ 射线灭菌[23]。冻干羊膜可在常温下保存，其较冷冻羊膜能更好地维持羊膜的组织结构，但细胞因子含量低于冷冻羊膜[17]。

5．其他 随着组织保存技术的进步，出现了更多种类的羊膜制备与保存方法，如含活细胞的冻干羊膜（viable lyopreserved amnion，VLAM）[24]、复合羊膜[25]等。

（五）羊膜移植手术在眼表疾病中的应用

1．羊膜移植适应证

（1）眼表重度损害的自身免疫病相关的重度干眼。

（2）保守治疗无效的持续性角膜上皮缺损。

（3）急性眼部炎症，如化学性或热性烧伤、Stevens-Johnson 综合征或中毒性表皮松解坏死等。

（4）联合角膜缘干细胞移植等其他手术治疗眼表损伤。

（5）结膜重建（包括结膜肿瘤等）。

（6）其他伴有角膜或结膜损伤的疾病。

2．羊膜移植手术技术

（1）覆盖技术（patch or overlay technique）：多用于角膜上皮缺损。将羊膜上皮面朝下，覆盖于整个角膜、角膜缘和角膜缘周边的表面，羊膜此时充当生物接触镜[26]。植片用可吸收 9-0 缝线间断缝合于结膜；必要时可加用不可吸收 10-0 缝线连续缝合羊膜植片于角膜基质。

（2）移植或镶嵌技术（graft or inlay technique）：多用于角膜基质溃疡，据基质缺损的深度可采用一层或多层羊膜。羊膜的上皮面朝上放于基质床表面，用不可吸收10-0 缝线间断缝合于溃疡的边缘，羊膜此时充当上皮细胞生长的基质或支架[26]。

（3）“三明治”技术（combined technique，sandwich technique）：使用两层或两层以上的羊膜，内层羊膜使用镶嵌技术，外层羊膜使用覆盖技术[26]。上皮细胞在最上层的镶嵌和覆盖羊膜之间生长。

3．术后护理 术后眼表放置亲水性绷带式角膜接触镜，若绷带镜不适用，可行睑缘缝合术，防止羊膜早期脱落和上皮化不良。羊膜植片一般在 3~6 周内融解，建议配戴绷带镜直至上皮完全愈合、羊膜植片完全溶解。

术后应局部联合使用抗生素和糖皮质激素滴眼液 4 周。上皮愈合后即可视眼表情况逐步停止使用局部抗生素和糖皮质激素滴眼液。术中缝线可于羊膜植片完全融解后拆除。

4. 羊膜移植疗效

（1）重度干眼：重度干眼多伴有自身免疫疾病，眼表损害通常较重，局部或全身药物治疗效果欠佳。研究表明，羊膜可有效促进眼表的修复，缓解重度干眼的症状与体征[27-28]（图 2-3-2-2）。

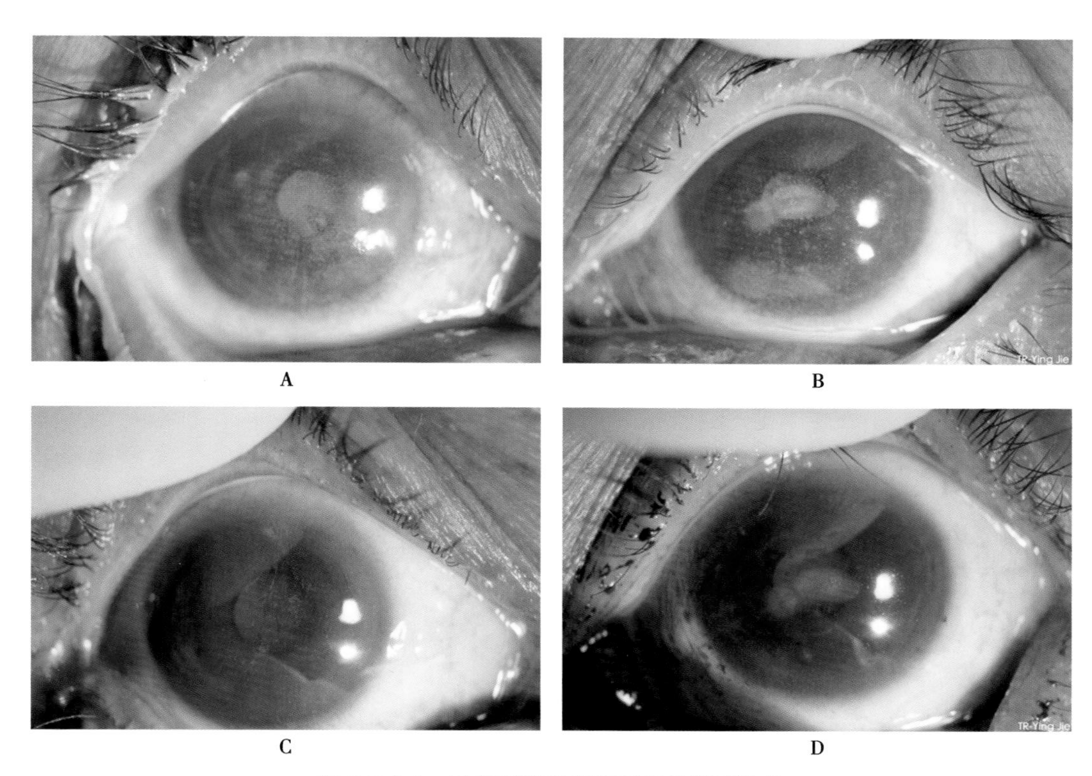

图 2-3-2-2　重度干眼患者行双眼羊膜移植术

A、B. 术前，双眼角膜上皮粗糙，荧光素钠染色示双眼全角膜粗糙，弥漫着染，右眼部分融合成片；C、D. 双眼羊膜移植术后 2 个月，荧光素钠染色示右眼中央角膜、左眼下方角膜可见点染。

（2）角膜上皮缺损及角膜溃疡：目前为止，已有多项研究表明羊膜移植对于角膜上皮缺损的治疗安全有效[29-31]。根据样本量、种族、致病因素、上皮缺损的范围与程度、基质变薄程度以及随访时间等因素的不同，研究结果有一定的差异，其中角膜上皮缺损的修复率为 58%~100%，上皮缺损的复发率为 0~29%。初次羊膜移植后上皮缺损未愈合的患者，可行再次移植[32]。伴有全身自身免疫性疾病的持续上皮缺损成功率较低[32]。在治疗伴后弹力层膨出和穿孔的深层基质溃疡时，多层羊膜对角膜再上皮化和防止穿孔复发比单层羊膜移植术更为有效[32]，远期可能还需行角膜移植以恢复视力（图 2-3-2-3）。

（3）急性眼表炎症：羊膜移植可用于急性眼部炎症的治疗，如化学性或热性烧伤[33]和 Stevens-Johnson 综合征[34]或中毒性表皮坏死松解症[35]等。在中毒性表皮

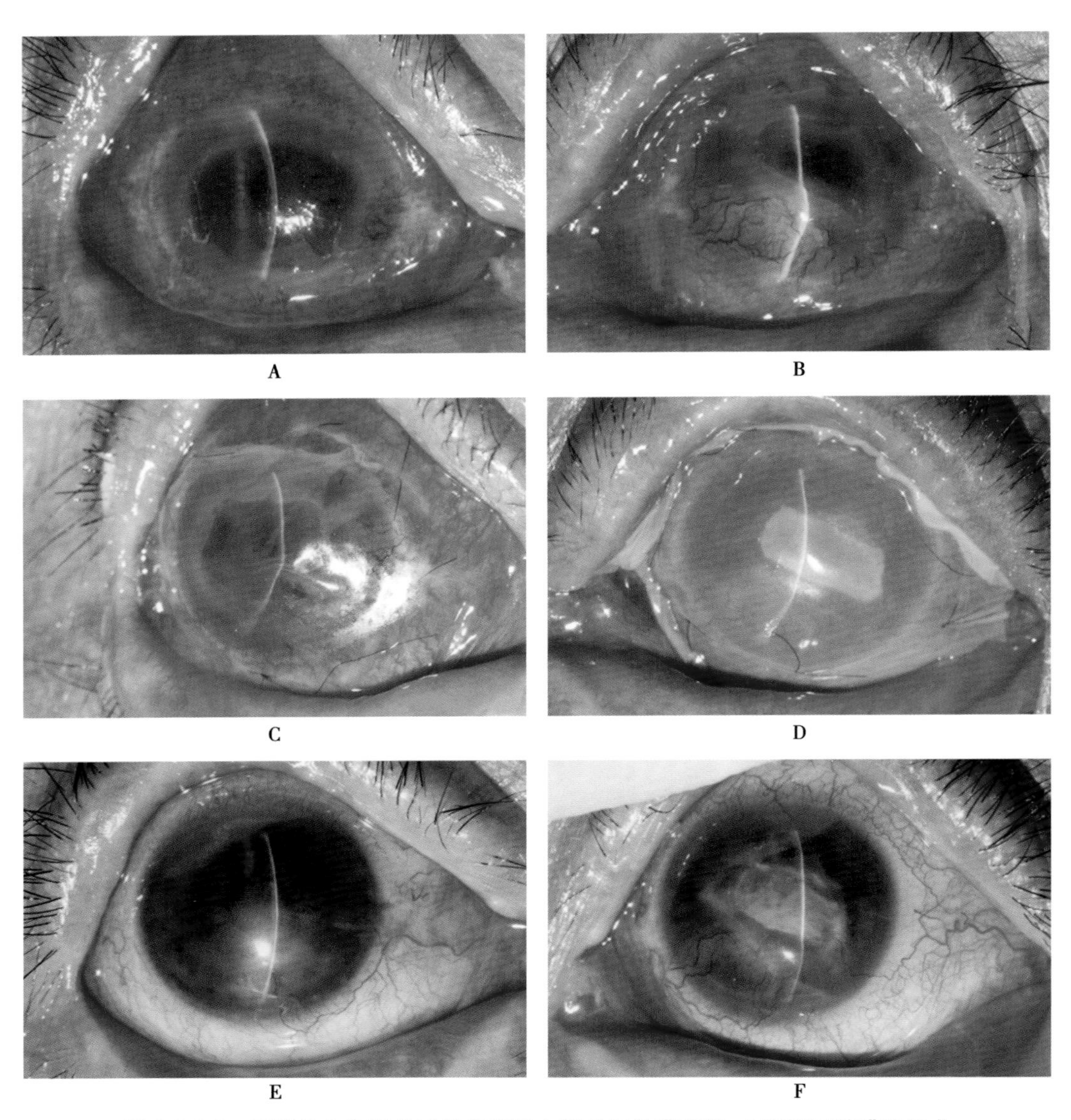

图 2-3-2-3　干燥综合征相关干眼患者行右眼单层羊膜移植、左眼双层羊膜移植术

A、B. 术前，双眼结膜重度充血，右眼中央角膜上皮大片缺损，周边角膜水肿混浊，角膜缘新生血管翳长入，左眼偏上方角膜溃疡，侵至浅基质层，周边角膜水肿混浊，下方新生血管侵入角膜中央，前房积脓 1mm；C、D. 术后 1 天；E、F. 术后 3 个月，双眼结膜轻度充血，右眼角膜上皮完整，下方角膜薄翳，角膜缘新生血管翳长入，左眼角膜病灶区较薄，角膜斑翳，下方新生血管侵入角膜中央。

坏死松解症的急性发作期，用羊膜覆盖眼表及眼睑皮肤病变，可促进眼表修复，防止失明等严重后果的发生，改善预后 [35]。对于烧伤急性期，应用羊膜可抑制炎症和组织损伤；在烧伤慢性期，为了恢复眼表，羊膜移植联合角膜缘干细胞移植可帮助恢复眼表正常结构 [36]（图 2-3-2-4）。

（4）角膜缘干细胞缺乏：目前已有多篇研究显示羊膜移植联合角膜缘干细胞移

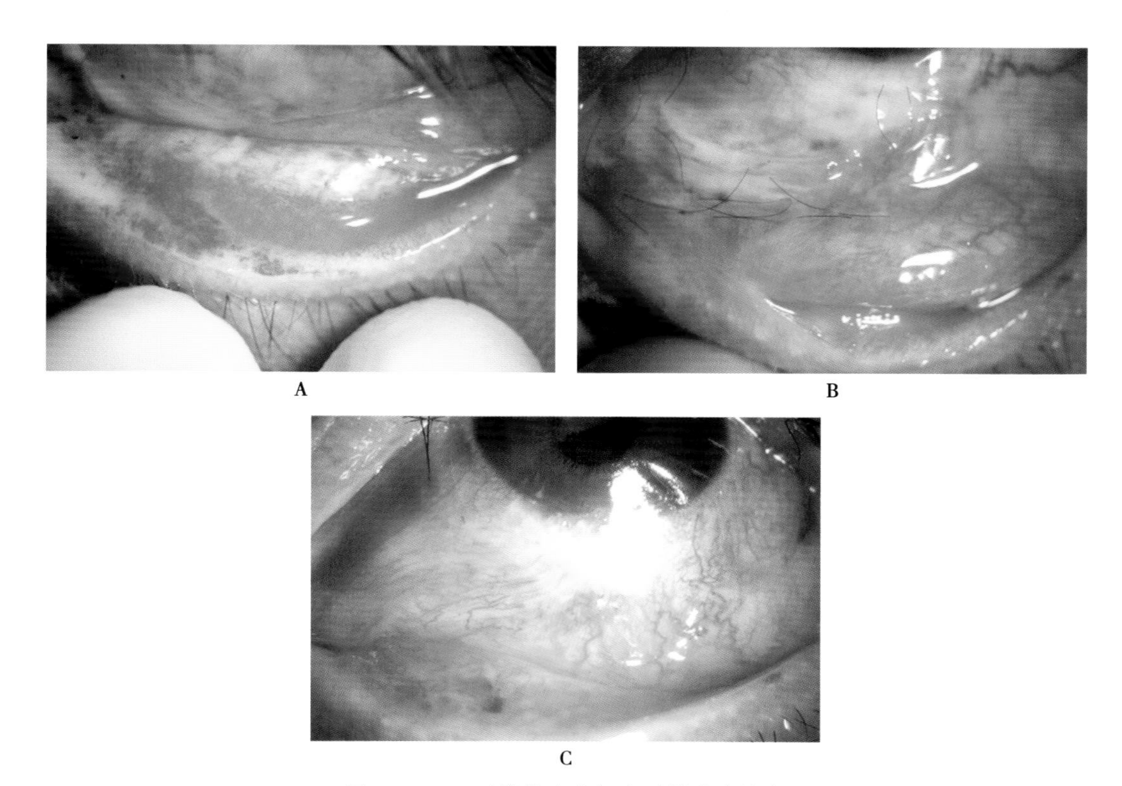

图 2-3-2-4　碱烧伤患者行左眼羊膜移植术

A. 术前，左眼下睑结膜部分组织缺血，部分及下方球结膜充血水肿；B. 术后 3 周；C. 术后 6 个月，下睑结膜及下方球结膜血供正常，穹窿变窄。

植可有良好的视力恢复[37-39]，疗效可靠，必要时还可联合穿透性或板层角膜移植术等[40]。羊膜能改善角膜缘干细胞分化的环境；减少同种异体反应性 T 细胞的浸润，在一定程度上防止角膜缘干细胞移植排斥[41]。

羊膜还可以作为角膜缘干细胞培养的载体，用于体外扩增角膜缘干细胞，为角膜缘干细胞的缺乏提供了新的治疗手段[42]。角膜缘干细胞的来源可以是自体或者异体。羊膜能保持角膜缘干细胞形态，促进增殖，并保留其分化性质[43]（图 2-3-2-5）。

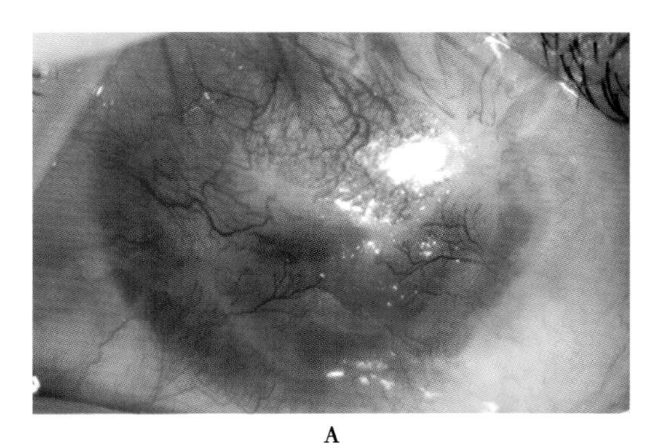

A

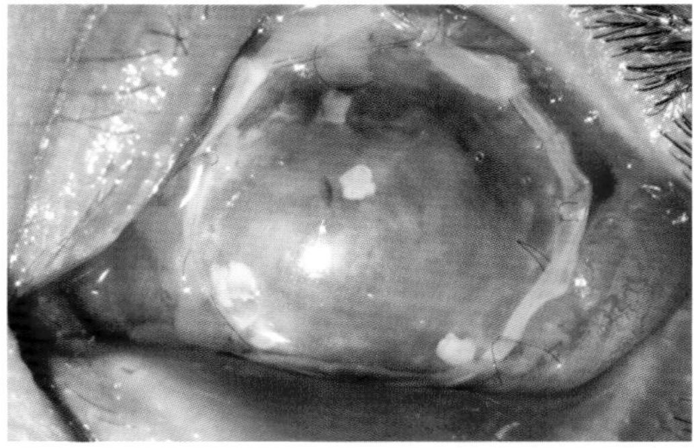

B

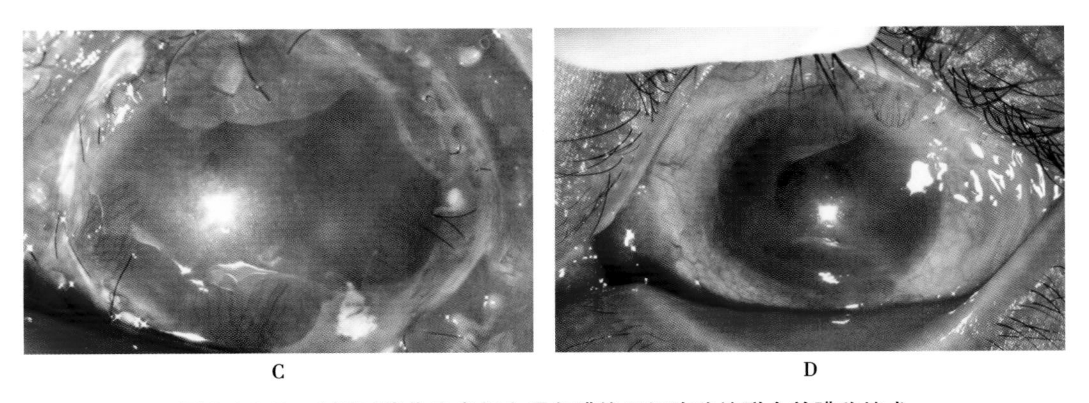

图 2-3-2-5　左眼碱烧伤患者行左眼角膜缘干细胞移植联合羊膜移植术

A. 术前，左眼结膜充血，新生血管长入角膜中央，角膜混浊水肿；B. 术后 10 天；C. 术后 3 周；D. 术后 3 个月，左眼结膜充血，角膜上皮水肿，角膜缘新生血管消退。

（5）翼状胬肉：多项研究表明，羊膜移植联合自体结膜移植应用于翼状胬肉效果优于单独使用自体结膜移植或羊膜移植 [44-45]，可有效降低复发率。联合角膜缘干细胞移植也可减少复发 [46]。年龄越小、胬肉面积越大，复发概率越高 [47]。羊膜移植可有效修复角膜缘和结膜肿瘤切除或冷冻治疗后的组织缺损 [48]（图 2-3-2-6）。

5. 羊膜移植并发症　羊膜移植具有良好的安全性，术后并发症较为少见。眼

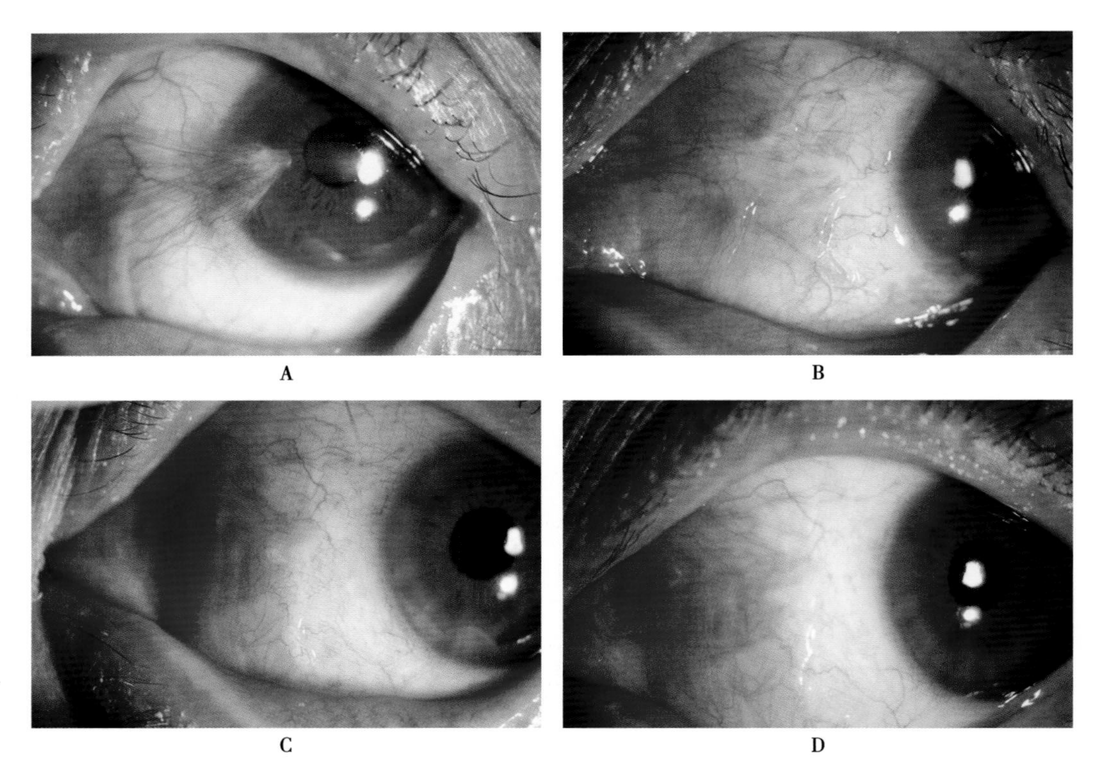

图 2-3-2-6　翼状胬肉患者行左眼翼状胬肉切除联合羊膜移植术

A. 术前，左眼鼻侧结膜纤维组织增生，侵入角膜 3mm；B. 术后 1 个月；C. 术后 3 个月；D. 术后 6 个月，结膜平伏，角膜透明，胬肉无复发。

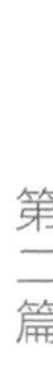

部感染在未经无菌化制备及保存的羊膜移植术后较为常见[49]，经过处理的羊膜术后也有细菌感染的报道[31]，多由于术中无菌操作不严格所致。有报道在羊膜移植后发生非感染性前房积脓[50-51]，原因可能是对羊膜异体抗原致敏后的局部免疫反应。在一些羊膜移植的患者术后发生角膜钙化，减少术后含磷酸盐滴眼液的使用可避免此情况[52]。

（六）总结

羊膜作为生物材料，具有抗炎、抗瘢痕、抗新生血管、促进修复、低免疫原性等多种优点，目前已广泛应用于角膜溃疡、穹窿重建、眼化学伤、重度干眼等多种眼表疾病。羊膜的保存与制备技术已趋于成熟，降低感染风险并高度保留其生物学特性。羊膜移植安全并疗效可靠，随着技术的逐步改进，羊膜移植将获得更加方便的临床应用。

参 考 文 献

[1] DUA HS, GOMES JA, KING AJ, et al. The amniotic membrane in ophthalmology[J]. Surv Ophthalmol, 2004, 49(1): 51-77.
[2] FERNANDES M, SRIDHAR MS, SANGWAN VS, et al. Amniotic membrane transplantation for ocular surface reconstruction[J]. Cornea, 2005, 24(6): 643-653.
[3] BOURNE GL. The microscopic anatomy of the human amnion and chorion[J]. American Journal of Obstetrics and Gynecology, 1960, 79(6): 1070-1073.
[4] VAN HERENDAEL BJ, OBERTI C, BROSENS I. Microanatomy of the human amniotic membranes[J]. American Journal of Obstetrics and Gynecology, 1978, 131(8): 872-880.
[5] LEAL-MARIN S, KERN T, HOFMANN N, et al. Human amniotic membrane: a review on tissue engineering, application, and storage[J]. J Biomed Mater Res B Appl Biomater, 2021,109(8):1198-1215.
[6] CHEN P, LU M, WANG T, et al. Human amniotic membrane as a delivery vehicle for stem cell-based therapies[J]. Life Sci, 2021, 272: 119157.
[7] HAO Y, MA DH, HWANG DG, et al. Identification of antiangiogenic and antiinflammatory proteins in human amniotic membrane[J]. Cornea, 2000, 19(3): 348-352.
[8] SHIMMURA S, SHIMAZAKI J, OHASHI Y, et al. Antiinflammatory effects of amniotic membrane transplantation in ocular surface disorders[J]. Cornea, 2001, 20(4): 408-413.

[9] DARBY IA, HEWITSON TD. Fibroblast differentiation in wound healing and fibrosis[A]. Int Rev Cytol, 2007, 257: 143-179.
[10] LEE SB, LI DQ, TAN DT, et al. Suppression of TGF-beta signaling in both normal conjunctival fibroblasts and pterygial body fibroblasts by amniotic membrane[J]. Curr Eye Res, 2000, 20(4): 325-334.
[11] YAZDANPANAH G, PAEINI-VAYGHAN G, ASADI S, et al. The effects of cryopreservation on angiogenesis modulation activity of human amniotic membrane[J]. Cryobiology, 2015, 71(3): 413-418.
[12] NAVAS A, MAGANA-GUERRERO FS, DOMINGUEZ-LOPEZ A, et al. Anti-inflammatory and anti-fibrotic effects of human amniotic membrane mesenchymal stem cells and their potential in corneal repair[J]. Stem Cells Transl Med, 2018, 7(12): 906-917.
[13] RUIZ-CANADA C, BERNABE-GARCIA A, LIARTE S, et al. Chronic wound healing by amniotic membrane: tgf-beta and egf signaling modulation in re-epithelialization[J]. Front Bioeng Biotechnol, 2021, 9: 689328.
[14] KUBO M, SONODA Y, MURAMATSU R, et al. Immunogenicity of human amniotic membrane in experimental xenotransplantation[J]. Invest Ophthalmol Vis Sci, 2001, 42(7): 1539-1546.
[15] DEKARIS I, GABRIĆ N. Preparation and preservation of amniotic membrane[J]. Dev Ophthalmol, 2009, 43: 97-104.
[16] THOMASEN H, PAUKLIN M, NOELLE B, et al. The effect of long-term storage on the biological and histological properties of cryopreserved amniotic membrane[J]. Curr Eye Res, 2011, 36(3): 247-255.
[17] FENELON M, MAUREL DB, SIADOUS R, et al. Comparison of the impact of preservation methods on amniotic membrane properties for tissue engineering applications[J]. Mater Sci Eng C Mater Biol Appl, 2019, 104: 109903.
[18] RAVISHANKER R, BATH AS, ROY R. “Amnion Bank”—the use of long term glycerol preserved amniotic membranes in the management of superficial and superficial partial thickness burns[J]. Burns, 2003, 29(4): 369-374.
[19] SINGH R, CHACHARKAR MP. Dried gamma-irradiated amniotic membrane as dressing in burn wound care[J]. J Tissue Viability, 2011, 20(2): 49-54.
[20] SINGH R, GUPTA P, KUMAR P, et al. Properties of air dried radiation processed amniotic membranes under different storage conditions[J]. Cell Tissue Bank, 2003, 4(2-4): 95-100.
[21] MOHD S, GHAZALI MI, YUSOF N, et al. Quantifying the ultrastructure changes of air-dried and irradiated human amniotic membrane using atomic force microscopy: a preliminary study[J]. Cell Tissue Bank, 2018, 19(4): 613-622.
[22] THOMASEN H, PAUKLIN M, STEUHL KP, et al. Comparison of cryopreserved and air-dried human amniotic membrane for ophthalmologic applications[J]. Graefes Arch

Clin Exp Ophthalmol, 2009, 247(12): 1691-1700.
[23] NAKAMURA T, YOSHITANI M, RIGBY H, et al. Sterilized, freeze-dried amniotic membrane: a useful substrate for ocular surface reconstruction[J]. Invest Ophthalmol Vis Sci, 2004, 45(1): 93-99.
[24] DHALL S, SATHYAMOORTHY M, KUANG JQ, et al. Properties of viable lyopreserved amnion are equivalent to viable cryopreserved amnion with the convenience of ambient storage[J]. PLoS One, 2018, 13(10): e0204060.
[25] LIU H, ZHOU Z, LIN H, et al. Synthetic nanofiber-reinforced amniotic membrane via interfacial bonding[J]. ACS Appl Mater Interfaces, 2018, 10(17): 14559-14569.
[26] JIRSOVA K, JONES GLA. Amniotic membrane in ophthalmology: properties, preparation, storage and indications for grafting-a review[J]. Cell Tissue Bank, 2017, 18(2): 193-204.
[27] CHENG AMS, TIGHE S, SHEHA H, et al. Adjunctive role of self-retained cryopreserved amniotic membrane in treating immune-related dry eye disease[J]. Int Ophthalmol, 2018, 38(5): 2219-2222.
[28] MEAD OG, TIGHE S, TSENG SCG. Amniotic membrane transplantation for managing dry eye and neurotrophic keratitis[J]. Taiwan J Ophthalmol, 2020, 10(1): 13-21.
[29] GRIS O, DEL CAMPO Z, WOLLEY-DOD C, et al. Amniotic membrane implantation as a therapeutic contact lens for the treatment of epithelial disorders[J]. Cornea, 2002, 21(1): 22-27.
[30] SOLOMON A, MELLER D, PRABHASAWAT P, et al. Amniotic membrane grafts for nontraumatic corneal perforations, descemetoceles, and deep ulcers[J]. Ophthalmology, 2002, 109(4): 694-703.
[31] DOGRU M, YILDIZ M, BAYKARA M, et al. Corneal sensitivity and ocular surface changes following preserved amniotic membrane transplantation for nonhealing corneal ulcers[J]. Eye (Lond), 2003, 17(2): 139-148.
[32] LETKO E, STECHSCHULTE SU, KENYON KR, et al. Amniotic membrane inlay and overlay grafting for corneal epithelial defects and stromal ulcers[J]. Arch Ophthalmol, 2001, 119(5): 659-663.
[33] MELLER D, PIRES RT, MACK RJ, et al. Amniotic membrane transplantation for acute chemical or thermal burns[J]. Ophthalmology, 2000, 107(5): 980-989.
[34] TSUBOTA K, SATAKE Y, OHYAMA M, et al. Surgical reconstruction of the ocular surface in advanced ocular cicatricial pemphigoid and Stevens-Johnson syndrome[J]. Am J Ophthalmol, 1996, 122(1): 38-52.
[35] JOHN T, FOULKS GN, JOHN ME, et al. Amniotic membrane in the surgical management of acute toxic epidermal necrolysis[J]. Ophthalmology, 2002, 109(2): 351-360.
[36] ESPANA EM, GRUETERICH M, TI SE, et al. Phenotypic study of a case receiving a

keratolimbal allograft and amniotic membrane for total limbal stem cell deficiency[J]. Ophthalmology, 2003, 110(3): 481-486.
[37] GOMES JA, DOS SANTOS MS, CUNHA MC, et al. Amniotic membrane transplantation for partial and total limbal stem cell deficiency secondary to chemical burn[J]. Ophthalmology, 2003, 110(3): 466-473.
[38] ANDERSON DF, ELLIES P, PIRES RT, et al. Amniotic membrane transplantation for partial limbal stem cell deficiency[J]. Br J Ophthalmol, 2001, 85(5): 567-575.
[39] DEKARIS I, GABRIĆN, KARAMAN Z, et al. Limbal-conjunctival autograft transplantation for recurrent pterygium[J]. Eur J Ophthalmol, 2002, 12(3): 177-182.
[40] STOIBER J, RUCKHOFER J, MUSS W, et al. Amniotic membrane transplantation with limbal stem cell transplantation as a combined procedure for corneal surface reconstruction after severe thermal or chemical burns[J]. Ophthalmologe, 2002, 99(11): 839-848.
[41] GRUETERICH M, ESPANA E, TSENG SC. Connexin 43 expression and proliferation of human limbal epithelium on intact and denuded amniotic membrane[J]. Invest Ophthalmol Vis Sci, 2002, 43(1): 63-71.
[42] KOIZUMI N, INATOMI T, QUANTOCK AJ, et al. Amniotic membrane as a substrate for cultivating limbal corneal epithelial cells for autologous transplantation in rabbits[J]. Cornea, 2000, 19(1): 65-71.
[43] GRUETERICH M, ESPANA EM, TOUHAMI A, et al. Phenotypic study of a case with successful transplantation of ex vivo expanded human limbal epithelium for unilateral total limbal stem cell deficiency[J]. Ophthalmology, 2002, 109(8): 1547-1552.
[44] ROCK T, BRAMKAMP M, BARTZ-SCHMIDT KU, et al. A retrospective study to compare the recurrence rate after treatment of pterygium by conjunctival autograft, primary closure, and amniotic membrane transplantation[J]. Med Sci Monit, 2019, 25: 7976-7981.
[45] MALLA T, JIANG J, HU K. Clinical outcome of combined conjunctival autograft transplantation and amniotic membrane transplantation in pterygium surgery[J]. Int J Ophthalmol, 2018, 11(3): 395-400.
[46] HUSSAIN SA, HAIDER SHAHEEN K, ULLAH MS, et al. Recurrence of pterygium after pterygium excision with stem cell graft and amniotic membrane graft: a comparison[J]. Cureus, 2020, 12(1): e6535.
[47] RAZMJOO H, KASHFI SA, MIRMOHAMMADKHANI M, et al. Recurrence rate and clinical outcome of amniotic membrane transplantation combined with mitomycin c in pterygium surgery: two-year follow-up[J]. J Res Pharm Pract, 2020, 9(1): 10-15.
[48] GOKTAS SE, KATIRCIOGLU Y, CELIK T, et al. Surgical amniotic membrane transplantation after conjunctival and limbal tumor excision[J]. Arq Bras Oftalmol, 2017, 80(4): 242-246.
[49] KHOKHAR S, SHARMA N, KUMAR H, et al. Infection after use of nonpreserved

human amniotic membrane for the reconstruction of the ocular surface[J]. Cornea, 2001, 20(7): 773-774.
[50] BOBORIDIS KG, MIKROPOULOS DG, GEORGIADIS NS. Hypopyon after primary cryopreserved amniotic membrane transplantation for sterile corneal ulceration: a case report and review of the literature[J]. Case Rep Ophthalmol Med, 2021, 2021: 9982354.
[51] MESSMER EM. Hypopyon after amniotic membrane transplantation[J]. Ophthalmology, 2001, 108(10): 1714-1715.
[52] ANDERSON SB, DE SOUZA RF, HOFMANN-RUMMELT C, et al. Corneal calcification after amniotic membrane transplantation[J]. Br J Ophthalmol, 2003, 87(5): 587-591.

第三节　颌下腺移植

（一）概述

重度干眼指在裂隙灯显微镜检查角膜损伤范围 2 个象限及以上和 / 或角膜荧光染色点≥30 个，BUT＜2s，角膜荧光素染色点融合成粗点、片状或伴有丝状物的一类干眼[1]。根据干眼的分级治疗，可根据重度干眼患者病情行手术治疗[2]。对于常为化学伤、热烧伤、药物过敏、感染、神经麻痹、Stevens-Johnson 综合征、全身免疫性疾病等因素所造成的，表现为严重、持续的眼部不适、Schirmer Ⅰ试验≤2mm/5min、泪膜瞬间破裂时间减少或不能形成，同时还合并有眼表的器质性改变，伴有结膜角化、角膜鳞化、新生血管翳等，最终导致眼表衰竭、角膜混浊，视力下降，甚至失明的重度干眼[3]，颌下腺移植是重要的手术治疗手段。

（二）颌下腺移植治疗理论基础

颌下腺是唾液腺的一部分。唾液腺分为小唾液腺和大唾液腺，小唾液腺在唇黏膜、颊部黏膜以及腭部黏膜中广泛存在，大唾液腺包括腮腺、舌下腺以及下颌下腺。目前，颌下腺是唯一可以通过移植给眼睛提供润滑液的大唾液腺。

1. 颌下腺的解剖　颌下腺是涎腺的一成对器官，位于颌下三角与颈深筋膜浅层所形成的颌下腺鞘内，人体颌下腺呈扁椭圆形，重约 10~20g，借颈突下颌韧带与腮腺相邻，颌下腺与颌下腺鞘之间有疏松结缔组织，易于剥离，方便手术游离颌下腺[4]。

2. 术式优势

（1）可以建立良好的血液供应以确保腺体的活力。

（2）颌下腺为混合分泌腺，分泌液成分接近于内源性泪液，能够替代泪膜中的黏液和浆液成分，有利于维持正常眼表生理状态。

（3）在切除神经支配的同时，存在反射性分泌功能和少量神经再生，保证了基础分泌率，不会产生进食的溢泪并发症以及影响口腔唾液的分泌造成口干等不适[5]。

（三）适应证和禁忌证

1. 适应证

（1）眼干：症状明显。

（2）眼科检查：① Schirmer 试验≤2mm；② BUT＜5s；③角膜荧光染色阳性或角膜结膜化；④因角结膜干燥症导致的视力进行性下降；⑤眼部手术可能因角结膜干燥症而导致手术失败。

（3）其他眼科治疗失败或无效。

上述条件中，眼科检查符合①和②，同时具备③～⑤中的任何一项即可[6]。

2. 禁忌证

（1）患有干燥综合征及伴有明显口干症状者。

（2）Schirmer 试验在 5mm 以上，非手术治疗可缓解的干眼患者。

（3）行 ^{99m}锝涎腺功能动态显像功能严重受损者。

（四）术前检查

1. 眼科检查 视力、眼压、裂隙灯检查（包括眼睑、睑缘及睑板腺改变、泪河高度、结膜和角膜改变等）、泪液分泌 Schirmer 试验，泪膜破裂时间 (BUT)、角膜荧光染色（图 2-3-3-1）。

2. 口腔颌面部检查 包括口腔黏膜湿润程度、口底唾液池是否存在、双侧颌下腺及腮腺导管口唾液分泌情况等。

3. 全身检查 排除全麻手术禁忌证，包括心电图、血尿常规、生化全套、凝血三

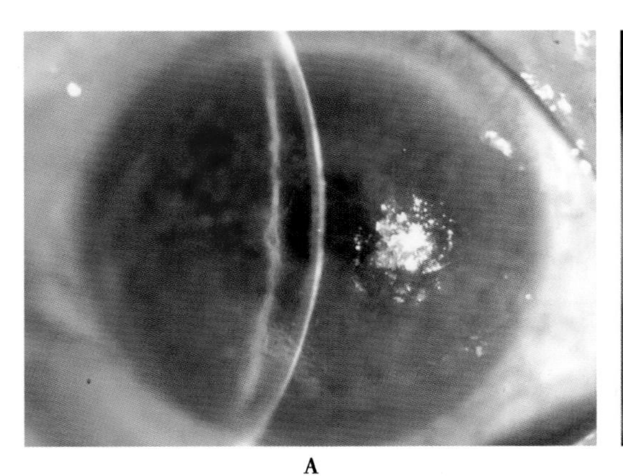

A

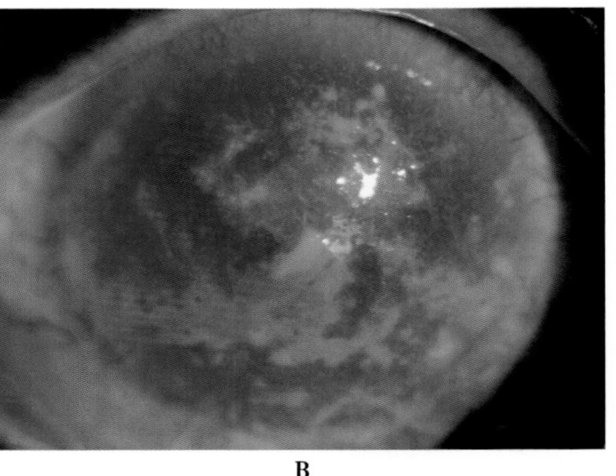

B

图 2-3-3-1 重度干眼患者眼前节照相

A. 结膜轻度充血，角膜上皮粗糙、干燥；B. 荧光素钠染色示全角膜弥漫着染，融合成片。

项、免疫八项及肺部CT等。

4. ^{99m}锝涎腺功能动态显像 了解腺体摄取及分泌功能，术后延迟显像了解移植腺体分泌情况。

（五）手术步骤

1. 麻醉 自体颌下腺移植手术在全麻下进行。

2. 具体手术操作

（1）术眼常规清洁结膜囊，消毒眼睑及附近皮肤。同侧消毒面部及颞侧皮肤，标记手术切口。术前口腔清洁及消毒口腔黏膜（图2-3-3-2A）。

（2）颞部弧形切口，翻瓣后显露颞浅动静脉（图2-3-3-2B）。

（3）游离颌下腺，连同颌外动脉及其伴行静脉、面前静脉、颌下腺导管，完整取出颌下腺（图2-3-3-2C、D）。

（4）将游离颌下腺的颌外动脉近心端、伴行静脉、面前静脉近心端进行吻合口血管制备，用肝素生理盐水行颌外动脉灌注，观察面前静脉、颌外动脉伴行静脉及腺门静脉液体渗出情况，选择渗出量多的静脉作为供体静脉。

（5）切断颞浅动静脉，将游离颌下腺转移至颞部，行颞浅动脉-颌外动脉及颞浅静脉-面前静脉或颌外动脉伴行静脉端端吻合（图2-3-3-2E）。

（6）将颌下腺导管经皮下隧道引入上穹窿，导管周围黏膜与穹窿部黏膜间断缝合，

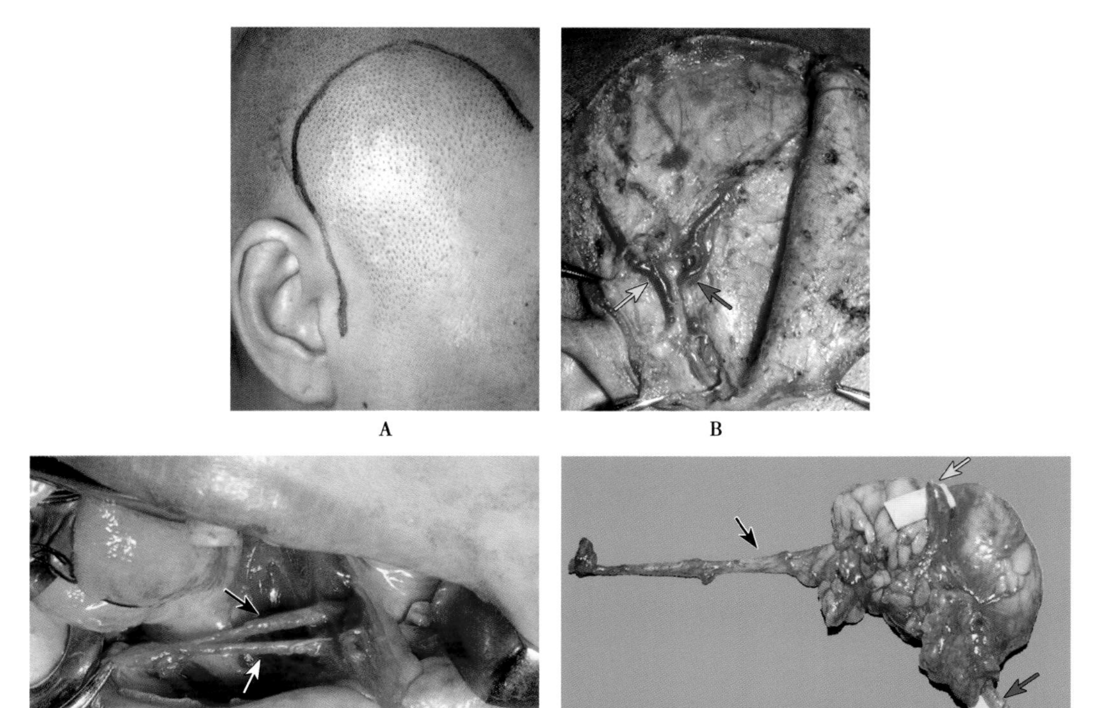

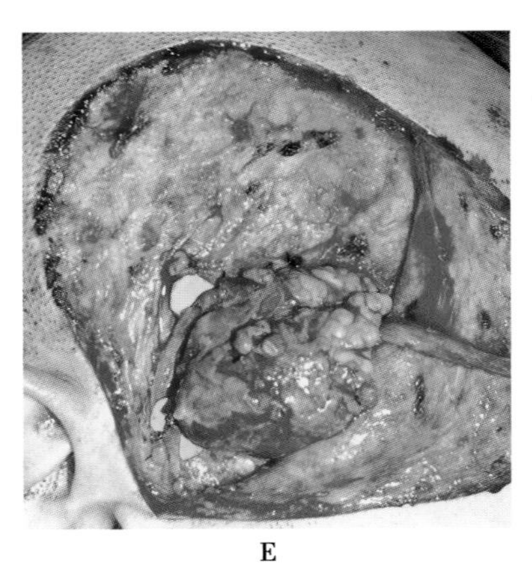
E

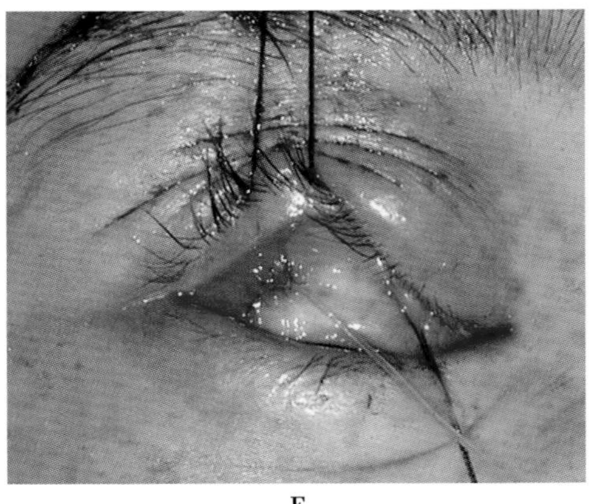
F

图 2-3-3-2　自体颌下腺移植手术步骤

A. 标记颞侧手术切口；B. 颞部弧形切口、翻瓣显露颞浅动脉（黄色箭头）、颞浅静脉（蓝色箭头）；C. 游离颌下腺，口内显露颌下腺导管（黑色箭头）与舌下腺大管（白色箭头）；D. 完整游离颌下腺，颌下腺导管（黑色箭头）、颞浅静脉（蓝色箭头）、颞浅动脉（黄色箭头）；E. 颌下腺移植，动静脉血管吻合；F. 导管转移，吻合于结膜颞侧上穹窿，留置引流管。

导管口固定于上穹窿部，导管口插入外径 0.68mm 的塑料引流管（图 2-3-3-2F）。

（六）手术体会及注意事项

1. 血管吻合是腺体成活的关键，可采用术前 CT 静脉血管造影确定吻合程度[7]。

2. 依据 ^{99m}锝涎腺功能测定的结果，在术前选择相对较差的颌下腺作为供体，避免术后溢泪和口干。

3. 在腺体被膜外游离颌下腺，并应保存腺体被膜，避免对腺体及周围系统的损伤以及防止术后并发症[8]。

4. 在切取颌下腺导管时保留其导管口周围 3mm 的正常黏膜，避免损伤导管口且方便吻合穹窿结膜，同时防止术后导管吻合口瘢痕形成导致狭窄闭锁。游离导管时尽量减少损伤舌下腺，以免形成舌下腺囊肿。与颌下腺导管相连的舌下腺大管应仔细分离并结扎，以免形成颌下腺导管瘘。

5. 面前静脉、颌外动脉近心端伴行静脉以及腺门部静脉是颌下腺的回流静脉。可采用三步法判断主要静脉：①钳住静脉，主回流静脉明显充盈；②先后断离腺门静脉和面前静脉，主回流静脉渗血明显；③在腺体游离之后，自面动脉灌注肝素盐水，主回流静脉渗出量多[9]。

6. 颞部静脉过细可采用血管端侧吻合技术、腺体静脉缩窄技术以及前臂头静脉搭桥，桥接颌下腺静脉及颈外静脉或颈内静脉。移植头静脉要倒置，静脉瓣膜方向与移植腺体回流静脉血流方向一致，保证静脉通畅[10]。

（七）手术并发症及处理

1. 溢泪　对于轻度溢泪者可局部使用阿托品凝胶[11]。严重溢泪者可在术后 3 个月后，减量切除移植颌下腺，按“宁少勿多”的原则，初期切除移植腺体 1/3 到 1/2，后期切除移植腺体大于 1/2。拟切除腺体应选择远离腺门部分，即移植腺体的后部，切勿损伤颌下腺主导管。

2. 腺体积液 系腺体破裂，断面腺体渗出而成，术后 1 周内可穿刺抽出潴留的唾液，但勿用力加压，以免影响移植腺体的静脉回流，1 周后可适当加压。

3. 颌下腺导管堵塞 多因唾液分泌量过少，导管口瘢痕形成所致，体表可看见沿导管走行方向隆起，导管口狭窄后部变粗。故术后 1 周后，应经常按摩腺体，局部热敷，促使移植腺体分泌及导管口通畅。早期不全阻塞可用钝头探针扩张导管口；已完全阻塞者，切除狭窄的导管口，重新吻合于结膜颞侧上穹窿，并留置塑料引流管，或者静脉移植导管重建术。

4. 下腺囊肿 系舌下腺损伤所致，需行舌下腺切除。

（八）预后

1. 术后短期情况 有文献报道称[12]，术后通常经过 4 个时期变化达到功能稳定，暂时性失功能期通常在术后 1~2 天，部分患者自觉眼内稍有湿润感；暂时性泪溢期通常发生在术后 3~6 天，腺体的分泌量增加；腺体休眠期通常在术后 7 天 ~3 个月，腺体分泌量下降；功能恢复期通常在 3 个月后，腺体分泌恢复稳定。一项回顾性研究显示[13]，术后功能稳定 Schirmer 试验（18.83 ± 5.72）mm，较术前（0.78 ± 0.84）mm 明显改善（$P<0.05$）。

2. 术后长期情况 目前在一项大队列研究中心显示[14]，手术可明显改善患者干眼症状、Schirmer 评分以及 BUT，泪液分泌量稳定且与正常泪液分泌量接近。对患者视力以及结膜炎、结膜角化等情况无明显改善。

（九）总结

颌下腺移植是目前治疗重度干眼的有效手段，但存在手术复杂、技术要求高的不足。唇腺移植是另一种形式的唾液腺移植，手术简单易于操作，但存在移植物萎缩及瘢痕化的问题。我国学者设计提出的岛状眶下神经血管蒂唇腺移植术，将带有眶下神经血管蒂的唇腺移植至同侧下睑穹窿结膜，已取得初步的临床成效，仍需大样本量的长期疗效观察研究。

参 考 文 献

[1] 亚洲干眼协会中国分会，海峡两岸医药卫生交流协会眼科学专业委员会眼表与泪液病学组，中

国医师协会眼科医师分会眼表与干眼学组. 中国干眼专家共识: 定义和分类(2020年)[J]. 中华眼科杂志, 2020, 56(06): 418-422.
[2] 亚洲干眼协会中国分会, 海峡两岸医药卫生交流协会眼科学专业委员会眼表与泪液病学组, 中国医师协会眼科医师分会眼表与干眼学组. 中国干眼专家共识: 治疗(2020年)[J]. 中华眼科杂志, 2020, 56(12): 907-913.
[3] 王海璐, 接英, 邹留河. 颌下腺移植治疗重症干眼远期泪液生化分析[J]. 眼科, 2010, 19(03): 161-165.
[4] ZHANG L, XU H, CAI Z-G, et al. Clinical and anatomic study on the ducts of the submandibular and sublingual glands[J]. Journal of oral and maxillofacial surgery : official journal of the American Association of Oral and Maxillofacial Surgeons, 2010, 68(3): 606-610.
[5] JONES L, DOWNIE LE, KORB D, et al. TFOS DEWS Ⅱ management and therapy report[J]. The ocular surface, 2017, 15(3): 575-628.
[6] 血管化自体颌下腺移植治疗重症角结膜干燥症研究项目组. 血管化自体颌下腺移植治疗重症角结膜干燥症指南[J]. 中华口腔医学杂志, 2010, 45(07): 391-393.
[7] SU J-Z, YU H-K, SUN Z-P, et al. Effect of computed tomographic venography on donor selection in submandibular gland transplantation in patients with severe dry eye[J]. Journal of cranio-maxillo-facial surgery : official publication of the European Association for Cranio-Maxillo-Facial Surgery, 2017, 45(10): 1692-1697.
[8] QIN J, ZHANG L, CAI Z-G, et al. Microvascular autologous transplantation of partial submandibular gland for severe keratoconjunctivitis sicca[J]. The British journal of ophthalmology, 2013, 97(9): 1123-1128.
[9] 俞光岩. 提高自体颌下腺移植术的成功率[J]. 中华口腔医学杂志, 2010, 45(07): 389-390.
[10] 俞光岩, 吴立玲, 蔡志刚, 等. 血管化自体下颌下腺移植治疗重症干眼20年研究[J]. 北京大学学报(医学版), 2018, 50(01): 1-4.
[11] CAI J-R, SHAN X-F, CAI Z-G, et al. A new treatment for epiphora secondary to submandibular gland transplantation: transcutaneous atropine gel[J]. The ocular surface, 2014, 12(3): 221-226.
[12] 邹留河, 吴珺. 自体颌下腺移植术治疗重症角结膜干燥症[J]. 眼科, 2008, (03): 145-147.
[13] 王迪侃, 廖贵清, 张思恩, 等. 自体下颌下腺血管化移植治疗重症角结膜干燥症的临床疗效观察[C]. 2019第一届全国口腔颌面-头颈肿瘤学术大会——聚合引领、协同发展, 2019.
[14] BORRELLI M, SCHRÖDER C, DART JKG, et al. Long-term follow-up after submandibular gland transplantation in severe dry eyes secondary to cicatrizing conjunctivitis[J]. American journal of ophthalmology, 2010, 150(6): 894-904.

第四节 唇腺移植

（一）概述

干眼是一种多因素引起的慢性眼表疾病，国际干眼小组根据患者症状及体征的严重程度将干眼分为轻、中、重度[1]。重度干眼的病因包括烧伤、全身免疫疾病、神经麻痹等，其治疗一直是眼科医生亟待解决的难题。人工泪液、IPL 激光、泪小点栓塞等治疗方法对其疗效欠佳，患者会出现角膜瘢痕化、角膜溃疡，甚至角膜穿孔等并发症。羊膜移植、睑缘缝合、唾液腺移植等手术是重度干眼的主要的治疗手段。1951 年 Filatov 和 Chevaljev 首次提出大唾液腺移植，目前颌下腺移植仍是重度干眼的重要治疗方法[2]。但其术后存在长期溢泪、腺体失功等局限性，因此分泌量更小且分泌相对稳定的小唾液腺逐渐走入眼科医生的视野。Murube 等人于 1997 年提出自体游离唇腺移植，6 例患者中有 5 例取得了成功，有 1 例因游离唇腺缺少神经及血供支持，出现了移植物萎缩及瘢痕化[3]。我国张明昌教授等人于 2019 年首次为 1 例双眼重度干眼的患者进行了双侧亲体唇腺移植，术后随访 8 个月，腺体活性良好且供体与受体均未出现并发症。为了进一步解决腺体失神经、血管支配的问题，我国接英教授团队于 2020 年提出"岛状眶下神经血管蒂唇腺移植术"，并对 1 例重度干眼患者进行了单侧手术，随访 1 年后，患者症状及体征均有所改善且腺体存活。下面，笔者将对游离及带血管神经蒂的唇腺移植进行详细描述。

（二）唇腺移植的理论基础

唾液与泪液成分相似，其含有大量的白蛋白、免疫球蛋白、生长因子、黏蛋白和脂质，这些同时也存在于泪液中。虽然唾液腺还分泌淀粉酶等酶类物质，由于它们具有底物特异性，因此并未发现其对眼表造成损伤[4]。

唇腺属于小唾液腺，人类约有 600~1 000 个小唾液腺，分布于口腔黏膜的腭部、颊部、唇部和舌部。分泌细胞将唾液输送到黏膜表面的短排泄管。与腮腺、下颌下腺等大唾液腺相比，小唾液腺位置较浅，手术操作方便，所分泌的唾液量小，约占人体刺激性与非刺激性唾液分泌总量的 8%[5]。其主要为非刺激分泌，因此可以持续保持眼表湿润状态，且受进食的影响较低。在小唾液腺中，以颊腺的分泌速率最高，唇腺次之。唇腺为混合性腺体，以黏液性腺泡为主，黏液细胞分泌黏多糖，具有保水、润滑、形成软组织表面膜的功能，可模拟泪膜的黏蛋白层，有效替代泪液。

（三）适应证和禁忌证

1. 适应证

（1）18 岁以上的重度干眼患者（角膜损伤范围≥2 个象限和 / 或角膜荧光染色点≥30 个，BUT＜2s。角膜荧光素染色点融合成粗点、片状或伴有丝状物。Schirmer 试验结果为 0 也可认为是重度干眼）[6]。

（2）对人工泪液、泪道栓塞、抗炎、免疫抑制剂等治疗无反应的病例。

（3）唇腺结构正常，血流信号丰富，涎腺吸收和排泌 ^{99m}Tc- 锝能力正常的患者。

2. 禁忌证

（1）哺乳期妇女或孕妇。

（2）有明显口唇干燥症状的患者。

（3）有急性眼部炎症或感染的患者。

（4）唇腺结构异常或 ^{99m}Tc- 锝动态图像异常的患者（如功能障碍或排泄延迟）。

（四）手术步骤

1. 游离唇腺移植术

（1）分离唇腺：从颊黏膜、下唇或上唇游离出约 1.5cm × 2.5cm 的全层黏膜及其下附着唾液腺。

（2）制备植床：翻转上睑或下睑，局部注射盐水或麻醉剂分离结膜与 Müller 肌。在睑板后缘做 2.5cm 的切口，沿切口向内切开 1.5cm 的结膜。

（3）固定：用 7-0 或 8-0 的长效可吸收线将移植物固定至植床。也可以用 2 条缝线，在黏膜下行水平缝合，对移植物上下两端进行固定。

2. 岛状眶下神经血管蒂唇腺移植术（图 2-3-4-1）

（1）分离唇腺：在右侧上唇黏膜标记 2cm × 1.5cm 的手术区域；沿标记处电切。

（2）制备神经血管蒂：沿黏膜深面紧贴上颌窦前壁骨面分离至接近眶下缘处，选择眶下神经，保留与腺体密切相关的上唇支做蒂。

（3）唇腺移植：打开下睑穹窿结膜及眶隔，将带有血管神经蒂的唇腺缝合固定于下睑结膜穹窿。

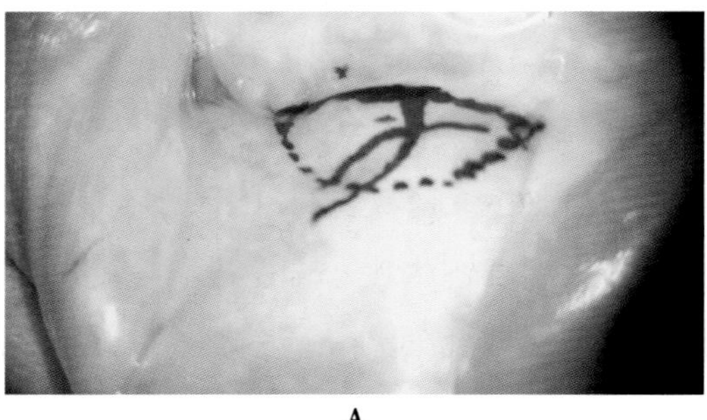

A

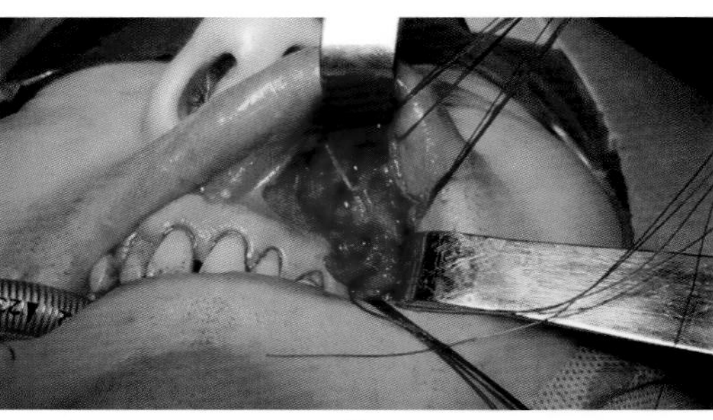

B

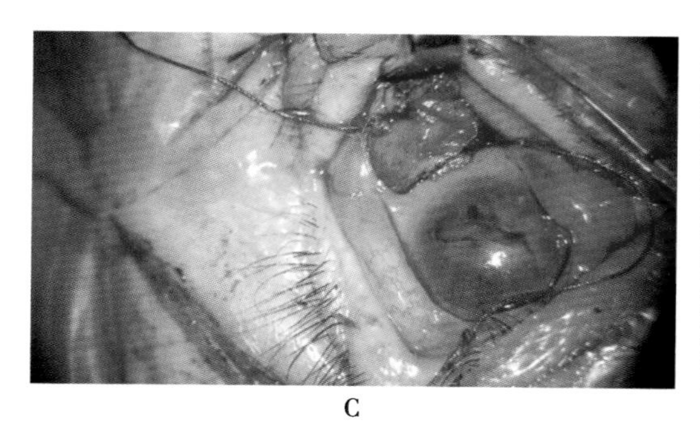
C

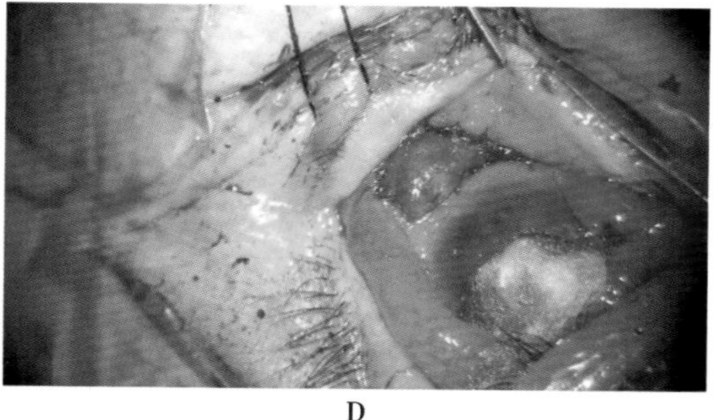
D

图 2-3-4-1　岛状眶下神经血管蒂唇腺移植术

A. 标记唇腺；B. 分离并制备神经血管蒂；C. 唇腺移植至眼眶内；D. 将唇腺固定于下睑结膜穹窿。

（五）术后护理

术后护理的关键是预防感染，可予大剂量短疗程激素冲击治疗，全身及局部使用抗炎药物，注意观察患者体温变化及局部疼痛情况，及时更换潮湿敷料。对于异体唇腺移植，还应注意免疫排斥反应的发生，可使用 1% 环孢霉素滴眼液，并根据病情逐渐减量[7]。对于术后眼部刺激症状明显的患者，可予羧甲基纤维素钠滴眼液、重组牛碱性成纤维细胞生长因子眼膏、0.3% 玻璃酸钠滴眼液等人工泪液，来缓解眼部不适。

围手术期还应关注植片的色泽及对合情况，观察是否出现苍白、水肿、腺管开口堵塞等情况。对于移植初期腺体尚处在休眠期，从而出现暂时性分泌不足的情况，可行热敷后辅以按摩[8]。

（六）手术并发症及处理

1. 上睑下垂、睑内翻　以上睑为植床行唇腺移植的患者常因术中损伤上睑提肌而出现不可逆的上睑下垂，术后瘢痕挛缩可出现上睑内翻，往往需要多次手术矫正。在一项 19 例患者的研究中，有 6 例（31.6%）需要进行二次手术，以纠正上睑下垂、睑内翻，有 1 例（5.3%）不得不进行第三次手术[9]。

2. 移植物萎缩、坏死　通过术后活检可以判断腺体是否存活。对于游离唇腺移植术来说，由于缺少神经支配及血供，有少部分病例于术后出现了移植物萎缩，甚至坏死[3, 10]。一项研究中，1 例患者于术后 5 天出现移植物部分坏死，经局部清创后，剩余组织显示出良好的活性[10]。因此，带有血管、神经蒂的唇腺转位，是有效预防术后移植物坏死的创新性术式。

3. 面部知觉减退　无论是游离还是带蒂的唇腺移植术，几乎所有病例均出现了术后数月的术侧面部知觉减退。即使术中精细分离，也难免损伤其他终末分支。大多数患者均能自行好转，可予甲钴胺、银杏叶胶囊等神经营养类药物，缓解麻木感。

4. 结膜肉芽肿　肉芽肿是由于异物刺激长期存在而形成的慢性炎症，手术及缝线刺激均可使患者出现结膜肉芽肿，局部应用类固醇滴眼液治疗后可痊愈[11]。

5. 其他罕见并发症 疱疹性角膜炎、移植物增生、溢泪仅在极少数患者中出现。根据现有报道，仅 1 例于术后第 4 天出现单纯疱疹病毒性角膜炎，经局部应用阿昔洛韦软膏可迅速缓解[12]。由于小唾液腺分泌量少且较为恒定，因此很少有溢泪情况发生，目前仅有 2 例报道，2 人分别于术后 18 个月及术后 36 个月在局麻下进行了部分移植物切除术[12]。

（七）预后

1. 游离唇腺移植术 Murube 等人率先提出游离唇腺移植并投入临床，在平均 11 个月随访后，Schirmer Ⅰ试验结果从（5.7 ± 3.8）mm 增加到（11.7 ± 9.5）mm[3]。Soares 和 França 对 21 名患者的 37 只眼进行了移植，平均随访 7 个月，97.2% 的移植物存活，91.9% 的患者视力提高且停用了人工泪液[13]。Marinho 和 Sant' Anna 分别报道了 14 例和 19 例继发于 Stevens-Johnson 综合征的重度干眼患者，在行游离唇腺移植术后，随访至 14 个月时，有超过 70% 的患者的泪液分泌量有所改善，72% 的患者视力提高，第一项研究中 54% 的患者以及第二项研究中 100% 的患者的症状减轻[9,14]。Geerling 等人对 17 例重度干眼患者进行了此治疗后，所有病例的 Schirmer Ⅰ试验和 BUT 均增加[12]。

2. 岛状眶下神经血管蒂唇腺移植术 目前该术式仅有 1 例相关报道[15]。患者于术后 7 天时自觉眼表湿润，进食时可有明显泪液分泌。术后 2 个月时人工泪液用药频率减至 2 次 /d 即可缓解眼干症状。术后 1 年时仍可见腺体颜色红润，眶下动脉超声示血供良好。SPEED 评分、BUT、Schirmer Ⅰ试验评分及视力均明显改善（图 2-3-4-2）。

（八）展望

唇腺移植已经成为治疗重度干眼的新选择。该手术操作简单，手术风险小，移植物的存活率可达 80% 以上[3,12]。根据现有资料，移植物可维持基础分泌长达 4.5 年[13]。另外，选择唇腺做带蒂移植不仅可以获得稳定的替代性泪液的分泌，大大减少了溢泪产生的可能，且唾液可提供泪液中的脂质、黏蛋白等有效成分，在供水的基础上，还可有

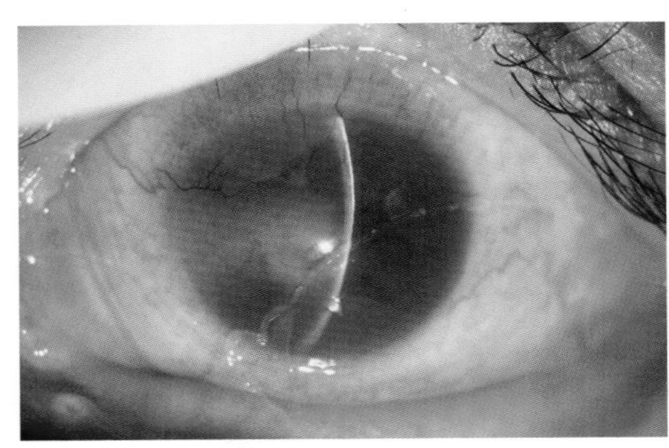

A

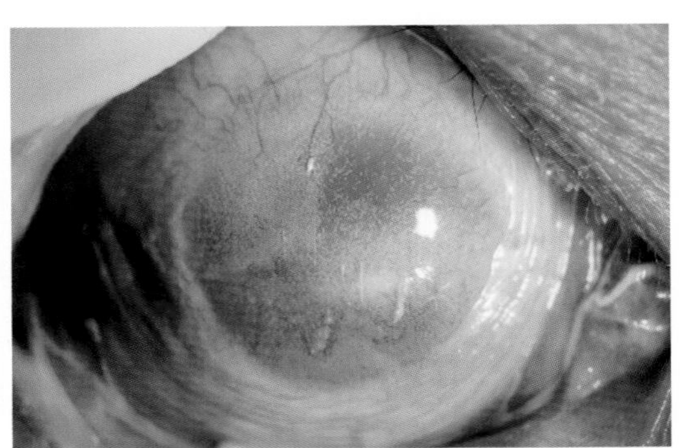

B

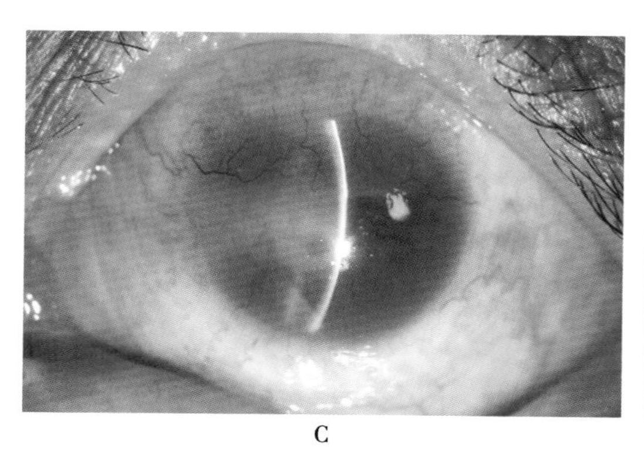

C

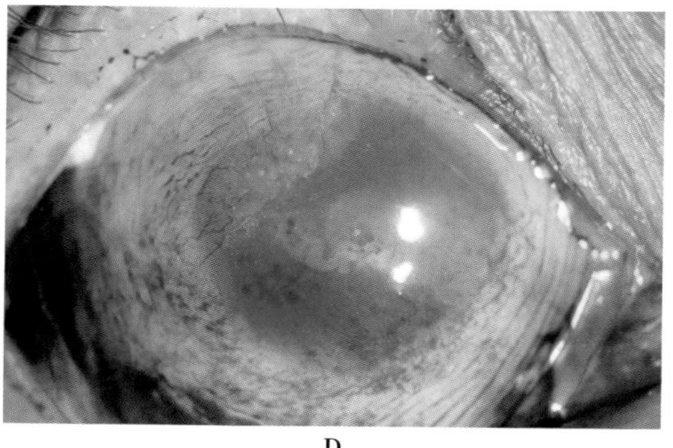

D

图 2-3-4-2　岛状眶下神经血管蒂唇腺移植术前后眼前节照相

A~B. 术前结膜充血，角膜全周新生血管长入，累及瞳孔区，中央角膜薄翳，角膜荧光素染色可见角膜上皮糜烂，部分融合；C~D. 术后 1 年角膜混浊无明显好转，仅见颞侧角膜上皮点状缺损。

效保水。但无论是游离还是带蒂移植，技术经验仍十分有限，因此该技术在临床上开展并不广泛。目前，亟待出现前瞻性对照研究，以确定腺体的长期存活率。且术后由唇腺分泌的唾液与泪液性质之间的差异，其对眼表的影响，以及大样本量的长期疗效观察仍需进一步研究。

参　考　文　献

[1] The definition and classification of dry eye disease: report of the definition and classification subcommittee of the international dry eye workshop (2007) [J]. Ocul Surf, 2007, 5(2): 75-92.

[2] FILATOV V, CHEVALJEV V. Surgical treatment of parenchymatous ophthalmoxerosis [J]. Ophthalmol (Odessa), 1951, 3: 131-137.

[3] MURUBE J, MANYARI A, CHENZHUO L, et al. Labial salivary gland transplantation in severe dry eye [J]. Operative Techniques in Oculoplastic Orbital Reconstructive Surgery, 1998, 1: 104-110.

[4] 朱正宏，俞光岩，李晓新．正常人泪液与唾液成份的比较 [J]. 现代口腔医学杂志，2003, 17(01): 26-28.

[5] HOLMBERG K V, HOFFMAN M P. Anatomy, biogenesis and regeneration of salivary glands [J]. Monogr Oral Sci, 2014, 24: 1-13.

[6] 亚洲干眼协会中国分会，海峡两岸医药卫生交流协会眼科学专业委员会眼表与泪液病学组，中国医师协会眼科医师分会眼表与干眼学组．中国干眼专家共识：定义和分类 (2020 年) [J]. 中

华眼科杂志，2020, 56(06): 418-422.
[7] 薛朝华，薛峻岭，邢育珍．重症干眼症异体唇腺移植再造泪腺治疗患者的围术期护理 [J]. 护理学杂志，2020, 35(16): 46-48.
[8] 李文静，余文静，肖瑶，等．重症干眼症患者异体唇腺移植术的护理 [J]. 护理学杂志，2020, 35(04): 37-38.
[9] SANT’ANNA A E, HAZARBASSANOV R M, DE FREITAS D, et al. Minor salivary glands and labial mucous membrane graft in the treatment of severe symblepharon and dry eye in patients with Stevens-Johnson syndrome [J]. Br J Ophthalmol, 2012, 96(2): 234-239.
[10] SU J Z, WANG Z, LIU X J, et al. Use of saliva flow rate measurement in minor salivary glands autotransplantation for treatment of severe dry eye disease [J]. Br J Ophthalmol, 2021, 106(7):902-907.
[11] VAZIRANI J, BHALEKAR S, AMESCUA G, et al. Minor salivary gland transplantation for severe dry eye disease due to cicatrising conjunctivitis: multicentre long-term outcomes of a modified technique [J]. Br J Ophthalmol, 2021, 105(11):1485-1490.
[12] GEERLING G, RAUS P, MURUBE J. Minor salivary gland transplantation [J]. Dev Ophthalmol, 2008, 41: 243-254.
[13] SOARES E J, FRANCA V P. Transplantation of labial salivary glands for severe dry eye treatment [J]. Arq Bras Oftalmol, 2005, 68(4): 481-489.
[14] MARINHO D R, BURMANN T G, KWITKO S. Labial salivary gland transplantation for severe dry eye due to chemical burns and Stevens-Johnson syndrome [J]. Ophthalmic Plast Reconstr Surg, 2010, 26(3): 182-184.
[15] 李悦，接英，周晶，等．岛状眶下神经血管蒂上唇腺黏膜瓣移植术治疗重度干眼症 1 例 [J/OL]．中国耳鼻咽喉头颈外科，2022, 28(12)：791-792.

第四章

中医药治疗

中医作为整体医学，在临床中更多兼顾全身症候、辨证论治，通过中药雾化熏蒸、针刺治疗、灸法治疗等方式可以有效改善干眼症状。

（一）概述

干眼在中医隶属“白涩症”“神水将枯”。其多为气血津液耗损，不能上荣于目，目失濡养所致。《审视瑶函》中将其描述为“其病不肿不赤，只是涩痛”，与现代医学对于干眼症状的描述高度契合[1]。

（二）干眼的中医病因病机[2-4]

1. 久经风尘、日晒，或烟火、异味刺激，致肺气郁闭，卫气不宣，肺阴不足，目失濡养。（多见于因环境因素影响而发病）

2. 伏案少动，夜卧久视或深夜不寐等，损伤肝肾之阴，虚火上炎，煎灼津液，导致目失濡润。（多见于因不良生活作息而发病）

3. 饮食不节，喜食辛辣炙煿之品，脾胃湿热蕴结，气机不畅，不能涵养目窍。（多见于因暴饮暴食或饮食偏好甜、辣重味而发病）

4. 暴风客热或天行赤眼未彻底治愈，余邪隐伏脾肺之络，阻碍津液敷布，导致目窍失养。（多见于因其他眼部疾患迁延而发病）

5. 肾精渐亏，天癸枯竭，或妊娠、产后，肾气亏虚导致肾水不能上涵于木，肝阴血不足，肝失疏泄，导致肝郁气滞，从而目睛失养。（多见于因老龄、妊娠、生产等特殊生理阶段发病）

6. 先天禀赋、四时更替、药物因素等。（多见于因过敏、药物使用不当以及免疫性疾病等因素而发病）

（三）干眼治疗常用中药

发散风寒药：麻黄、桂枝、荆芥、防风、羌活等。

发散风热药：薄荷、牛蒡子、蝉蜕、白芷、藁本、柴胡、升麻、葛根、淡豆豉、木贼草等。

清热泻火药：知母、芦根、天花粉、淡竹叶、炒栀子、夏枯草、决明子、谷精草、密蒙花等。

清热燥湿药：黄芩、黄连、黄柏、苦参、龙胆草等。

清热解毒药：金银花、连翘、蒲公英、紫花地丁、菊花、鱼腥草、败酱草、山慈菇等。

清热凉血药：丹皮、玄参、生地黄、赤芍、紫草等。

清虚热药：青蒿、地骨皮等。

祛风湿药：木瓜、伸筋草、独活等。

化湿药：藿香、佩兰、苍术、厚朴、砂仁、白豆蔻等。

利水渗湿药：茯苓、薏苡仁、泽泻、猪苓等。

利尿通淋药：车前子、通草等。

温里药：附子、干姜、吴茱萸、肉桂等。

理气药：枳实、木香、川楝子、香附、佛手等。

活血化瘀药：川芎、郁金、丹参、牛膝、鸡血藤等。

化痰止咳药：半夏、旋覆花、桔梗、浙贝母、桑白皮等。

安神药：龙骨、酸枣仁、远志、夜交藤等。

平肝息风药：钩藤、天麻、牡蛎、僵蚕、代赭石等。

补虚药：黄芪、党参、白术、白扁豆、山药、大枣等。

补阳药：巴戟天、淫羊藿、仙茅、益智仁、肉苁蓉、菟丝子等。

补血药：当归、熟地、白芍等。

补阴药：沙参、麦冬、石斛、玉竹、黄精、枸杞子、旱莲草、女贞子、桑葚、鳖甲等。

收涩药：浮小麦、五味子、乌梅等。

益肾固精药：山萸肉、覆盆子、莲子等。

解毒杀虫、止痒燥湿药：蛇床子、地肤子、花椒等。

（四）干眼中医外治法

1. 中药雾化熏蒸（详见热敷熏蒸治疗篇）

2. 针刺治疗 针刺治疗方式主要包括针刺和电针；取穴主要包括眼周取穴和全身取穴。眼周取穴较为直接，但干眼的发病与脏腑功能失调密切相关，结合全身症候进行全身取穴同样重要。眼周取穴主要包括攒竹、睛明、太阳、四白、丝竹空、瞳子髎、承泣等，以睛明、攒竹、太阳最为常用。全身取穴多选用三阴交、合谷、足三里、太溪、太冲，旨在增强脏腑功能，调理脾胃，补益肝肾，益气养阴。施针方法以平补平泻为主[5]。有研究者采用薄氏腹针联合梅花针叩刺眼周穴位，改善了干眼患者的眼部症状评分、BUT以及泪液分泌[6]。

北京同仁医院针灸科采用针刺蝶腭神经节联合针刺睛明、四白、太阳穴治疗泪液缺乏型干眼，取得了良好的效果[7]。蝶腭神经节的节后纤维自蝶腭神经节发出后，加入上颌神经颧神经支，进而进入颧颞神经，最终汇入泪腺神经。针刺蝶腭神经节，可促进泪腺分泌，从而增加泪液量，缓解眼部的干涩。临床中针刺治疗干眼可以单独应用，亦可联合灸法、中药、眼局部用药等，使用较为灵活。

3．灸法治疗　因眼周组织皮肤娇嫩，有重要的神经和丰富的血管分布，故眼周不耐长时间热刺激，若灸法不当轻则灼伤皮肤，重则影响视功能，故临床中较少采用眼周直接穴位艾灸治疗。目前眼周的灸法多为雷火灸，此外有部分学者采用隔物灸等[8]。雷火灸是利用多种中药根据不同的作用配伍而成，利用药物燃烧时的热量，通过悬灸的方法刺激相关穴位，以达到治疗效果。我院针灸科采用雷火灸治疗泪液缺乏型干眼，疗效优于单纯使用人工泪液[9]。雷火灸条主要药物成分：艾叶、桂枝、降香、白芷、丹参、青葙子、菊花、决明子等。主要取穴：攒竹、鱼腰、瞳子髎、太阳、四白、睛明、耳门、翳风、合谷。灸法主要采用回旋灸及雀啄灸，同时配合穴位按摩。临床中亦可采用雷火灸联合中药热敷同时治疗，热敷药物主要包括：菊花、石斛、玄参、葛根、麦冬、丹参、川芎、柴胡、薄荷、石决明、五味子、密蒙花等[10]。

4．中药液离子导入　曾志成[11]等利用密蒙花颗粒进行离子导入联合人工泪液治疗干眼，效果优于单纯使用人工泪液组。其操作方法为：将密蒙花颗粒温水溶解为中药液，浸泡专用敷料以备用，多功能眼病治疗仪眼枕导入。每眼导入15分钟，隔日一次，共连续治疗4周。中药离子导入的方法可以提高药物的通透率，促使药物在眼表保持较高的浓度并维持更长的作用时间。

（五）同仁干眼气机升降理论辨证论治

中医理论认为："五脏六腑之精气，皆上注于目而为之精。"[12]提示：眼球的发育和功能正常是五脏六腑精气充实的结果，眼的功能与脏腑特别是五脏关系密切，"眼乃五脏六腑之精华，上注于目而为明"[13]，"明孔遍通五脏，脏气若乱，目患即生"[14]，若脏腑气机调畅，精气充盈则目得所养；脏腑功能失调，气血津液不能化生，则目失所养。这是眼病发生的基本病理过程。目视清明则依赖于"清阳出上窍，浊阴出下窍"[15]这一生理过程，若清阳不得上升，浊阴不得下降，升降通路不畅，则是干眼以及其他眼病发生的基本病机。辨证治疗如下。

1．清阳不升

（1）肝血不足型

证候：老年人与体质虚弱者，或久坐少动、用眼过多、经常熬夜者常见。双目干涩、眼眶胀痛、视物模糊。全身兼见：头晕目眩，失眠多梦、发甲干枯、妇女月经量少色淡、舌淡苔薄，脉细弱。

治法：养血调肝。

代表方剂：当归养荣汤。

组成：熟地、当归、白芍、川芎、防风、白芷、羌活等。

（2）肾精不足型

证候：老年体质虚弱或久病虚劳者多见。双目干涩、畏光、流泪、视物模糊。全身兼见：易疲劳、腰酸背痛、头晕耳鸣、手足心热、自汗盗汗、女性月经量少，舌红少苔，脉细数。或怕冷畏寒、手足不温、小便清长、腰酸喜温、舌淡苔薄，脉沉缓。

治法：补肾明目。

代表方剂：明目地黄丸或桂附地黄丸。

组成：偏肾阴虚者，熟地黄、酒萸肉、牡丹皮、山药、茯苓、泽泻、当归、白芍、枸杞子、石决明、菊花、白蒺藜；偏阳虚者，熟地、酒萸肉、牡丹皮、山药、茯苓、泽泻、桂枝、附子。

（3）心血不足型

证候：思虑过度或久病虚劳者多见。双眼干涩、视物昏花、不耐久视。全身兼见：头晕目眩、心悸、梦多、面色㿠白无华、记忆力减退、健忘、唇舌色淡、脉细弱。

治法：益气养血。

代表方剂：炙甘草汤或人参归脾汤。

组成：炙甘草汤，生地、大枣、炙甘草、麦冬、党参、火麻仁、阿胶、桂枝、生姜；人参归脾汤，人参、白术、茯神、甘草、远志、黄芪、当归、酸枣仁、木香、龙眼肉、生姜、大枣、炙甘草。

（4）脾气不足型

证候：此型患者常合并慢性虚损性疾病。双眼干涩、畏光、畏风流泪、眼部发黏或伴黏眵、久视视物不清。全身兼见：身体乏力、疲倦、气短懒言，纳食不馨、食后腹胀、大便稀溏、形体消瘦，或肥胖、浮肿，面色萎黄，舌淡胖、苔白有齿痕，脉缓弱。

治法：健脾和胃。

代表方剂：异功散或补中益气汤。

组成：异功散，人参、白术、茯苓、陈皮、甘草；补中益气汤，黄芪、白术、陈皮、升麻、柴胡、党参、当归、炙甘草。

2. 浊阴不降

（1）肺热郁闭型

证候：多见于外感热病，余邪未清者。目干涩痛，目赤眵多，痒涩不适，或视物稍模糊。全身兼见：口鼻干、皮肤干燥、干咳无痰或少痰，舌红少苔或黄苔、脉偏数。

治法：清热肃肺。

代表方剂：桑白皮汤。

组成：桑白皮、地骨皮、黄芩、桔梗、麦冬、元参、旋复花、菊花、茯苓、泽泻、甘草。

（2）心火上炎型

证候：多见于因五志过极，情绪波动较大者。目干涩痛，眵少畏光，热泪频流，或视物稍模糊。全身兼见：胸闷、口渴、口舌生疮或口腔糜烂、心烦失眠、小便黄赤、大便干，舌尖红绛苔干、脉细数。

治法：清心泻火。

代表方剂：凉膈散加减。

组成：大黄、栀子、连翘、黄芩、甘草、薄荷、竹叶等。

（3）胃火亢盛型

证候：多见于邪热犯胃或过食辛辣炙煿厚味者。目干涩痛，黄眵畏光，热泪频流，或伴视物模糊。全身兼见：口臭，头晕头痛、胃中嘈杂、反酸、齿龈红肿疼痛、小便黄、大便干，舌红苔黄，脉洪数。

治法：清胃泻火。

代表方剂：清胃散。

组成：升麻、黄连、当归、生地、丹皮、石膏。

（4）肝胆火炽型

证候：多见于暴怒伤肝或湿邪内蕴于肝胆者。目干涩痛，目痒、眵少畏光、怕风、热泪频流，或伴视物模糊。全身兼见：头目疼痛、口苦、口干、耳鸣、急躁易怒、胸胁胀痛、大便干结、小便发黄，舌红，苔薄黄，脉弦数。

治法：清肝泻热。

代表方剂：新制柴连汤。

组成：柴胡、黄连、黄芩、赤芍、蔓荆子、山栀、龙胆草、木通、甘草、荆芥、防风等。

3. 气机不畅

（1）三焦气机不畅：三焦是人体新陈代谢的主要通道，是气、血、津液运行的通路，三焦气机不畅，则会出现气滞、血瘀、痰凝、水停的病变。畅达三焦，有正向和逆向两种：正向者，以补中益气汤为代表方剂，主要是针对三焦上升之气匮乏，包括脾气、肝气（血）不足，上升之力不足；逆向者，以小柴胡汤、四逆散为代表方剂，主要是针对三焦气机郁滞不畅。

（2）经络气机不畅：人体气血运行通道，在里主要为三焦，在表主要为经络，邪气外袭，经络阻滞，也会使清阳不升，浊阴不降。

证候：双眼畏光、干涩、见风流泪，睁眼困难。全身兼见：恶风、恶寒、胸闷，颈部后部及肩部经常紧张强直，汗少或无汗，小便少、舌红苔白，脉象偏紧。

治法：通络散寒。

代表方剂：葛根汤。

组成：葛根、麻黄、芍药、生姜、甘草、大枣。

按语：

《黄帝内经·素问·阴阳应象大论》中“清阳出上窍，浊阴出下窍，清阳发腠理，浊阴走五脏；清阳实四肢，浊阴归六腑”。提示了人体清阳之气与浊阴之气的升降规律，“清阳升、浊气降、通道畅”则目窍通明。若“清阳不升、浊气不降、通道不畅”，则易发各类眼病，此规律是眼病的中医基本病因病机，现简要分析。

1）清阳不升：①肝血不足。《黄帝内经·素问》中描述“心为汗，肺为涕，肝为泪，脾为涎，肾为唾”即眼泪是由肝血化生，由于精气不能上升导致的干眼，以肝血不足最为常见，肝血不足，泪液不得正常化生，最终导致泪液的质和量的异常，肝血不能上涵双目。②肾精不足。水涵木，肾为肝之母，母足则子壮，肾水充足则肝木得以浇灌，肝血充足，泪液可正常化生，清阳可上达于目。③心气不足。木生火，肝为心之母，心主血、肝藏血，心血充足，肝血亦旺，若心血不足，子病犯母，肝血亏虚，则肝血不能上荣于目。④脾气不足。脾为后天之本，脾主运化、脾统血，若脾气虚，则水谷不得运化、气血津液不得化生、清阳不能上行涵养于目。

2）浊阴不降：①肺热郁闭，多因外邪犯肺或余邪未清导致，肺被邪气所伤，失于宣降，导致气血津液敷布失常，而发本病；②心火上炎，多由五志化火、五气化火所致，心火不降、火邪上炎而易发火邪上扰之目病；③胃火亢盛，多由邪热犯胃或过食辛辣炙煿厚味导致，火邪循经上目，好发于胞睑及睑弦，导致目赤目痒等目病；④肝胆火炽，肝郁气滞、五志过极、暴怒伤肝或湿邪内蕴于肝胆可引发肝火上炎及湿热上蒸，循行于目，好发眼病。

3）气机升降通道不畅：《黄帝内经·素问》：“五脏六腑之精气皆上注于目为之精。”若风寒、风热、寒湿、水湿、郁热、虚热等邪气占据精气上行的通道，则精气不能顺利上达，濡养目系。升降的通道不畅包括两种情况：在内为三焦通道不畅，在表为经络通道不畅。

临床中需根据以上基本病机，采用相对应治疗方法，临证需随证加减。

临床中干眼诊断较为明确，但是其中医病机却颇为复杂，其发病与体质、情志、饮食、气候、环境、心理、劳作、起居等密切相关。其病机涉及阴、阳、寒、热、表、里、虚、实各个方面。干眼的中医药治疗绝非一成不变，也不是几个经方能够完全涵盖。上述治疗体会仅为我们一些思考，与同道分享，希望能为干眼的中医药治疗的理论创新与发展提供一些思路。

（六）预防与调护

本病除与不良的生活和用眼习惯相关外，还与个人身体状况及全身疾病情况密切相关，故需注意全身系统性疾病的治疗和个人身体调护。个人生活起居的调护包括：①规律起居，避免熬夜，注意用眼卫生；②避免长期日晒、风沙、烟尘、异味等刺激；③少食辛辣炙煿厚味；④患眼部疾病需根治，避免眼部同时使用药物种类过多或不正确使用滴眼液；⑤有屈光不正的患者注意及时纠正，避免疲劳用眼，加重干眼；⑥调畅情志，避免五志过激、思虑过度，保持良好情绪及心态。

（七）预后

本病轻症预后良好，对视力影响不大，但病程长，容易反复。对于病情持久而顽固者，因其病机复杂，须明确致病因素，祛除病因。部分干眼症患者，久经治疗仍无明显疗效，常会出现情绪波动，严重影响工作和生活质量。

（八）结语

随着社会和科技的不断进步，干眼发病率逐年升高，从儿童至老年人群均可发病。干眼的病因病机无论从现代医学还是传统医学角度分析均较为复杂，且治疗并不简单。现代医学对于干眼的治疗大多属于对症治疗。通过临床实践发现中西医结合对干眼的疗效更佳。干眼虽为眼病，但中医是整体医学，临床治疗中更多兼顾全身症候、辨证论治，抓住发病的基本病机才能在治疗中取得较为满意的效果。

参 考 文 献

[1] CRAIG JP，NICHOLS KK，AKPEK EK，et al. TFOS DEWS Ⅱ definition and classification report [J].Ocul Surf，2017，15(3)：276-283.

[2] 廖品正，陆绵绵. 中医眼科学 [M]. 上海：上海科学技术出版社，1986：84-85.

[3] 曾庆华 . 中医眼科学 [M]. 北京：中国中医药出版社，2003：148-149.

[4] 邱礼新，巢国俊，王影 . 国医大师唐由之 [M]. 北京：中国中医药科技出版社，2011：101，105-106.

[5] 付伟伟，刘志顺 . 针灸治疗干眼的诊疗特点分析 [J]. 上海针灸杂志，2018，37(12)：1451-1456.

[6] 李婧，赵百孝，李蔚为，等 . 腹针配合梅花针治疗 50 例干眼患者的临床观察 [J]. 中国中医眼科

杂志，2019，29（3）：206-210.
[7] 商晓娟．针刺蝶腭神经节治疗干眼症疗效观察 [J]. 上海针灸杂志，2015，34（9）：870-872.
[8] 颜承凤，万红棉．针灸治疗干眼研究进展 [J]. 针灸临床杂志，2019，35（6）：96-99.
[9] 陈陆泉．雷火灸治疗泪液缺乏性干眼症疗效观察 [J]. 中国针灸，2008，28（8）：585-588.
[10] 吕婵，黎琴，黄明丽，等．中药热敷联合雷火灸治疗干眼症疗效观察 [J]. 广西中医药大学学报，2019，22（2）：31-33.
[11] 曾志成，彭俊，姚小磊，等．密蒙花颗粒离子导入对干眼患者泪液质量及基质金属蛋白酶 -9 表达的影响 [J]. 湖南中医药大学学报，2020，40（3）：364-368.
[12] 灵枢经 [M]. 田代华，刘更生，整理．北京：人民卫生出版社，2017：183.
[13] 傅仁宇．审视瑶函 [M]. 上海：上海科学技术出版社，1959：38.
[14] 王怀隐．太平圣惠方：校点本 [M]. 郑金生，汪惟刚，董志珍，校点．北京：人民卫生出版社，2016：611.
[15] 黄帝内经素问 [M]. 田代华，整理．北京：人民卫生出版社，2017：9.

第五章
护　　理

护理及患者教育是干眼治疗中不可或缺的一环，应帮助患者正确认识干眼，耐心向其解释干眼发生原因及其可以采取的治疗方法，建立健康生活习惯，使患者适应慢病管理体系。

第一节　干眼医患沟通

（一）概述

2020年中国干眼专家共识中提到应帮助患者认识干眼，告知患者干眼的自然病程和治疗目标，帮助患者树立信心，向患者提倡健康生活理念，保持乐观心态、保证睡眠质量和时间、适当增加运动及改善饮食等[1]。医务人员通过有效的沟通疏导使患者在诊疗过程中能够充分了解自身的病情及治疗方法，有效改善患者的依从性，达到治疗目的，从而提升患者的满意度。

（二）沟通案例分享

1. 每天我们在干眼门诊都会遇到形形色色的患者，要在有限的时间内分析出患者的病因给予针对性的治疗方案，就需要我们根据每个患者的性格特点进行有效的沟通。例如临床中年轻患者大多数都是在职人员，多数都存在不健康的生活习惯或者长时间使用视频终端产品等，这就需要我们及时指导此类患者积极改善工作、生活环境，矫正屈光不正，纠正不良用眼习惯，减少电子产品使用时间等；中老年患者大多数都存在年龄相关的内分泌因素、全身性疾病等问题，这就需要我们指导此类患者在治疗干眼的同时积极治疗原发病；老年患者往往存在听力下降、行为缓慢、爱唠叨等情况，面对这些患者我们应做好时间上的准备，与其沟通要有充分的耐心，集中精力，认真倾听他们的主诉，不要轻易打断他们的谈话，或表现出不耐烦的情绪，使他们感觉到我们的关心，更愿意配合治疗。

2. 干眼门诊中我们可以通过使用干眼宣教图片给患者进行讲解，使患者能够更直观地理解自身病情程度及治疗的目的，提高患者对治疗的依从性。例如临床中有些中、重度干眼患者往往存在对治疗期望值过高的现象，这时我们就可以通过一些正常睑板腺腺体图片或者正常角膜染色图片与患者的报告进行对比讲解，这样就可以让患者更容易理解自身的病情，合理制订治疗目标，提高治疗依从性。

3. 干眼门诊存在一类特殊的患者，他们往往合并焦虑和 / 或抑郁症，最常见的表现是干眼的症状、体征分离现象，即患者的主诉和检查结果严重不匹配，多表现为症状非常严重而体征相对轻微[2]，医生和家属往往难以理解其无休止的抱怨，对于此类干眼患者我们在治疗过程中要给予患者更多的心理干预，从患者的角度想问题，在沟通交流中用更多的时间耐心倾听他们的主诉，使他们感觉到被关心和重视，使患者能够从精神困扰中解脱出来，缓解患者的心理压力，使他们对疾病有正确认识，共同制订合理的治疗方案，提高患者的治疗依从性。临床中对于出现精神障碍的干眼患者，要联合心理医生及时对患者进行心理疏导。

（三）总结

目前我国的干眼患者已占眼科门诊患者的 30% 以上，作为慢性疾病，即使轻度干眼也会引起患者生活质量的明显下降，中、重度患者病情迁延不愈，生活质量严重受损[3]。医患沟通是一门学问更是一门技术，因此我们除了拥有先进的医疗设备和专业的技术水平外，通过良好的沟通方式可以在诊疗细节上满足患者的需求，使其养成良好的心态，增加患者对长期治疗的信心，缓解临床症状，从而达到改善患者生活质量的目的。

第二节　干眼患者慢病管理与健康教育

（一）概述

环境污染、视频终端的普及、生活节奏的加快使干眼患者的群体不断增加且呈低龄化发展趋势。我国干眼患者已占眼科门诊患者的 30% 以上，干眼已成为临床除屈光不正以外最常见的眼科疾病。干眼的发病原因十分复杂，患者的经济负担、生活质量、工作效率、心理状况均受到不同程度的影响。2017 年国际干眼指南指出干眼是一种慢性、进展性疾病[4]。2018 年刘祖国教授提出要全面提高干眼慢性疾病管理的意识，强调预防为主的观念，做好干眼各个环节的慢性疾病管理[5]。因此，做好患者的慢病管理和健康教育已成为干眼临床护理的一部分。

（二）健康教育

1. 干眼药物的使用指导

（1）人工泪液使用时应注意区分高黏稠度（如 0.3% 玻璃酸钠、1% 羧甲基纤维素等）和低黏稠度人工泪液（如 0.1% 玻璃酸钠、0.5% 羧甲基纤维素等）。

（2）使用免疫抑制剂类药物（如 0.05% 环孢素滴眼液等）应提前告知患者此类药物使用后具有一定的眼表刺激症状如烧灼感等。

（3）使用糖皮质激素类药物（如 0.1% 氟米龙滴眼液等）应严格遵医嘱使用，用药期间必须警惕糖皮质激素引起的不良反应，如高眼压、晶状体后囊膜混浊等，一旦出现应停止用药。

（4）需长期及高频率的使用促进泪液分泌的滴眼液（如 3% 地夸磷索钠滴眼液），应严格遵照医嘱用药频率，不可随意增减用药频次，更不能随意停药。

（5）使用单剂量包装的滴眼液（如双氯芬酸钠滴眼液、羧甲基纤维素钠滴眼液等）应打开单支包装后立即使用，此类包装的药物多数不含防腐剂，应避免开瓶后反复使用以免药液污染造成眼部损害。

（6）开封的药品应存放在阴凉、干燥、通风、避光的环境，如促眼表修复的滴眼液等需根据药师指导放在 2~8℃冰箱内储存。

2. 滴眼液的方法

（1）滴眼药水的顺序：液体制剂→凝胶类制剂→油性制剂。使用两种以上眼药时，先滴刺激性较小的，后滴刺激性较强的眼药；使用两种以上滴眼液时，每种之间应间隔 10~15 分钟，间隔时间不要太短，以免影响药效；使用混悬滴眼液前要充分摇匀，使用频率应严格遵医嘱。正确滴眼液的方法：洗净双手，坐位或仰卧位，头向后仰，用示指轻轻扒开下眼睑，眼球上转，暴露结膜囊，眼药瓶与眼睑缘保持 1~2cm 距离，注意瓶口不要与眼睑皮肤、睫毛接触，将滴眼液滴入下睑穹窿结膜囊内，1 滴即可，然后轻提上眼睑，患者眼球向上下左右转动，使滴眼液在眼内均匀接触，用示指按压泪囊部闭眼休息 5 分钟，减少滴眼液流入鼻腔和咽部引起副反应。

（2）正确涂眼膏、眼用凝胶的方法：眼膏是一种半固体的无菌制剂，在眼内停留的时间较长，可以延长药效，多数在睡觉前使用。如眼膏和眼用凝胶混合使用时，应先涂眼用凝胶再涂眼膏，之间间隔 15~20 分钟[6]。正确涂眼膏、眼用凝胶的方法：洗净双手，取仰卧位，用示指轻轻扒开下眼睑，眼球上转，暴露结膜囊，眼膏管口与眼睑缘保持

1~2cm 距离，注意瓶口勿接触到眼睑皮肤及睫毛，把约 1cm 长的眼膏涂入结膜囊内，眼膏及眼用凝胶能在眼中迅速融化，眨眼有助于眼膏的扩散，然后再用干净的纸巾轻轻地擦掉多余的眼药膏，轻闭眼睛约 5~10 分钟。

（三）常见干眼易发人群的日常管理

1．视频终端使用者 随着社会信息化加快，各种电子设备、网络通信及日常生活工作均离不开视频终端工具（如手机、电脑、液晶屏等），长时间使用这些产品会导致瞬目次数减少，泪液均匀分布眼表的功能降低；泪液蒸发增加，出现眼部干燥不适的情况。

（1）环境指导：室内应保持空气流通、光线不可太强或不足，以免对眼睛造成刺激，光线闪烁、不均会加重眼部疲劳感；温、湿度适宜，室温维持于 18~21℃，相对湿度 50%~60% 为宜；空气干燥时可以使用加湿器以湿润空气，室内可以放置绿色植物，美化环境的同时可以改善空气质量。

（2）健康用眼：保证良好的坐姿，眼睛与屏幕的距离宜保持在 50cm 以上；使用视频终端的时间不宜过长，用眼 60 分钟应休息 10~15 分钟[6]，可以远眺 5m 以外的景物或做眼部保健操等眼部放松活动，以利于养眼及视力恢复，缓解视疲劳；屈光不正者可配戴框架眼镜，减少配戴角膜接触镜的时间，长期配戴角膜接触镜可引起角膜知觉迟钝，反射性瞬目及泪液分泌减少、蒸发速度加快。

（3）眨眼练习：改善脂质层泪液的分布形态，从而使得眼部干涩症状得到改善。正常人的眨眼次数为每分钟 10~12 次，有研究表明视频终端综合征的患者完全眨眼的频率和数量均有明显下降[7]，不完全眨眼以及眨眼次数减少都会造成脂质层变薄，使得泪液蒸发过快。眨眼训练方法：闭眼保持 2 秒→挤眼保持 2 秒→睁眼保持 2 秒，重复以上动作 1 分钟。建议每天定时或日常工作间隙时有意识地进行眨眼练习（图 2-5-2-1）。

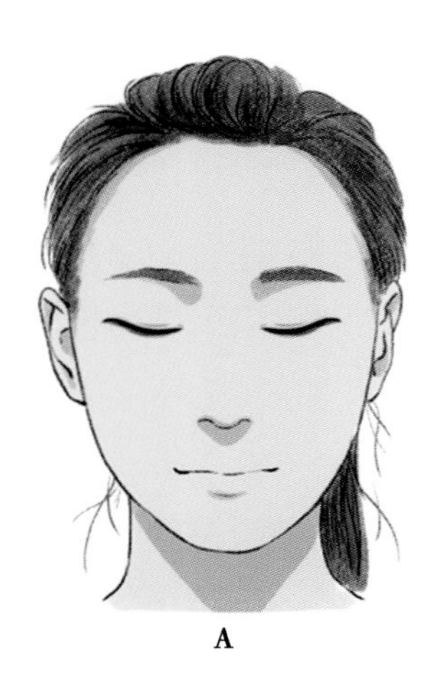
A

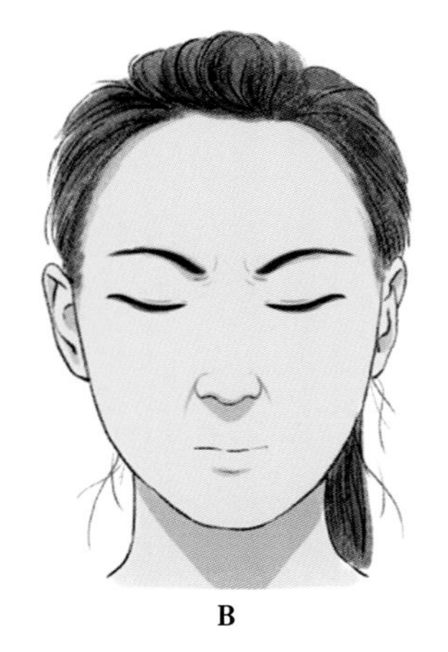
B

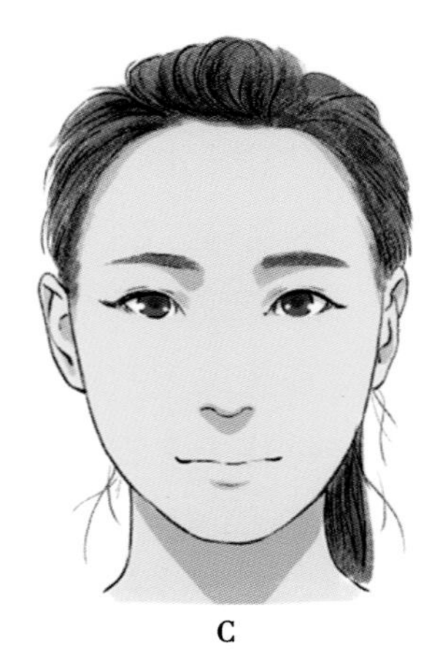
C

图 2-5-2-1 眨眼训练方法

A. 闭眼 2 秒；B. 挤压 2 秒；C. 睁眼 2 秒。

（4）眼周按摩：可以扩张睑板腺开口，促进睑板腺脂质的分泌与排出，从而改善泪膜脂质层缺乏状况，促进局部微循环与代谢，减轻和改善干眼的症状。方法：洗净双手，闭上双眼，将示指置于眼外眦部，向外侧轻拉皮肤，使上眼睑皮肤稍有紧绷感，再用另一手示指沿睑板腺走行方向由上至下、由内至外轻轻按摩眼睑皮肤；拉紧下眼睑皮肤，沿睑板腺走行方向由下至上、由内至外进行按摩，对侧眼按摩方法相同，每次 5~10 分钟，每日 1~2 次。

（5）湿房镜：可为眼表提供一个相对密闭环境，减少眼表面空气流动及泪液蒸发，进而间接达到保存泪液的目的。有研究表明，每天配戴非加热型湿房镜能减轻患者的主观症状及临床体征，稳定泪膜[8]。建议在环境空气干燥或长时间使用视频终端的情况下配戴。

（6）合理饮食：营养均衡，宜选择富含维生素、高蛋白的食物。缺乏维生素 A 会导致眼睛的暗适应能力减退，因此要多食用富含维生素 A 的食物如动物肝脏、奶类、鸡蛋、绿色蔬菜以及水果等；缺乏维生素 B 会导致眼睛畏光、流泪、视觉疲劳等，可适量补充谷类、小麦胚芽和豆类等食物；保证每日所需的饮水量，可以选择饮用淡茶，因其含有茶多酚等天然抗氧化物。

2. 青少年人群 近年来青少年的干眼发病率逐年升高，长时间使用各类电子产品、屈光不正、过敏及全身性疾病会破坏泪膜的稳定性，打破眼表屏障稳态环境。

（1）健康用眼：减少青少年日常使用视频终端的时间，增加户外活动的时间；长时间用眼后做眼保健操等眼部放松运动；保持室内空气流通，家长应避免青少年处于被动吸烟环境；屈光不正是青少年常见的眼科疾病，配戴合适的矫正眼镜，减少视疲劳；过敏性结膜炎是儿童眼部常见的过敏性疾病，可导致泪膜稳定性下降，因此家长要及时带患儿就诊。

（2）合理饮食：偏食、厌食，摄入过多高糖、高油食物等不健康的饮食习惯在青少年中较为普遍。维生素 A 缺乏可导致角结膜上皮异常，形成干眼。因此家长在日常饮食中应选择富含维生素、蛋白质的新鲜蔬菜和水果。

3. 中老年人群 随着年龄的不断增长，激素分泌水平的改变使泪液分泌功能逐渐减弱，糖尿病和类风湿性关节炎等全身系统性疾病、眼部手术等使泪膜稳定性降低，从而导致干眼的发生。

（1）健康用眼：注意用眼卫生，勤洗手，不揉眼；减少电子产品及阅读书写时间，增加户外活动时间；合理休息，保持充足睡眠，日常可做一些眼保健操；高血压、高血脂、糖尿病及其他眼部疾患等，均可引起泪腺、副眼腺分泌减少，导致泪膜受到一定程度的损害，因此要积极治疗慢性疾病；中老年干眼虽然是一种常见病，但是也不容忽视，眼部不适对日常生活有一定的影响，应及时到医院诊治。

（2）睑缘清洁：能有效清除睫毛根部和睑缘多余的油脂、分泌物、鳞屑、痂皮等，减少睑缘生物膜的堆积，维持泪膜质量稳定，有助于恢复眼表健康微环境。方法：使用棉签蘸取稀释的婴儿洗发液（无泪配方）或专用睑缘清洁湿巾进行睑缘清洁，分别清除上、下睑缘及睫毛根部的分泌物、碎屑及残留的化妆品，每日晨起和睡前各清洁1次。

（3）热敷：促进眼部血液循环，从而改善眼部刺激症状。方法：将干净的小毛巾用温热水浸湿，折叠成长方形，放入微波炉中加热15~20秒，温度在40~43℃为宜，将加热后的小毛巾与眼睑接触面紧密贴合，每3~5分钟更换一次，维持适当温度，热敷过程中避免烫伤，有条件的患者可使用一次性热敷眼贴，每次15~20分钟，每日1~2次。

（4）合理饮食：均衡饮食，以易消化、清淡饮食为主。有全身疾病患者应根据医生建议选择无糖、低盐低脂饮食；戒烟戒酒，控制血糖、血压、血脂在正常范围。

（四）总结

干眼已成为影响人们生活质量的一类常见重要眼表疾病。我国干眼患者群数量巨大，但全社会对疾病的认识不足，能主动进行干眼预防的人群数量很少，使得干眼的发病率持续增加。干眼的发病原因十分复杂，大多数干眼患者，尤其中、重度患者病情迁延不愈，需要长期治疗。根据干眼的疾病特点和规律，通过对患者进行用药指导、心理疏导、家庭护理指导、日常健康宣教，能够提高患者对疾病的认知度，使患者掌握预防和延缓病情的护理方法，增加了患者长期治疗的信心，从而提高了患者的生活质量。

第三节　干眼常用治疗方法护理要点

（一）概述

随着干眼研究不断深入，干眼治疗有了更多的方法可供选择。其中非药物治疗是干眼的基础治疗，尤其对于睑板腺功能障碍型干眼及蠕形螨睑缘炎患者更为重要。包括：睑缘清洁、热敷熏蒸、睑板腺按摩、强脉冲光治疗、热脉动治疗、泪点栓塞或泪点封闭、湿房镜等。采取对应有效的治疗护理措施可对改善患者的临床疗效起到积极的作用。

（二）常用非药物治疗及护理要点

1. 睑缘深度清洁　利用睑缘深度清洁仪对睑缘和睫毛根部进行反复摩擦的原理，进一步去除鳞屑和角化上皮，同时改善睑板腺开口堵塞的症状。

治疗护理要点：①患者取平卧位，为患者进行眼表面麻醉，缓解因操作过程中清洁刷头与睑缘的摩擦给患者带来的不适感，提高患者的配合度。②如患者睑缘有明显的脂帽可先用高尔夫刮匙刮除。③清洁操作开始先采取低速清洁模式让患者适应治疗，如患者无特殊不适感，逐步调整为中高速清洁模式。④清洁时需充分暴露睑缘，并告知患者向睑缘相反方向注视（如清洁上睑缘时应向下方注视，下睑反之），以达到充分清洁整个睑缘区域。⑤操作过程中避免清洁刷头触及患者的角膜及结膜导致角膜上皮擦伤或结膜损伤。⑥清洁刷头为一次性耗材，每只眼使用一支刷头，勿重复使用，安装一次性清洁刷头时避免污染刷头海绵部位，避免增加感染的风险。⑦操作结束后用睑缘清洁湿巾为患者再次清洁睑缘残留物，滴抗生素眼液预防感染。⑧清洁操作后患者可能会有不适感，嘱患者勿用力揉眼，避免损伤角膜上皮。

2. 眼部超声雾化熏蒸 超声雾化熏蒸通过超声振动将药物雾化成细微分子，形成雾滴充于相对密闭的眼罩内，使其均匀持续地作用于患者的角膜和结膜。仪器的加热装置可对管路内的雾气进行持续加热，使眼罩内的雾气保持在高于睑酯熔点的恒定温度，扩张睑板腺开口，增强睑酯流动性，有利于缓解睑板腺阻塞。

治疗护理要点：①仪器使用前需检查管路是否连接紧密，倒入水槽的蒸馏水或药液不能低于水槽刻度线，以免影响仪器正常运转。②操作前先用睑缘清洁湿巾清洁患者的眼周皮肤及睑缘。③操作过程中随时观察仪器的治疗温度是否恒定在40~42℃之间、出雾量是否均匀，治疗眼罩尽量与患者面部皮肤紧贴，以免漏气影响治疗效果。④治疗过程中连接眼罩的出雾口应朝向眼罩镜片方向，避免直接吹向患者眼睛，引起患者频繁眨眼或眼干等不适症状。⑤治疗过程中避免仪器的波纹管路发生弯折或延伸过长影响出雾量及治疗温度。⑥治疗后为患者擦净眼周残留水迹及药液。

3. 眼部睑板腺按摩 是通过机械挤压睑板腺，疏通堵塞的睑板腺开口，排出睑板腺内的异常睑酯。适用于睑板腺阻塞患者。

治疗护理要点：①治疗前患者应先完成检查后再行睑板腺按摩治疗，以免影响检查结果。②治疗前如患者睑缘分泌物较多时先进行睑缘清洁后再行睑板腺按摩。③治疗过程中注意挤压力度轻柔、操作时睑板腺镊或玻璃棒避免碰触患者角膜，翻转眼睑时避免压迫患者眼球，控制挤压力度，以能排出睑板腺导管内的分泌物为宜，避免用力过度引起眼睑淤肿或结膜下出血。④结束治疗后患者眼部会有不适感，嘱患者勿用力揉眼，以免损伤角膜上皮。

4. 强脉冲光治疗 通过减轻睑缘炎性反应、热效应、杀菌除螨以及光调节作用等，缓解睑板腺功能障碍及相关干眼的症状和体征。

护理要点：①强脉冲光治疗有一定禁忌证，如治疗前两周内有暴晒史、面部皮肤过敏及皮疹、患有皮肤癌或面部皮肤损伤、光敏性皮肤以及使用光敏药物的患者[4]等，从安全角度考虑都不建议进行强脉冲光治疗。②治疗前患者需摘除隐形眼镜、卸妆、清洁面部皮肤，防止皮肤上的粉尘、过多的油脂及残留的化妆品影响强脉冲光有效穿透皮肤。治疗后皮肤屏障功能会有不同程度的损伤、对紫外线的抵御能力下降，皮肤更容易晒黑、晒伤、色素沉着，治疗后 1 个月内患者应注意防晒，外出使用遮阳伞或涂抹 SPF50PA+++ 防晒霜。③治疗过程中患者配戴专用防护眼罩，操作人员配戴专用激光防护镜，任何人员不得直视手柄光发射探头，避免眼部受到照射损伤；患者配戴的防护眼罩要尽量贴紧皮肤避免漏光，治疗上眼睑时需放内置保护眼盾，放入动作要轻柔，避免擦伤角膜上皮。④选择治疗部位时应避开患者眉毛、睫毛等毛发生长旺盛的部位，防止毛发脱落。⑤治疗时先为患者打一发测试光斑，观察患者皮肤反应情况，如皮肤出现轻度发红、患者有轻微刺痛感属正常反应，可继续进行治疗，如患者皮肤出现明显红肿、刺痛感无法耐受时应调整治疗能量或停止治疗。⑥治疗后可能出现皮肤灼伤的情况，多是由于治疗时能量密度过大或能量过高所引起，在治疗能量设定时一定要观察患者的皮肤颜色深浅度、皮肤是否有炎症，对皮肤颜色深的患者在治疗时一定要选择低能量，避免治疗导致皮肤灼伤。治疗后若患者出现严重红肿，可使用冰袋冷敷，每日 1~2 次，每次 10~15 分钟，连续冰敷 3 天；如出现水疱应告知患者水疱可自行吸收，不可自行挑破。

5. 热脉动治疗　以恒温 42.5℃直接加热上、下眼睑睑结膜面，同时在眼睑皮肤面对睑板腺进行脉冲式按摩。其独特的设计避免了治疗时对角膜和眼球加热和挤压，使患者在安全舒适的状态下，达到疏通睑板腺堵塞的治疗效果。适用于脂质异常型干眼和 MGD 患者。

护理要点：①治疗前患者需摘除隐形眼镜，以免治疗过程中损伤眼表。②操作者在连接一次性治疗头时勿污染眼杯，放置前确认治疗头的完整性，眼睑加热器内不可涂抹黏性润滑剂，以防热传递损伤眼表。③治疗头大小目前为统一规格，不能适用于所有眼睛，因此放置治疗头时动作要轻柔，避免过度用力损伤患者角膜及结膜。④治疗过程中随时观察患者上、下眼睑与治疗头间的位置，尤其是在气囊发生间歇性脉冲时，若眼睑滑落出气囊外，需暂停治疗，重新放置治疗头，以确保治疗的有效性。⑤治疗结束后让患者 360°转动眼球，等待气囊压力完全释放后再取出治疗头，以免损伤患者结膜。

（三）总结

干眼作为一种多因素疾病，多数患者需要采用综合及个体化治疗方案，以提高临床疗效。因此在干眼治疗过程中非药物治疗常与药物治疗同时进行。而在患者治疗过程中注重患者的治疗感受，在保证治疗操作的规范性和安全性的前提下，改善患者的治疗体验，有助于提高患者治疗的依从性，进而使治疗达到理想的效果。

第四节　干眼患者心理问题叙事疗法

（一）概述

干眼患者可表现出眼干、眼痛、眼痒、烧灼感、异物感、视力波动和视疲劳等症状，不仅影响其生活质量，也容易出现焦虑、抑郁等精神心理障碍[9]。干眼与精神、心理障碍间存在显著的相关性，干眼症状的严重程度会受到患者抑郁和焦虑等症状的影响[10]。目前，同时罹患干眼和精神障碍（如焦虑、抑郁等）的患者逐年增加，但干眼患者的精神状态及心理问题并未得到足够的关注[2]。

部分学者提出，对有心理障碍的慢性病患者应给予一定的关怀，以减轻患者的心理负担、缓解躯体症状[11]。20 世纪 80 年代兴起的叙事疗法是一种以人文关怀为主旨的心理干预方法，具体是指医护人员在诊疗过程中详细倾听患者叙述疾病故事，帮助患者提高主观能动性，积极面对生活，解除心理障碍[12]。国内学者通过总结国外观点，将叙事护理定义为：护理人员通过访谈方式听取患者讲述疾病故事，对故事进行反思总结，帮助患者重新构建生活或疾病故事的意义，并发现护理要点，继而为患者提供科学有效的护理措施[13]。

近年来，叙事疗法在临床以及护理工作中应用广泛，邵惠弟[14]等人对 210 例老年慢性病患者研究发现，叙事化护理可以有效缓解老年慢性病患者抑郁、焦虑症状，同时可以提升其生活质量、治疗依从性及主观幸福度。运用叙事疗法后，患者可以重新审视对病情、健康以及自身价值的认识，减轻心理压力，重建生活信心[4]。

在临床诊疗及护理过程中，对于伴有焦虑、抑郁等精神心理问题的干眼患者，可以利用叙事疗法解决患者的精心理障碍，使患者正确认知疾病、主动配合医生治疗，提高干眼治疗效果并改善生活质量。

（二）叙事疗法理论内涵

叙事疗法是指治疗师通过倾听患者的故事，运用适当的方法使问题外化，帮助患者找出遗漏片段，从而引导患者重构积极的故事以唤起患者发生改变。叙事疗法不仅需要精湛的专业技术，也需要良好的职业态度[15]。临床上我们可以通过叙事能力测评表对治疗师进行测评（如附件 1）。

（三）叙事疗法的基本概念

1．主线故事（问题故事） 与患者沟通过程中，患者特别强调并担心的事情以及患者经常用充满挫折、沮丧和悲伤的心情讲述的故事，这些事情和故事将不断地被储存、记忆，即为主线故事。

2．支线故事（替代故事） 患者生命过程中不被注意或被忽视的事情。谈到这些事情的时候患者会表现出轻松的态度，这样的故事就是支线故事。

3．问题外化 外化是将人与问题分开，告诉患者“人不是问题，问题才是问题”。外化既是一种技巧，也是一种态度。

4．问题解构及重写故事 探索问题对患者和其所处环境的影响，探索主流文化对问题和人的影响。

（四）叙事疗法在干眼诊疗中的应用

叙事疗法主要应用于两类干眼诊疗过程中心理问题表现突出的患者。

第一类是对于干眼治疗技术（比如：睑板腺按摩、强脉冲光治疗、泪小点栓塞术等）产生恐惧、紧张等心理问题的患者。患者担心治疗操作过程中会出现眼痛、眼红等情况。因此，操作者在为患者治疗时可以在技术熟练的基础上联合叙事疗法。首先要保持治疗环境安静、安全，治疗前耐心倾听患者的主诉及心理顾虑，评估患者所担心的主要问题。针对问题用平和肯定的语气告知患者操作的具体方法、目的、治疗效果以及操作者自身的技术能力，取得患者的信任和配合。操作过程中要询问患者的感受：“您感觉怎么样，力度可以吗？有不舒服及时告诉我。”放松患者心情，使患者更好地配合操作。每个患者应建立干眼操作治疗档案，详细记录患者每次治疗后的眼部及心理变化，建立干眼延续护理微信群。指导患者居家护理以及正确用药，最大限度地改善患者眼部症状，增加患者战胜疾病的自信心。

第二类患者多数因症状的反复发作产生焦虑、抑郁、视疲劳、述情障碍等问题，经常会用充满挫折、沮丧和悲伤的心情来说故事，自觉会因干眼而失明。针对这类患者叙事疗法的具体方法如下。

1．问题命名 提炼患者的心理问题。

多数患者自觉干眼症状明显，并对自身症状给予过度的关注，从而使自觉症状加重甚至产生轻生的念头。此时医护人员可以让患者为这一问题命名为一个特定的名字，并给予命名意见，如“焦虑”“抑郁”“视疲劳”等，更清楚地将问题外化。

2．问题外化 解构患者的心理问题。

外化是将人与问题分开，告诉患者“人不是问题，问题才是问题”。问题是可以来，也可以走的，自己是绝对有力量去面对和解决这个问题的。使用技巧性的问话把问题变成与患者分开的实体。引导患者以旁观者的身份看待问题，排除负性情感负面放大作用，使患者重新检视自身，全方面、多角度看待问题，改善焦虑、抑郁等负面情绪，恢复良好心态，积极面对疾病接受治疗。

3. 寻找例外 挖掘患者日常开心轻松的故事。

医护人员在诊疗过程中，询问患者平常喜欢做的事情。比如："干眼患者小王喜欢打球，提到他每次打球的事情他总是很愉悦轻松，完全感觉不到眼部的不适，也没有出现眼睛刺痛等情况"。医护人员可以告知患者把重心放在这些轻松的事情上，不要长时间反复关注病情。眼部不适可以积极就医治疗，相信医疗技术、相信自己一定能战胜疾病。

4. 重构故事 重塑患者积极向上的故事。

叙事疗法的目标是通过寻找例外，打开通过新故事的大门。医护工作者与患者一起在例外事件（疾病治疗成功案例）基础上重新构建并用更多的例外事件（成功案例）丰富一个新故事。提高患者战胜疾病的信心。通过叙事，使患者能正视自己的能力、正确认识干眼的治疗过程，积极配合医生治疗。

（五）总结

随着整体护理观念的贯彻，患者"生理—心理—社会—精神"方面的需求能否得到满足得到进一步的重视。运用叙事疗法的理念能顺利与患者建立和谐关系并帮助其缓解不良情绪，提高患者对疾病认知及治疗依从性。干眼患者长期的眼部不适症状与焦虑、抑郁等的心理问题密切相关，临床中规范有效的干眼治疗要与心理干预相结合，最大程度解决患者的困难，提高生活质量。然而护理人员对于叙事疗法的认识程度不高[16]，贾立红等人调查了347名新入职护士发现，48.7%的护士没有听说过叙事护理或叙事医学，护士的叙事护理的"知识—态度—行为"有待进一步提高[17]。提高医护人员对精神障碍相关干眼以及对叙事治疗的认知，将有助于提高干眼的诊疗，改善干眼的治疗效果及患者的生活质量。

附件1：

医学叙事能力量表

说明：请您判断以下表中各条目的陈述在多大程度上符合您的真实情况，并在相应的数字上打"√"（1=完全不符合；2=不符合；3=有点不符合；4=不确定；5=有点符合；6=符合；7=完全符合）。可以选择较为接近的答案，尽量不选、少选4"不确定"。

内容	完全不符合	不符合	有点不符合	不确定	有点符合	符合	完全符合
1. 我能及时发现患者的叙事需求	1	2	3	4	5	6	7
2. 当我意识到患者有叙事需求时我能尽力去满足	1	2	3	4	5	6	7
3. 我能在患者叙事时认真、仔细聆听	1	2	3	4	5	6	7
4. 我很难找到适当的话题来拉近与患者的距离	1	2	3	4	5	6	7

续表

内容	完全不符合	不符合	有点不符合	不确定	有点符合	符合	完全符合
5. 我能在平时工作中与患者建立良好的信任关系	1	2	3	4	5	6	7
6. 我能发现并理解患者在叙事过程中语音、语气、语调的变化	1	2	3	4	5	6	7
7. 我能关注并理解患者在叙事过程中的非语言行为（如眼神、面部表情、细微动作等）	1	2	3	4	5	6	7
8. 我能尊重患者的疾病故事，不批判不妄议	1	2	3	4	5	6	7
9. 我能运用语言、肢体动作、环境氛围等调动患者叙事的积极性	1	2	3	4	5	6	7
10. 在倾听患者叙事时，我能够注意自己的姿态、动作、语言、表情等	1	2	3	4	5	6	7
11. 患者叙事时，我有时会打断或生硬地引导患者	1	2	3	4	5	6	7
12. 我能促使患者更多地展示疾病相关故事，及对其身心情绪状态产生重要影响的经历	1	2	3	4	5	6	7
13. 我能客观全面地把握患者叙事的内容	1	2	3	4	5	6	7
14. 我能站在患者的角度去理解患者故事的深层含义	1	2	3	4	5	6	7
15. 我能将患者杂乱的叙事归纳整理出条理顺序	1	2	3	4	5	6	7
16. 我能从患者的叙事中分析出与当前疾病相关的主要问题	1	2	3	4	5	6	7
17. 我能通过患者过去经历帮助患者找寻走出当前困境的力量	1	2	3	4	5	6	7
18. 我能针对患者叙事思考医护人员的角色和所能给予患者的帮助及诊疗行为	1	2	3	4	5	6	7
19. 我能够在应对和分析患者的叙事中发现自己的不足和优势	1	2	3	4	5	6	7
20. 我能够给予患者恰当的语言或非语言上的回应和安慰	1	2	3	4	5	6	7
21. 我能注意在回应患者叙事的过程中避免对患者造成伤害	1	2	3	4	5	6	7
22. 我能够利用患者叙事中的关键要素，挖掘患者自身的资源与能力，帮助患者积极面对	1	2	3	4	5	6	7

续表

内容	完全不符合	不符合	有点不符合	不确定	有点符合	符合	完全符合
23. 在回应患者过程中，我能够表现出足够的耐心	1	2	3	4	5	6	7
24. 我能够调动患者家属或其他关键人物给予患者鼓励、安慰	1	2	3	4	5	6	7
25. 我能够合理地使用治疗文件（如信件、证书、合影等），给予患者力量与勇气	1	2	3	4	5	6	7
26. 我能用平实的语言描述患者的疾病故事和对患者故事的感知	1	2	3	4	5	6	7
27. 我能够在开展叙事医学或叙事护理的过程中提升对职业的认同和热爱	1	2	3	4	5	6	7

参 考 文 献

[1] 亚洲干眼协会中国分会，海峡两岸医药卫生交流协会眼科学专业委员会眼表与泪液病学组，中国医师协会眼科医师分会眼表与干眼学组．中国干眼专家共识：治疗（2020 年）[J]. 中华眼科杂志，2020, 56(12): 907-913.

[2] 胡皎月，刘祖国．关注精神障碍相关性干眼 [J]. 中华医学杂志，2021, 101(32): 2502-2504.

[3] 刘祖国，王华．关注干眼慢性疾病管理体系的建设 [J]. 中华眼科杂志，2018, 54(2): 81-83.

[4] WOLFFSOHN JS, ARITA R, CHALMERS R, et al. TFOS DEWS Ⅱ diagnostic methodology report[J]. Ocul Surf, 2017, 15(3): 539-574.

[5] 刘祖国．关注干眼慢性疾病管理体系的建设 [J]. 中华眼科杂志，2018, 54(2): 81-83.

[6] 刘淑贤．同仁眼科专科护理操作技术规范与评分标准．北京：科学出版社，2009.

[7] KOJIMA T, IBRAHIM OM, WAKAMATSU T, et al. The impact of contact lens wear and visual display terminal work on ocular surface and tear functions in office workers[J]. Am J Ophthalmol, 2011, 152(6): 933-940.

[8] 赵慧．非加热型湿房镜治疗干眼的临床疗效 [J]. 中华眼视光学与视觉科学杂志，2014, 16(9): 517-521.

[9] BELMONTE C, NICHOLS JJ, COX SM, et al. TFOS DEWS Ⅱ pain and sensation report[J]. The ocular surface, 2017, 15(3): 404-437.

[10] HE Q, CHEN Z, XIE C, et al. The association between dry eye disease with depression, anxiety and sleep disturbance during COVID-19[J]. Frontiers in psychiatry, 2021, 12: 802302.

[11] KATON WJ. Epidemiology and treatment of depression in patients with chronic medical illness[J]. Dialogues in clinical neuroscience, 2011, 13(1): 7-23.
[12] SEO M, KANG HS, LEE YJ, et al. Narrative therapy with an emotional approach for people with depression: improved symptom and cognitive-emotional outcomes[J]. Journal of psychiatric and mental health nursing, 2015, 22(6): 379-389.
[13] 黄辉 , 刘义兰 . 叙事护理临床应用的研究进展 [J]. 中华护理杂志 , 2016, 51(2): 185.
[14] 邵惠弟 , 钟小华 , 沈爱娟 , 等 . 叙事护理对老年慢性病患者心理状态及生活质量的影响 [J]. 中华全科医学 , 2021, 19(9): 1600-1603.
[15] ARTIOLI G, FOÀ C, TAFFURELLI C. An integrated narrative nursing model: towards a new healthcare paradigm[J]. Acta bio-medica : Atenei Parmensis, 2016, 87(4-S): 13-22.
[16] KORSAH KA. Nurses' stories about their interactions with patients at the Holy Family Hospital, Techiman, Ghana[J]. Open Nursing Journal, 2011, 1(1): 1-9.
[17] 贾立红 , 孙晓红 , 殷涵 , 等 . 新入职护士叙事护理知识 - 态度 - 行为的调查研究 [J]. 中华护理教育 , 2021, 18(8): 732-735.

DRY EYE

第三篇

典型病例分析

第一章

过敏性结膜炎相关干眼

（一）疾病知识要点

1. 定义 过敏性结膜炎(allergic conjunctivitis, AC)是结膜对过敏原刺激产生超敏反应所引起的一类疾病[1]。

根据发病机制及临床表现不同，分为5种亚型：①季节性过敏性结膜炎；②常年性过敏性结膜炎；③春季角结膜炎；④巨乳头性结膜炎；⑤特应性角结膜炎。其中季节性和常年性过敏性结膜炎最常见，以Ⅰ型超敏反应为主，结膜组织很少或不发生炎性细胞破坏和增殖性病变。春季角结膜炎、巨乳头性结膜炎和特应性角结膜炎则为Ⅰ型和Ⅳ型超敏反应共同参与的结果，如果不及时治疗，可以出现结膜组织破坏，巨乳头形成等增殖性病变，严重患者甚至发生角膜缘干细胞损伤，出现严重眼表损害[2]。

2. 临床表现[1] 过敏性结膜炎的典型症状为眼痒、眼红，低龄儿童表现为揉眼或频繁眨眼；结膜囊分泌物增多，以白色黏液性分泌物为主，擦拭时有拉丝样的改变。

结膜充血和乳头增生是过敏性结膜炎的特征性表现，严重者结膜水肿。

（1）季节性和常年性过敏性结膜炎：前者好发于某个季节，多数致敏原是花粉，后者一年四季皆可发病，致敏原以尘螨为主。眼痒、眼红是最主要的症状，常伴有过敏性鼻炎。结膜乳头增生较轻。

（2）春季角结膜炎：多见于儿童，男孩居多。以上睑结膜乳头增生和角膜缘灰白色胶样隆起为特征。临床分为结膜型（以结膜乳头增生为主）（图3-1-0-1）、角膜缘型（以角膜缘Horner-Trantas结节形成为主）（图3-1-0-2）和混合型（结膜和角膜缘均受累），严重者合并角膜盾形溃疡（shield ulcer）（图3-1-0-3）。

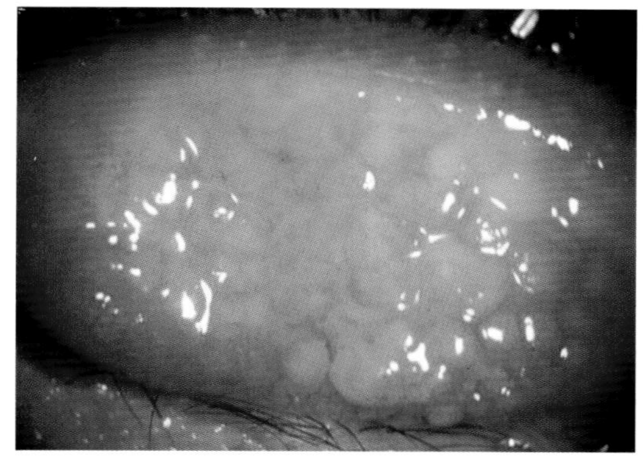

图 3-1-0-1　上睑结膜充血，水肿，铺路石样巨乳头形成

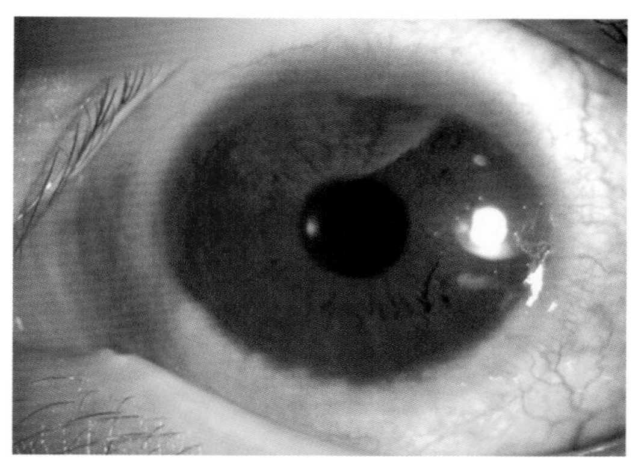

图 3-1-0-2　下方角膜缘 Horner-Trantas 结节形成，角膜缘隆起

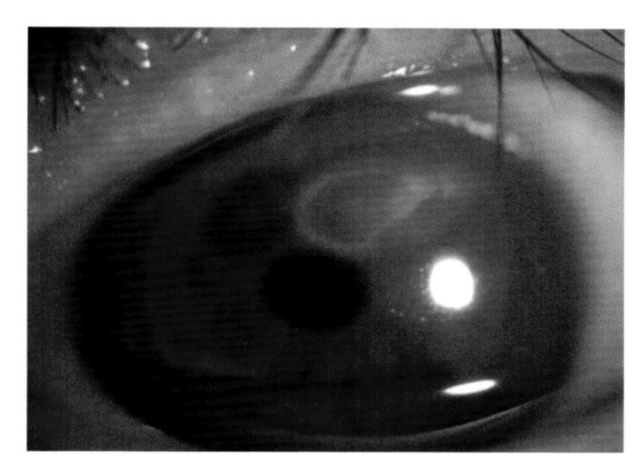

图 3-1-0-3　春季角结膜炎患者，角膜上方盾形角膜溃疡

（3）巨乳头性结膜炎：本病以直径>1mm 的结膜乳头为主要临床特征（图 3-1-0-4），患者常有角膜接触镜、义眼或结膜缝线等诱因。

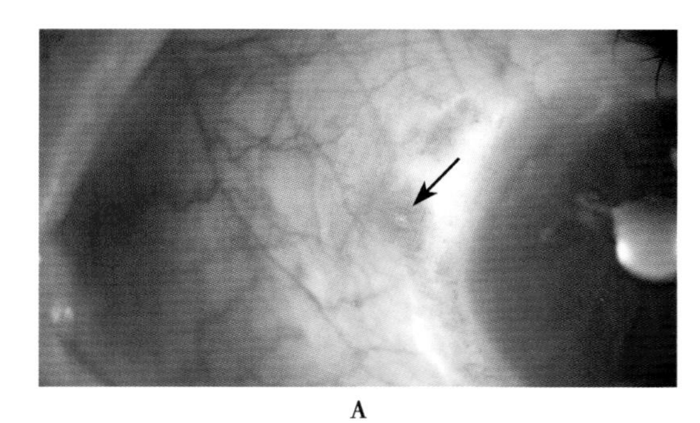

A　　B

图 3-1-0-4　患者，女性，66 岁，3 年前玻璃体切割手术

A. 左眼鼻侧结膜可见露出结膜面的缝线（箭头）；B. 对应上睑结膜充血，巨乳头形成。

（4）特应性角结膜炎：眼部过敏体征较重，常伴有眼睑皮肤、面部及其他部位的特应性皮炎，皮肤湿疹样改变，眼周皮肤可出现溃疡，结膜大量乳头增生，乳头充血明显，水肿。严重患者出现角膜上皮病变或角膜溃疡，少数患者并发白内障或葡萄膜炎（图 3-1-0-5）。

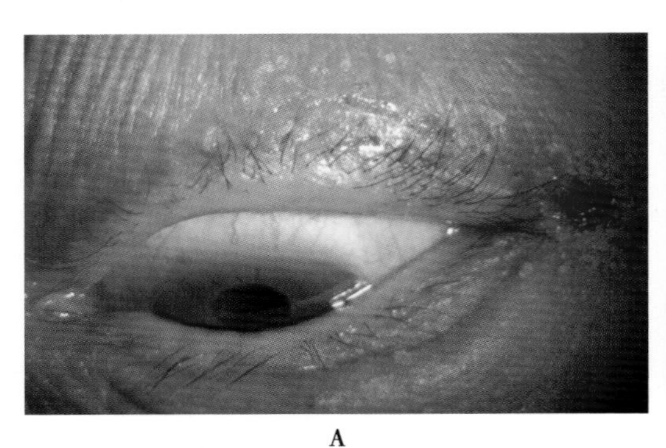

A

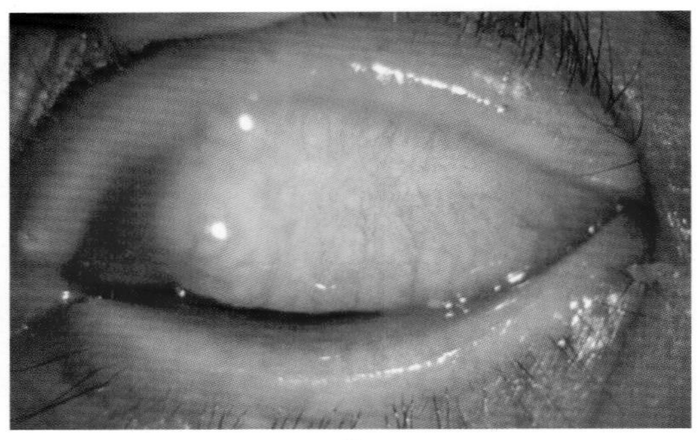

B

图 3-1-0-5　特应性结膜炎

A. 眼睑皮肤湿疹样改变，眼周皮肤溃疡；B. 结膜大量乳头增生，充血明显，水肿。

3．干眼和过敏　干眼和过敏都是临床常见疾病，越来越多的研究显示眼部过敏与干眼密切相关，相互影响。过敏患者因长期炎症和用药，其干眼发病率更高；干眼患者因泪液分泌减少，对眼表过敏原的冲洗作用减弱，其过敏症状和体征也更重[3]。

研究表明，无论哪种类型过敏，都会影响泪膜稳定性，泪膜破裂时间缩短，而且与过敏的严重程度相关[4-8]。季节过敏性结膜炎患者非花粉季节没有泪膜稳定性下降[9]。而春季角结膜炎患者无论是否在发病期，其 BUT 均有缩短[10]。

无论哪种类型的眼部过敏，因眼表炎症加重，频繁揉眼等机械刺激，其睑板腺形态均可出现不同程度的变化[11]，泪液蒸发加快，其泪液渗透压也升高[12]。眼部过敏对黏蛋白分泌也有明显影响：研究显示组胺、白三烯和前列腺素等参与过敏的主要炎性介质可以直接刺激杯状细胞分泌，而炎症细胞因子，如 IL-13、TNF-α 和 IFN-β 对分泌黏蛋白的角结膜细胞和杯状细胞的分泌、增殖和凋亡具有相反的调节作用[13]。临床研究发现，严重的春季角结膜炎和特应性结膜炎患者，甚至出现杯状细胞分泌 MUC5AC 枯竭的情况[14]。

过敏性结膜炎患者因泪液功能变化，炎症加重，其眼表也会出现不同程度的损伤，尤其是春季角结膜炎和特应性结膜炎患者，研究显示这些患者眼表细胞存在不同程度的鳞状化生，并且与泪膜稳定性呈负相关，也加快了干眼的发展。

有研究表明，全身性抗组胺药是干眼的危险因素之一，这些药物具有抗胆碱能活性，可影响泪腺腺泡和结膜细胞的分泌[15]。长期使用局部抗过敏药物也可能减少泪液分泌，损伤杯状细胞、上皮细胞、角膜神经和睑板腺，加重干眼[16]。

4．诊断依据[1]　过敏性结膜炎相关干眼的临床诊断需同时满足过敏性结膜炎和干眼的诊断。

（1）过敏性结膜炎的诊断

1）症状：眼痒，可伴有异物感，结膜囊分泌物增多。

2）体征：结膜充血、结膜乳头、角膜特异性病变特征至少1项。

在实验室辅助检查中，结膜刮片发现嗜酸性粒细胞，更有助于明确诊断过敏性结膜炎。

（2）干眼的诊断：同前。

5. 治疗方案[1] 治疗原则：积极治疗过敏，查找并脱离过敏原，缓解症状及减轻体征。同时缓解干眼。

（1）过敏治疗：方案的选择应根据患者过敏性结膜炎的类型、严重程度、经济状况及治疗依从性等综合考虑。

根据过敏性结膜炎类型：Ⅰ型超敏反应介导的过敏性结膜炎，人工泪液联合双效抗过敏药物可有效控制症状，严重患者酌情使用糖皮质激素。Ⅳ型超敏反应介导的过敏性结膜炎，在上述治疗的基础上，常需要联合局部免疫抑制剂控制病情。

根据过敏性结膜炎严重程度：轻度过敏患者可以冲洗结膜囊和局部冷敷，并给予人工泪液，以去除和稀释致敏原，缓解症状。中度过敏患者可局部给予缩血管剂、抗组胺药物、肥大细胞稳定剂和抗炎等治疗。重症患者或上述治疗无效的患者可局部应用激素和免疫抑制剂。

药物治疗：①抗组胺药。缓解充血和眼痒。②肥大细胞稳定剂。减轻肥大细胞的脱颗粒反应，从而有效减轻过敏反应中的级联炎症反应，适用于过敏性结膜炎发作间期的病情控制和预防。③双效药物。既能抗组胺，又可以稳定肥大细胞膜，可以快速控制眼痒、眼红等症状，对于急性发作期和间歇期的炎性反应活化均有较好的控制作用，长期使用比较安全，是治疗过敏性结膜炎的首选基础药物[3]。④糖皮质激素。能有效抑制多种免疫细胞的活化和炎性反应介质释放，适用于严重过敏性结膜炎和病情反复迁延的患者。应注意使用时间不宜过长，并监测眼压，角膜厚度、晶状体等变化，以免发生白内障、青光眼、真菌感染及角膜上皮愈合延迟等并发症。⑤免疫抑制剂。如环孢素和他克莫司局部点眼，抑制由肥大细胞和T淋巴细胞介导的结膜过敏性炎性反应。对于由Ⅳ型变态反应引起的过敏性结膜炎，如春季角结膜炎、巨乳头性结膜炎和特应性结膜炎的患者有效。⑥其他药物。如缩血管药物局部点眼可收缩血管，降低毛细血管通透性，减轻眼红、水肿和分泌物增多症状，但不能阻止炎性反应和缓解眼痒，不建议单独和常规使用。

（2）过敏性结膜炎相关干眼的治疗

1）人工泪液：在治疗过敏性结膜炎中的作用，除了缓解患者眼干的症状，润滑眼表，更重要的是起到冲洗和稀释结膜囊内过敏原的作用，常常作为治疗过敏性结膜炎的一线用药。为此，在选择人工泪液时，建议选择浓度较低、在眼表存留时间短、无防腐剂的人工泪液，每日 3~4 次，每次 2~3 滴，以同时达到冲洗过敏原的作用。

2）抗炎治疗：过敏性结膜炎相关干眼的病因有Ⅰ型和Ⅳ型超敏反应的参与，往往炎症发生的更早、更重，因此抗炎治疗应更加积极。临床治疗在考虑干眼炎症程度的同时，还要兼顾考虑过敏性结膜炎的类型，对于Ⅰ型超敏反应介导的过敏性结膜炎，可联合非甾体抗炎药，每日 2~3 次；严重患者酌情使用糖皮质激素。对于Ⅳ型超敏反应介导的过敏性结膜炎，可同时联合局部免疫抑制剂，每日 2 次，以便更好控制过敏和干眼。

（二）典型病例

患儿，男性，8 岁，因"双眼痒、红，分泌物增多 2 年，加重伴眼干涩 3 个月"就诊。患儿 2 年前春季出现双眼痒、眼红，分泌物增多，呈拉丝状。当时医院诊断为"过敏性结膜炎"，予抗过敏和激素滴眼液治疗，用药后眼痒缓解，但仍眼红，有分泌物，秋季后自然缓解。近 3 个月双眼红、眼痒加重，分泌物增多，局部抗过敏药物治疗无明显好转，眼部干涩，来院就诊。既往过敏性鼻炎病史 3 年。

眼科检查：视力右眼 0.9，左眼 0.8，眼压右眼 19.5mmHg，左眼 15mmHg。双眼泪河细，结膜充血，上睑乳头增生，水肿，左上睑巨乳头形成；球结膜轻度充血，水肿，角膜下方上皮点状混浊，角膜缘胶样隆起，Horner-Trantas 结节形成（图 3-1-0-6）。

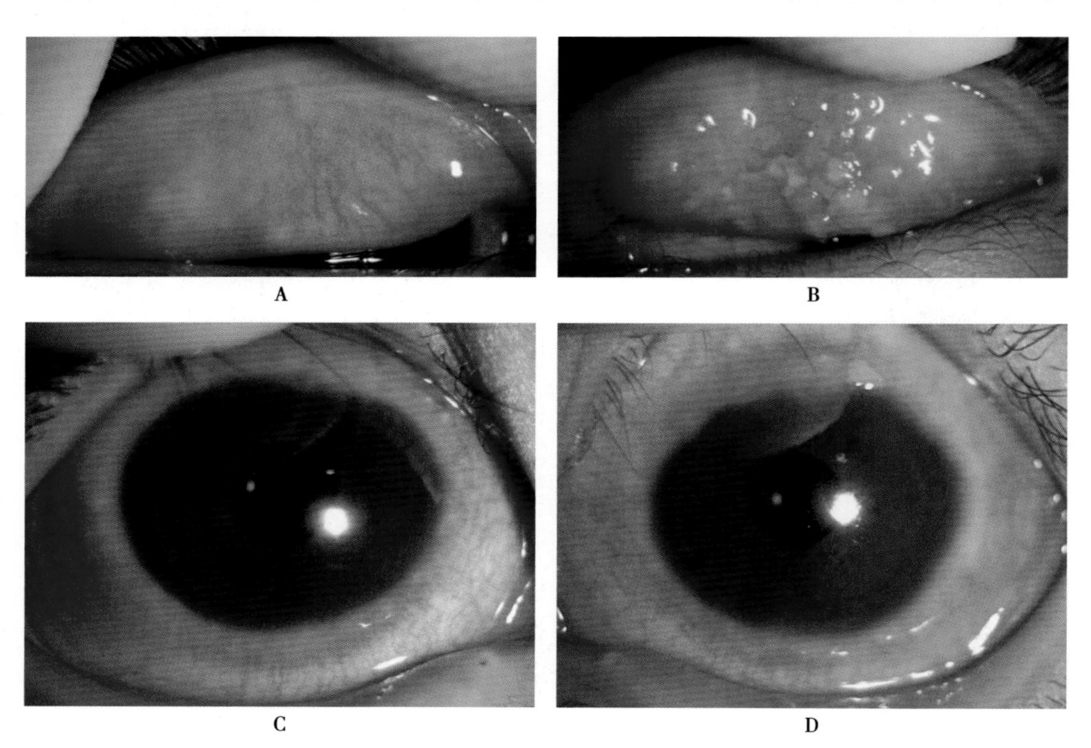

图 3-1-0-6　患者治疗前眼前节照相

A. 右眼上睑结膜充血，乳头增生，水肿；B. 左眼上睑结膜充血，巨乳头形成，可见多量分泌物附着；C、D. 双眼球结膜充血，角膜缘胶样隆起，Horner-Trantas 结节形成。

前房深，瞳孔圆，晶状体透明，眼底检查未见异常。

辅助检查：结膜刮片，镜下可见少量水肿上皮，淋巴细胞及嗜酸性粒细胞（图 3-1-0-7）。激光共聚焦显微镜下可见睑结膜乳头肿胀，上皮层间大量炎性细胞（图 3-1-0-8A、B），睑结膜角膜缘可见大量聚集的活化朗格汉斯细胞（图 3-1-0-8C、D）。泪液功能检查：BUT 右眼 3s，左眼 2s，Schirmer Ⅰ试验右眼

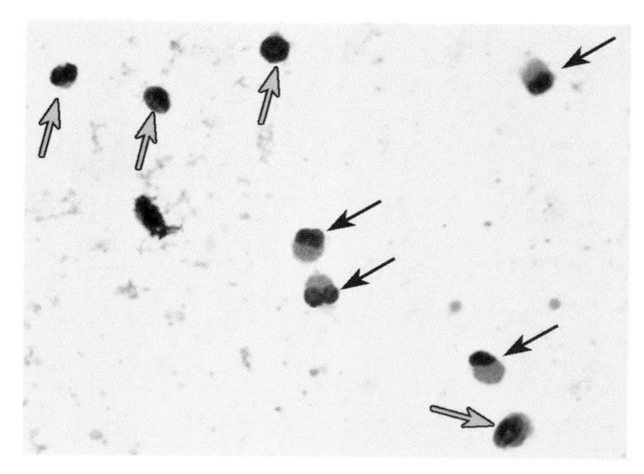

图 3-1-0-7　患者结膜刮片，可见嗜酸性粒细胞（黑箭头）及淋巴细胞（黄箭头）

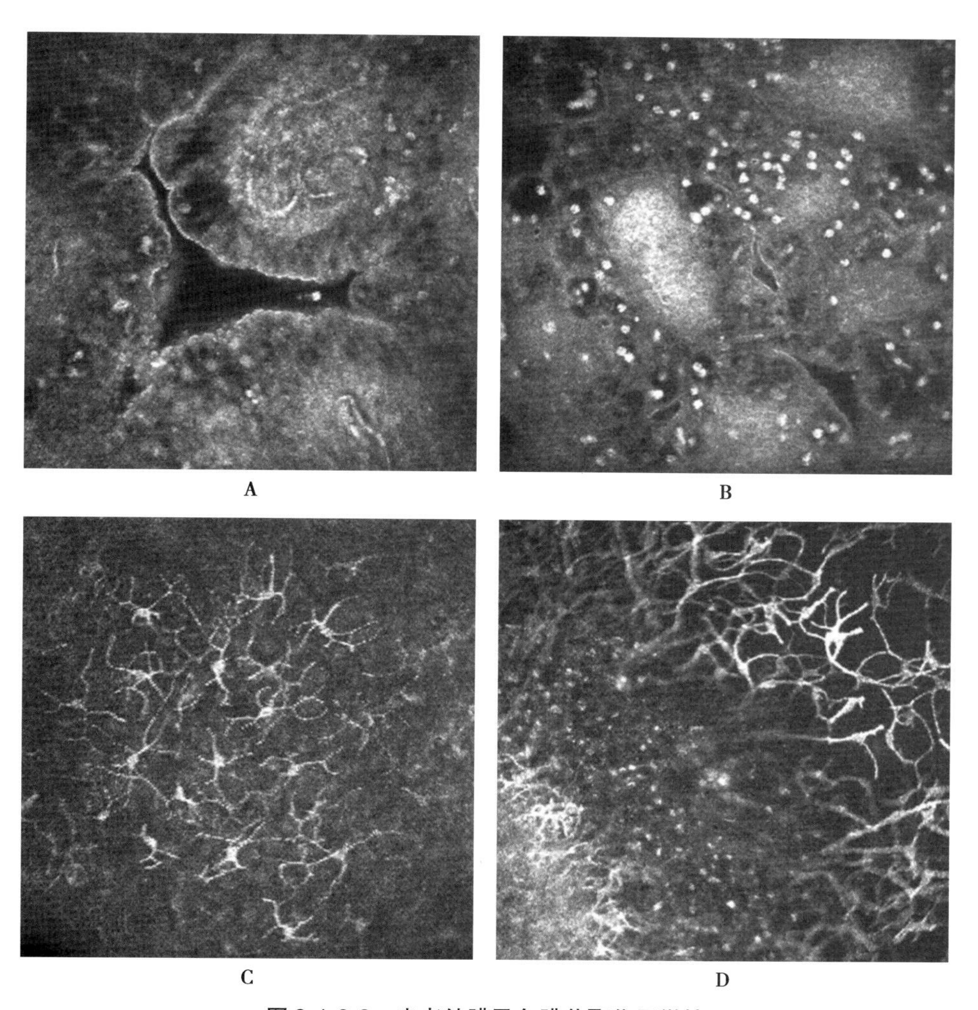

图 3-1-0-8　患者结膜及角膜共聚焦显微镜

A、B. 上睑结膜可见结膜乳头水肿，多量炎性细胞浸润；C. 上睑结膜上皮层下大量活化朗格汉斯细胞聚集；D. 角膜缘大量活化的朗格汉斯细胞，排列成网状。

5mm/5min，左眼 6mm/5min。

临床诊断：双眼春季角结膜炎干眼。

治疗：建议患者进行过敏原检查，并嘱患者尽量避免接触过敏原，局部冷敷，不要揉眼。局部予双眼玻璃酸钠滴眼液 4 次 /d，每次 2~3 滴冲洗结膜囊；盐酸奥洛他定滴眼液 2 次 /d；0.1% 氟米龙滴眼液 2 次 /d，他克莫司滴眼液 2 次 /d。

治疗 2 周后，患者眼痒明显缓解，分泌物减少，干眼症状有所缓解；右眼结膜水肿消退，上睑结膜乳头减少，左眼上睑巨乳头变扁平，角膜缘 Horner-Trantas 结节吸收（图 3-1-0-9）。复查泪膜破裂时间：右眼 6s，左眼 5s。停用氟米龙滴眼液，其他药物继续治疗 3 个月。

患者症状完全消失后，停用他克莫司滴眼液和盐酸奥洛他定滴眼液，局部人工泪液继续使用，复查泪膜破裂时间：右眼 6s，左眼 6s，Schirmer Ⅰ试验右眼 6mm/5min，左眼 6mm/5min。

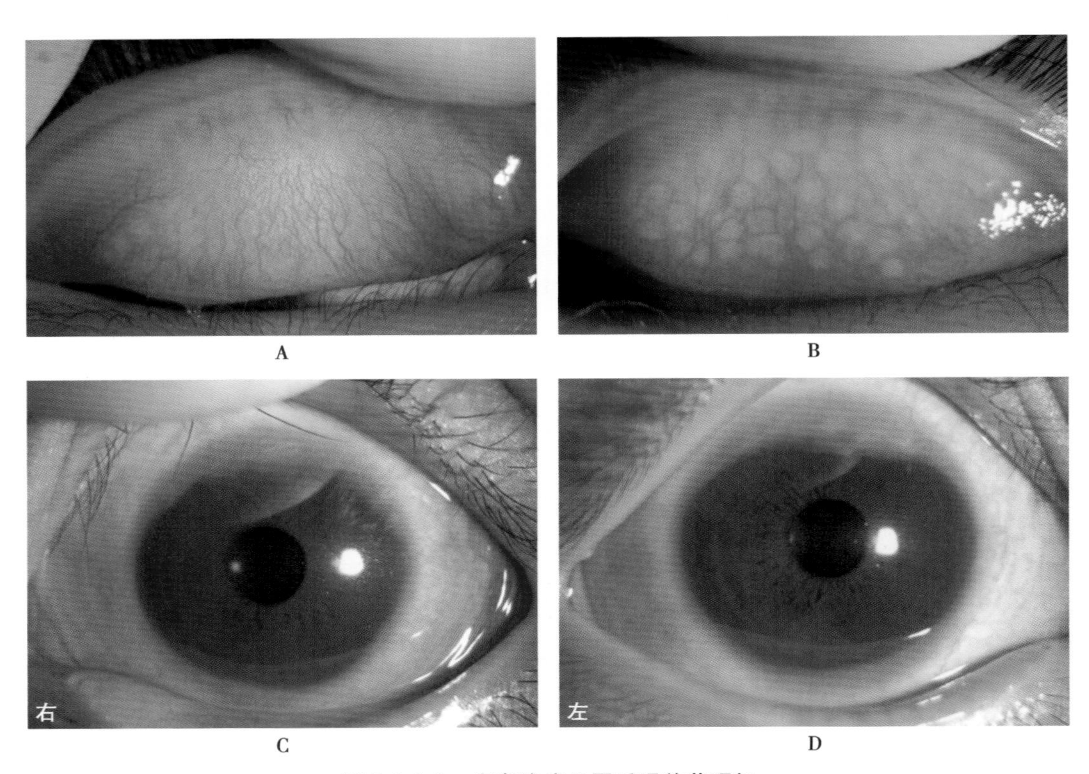

图 3-1-0-9　患者治疗 2 周后眼前节照相

A. 右眼结膜水肿消退，上睑结膜乳头减少；B. 左眼上睑巨乳头变扁平；C、D. 双眼角膜缘 Horner-Trantas 结节吸收。

（三）病例分析

本病例特点：

1. 儿童患者，既往过敏性鼻炎病史。

2. 患者症状较重，眼痒明显，眼红，有多量分泌物形成；典型体征：上睑结膜巨乳头形成，角膜缘隆起，Horner-Trantas 结节形成。

3. 长期眼部过敏后，眼部泪液功能出现异常。

4. 人工泪液局部使用，一方面可以冲洗结膜囊，减少局部过敏原载量，同时改善患者泪液质量，利于缓解眼表炎症。

5. 早期激素局部短期应用，有助于角膜缘 Horner-Trantas 结节吸收。

6. 春季角结膜炎的发病机制以Ⅳ型变态反应为主，局部免疫抑制剂更有利于控制病情，减轻组织破坏，促进结膜巨乳头吸收。

7. 春季角结膜炎患者往往病程长，局部炎症反应重，往往需要长期局部用药，并可对眼表和泪液功能造成不同程度的破坏，需要关注和监测患者的泪液质量，并进行相应治疗。

参 考 文 献

[1] 中华医学会眼科学分会角膜病学组．我国过敏性结膜炎诊断和治疗专家共识 (2018 年)[J]. 中华眼科杂志，2018, 54(6)：409-414.

[2] AZARI AA, BARNEY NP. Conjunctivitis: a systematic review of diagnosis and treatment[J]. JAMA, 2013, 310(16)：1721-1729.

[3] VILLANI E, RABBIOLO G, NUCCI P. Ocular allergy as a risk factor for dry eye in adults and children. Curr Opin Allergy Clin Immunol, 2018, 18(5): 398-403.

[4] HU Y, MATSUMOTO Y, DOGRU M, et al. The differences of tear function and ocular surface findings in patients with atopic keratoconjunctivitis and vernal keratoconjunctivitis. Allergy, 2007, 62(8): 917-925.

[5] CHEN L, PI L, FANG J, et al. High incidence of dry eye in young childrenwith allergic conjunctivitis in Southwest China. Acta Ophthalmol, 2016, 94(8): e727-e730.

[6] AKIL H, CELIK F, ULAS F, et al. Dry eye syndrome and allergic conjunctivitis in the pediatric population. Middle East Afr J Ophthalmol, 2015, 22(4): 467-471.

[7] KIM TH, MOON NJ. Clinical correlations of dry eye syndrome and allergic conjunctivitis in Korean children. J Pediatr Ophthalmol Strabismus, 2013, 50(2): 124-127.

[8] DOGRU M, GUNAY M, CELIK G, et al. Evaluation of the tear film instability in children with allergic diseases. Cutan Ocul Toxicol, 2016, 35(1): 49-52.

[9] KOSINA-HAGYO' K, VERES A, FODOR E, et al. Tear film function in patients with seasonal allergic conjunctivitis outside the pollen season. Int Arch Allergy Immunol,

2012, 157(1): 81-88.

[10] VILLANI E, DELLO STROLOGO M, PICHI F, et al. Dry eye in vernal keratoconjunctivitis: a cross-sectional comparative study. Medicine (Baltimore), 2015, 94(42): e1648.

[11] MIZOGUCHI S, IWANISHI H, ARITA R, et al. Ocular surface inflammation impairs structure and function of meibomian gland. Exp Eye Res, 2017, 163: 78-84.

[12] NITODA E, LAVARIS A, LAIOS K, et al. Tear film osmolarity in subjects with acute allergic rhinoconjunctivitis. In Vivo, 2018, 32(2): 403-408.

[13] DARTT DA, MASLI S. Conjunctival epithelial and goblet cell function in chronic inflammation and ocular allergic inflammation. Curr Opin Allergy Clin Immunol, 2014, 14(5): 464-470.

[14] DOGRUM, ASANO-KATON, TANAKAM, et al. Ocular surface and MUC5A-Calterations in atopic patients with corneal shield ulcers. Curr Eye Res, 2005, 30(10): 897-908.

[15] GOMES JAP, AZAR DT, BAUDOUIN C, et al. TFOS DEWS Ⅱ iatrogenic report. Ocul Surf, 2017, 15:511-538.

[16] ABELSON MB, TORKILDSEN GL, WILLIAMS JI, et al. Time to onset and duration of action of the antihistamine bepotastine besilate ophthalmic solutions 1.0% and 1.5% in allergic conjunctivitis: a phase Ⅲ, single-center, prospective, randomized, double-masked, placebo-controlled, conjunctival allergen challenge assessment in adults and children[J]. Clin Ther, 2009, 31(9): 1908-1921.

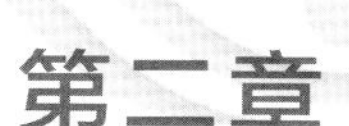

干燥综合征相关干眼

（一）疾病知识要点

1. 定义　干燥综合征（Sjögren syndrome, SS）是一种以淋巴细胞增殖和进行性外分泌腺损伤为特征的慢性、系统性自身免疫病，患者血清中存在多种自身抗体。除有涎腺、泪腺功能受损外，可出现多脏器多系统受累[1]。不合并其他结缔组织病的干燥综合征称为原发性干燥综合征（primary Sjögren syndrome, pSS）。pSS 在我国人群中的患病率为 0.33%~0.77%[1]，是中老年人最常见的自身免疫性结缔组织病，女性多见。pSS 是一种多因素疾病，临床表现轻重不一。部分患者仅有口干、眼干的局部症状，就诊于口腔科、眼科，而部分患者则以重要脏器损害为首发症状，如出现关节肌肉、呼吸系统、消化系统等系统损害，80% 以上的患者会出现干燥、疲乏和疼痛等表现。

pSS 患者常常因为泪腺分泌功能低下导致干燥综合征干眼（Sjögren syndrome dry eye, SSDE），眼部症状包括视物模糊、眼部异物感，临床体征包括泪膜稳态失衡、结膜及角膜着染、杯状细胞丢失和角膜上皮细胞化生[2-4]。

2. 诊断依据　根据 2016 年美国风湿病学会（ACR）/ 欧洲抗风湿病联盟（EULAR）制定的 pSS 分类标准[5]。

（1）纳入标准：至少有眼干或口干症状之一者，即下述至少一项为阳性。①每日感到不能忍受的眼干，持续 3 个月以上；②眼中反复砂砾感；③每日需用人工泪液 3 次或 3 次以上；④每日感到口干，持续 3 个月以上；⑤吞咽干性食物需频繁饮水帮助。或在 EULAR 的 SS 疾病活动度指数 (ESSDAI) 问卷中出现至少一个系统阳性的可疑 SS 者。

（2）排除标准：患者出现下列疾病，因可能有重叠的临床表现或干扰诊断试验结果，应予以排除。①头颈部放疗史；②活动性丙型肝炎病毒感染；③艾滋病；④结节病；⑤淀粉样变性；⑥移植物抗宿主病；⑦IgG4相关性疾病。

（3）适用于任何满足上述纳入标准并除外排除标准者，且下述5项评分总和≥4分者诊断为pSS：①唇腺灶性淋巴细胞浸润，且灶性指数≥1个灶/4mm^2，为3分；②血清抗SSA抗体阳性，为3分；③至少单眼角膜染色计分（OSS）≥5分或Van Bisterveld评分≥4分，为1分；④至少单眼泪液分泌试验（Schirmer试验）≤5mm/5min，为1分；⑤未刺激的全唾液流率≤0.1mL/min(Navazesh和Kumar测定法)，为1分。

常规使用胆碱能药物者应充分停药后再行上述③④⑤项评估口眼干燥的检查。

3. 临床治疗方案 目前尚无根治pSS的方法，治疗目的主要是缓解患者口眼干燥的症状，以及终止或抑制患者体内发生的异常免疫反应，保护患者脏器功能[1]。本章节侧重讲述眼部治疗方案。

眼部的预防性措施包括避免减少泪液产生的全身性药物、保持良好的睑缘卫生、避免干燥或大风环境以及限制某些与瞬目频率降低相关的活动。干眼症状明显时，建议每天至少使用4次人工泪液或润滑性眼用凝胶及眼膏[6]。自体血清也被广泛用于治疗重度干眼，多项临床研究表明，在1~3个月的随访中SSDE患者对治疗反应良好，症状有明显改善[7-9]。另外有研究表明，脐带血清较外周血清具有更高浓度的生长因子和细胞因子，能在有效改善患者症状的同时提高杯状细胞密度[10]。若症状严重，可局部使用免疫抑制剂（如环孢素、他克莫司）滴眼液。糖皮质激素类滴眼液可酌情短期内使用（一般不超过2~4周）[1]，但有引起角结膜上皮细胞变性和角膜穿孔的风险。目前市面上口服的治疗SSDE的胆碱能激动剂有毛果芸香碱和西维美林。研究表明，口服毛果芸香碱可以改善SSDE患者症状及角膜荧光素染色评分，但并未发现泪液生成量提高[11-13]。另有研究表明每天服用3次西维美林可显著改善SSDE患者症状及唾液、泪液流量[14]。服用此两种药物时需注意不良事件的发生，如大量出汗、头痛、腹痛和恶心等[14-16]。不完全泪小点封闭可改善SSDE患者症状及角膜荧光素染色评分[17]，但缺乏1级研究证据支持。

（二）典型病例

患者，女性，55岁，因"双眼眼干、眼磨疼、异物感5年余，加重1个月"就诊。2周前曾于当地医院就诊，诊断为"双眼干眼"，予玻璃酸钠滴眼液4次/d，治疗效果欠佳，遂来院就诊。既往史：曾经会计工作，用眼较多。干燥综合征病史5年，目前口服药物治疗，病情稳定。

眼科检查：视力右眼 0.2，左眼 0.4，眼压右眼 15mmHg，左眼 16mmHg。裂隙灯检查：双眼结膜未见明显充血，双眼角膜上皮粗糙，荧光素钠染色可见全角膜弥漫着染，下方可见假树枝样改变。双眼前房中深，瞳孔圆，晶状体透明，眼底检查未见异常（图 3-2-0-1）。无表麻 Schirmer Ⅰ试验右眼 2mm/5min，左眼 1mm/5min。眼表综合分析仪示首次泪膜破裂时间右眼 2.12s，左眼 2.20s，泪膜脂质层薄，且分布不均，双眼上下睑板腺缺失面积均＞1/3。

风湿免疫科查体：全唾液流率≤0.1mL/min。

临床检验：抗核抗体 1 : 1 000（参考值＜1 : 100），抗 SSA(60kDa) 抗体强阳性 +++（参考值阴性），抗 Ro-52 强阳性 +++（参考值阴性），抗 SSB(48kDa) 抗体弱阳性 +（参考值阴性），免疫球蛋白 A 升高，动态红细胞沉降率 114mm/h（参考范围 0~20mm/h），其余结果未见明显异常。

临床诊断：双眼干燥综合征相关干眼，干燥综合征。

治疗：予双眼 0.3% 玻璃酸钠滴眼液 3 次 /d，小牛血去蛋白提取物眼用凝胶 3 次 /d，0.1% 氟米龙滴眼液 3 次 /d，0.05% 环孢素滴眼液 2 次 /d，妥布霉素地塞米松眼膏 1 次 / 晚。风湿科会诊，完善检查后予口服硫酸羟氯喹片 0.2g，2 次 /d。

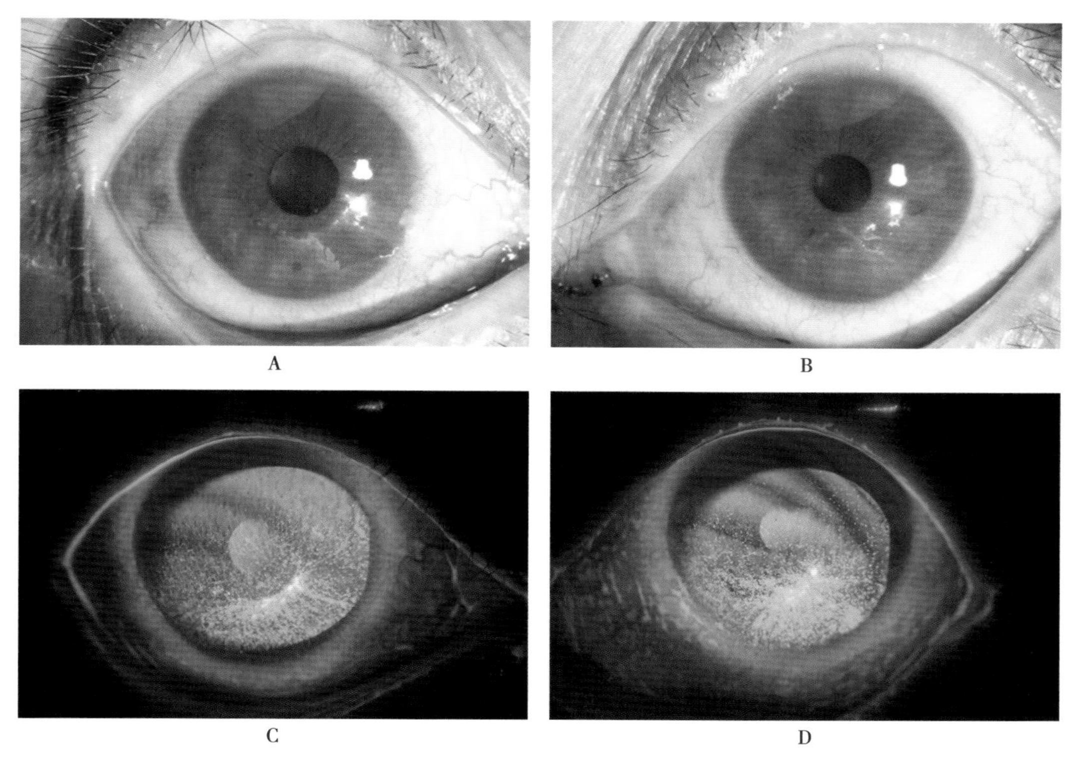

图 3-2-0-1　患者治疗前眼前节照相

A、B. 双眼睑缘形态不规则，睑板腺开口脂栓形成，结膜未见明显充血，角膜上皮粗糙；C、D. 荧光素钠染色示双眼全角膜弥漫性着染，下方假树枝样改变。

治疗 1 个月后，患者自诉眼干症状用药后缓解，裂隙灯检查双眼角膜表面仍粗糙，荧光素钠染色可见双眼角膜中下方点状着染（图 3-2-0-2）。Schirmer Ⅰ试验右眼 2mm/5min，左眼 3mm/5min。眼表综合分析仪示首次泪膜破裂时间右眼 3.42s，左眼 3.30s。嘱患者调整用药，予双眼 0.3% 玻璃酸钠滴眼液 3 次 /d，小牛血去蛋白提取物眼用凝胶 3 次 /d，0.05% 环孢素滴眼液 3 次 /d，妥布霉素地塞米松眼膏 1 次 / 晚，配戴湿房镜，定期眼科、风湿免疫科复查。

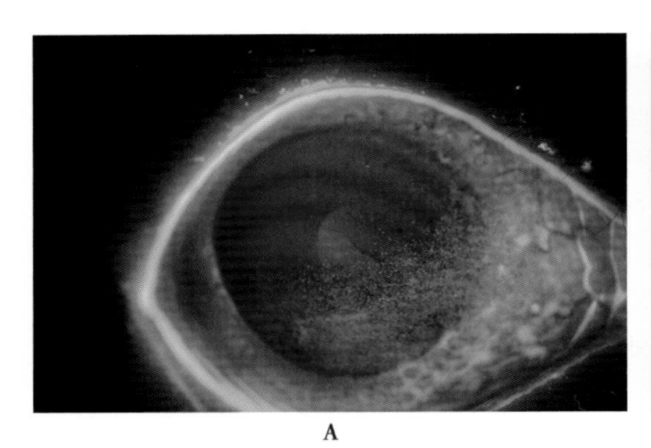
A

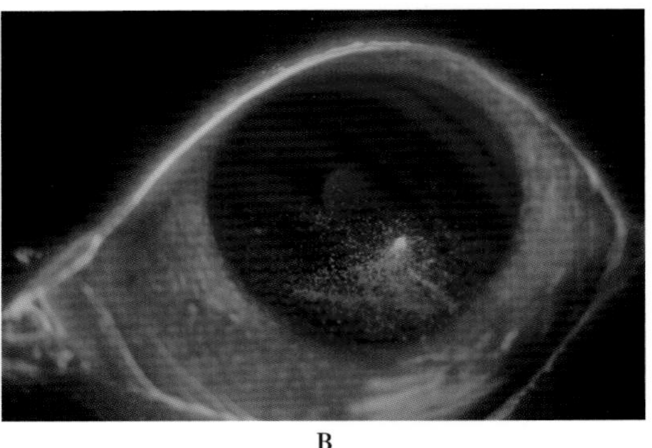
B

图 3-2-0-2　患者治疗 1 个月后眼前节照相

A、B. 荧光素钠染色示双眼角膜中下方点状着染。

（三）病例分析

1. 患者中年女性，慢性病程，主诉长期眼干、眼磨疼、异物感，使用玻璃酸钠滴眼液无缓解，曾经会计工作，用眼较多。

2. 曾有干燥综合征病史，药物控制。

3. 角膜弥漫点染，局部片状融合。

4. SSDE 患者的病情严重程度及进展速度通常高于非干燥综合征干眼患者[18]，在使用人工泪液的同时适当加用免疫抑制剂或自体血清可控制病情进展。

5. SSDE 患者应强调长期眼部护理。

参 考 文 献

[1] 张文，厉小梅，徐东，等 . 原发性干燥综合征诊疗规范 . 中华内科杂志，2020, 59(4): 269-276.

[2] BRON AJ, DE PAIVA CS, CHAUHAN SK, et al. TFOS DEWS Ⅱ pathophysiology report. Ocul Surf, 2017, 15(3): 438-510.

[3] RAPHAEL M, BELLEFQIH S, PIETTE JC, et al. Conjunctival biopsy in Sjögren's syndrome: correlations between histological and immunohistochemical features. Histopathology, 2010, 13(2): 191-202.

[4] AGUILAR AJ, FONSECA L, CROXATTO JO. Sjögren's syndrome: a comparative study of impression cytology of the conjunctiva and buccal mucosa, and salivary gland biopsy. Cornea, 1991, 10(3): 203-206.

[5] SHIBOSKI CH, SHIBOSKI SC, SEROR R, et al. 2016 American college of rheumatology/european league against rheumatism classification criteria for primary Sjögren's syndrome. Annals of the Rheumatic Diseases, 2017, 76(1): 9-16.

[6] JONES L, DOWNIE LE, KORB D, et al. TFOS DEWS Ⅱ management and therapy report. Ocul Surf, 2017, 15(3): 575-628.

[7] NOBLE A B, LOH RSK, MACLENNAN S, et al. Comparison of autologous serum eye drops with conventional therapy in a randomised controlled crossover trial for ocular surface disease[J]. The British Journal of Ophthalmology, 2004, 88(5): 647-652.

[8] KOJIMA T, ISHIDA R, DOGRU M, et al. The effect of autologous serum eyedrops in the treatment of severe dry eye disease: a prospective randomized case-control study[J]. American Journal of Ophthalmology, 2005, 139(2): 242-246.

[9] LI J, ZHANG X, ZHENG Q, et al. Comparative evaluation of silicone hydrogel contact lenses and autologous serum for management of Sjögren syndrome-associated dry eye[J]. Cornea, 2015, 34(9): 1072-1078.

[10] YOON KC, HEO H, IM SK, et al. Comparison of autologous serum and umbilical cord serum eye drops for dry eye syndrome[J]. American Journal of Ophthalmology, 2007, 144(1): 86-92.

[11] TSIFETAKI N, KITSOS G, PASCHIDES CA, et al. Oral pilocarpine for the treatment of ocular symptoms in patients with Sjögren's syndrome: a randomised 12 week controlled study[J]. Annals of the Rheumatic Diseases, 2003, 62(12):1204-1207.

[12] KAWAKITA T, SHIMMURA S, TSUBOTA K. Effect of oral pilocarpine in treating severe dry eye in patients with Sjögren syndrome[J]. Asia Pac J Ophthalmol, 2015, 4(Issue): 101-105.

[13] ARAGONA P, PIETRO RD, SPINELLA R, et al. Conjunctival epithelium improvement after systemic pilocarpine in patients with Sjögren's syndrome[J]. British Journal of Ophthalmology, 2006, 90(2): 166-170.

[14] PETRONE D. A double-blind, randomized, placebo-controlled study of cevimeline in Sjögren's syndrome patients with xerostomia and keratoconjunctivitis sicca[J]. Arthritis & Rheumatology, 2014, 46(3): 748-754.

[15] NOAISEH G, BAKER JF, VIVINO FB. Comparison of the discontinuation rates and side-effect profiles of pilocarpine and cevimeline for xerostomia in primary Sjögren's syndrome[J]. Clinical & Experimental Rheumatology, 2014, 32(4): 575.

[16] ONO M, TAKAMURA E, SHINOZAKI K, et al. Therapeutic effect of cevimeline on dry

eye in patients with Sjögren’ s syndrome: a randomized, double-blind clinical study[J]. American Journal of Ophthalmology, 2004, 138(1): 6-17.

[17] HOLZCHUH R, VILLA ALBERS MB, OSAKI TH, et al. Two-year outcome of partial lacrimal punctal occlusion in the management of dry eye related to Sjögren syndrome[J]. Current Eye Research, 2011, 36(6): 507-512.

[18] WHITCHER JP, SHIBOSKI CH, SHIBOSKI SC, et al. A simplified quantitative method for assessing keratoconjunctivitis sicca from the Sjögren’ s Syndrome International Registry[J]. American Journal of Ophthalmology, 2010, 149(3): 405-415.

第三章

视频终端综合征相关干眼

（一）疾病知识要点

1. 定义 视频终端（visual display terminal，VDT）综合征，即VDT综合征，又名电脑终端综合征、计算机视觉综合征（computer visual syndrome，CVS），是由于长时间近距离注视电子视频终端或长时间操作其外围设备引起的一系列非特异性临床症候群[1]。VDT综合征最常见的症状是眼部症状，如视疲劳、烧灼感、眼部刺激、眼睛充血、视力模糊、眼睛干涩、复视等[2]。除此之外，还可伴有头痛、肩颈痛、神经肌肉麻痹、皮肤病变、精神症状等其他临床表现[1,3]。视频终端综合征相关干眼（VDT综合征相关干眼）即为长时间近距离注视电子视频终端或操作其外围设备引起的干眼。在VDT的使用者中，干眼的发病率可高达50%[4-5]。其发生机制与瞬目频率、不完全瞬目[6]、眼表暴露增加、显示屏的高度与距离、背景光的强度和颜色、周围环境的温湿度等因素均有一定的联系[7-10]。其中瞬目异常是引起视频终端综合征相关干眼的最主要因素。瞬目异常包含瞬目频率的异常及不完全瞬目。研究表明，瞬目频率的降低常出现在阅读、工作时，并且随着任务难度的增加显著降低[11]；不完全瞬目通常与眼睑闭合不全有关，其常见的原因有重睑术后、甲状腺相关眼病以及面神经障碍等[12-13]。瞬目异常造成干眼的机制详见图3-3-0-1。

2. 诊断依据[1]

（1）病史：长时间近距离注视VDT设备或长时间操作其外围设备的病史；可伴有颈椎病、腰痛、腕管综合征等肌肉骨骼劳损的病史；一般无斜弱视、屈光不正或矫正不足等眼部疾病病史。

（2）症状：患者的主观症状是诊断VDT综合征相关干眼的关键。①眼部症状：眼部症状可以分为视疲劳相关症状、干眼相关症状和视觉症状。主要包括视疲劳、眼干

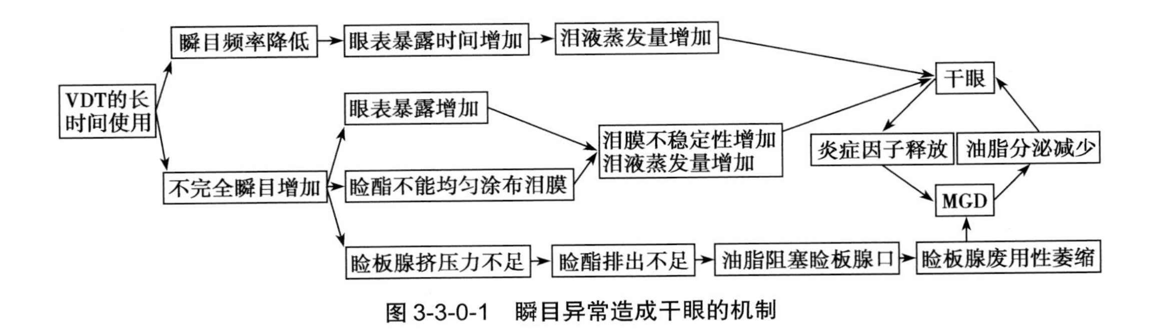

图 3-3-0-1　瞬目异常造成干眼的机制

涩、畏光流泪、刺痛、酸胀、复视、调节迟缓、眨眼频繁、眼皮沉重和视物模糊等。②眼外症状：眼外症状包括肌肉骨骼、神经精神症状以及其他系统性改变。如肩背痛、腰痛、颈椎病、腕管综合征等慢性损耗性疾病；头晕、头痛、失眠、焦虑等精神及睡眠相关症状，屏幕皮炎等。

（3）体征：VDT 综合征相关干眼的体征不具有特异性，多与其引起的视疲劳、干眼症、肌肉骨骼、神经精神损害等有关。眼部表现可有视力下降、立体视觉功能障碍、泪液分泌量降低、泪膜破裂时间缩短、充血等；严重者可有角膜上皮缺损、近视力减退、眼压升高等表现。眼外表现可有长期端坐姿势引起的强迫体位，颈、肩、背等关节发僵、麻木、疼痛、痉挛等。

（4）辅助检查：可根据症状和体征选择相应的辅助检查，其主要目的是和眼睛自身疾病引起的视疲劳鉴别。可进行视力、裂隙灯、眼底和眼压等一般检查，干眼和睑板腺功能异常检查，脂质层厚度和瞬目次数和不完全瞬目比例检查，眼位与眼肌检查，双眼视功能检查和眼屈光检查等专项检查。

3. 临床治疗方案　VDT 综合征相关干眼的治疗根据患者的需求略有不同，主要包含改善个人习惯、改善周围环境和对症治疗三个方面。

（1）改善个人习惯：①纠正不良瞬目习惯。瞬目频率减少和不完全瞬目是导致泪液蒸发引起眼睛干涩症状的重要因素之一，有意识地增加瞬目频率、提高完全瞬目比例有利于其缓解。②保持眼睛与屏幕之间合适的距离和角度。合适的距离有助于减少眼表暴露，防止眼睛干涩。使用 VDT 时要保持正确姿势，头、颈、躯干以及四肢应自然舒适，做到坐姿规范。眼睛与 VDT 屏幕之间要保持合适的距离和角度，距离至少为 50cm，角度要保持在顶部边缘低于眼睛水平 15°~50°。③调整工作时间。建议少用或停用 VDT 设备。若必须使用，应在使用期间设置休息时间，可以有效缓解视疲劳和眼睛干涩症状。

（2）改善周围环境：①环境温度和湿度。适当降低环境温度、增加环境湿度均可减少泪液蒸发，减轻干眼症状。②环境光照。环境光照是影响 VDT 综合征相关干眼发生的一个重要因素。VDT 工作环境中要保证良好的照明，光线要柔和均匀。

（3）对症治疗：①药物治疗。VDT 综合征引起的干眼通常是由泪液蒸发过强引起，促泪液分泌的滴眼液或人工泪液的补充可以保持眼表的湿润度，改善干眼患者的视觉功能。对于伴有角结膜上皮缺损的患者，可使用生长因子等促进眼表上皮修复的药物。若局部炎症反应较重，也可适量使用抗炎药物。对于视疲劳严重的患者，可以使用睫状肌麻痹药物，解除睫状肌痉挛。②物理治疗。热敷熏蒸可缓解眼部疲劳、促进睑酯排出以改善或恢复睑板腺功能。睑缘清洁和睑板腺按摩也有一定帮助。除了眼部症状以外，VDT 综合征相关干眼还有眼外的表现，如肌肉酸痛、活动受限等。适当的热敷、按摩可以放松身心，减轻眼外症状。③其他治疗：对于药物治疗不能缓解的严重眼睛干涩症状，可根据病情选用泪小点栓塞、泪点封闭等。湿房镜等可以形成眼表密闭空间，减少眼表暴露和空气流动所致的泪液蒸发，对 VDT 综合征相关干眼有较好的疗效。

（二）典型病例

患者，女性，31 岁，因“双眼干涩、异物感，应用电脑手机后偶有头晕，眼部症状加重 3 个月”就诊。患者的职业是公司会计，长期使用电脑工作。既往外院诊断为“干眼”，间断人工泪液滴眼治疗。患者既往无外伤史、手术史，自诉无全身病史。

眼科检查：视力右眼 0.2，矫正 0.8，左眼 0.4，矫正视力 1.0，眼压右眼 14mmHg，左眼 12mmHg。双眼位正，眼球运动正常，睑缘轻度充血，可见脂栓，结膜充血，角膜透明，荧光素染色可见睑裂区弥漫点染，前房中深，房水清，瞳孔圆，晶状体、玻璃体透明，眼底未见明显异常（图 3-3-0-2）。

辅助检查：OSDI 评分 34 分。非接触式泪膜破裂时间 (noninvasive tear break-up time, NIBUT)：右眼 2.51s，左眼 4.16s。无表麻 Schirmer Ⅰ试验 (Schirmer Ⅰ test, SⅠt)：右眼 6mm/5min，左眼 4mm/5min。泪膜脂质层厚度 (lipid layer thickness, LLT)：右眼 49μm，左眼 57μm。不完全瞬目比例：右眼 8/8，左眼 4/6。双上睑睑板腺轻度缺失，约占面积 1/4，双下睑睑板腺中度缺失，约占面积 1/2。

临床诊断：双眼干眼；双眼屈光不正。

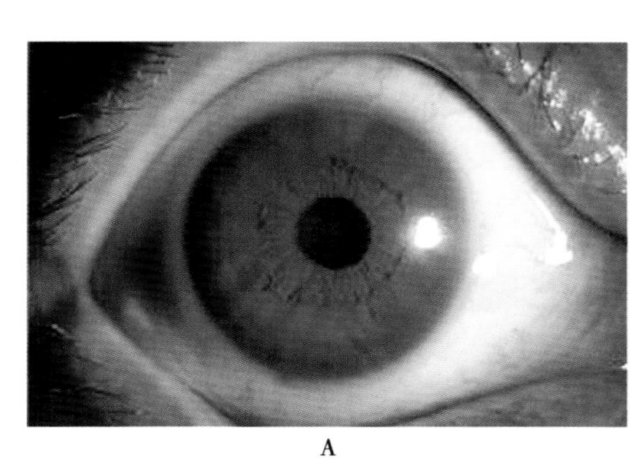
A

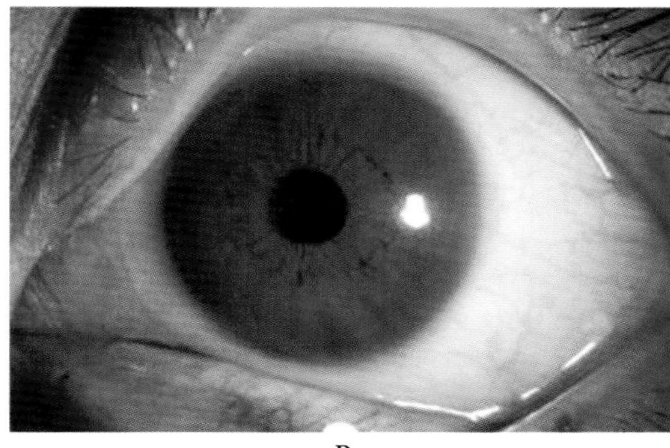
B

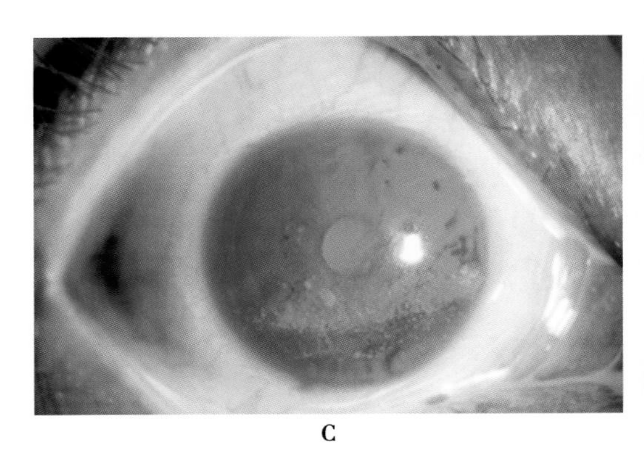
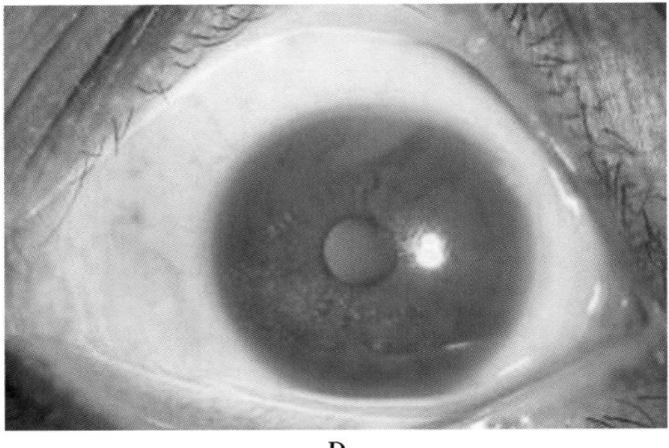

C　　　　　　　　D

图 3-3-0-2　患者治疗前眼前节照相

A. 右眼睑缘轻度充血，局部脂栓，结膜充血（+），角膜透明；B. 左眼睑缘轻度充血，局部脂栓，结膜充血（+），角膜透明；C. 角膜荧光素染色检查，右眼睑裂区可见弥漫点状着染；D. 角膜荧光素染色检查，左眼睑裂区可见弥漫点状着染。

治疗：患者教育，嘱患者减少视频终端应用，进行瞬目训练，以降低不完全瞬目比例。局部予双眼 3% 地夸磷索钠滴眼液 4 次 /d，促进泪液分泌，小牛血去蛋白眼用凝胶 3 次 /d，促进角膜上皮修复，0.1% 氟米龙滴眼液 2 次 /d，减轻炎症反应。办公时配戴保湿护目镜，减少眼表蒸发。

治疗 1 个月后，患者自觉症状好转。眼科检查：视力右眼 0.2，矫正 1.0；左眼 0.4，矫正视力 1.0。眼压右眼 15mmHg，左眼 14mmHg。双眼位正，眼球运动正常。裂隙灯检查：双眼睑缘轻度充血，可见脂栓，结膜充血（+），角膜透明，染色可见睑裂区点染，较前减轻，前房中深，房水清，晶状体、玻璃体透明，眼底未见明显异常（图 3-3-0-3）。

辅助检查：OSDI 评分 21 分。非接触式泪膜破裂时间 (noninvasive tear break-up time, NIBUT)：右眼 3.40s，左眼 4.25s。无表麻 Schirmer Ⅰ试验 (Schirmer Ⅰ test, SⅠt)：右眼 5mm/5min，左眼 6mm/5min。泪膜脂质层厚度 (lipid layer

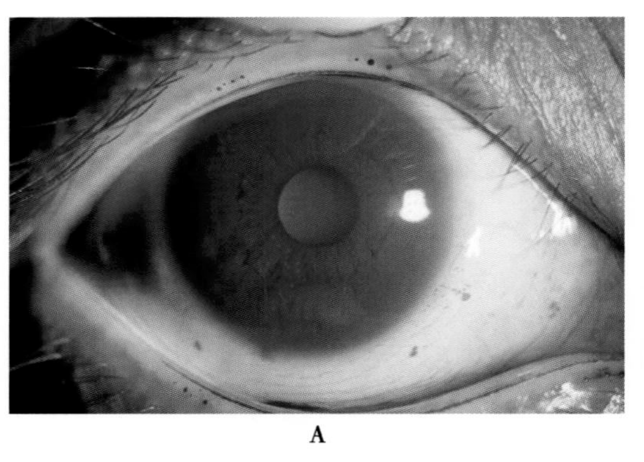
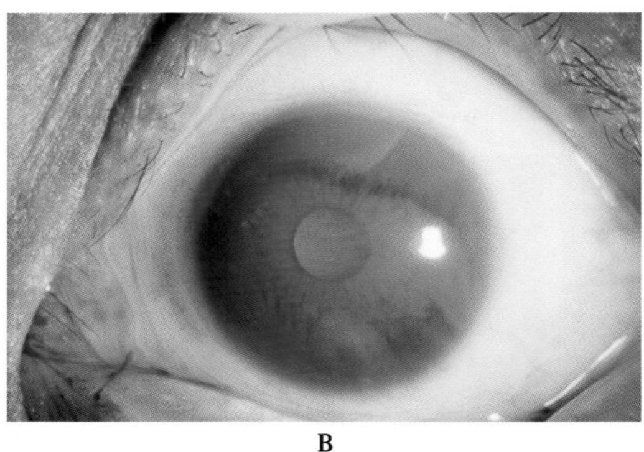

A　　　　　　　　B

图 3-3-0-3　治疗 1 个月后角膜荧光素染色

A. 右眼角膜荧光素染色检查，右眼睑裂区可见点状着染；B. 左眼角膜荧光素染色检查，左眼睑裂区可见点状着染。

thickness, LLT)：右眼 79μm，左眼 77μm。不完全瞬目比例：右眼 2/6，左眼 1/5。双上睑睑板腺轻度缺失，约占面积 1/4，双下睑睑板腺中度缺失，约占面积 1/2。

治疗：患者教育，嘱患者继续减少视频终端应用，进行瞬目训练。局部予双眼 3% 地夸磷索钠滴眼液 4 次 /d，促进泪液分泌，小牛血去蛋白眼用凝胶 2 次 /d，促进角膜上皮修复，0.05% 环孢素滴眼液 2 次 /d，减轻炎症反应。办公时配戴保湿护目镜，减少眼表蒸发。

继续维持治疗 1 个月，患者无复发。

（三）病例分析

本病例特点：

1. 患者为办公室白领人士，长期应用电脑工作，容易导致视频终端综合征，从而诱发干眼。

2. 患者临床检查发现角膜点状着染区域主要集中在睑裂区，基于此需考虑患者是否有睑缘异常或瞬目异常，故行 LipiView 检查患者瞬目情况。

3. 视频终端相关干眼，多由于瞬目次数减少，不完全瞬目比例增加，造成眼表暴露时间延长，导致短 BUT，蒸发过强型干眼。

4. 本病例的治疗重点是改善瞬目情况，促进角膜上皮愈合。初始治疗应用低浓度眼表激素抗炎，需要注意激素使用的并发症，后期免疫抑制剂维持治疗，治疗疗程足量。

参 考 文 献

[1] PARIHAR JK, JAIN VK, CHATURVEDI P, et al. Computer and visual display terminals (VDT) vision syndrome (CVDTS)[J]. Med J Armed Forces India, 2016, 72(3): 270-276.

[2] BLEHM C, VISHNU S, KHATTAK A, et al. Computer vision syndrome: a review[J]. Surv Ophthalmol, 2005, 50(3): 253-262.

[3] NAKAZAWA T, OKUBO Y, SUWAZONO Y, et al. Association between duration of daily VDT use and subjective symptoms[J]. Am J Ind Med, 2002, 42(5): 421-426.

[4] COURTIN R, PEREIRA B, NAUGHTON G, et al. Prevalence of dry eye disease in visual display terminal workers: a systematic review and meta-analysis[J]. BMJ Open, 2016, 6(1): e009675.

[5] UCHINO M, SCHAUMBERG DA, DOGRU M, et al. Prevalence of dry eye disease

among Japanese visual display terminal users[J]. Ophthalmology, 2008, 115(11): 1982-1988.

[6] JIE Y, SELLA R, FENG J, et al. Evaluation of incomplete blinking as a measurement of dry eye disease[J]. Ocul Surf, 2019, 17(3): 440-446.

[7] FREUDENTHALER N, NEUF H, KADNER G, et al. Characteristics of spontaneous eyeblink activity during video display terminal use in healthy volunteers[J]. Graefe's Archive for Clinical and Experimental Ophthalmology, 2003, 241(11): 914-920.

[8] HARISINGHANI MG, BLAKE MA, SAKSENA M, et al. Importance and effects of altered workplace ergonomics in modern radiology suites[J]. Radiographics, 2004, 24(2): 615-627.

[9] LOPEZ-MIGUEL A, TESON M, MARTIN-MONTANEZ V, et al. Dry eye exacerbation in patients exposed to desiccating stress under controlled environmental conditions[J]. Am J Ophthalmol, 2014, 157(4): 788-798.

[10] PORTELLO JK, ROSENFIELD M, CHU CA. Blink rate, incomplete blinks and computer vision syndrome[J]. Optom Vis Sci, 2013, 90(5): 482-487.

[11] ABUSHARHA AA. Changes in blink rate and ocular symptoms during different reading tasks[J]. Clin Optom (Auckl), 2017, 9: 133-138.

[12] PARK J, KIM J, LEE H, et al. Functional and structural evaluation of the meibomian gland using a LipiView interferometer in thyroid eye disease[J]. Can J Ophthalmol, 2018, 53(4): 373-379.

[13] WAN T, JIN X, LIN L, et al. Incomplete blinking may attribute to the development of meibomian gland dysfunction[J]. Curr Eye Res, 2016, 41(2): 179-185.

第四章

睑缘炎相关干眼

（一）疾病知识要点

1．定义 睑缘炎是一种以发生于睑缘部皮肤黏膜、睫毛毛囊及睑板腺等组织的亚急性或慢性炎症为特征，通常双眼发病的慢性、复发性临床常见疾病[1]。2018 年美国眼科临床指南将睑缘炎分为葡萄球菌性睑缘炎、脂溢性睑缘炎及睑板腺功能障碍性睑缘炎[2]。睑缘炎的病理机制十分复杂，主要包括微生物感染、睑板腺脂质分泌异常以及免疫反应等。多种致病因素共同作用可导致泪液蒸发过强、泪液渗透压升高以及炎性细胞因子表达增加，从而引起眼表稳态失衡、组织损伤和炎症改变，导致干眼、睑缘炎相关角结膜病变等疾病发生。

2．诊断依据 睑缘炎相关干眼的诊断需以患者的典型病史、临床表现及特征性的体征为主[1,3]。

（1）典型病史：①是否经常处于烟雾、大风、干燥环境中，是否经常饮酒、配戴隐形眼镜或眼部化妆；②是否服用抗组胺、抗胆碱能或异维甲酸等影响泪液分泌的药物；③是否患有某些全身系统性疾病，如酒糟鼻、银屑病、移植物抗宿主病等；④是否有眼睑手术史或眼部外伤史；⑤是否接触皮肤感染病患者等。

（2）临床表现：①通常双眼发病，病情在早晨或者上午更重；②睑缘红肿、瘙痒，睫毛黏结，眼红、眼干、眼部异物感，畏光、流泪等；③睑腺炎反复发作。

（3）特征性体征：（相关图示详见睑缘检查章节）①颜面部红斑痤疮；②眼睑异常，包括位置异常、睑缘充血、新生血管、角化、形态不规则、睑缘溃疡等；③睫毛异常，包括睫毛缺失、杂乱，睫毛根部环形鳞屑（多见于葡萄球菌性睑缘炎）、袖套样鳞屑（多见于蠕形螨性睑缘炎）、结痂等；④睑板腺开口异常，包括开口闭塞，覆盖脂帽、隆起和脂栓；⑤睑板腺分泌功能异常，包括分泌能力下降，分泌物混浊、黏稠、泡沫样分泌物，睑板腺腺体缺失等；⑥眼表异常，包括结膜充血、角膜上皮点状脱落、角膜溃疡、泡性角结膜炎、丝状角膜炎等。

3. 治疗（参考2018年美国眼科临床指南及2017年我国睑板腺功能障碍诊断与治疗专家共识）

（1）热敷和睑缘清洁：①热敷可用热毛巾、热敷贴、水蒸气等，注意避免烫伤；②睑缘清洁可使用0.01%次氯酸、睑缘清洁湿巾、清洁液或睑缘深度清洁仪等，建议每日进行一次或两次热敷和睑缘清洁。

（2）局部或全身抗生素治疗：①美国眼科临床指南中未明确局部抗生素治疗的最佳药物，建议根据患者病情程度每日至少一次将眼药膏剂型药物涂抹于睑缘，定期更换不同作用机制的抗生素种类药物以避免耐药；②对于局部治疗难以控制病情的患者，建议口服四环素类药物[4-5]；③儿童、孕妇、哺乳期妇女或四环素类药物过敏者可口服红霉素或阿奇霉素替代治疗[6-7]。

（3）局部激素及免疫抑制剂治疗：①短期局部小剂量使用激素可有助于控制炎症，但应避免长期激素使用；局部使用0.05%环孢素滴眼液可用于治疗睑缘炎[8]；②合理饮食：口服Omega-3必需脂肪酸有助于减轻眼表慢性炎症；③其他治疗：包括强脉冲光治疗、热脉动治疗等。

（二）典型病例

患者，男性，33岁，因“双眼视力下降、眼磨、异物感1个月”就诊。患者3周前因双眼眼干、眼磨于当地医院就诊，诊断为“双眼干眼”，予玻璃酸钠滴眼液点眼治疗，病情无好转。2周前症状加重，遂来院就诊。既往否认外伤史、手术史及全身疾病史。

眼科检查：视力右眼0.8，左眼0.8，矫正无提高。双眼睑缘红肿充血，形态圆钝，硬结未破溃，睫毛根部少量鳞屑附着，伴睫毛根部小溃疡（图3-4-0-1）。轻压睑缘可见部分睑板腺开口阻塞，部分睑板腺开口排出牙膏状及颗粒状分泌物。结膜轻度充血，角膜欠光滑，荧光素钠染色见点状着染，左眼较重（图3-4-0-2）。前房中深，晶状体清，眼底检查未见明显异常。

辅助检查：

泪液功能检查：Schirmer Ⅰ试验右眼3mm/5min，左眼5mm/5min。BUT右眼5.48s，左眼3.00s；泪膜脂质层分布不均，双眼上下睑板腺缺失面积均＞1/3（图3-4-0-3）。眼部螨虫检查：右眼上睑2只成虫/3根，左眼上睑1只成虫，1只幼虫/3根。

临床诊断：双眼睑缘炎相关角结膜病变；双眼干眼。

治疗：双眼睑缘深度清洁后，嘱患者使用睑缘清洁湿巾擦拭睑缘2次/d，同时予玻璃酸钠人工泪液、小牛血去蛋白眼用凝胶各3次/d、双氯芬酸钠滴眼液2次/d点眼，妥布霉素地塞米松眼膏1次/晚涂抹睑缘。

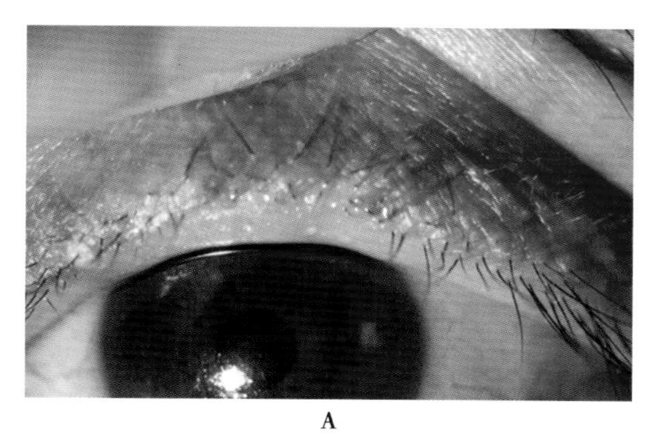
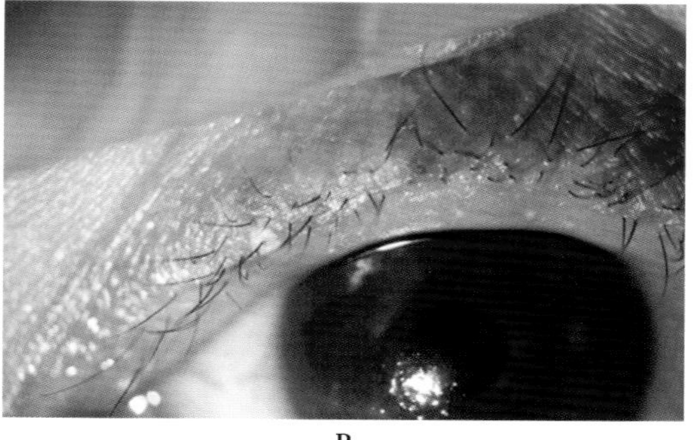

A　　　　B

图 3-4-0-1　患者治疗前眼前节照相

A. 右眼睑缘红肿充血，形态圆钝，硬结未破溃，睫毛根部少量鳞屑附着，伴睫毛根部小溃疡；B. 左眼睑缘红肿充血，形态圆钝，硬结未破溃，睫毛根部少量鳞屑附着，伴睫毛根部小溃疡。

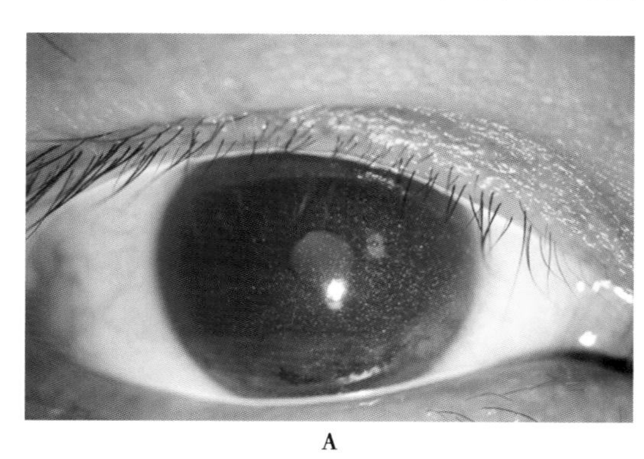
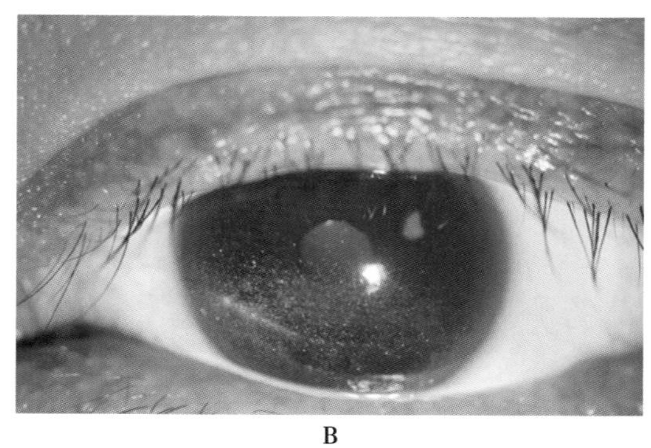

A　　　　B

图 3-4-0-2　患者治疗前眼前节照相

A. 荧光素钠染色示右眼全角膜弥漫染色；B. 荧光素钠染色示左眼下方 1/2 角膜区域弥漫染色，局部融合成片。

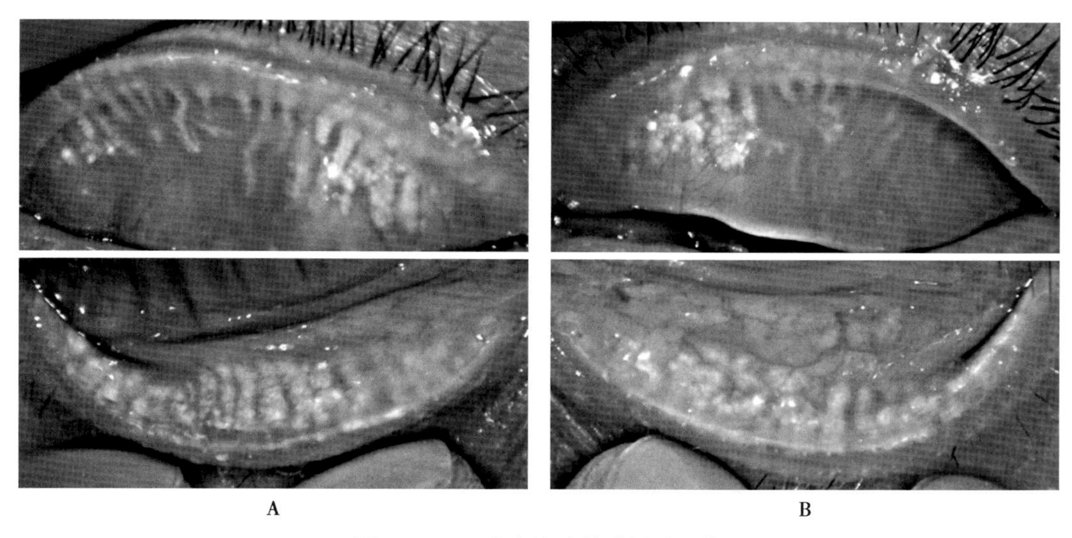

A　　　　B

图 3-4-0-3　患者治疗前睑板腺图像

A. 右眼睑板腺腺体缺失面积上睑约为 2/3，下睑约为 1/3；B. 左眼睑板腺腺体缺失面积上睑＞2/3，下睑约为 1/3。

治疗 1 个月后，自觉症状好转。裂隙灯检查：睑缘红肿、充血好转（图 3-4-0-4），轻压睑缘可见睑板腺开口排出颗粒状分泌物。角膜仍存在上皮点染。暂停睑缘清洁，建议每晚行眼睑热敷，停用妥布霉素地塞米松眼膏，改用左氧氟沙星眼膏 1 次 / 晚涂抹睑缘。

治疗 3 个月后，双眼睑缘形态好转（图 3-4-0-5），轻压睑缘可见黄色油状分泌物，腺体开口阻塞情况较前好转。角膜上皮基本修复（图 3-4-0-6）。建议患者继

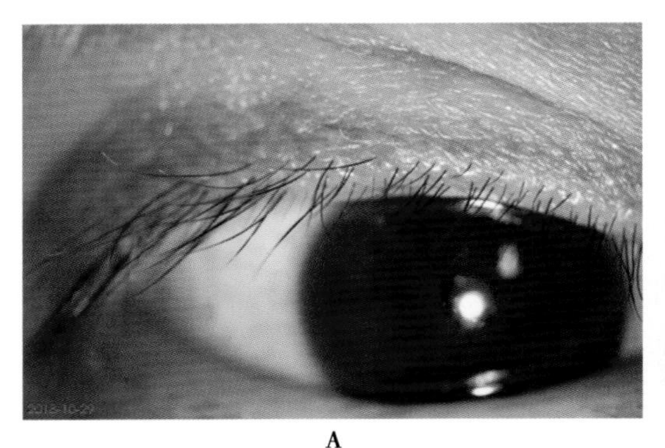

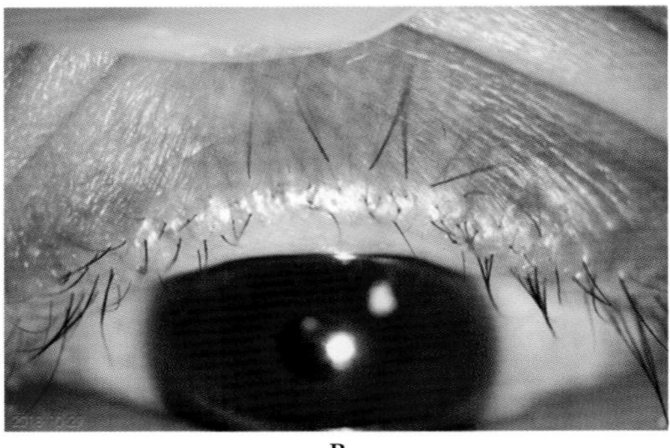

A　　B

图 3-4-0-4　患者治疗 1 个月后眼前节照相

A、B. 双眼上睑睑缘红肿、充血，较前减轻。

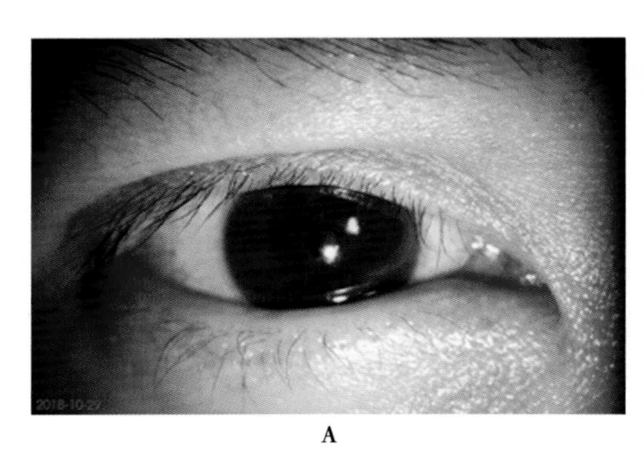

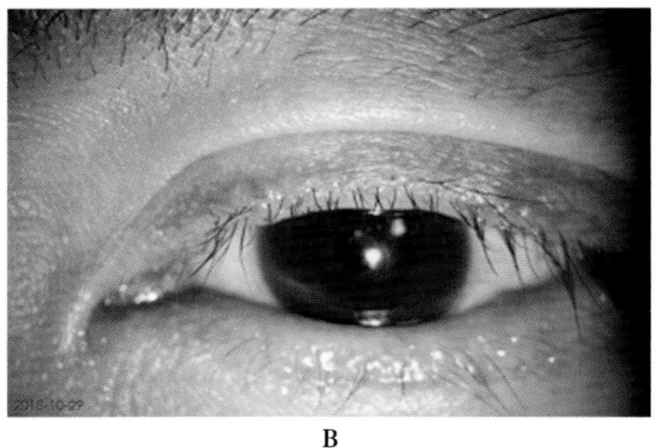

A　　B

图 3-4-0-5　患者治疗 1 个月后眼前节照相

A、B. 双眼睑缘形态好转。

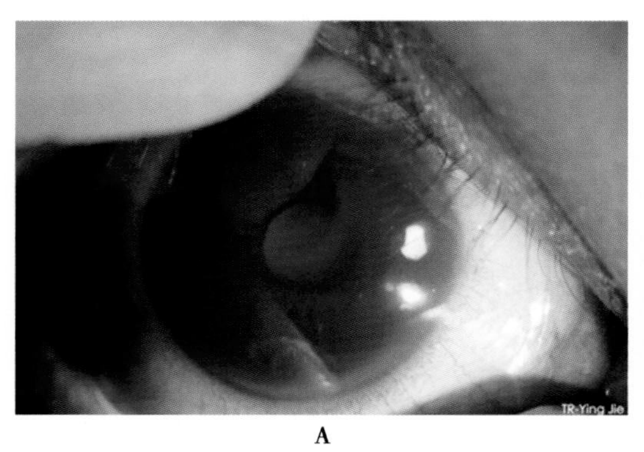

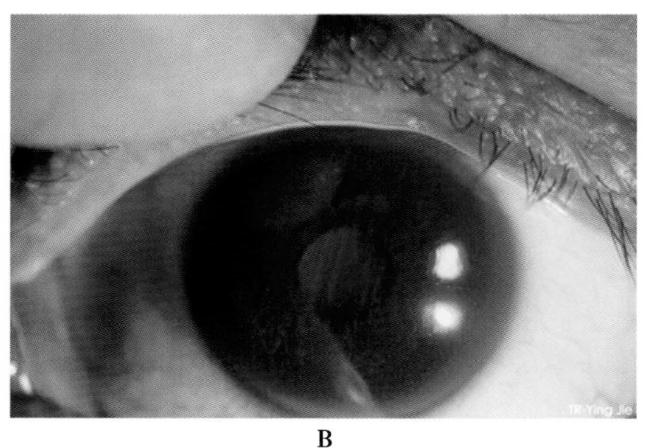

A　　B

图 3-4-0-6　患者治疗 1 个月后眼前节照相

A、B. 荧光素钠染色示双眼未见明显着染。

续玻璃酸钠人工泪液、双氯芬酸钠滴眼液 2 次 /d 点眼，每晚继续行眼睑热敷，定期复查。

（三）病例分析

本病例特点：

1. 由于睑缘炎发病初期主观症状无特异性，以上述病例为例，该患者发病初期表现为眼干、眼疼，容易忽略检查睑缘形态及睑板腺分泌能力。

2. 该病例既有睑缘炎又有干眼，仅使用人工泪液治疗无法根本解除病因，病程持续进展恶化，导致睑缘炎相关角结膜病变等眼表疾病。

3. 睑缘清洁对于各种类型的睑缘炎均有明确治疗效果。

4. 为控制炎症发展，对于睑缘部可酌情使用糖皮质激素眼膏或抗生素眼膏涂抹，眼表炎症可使用弱激素、非甾体或免疫抑制剂滴眼液治疗，治疗过程应注意激素可能的并发症。

5. 睑缘炎容易复发，治疗应强调长期持续治疗，定期观察。

参　考　文　献

[1] 亚洲干眼协会中国分会海峡两岸医药交流协会眼科专业委员会眼表与泪液病学组．我国睑板腺功能障碍诊断与治疗专家共识（2017 年）[J]．中华眼科杂志，2017，53(9): 657-661.

[2] AMESCUA G, AKPEK EK, FARID M, et al. Blepharitis Preferred Practice Pattern(R). Ophthalmology, 2019, 126(1): 56-93.

[3] AMESCUA G, AKPEK EK, FARID M, et al. Blepharitis preferred practice pattern(R)[J]. Ophthalmology, 2019, 126(1): P56-P93.

[4] FRUCHT-PERY J, SAGI E, HEMO I, et al. Efficacy of doxycycline and tetracycline in ocular rosacea[J]. American Journal of Ophthalmology, 1993, 116(1): 88-92.

[5] ZENGIN N, TOL H, GÜNDÜZ K, et al. Meibomian gland dysfunction and tear film abnormalities in rosacea[J]. Cornea, 1995, 14(2): 144-146.

[6] MEISLER DM, RAIZMAN MB, TRABOULSI EI. Oral erythromycin treatment for childhood blepharokeratitis[J]. Journal of American Association for Pediatric Ophthalmology and Strabismus, 2000, 4(6): 379-380.

[7] IGAMI TZ, HOLZCHUH R, OSAKI TH, et al. Oral azithromycin for treatment of

posterior blepharitis[J]. Cornea, 2011, 30(10): 1145-1149.

[8] PERRY HD, DOSHI-CARNEVALE S, DONNENFELD ED, et al. Efficacy of commercially available topical cyclosporine a 0.05% in the treatment of meibomian gland dysfunction[J]. Cornea, 2006, 25(2): 171-175.

第五章

眼手术相关性干眼

（一）疾病知识要点

1. 定义 眼手术相关性干眼是指眼部手术后出现的以泪膜稳态失衡为特点的干眼，包括术后出现干眼和术前干眼术后加重两种情况。眼手术相关性干眼与手术过程对眼组织结构的影响或损伤（如角膜屈光手术或白内障摘除手术中角膜神经切断、角膜表面规则性改变，开睑导致眼表长时间暴露等）、围手术期眼局部药物的使用以及患者术前的自身条件（患者年龄、术前患干眼或睑板腺功能障碍、糖尿病等）等因素相关[1]。

2. 发病情况及相关发病机制

（1）角膜屈光手术：患者行角膜屈光手术后眼部不适相当普遍，多数随时间逐渐缓解（6~9 个月），但少数持续存在，并成为屈光手术患者不适和不满意的主要原因[2]。根据术式选择的不同，术后 6 个月干眼的发病率为 12%~48% 不等[3]，有报道称术前 Schirmer 试验检测值＜10mm 的患者，可使术后干眼的发病风险增加 1.58 倍[4]。发病机制包括屈光手术无法避免激光切削时损伤到角膜表层上皮细胞；飞秒激光小切口角膜基质透镜取出术角膜帽厚度的选择影响术后眼表损伤的修复；手术方式和切口位置可破坏角膜 - 神经末梢 - 泪腺反射弧，影响泪液分泌，损伤神经导致反射性瞬目减少，泪液蒸发过强而引发干眼；术中对于结膜杯状细胞的破坏、术后发生的炎症反应以及角膜表面规则性发生变化等也都会造成泪膜稳态失衡，同样会导致干眼的发生。

（2）白内障手术：有研究表明 60% 常规白内障患者是无症状干眼患者[5]，约 50% 的术前患者有角膜染色阳性体征[6]。另有报道显示术前合并干眼的白内障患者术后短期症状和体征加重[7]。白内障的手术切口和超声乳化对角膜内皮的损伤是影响术后泪膜恢复的原因。即使小于 2mm 的切口，也会损伤角膜缘或角膜周边放射状的角膜基质神经，需要数月的时间修复这些感觉的丧失[8]。

（3）在角结膜手术、斜视手术、眼部整形手术、青光眼手术、玻璃体视网膜手术中也均会因术前眼表稳态失衡，术中手术切口及机械损伤，术后滥用含防腐剂滴眼液、术后炎性反应从而引发眼手术相关性干眼。

3．诊断与治疗 眼手术相关性干眼应根据近期的眼部手术史，并参考《中国干眼专家共识：检查和诊断（2020年）》的诊断标准进行诊断[9]。

根据《中国干眼专家共识：眼手术相关性干眼（2021年）》，治疗应遵从以下原则[1]：早期干预，避免或减少术后干眼导致的并发症；尽可能去除危险因素，如术前应对已存在的干眼、MGD、结膜松弛、翼状胬肉、睑缘炎等予以相应处理，以改善眼表微环境，为手术创造良好条件；糖尿病和全身免疫性疾病患者应在相关科室进行治疗，待病情控制稳定后再行眼科手术；根据不同眼手术相关性干眼发病机制，采用相应治疗措施。

（二）典型病例

1．病例1 患者，女性，65岁，因“右眼白内障术后眼疼，眼磨，逐渐加重2周”就诊。患者2周前行右眼白内障超声乳化吸除联合人工晶状体植入手术，术后出现右眼眼疼，眼磨，并逐渐加重。术后曾予右眼妥布霉素地塞米松滴眼液4次/d，玻璃酸钠滴眼液4次/d，普拉洛芬滴眼液4次/d。既往糖尿病病史10年，血糖控制平稳。

眼科检查：视力右眼0.4，左眼0.6，眼压右眼16mmHg，左眼16mmHg。右眼睑板腺口阻塞，多发睑缘脂帽，睑缘欠光滑，结膜充血，鼻侧翼状增生，侵入角膜缘内1mm，角膜上皮点片状剥脱，荧光素钠染色阳性，余未见明显异常（图3-5-0-1）。

辅助检查：泪膜破裂时间右眼2s，左眼3s。Schirmer Ⅰ试验右眼2mm/5min，左眼4mm/5min。

临床诊断：双眼干眼；右眼睑板腺功能障碍；右眼翼状胬肉；右眼人工晶状体眼。

治疗：嘱右眼眼睑热敷2次/d，睑缘清洁1次/晚，停用之前滴眼液，调整为右眼氟米龙滴眼液2次/d，玻璃酸钠滴眼液4次/d，小牛血去蛋白提取物眼用凝胶2次/d。

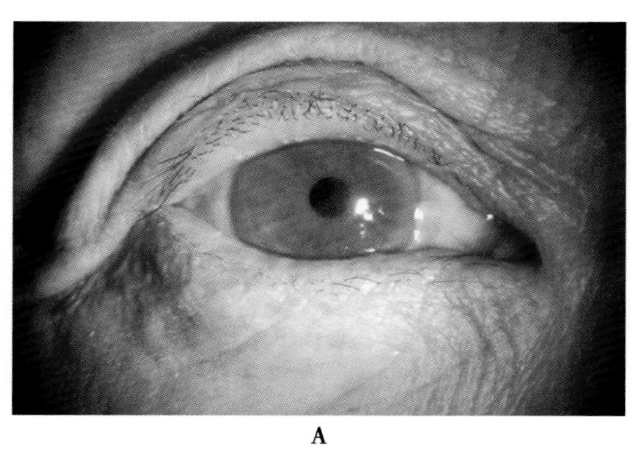
A

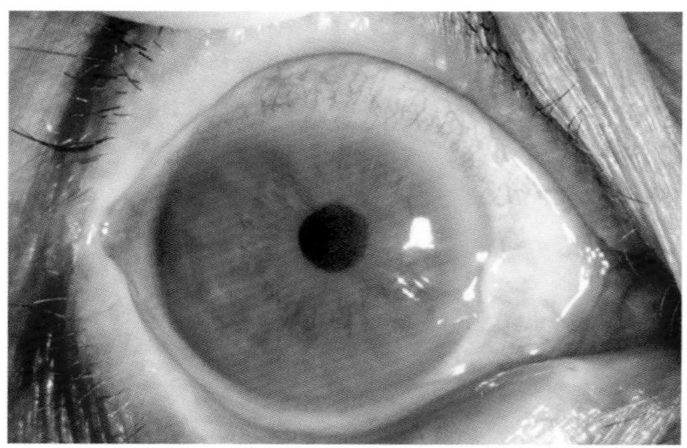
B

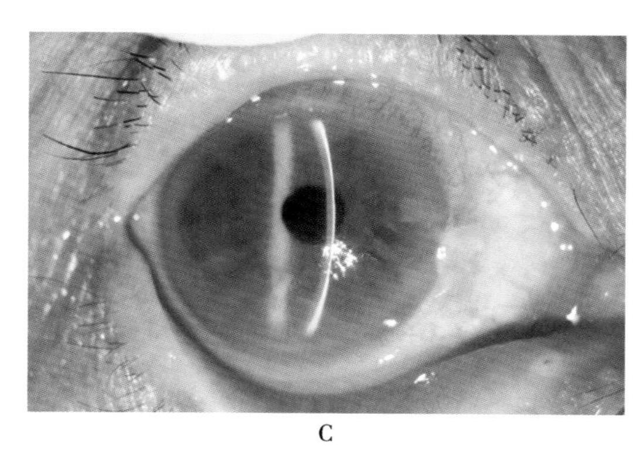
C

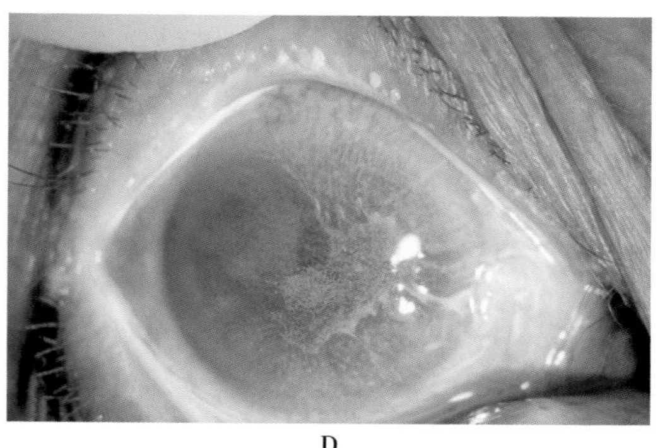
D

图 3-5-0-1 患者治疗前眼前节照相

A. 右眼睑板腺口阻塞，多发睑缘脂帽，睑缘不规则切迹，挤压眼睑见分泌物黄色，奶油状；B. 右眼结膜轻度充血，角膜上皮粗糙，鼻侧翼状结膜增生；C. 裂隙下见右眼角膜上皮粗糙，下方、鼻侧显著；D. 右眼角膜荧光素钠染色，可见大量点状着染融合成片。

治疗 1 周后，右眼睑板腺口阻塞减少，结膜充血明显减轻，角膜上皮光滑，余大致同前。复查泪膜破裂时间：右眼 6s，左眼 6s。Schirmer Ⅰ试验：右眼 6mm/5min，左眼 6mm/5min。用药同前，继续治疗（图 3-5-0-2）。

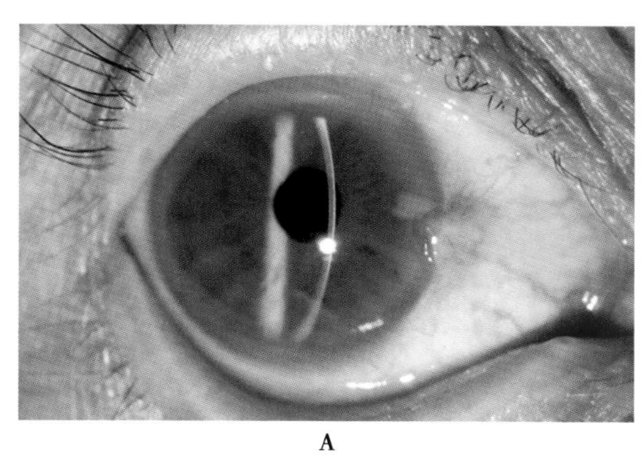
A

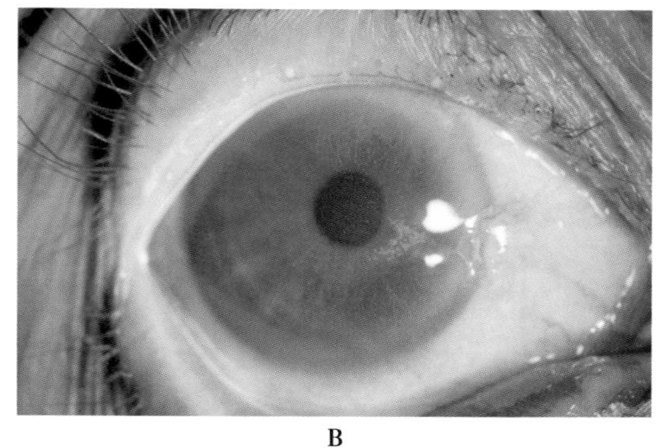
B

图 3-5-0-2 患者治疗 1 周眼前节照相

A. 右眼睑板腺口阻塞减少，结膜充血减轻，角膜透明；B. 右眼角膜荧光素钠染色较前好转。

治疗 2 周后，患者自觉右眼无不适症状。右眼结膜无明显充血，角膜透明，无水肿，鼻下方荧光素钠染色点状着染，前房深，瞳孔圆，人工晶状体在位，眼底检查未见异常。复查泪膜破裂时间：右眼 5s，左眼 6s。Schirmer Ⅰ试验：右眼 8mm/5min，左眼 8mm/5min（图 3-5-0-3）。

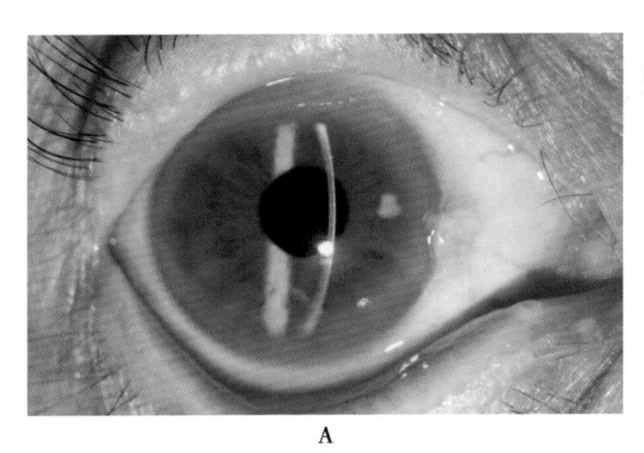

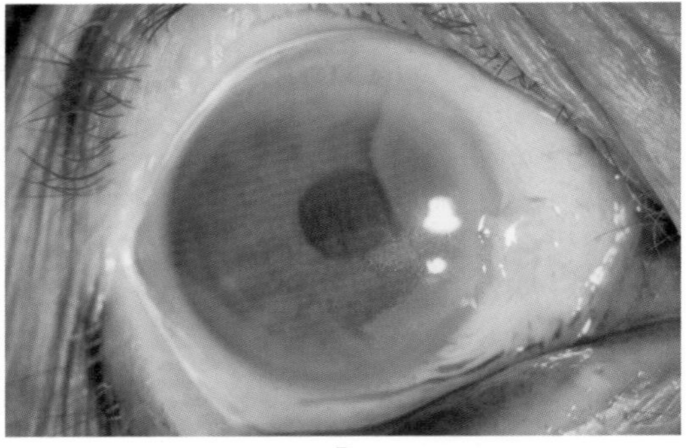

A B

图 3-5-0-3　患者治疗 2 周眼前节照相

A. 右眼睑板腺口阻塞进一步减少，结膜无充血，角膜透明；B. 右眼角膜荧光素钠染色仍有点状着染。

2. 病例 2　患者，女性，30 岁。拟行屈光手术，自述偶尔双眼眼干，眼涩，分泌物较多。既往史：双眼屈光不正，右眼约 -4.0D，左眼约 -3.5D。平日配戴隐形眼镜。

眼科检查：视力右眼 0.3，左眼 0.4。眼压右眼 17mmHg，左眼 15mmHg。双眼睑板腺口阻塞，结膜未见明显充血，角膜上皮粗糙，荧光素钠染色右眼弥漫点状着染，左眼下方点状着染，鼻下方融合成片。前房深，瞳孔圆，晶状体透明，眼底检查未见异常（图 3-5-0-4A~D）。

辅助检查：TMH 右眼 0.16mm，左眼 0.18mm。BUT：右眼 2s，左眼 3s。Schirmer Ⅰ试验：右眼 3mm/5min，左眼 3mm/5min。睑板腺照相：双眼上睑缺失约

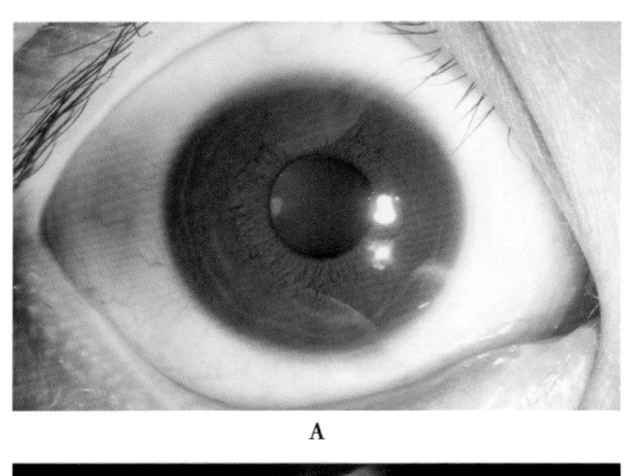

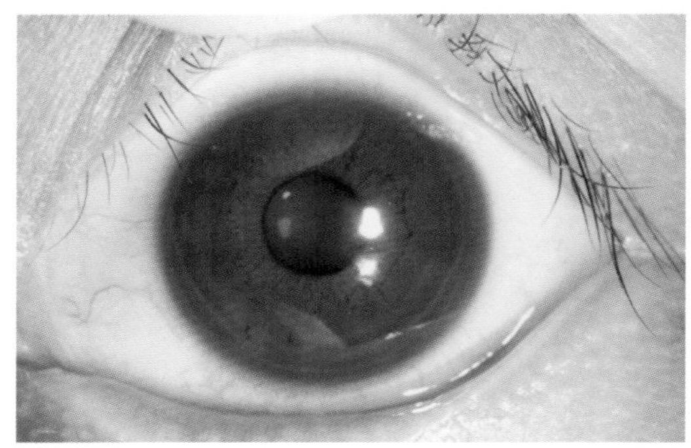

A B

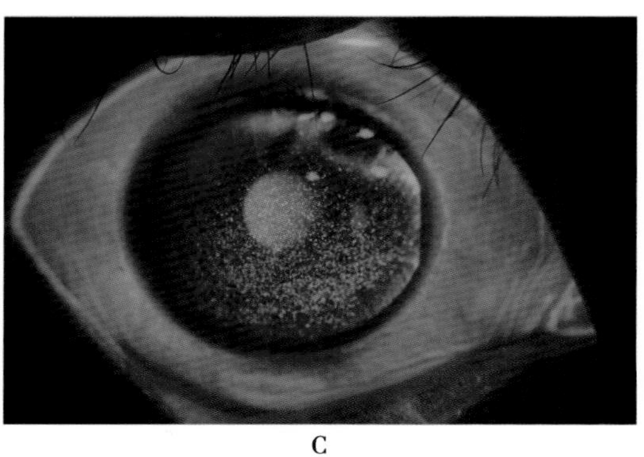

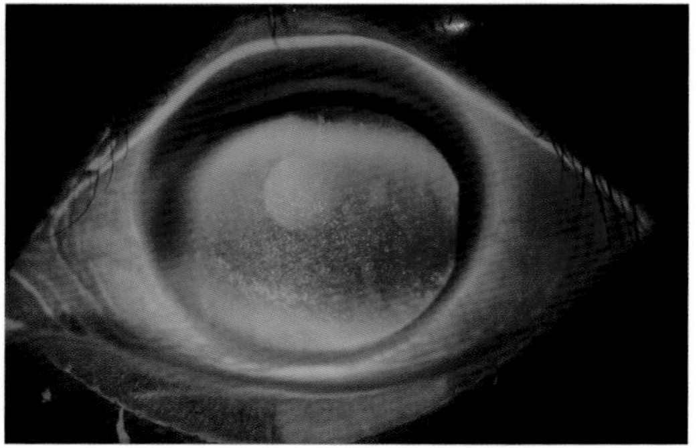

C D

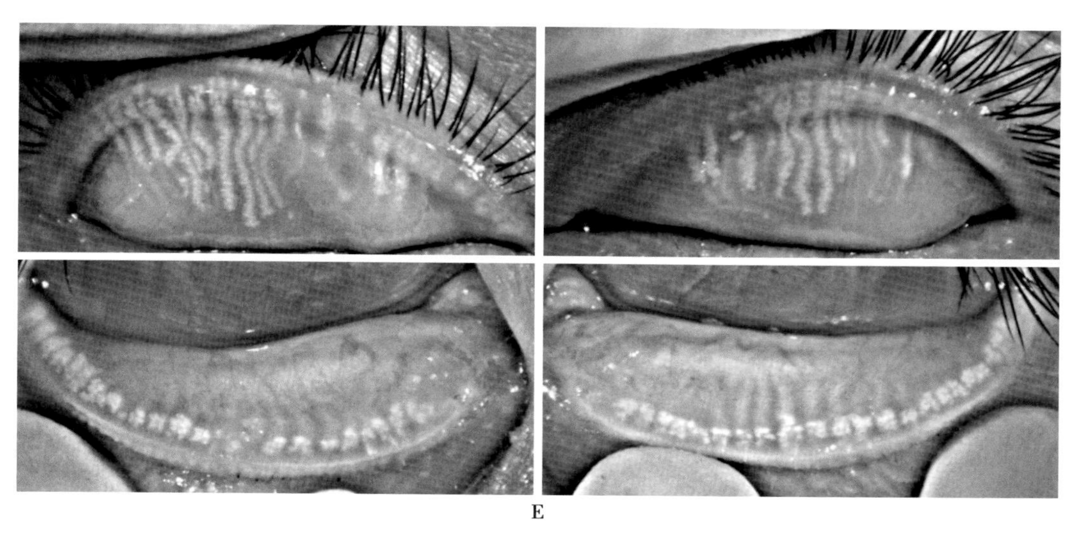

E

图 3-5-0-4 治疗前患者眼前节照相

A、B. 双眼结膜未见明显充血，角膜上皮粗糙；C. 右眼角膜弥漫点状着染；D. 左眼角膜下方点状着染，鼻下方融合成片；E. 睑板腺照相：双眼上睑缺失约 2/3，下睑缺失>2/3。

2/3，下睑缺失>2/3（图 3-5-0-4E）。

临床诊断：双眼干眼；双眼睑板腺功能障碍；双眼屈光不正。

治疗：嘱双眼眼睑热敷，睑缘清洁 1 次 / 晚，涂抹红霉素眼膏 1 次 /d，睑板腺按摩 1 次 / 周，强脉冲光治疗 1 次 /2 周。局部予双眼玻璃酸钠滴眼液 4 次 /d，卡波姆滴眼液 2 次 /d，氟米龙滴眼液 4 次 /d。

治疗 1 个月后，双眼睑板腺口阻塞缓解，轻压睑缘可见油状分泌物，结膜未见明显充血，角膜透明，荧光素钠染色未见明显着染（图 3-5-0-5A~D）。

辅助检查：TMH 右眼 0.18mm，左眼 0.18mm。BUT：右眼 4.6s，左眼 4.5s。Schirmer Ⅰ试验：右眼 5mm/5min，左眼 4mm/5min。睑板腺照相：双眼上睑缺失约 2/3，下睑缺失>2/3（图 3-5-0-5E）。

治疗：嘱患者热敷 2 次 / 天，睑缘清洁 1 次 / 晚；调整用药，局部予玻璃酸钠滴眼液 4 次 /d，氟米龙滴眼液 2 次 /d，卡波姆滴眼液 2 次 /d。嘱患者 10 天后停用氟米龙滴眼

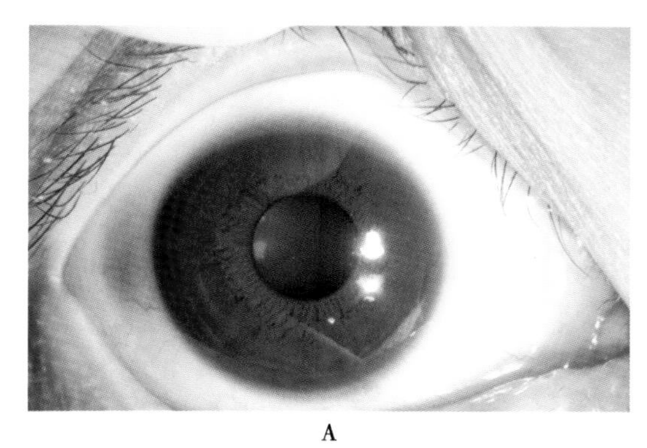

A

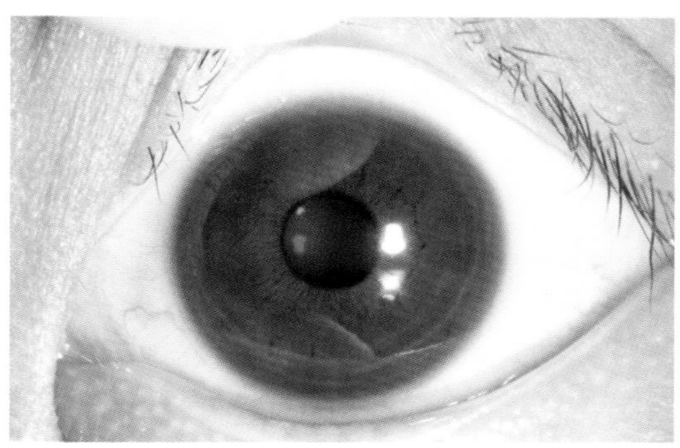

B

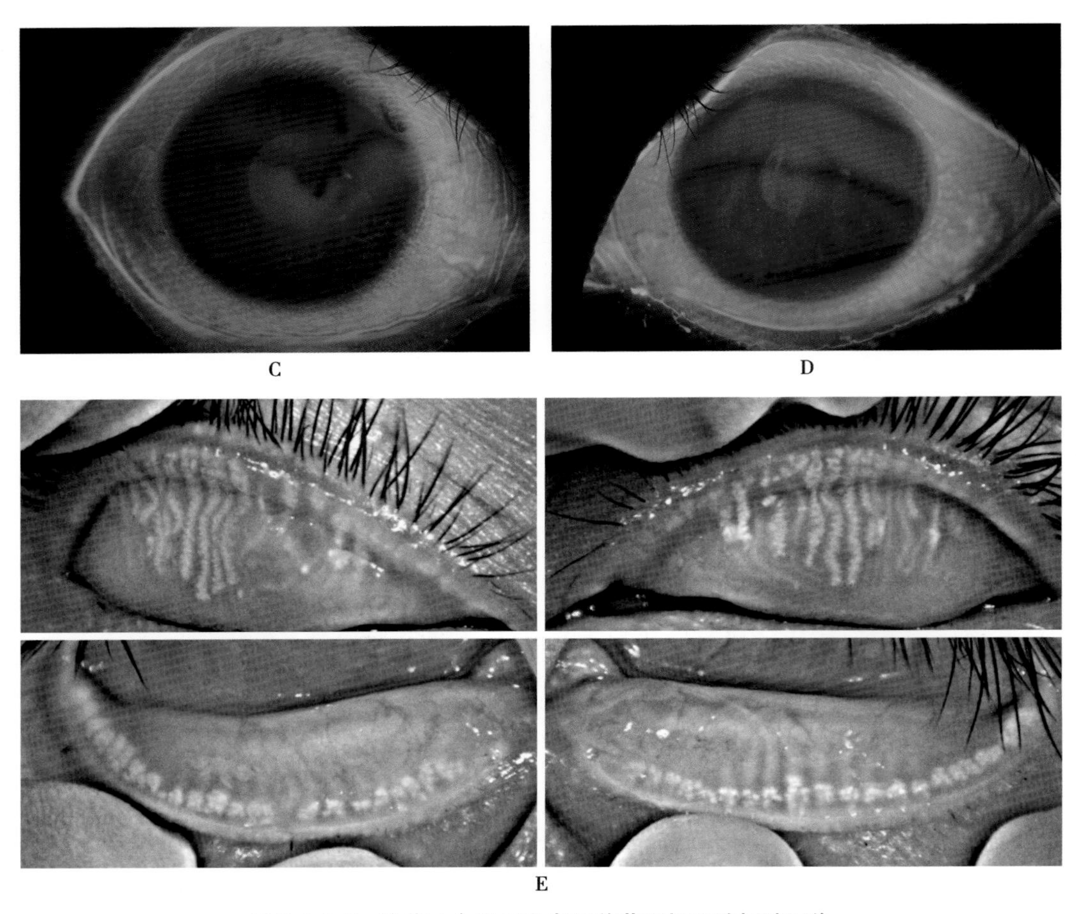

图 3-5-0-5　治疗 1 个月后患者眼前节照相及睑板腺图像

A、B. 双眼结膜未见明显充血，角膜透明；C、D. 双眼角膜未见明显着染；E. 睑板腺照相：双眼上睑缺失约 2/3，下睑缺失＞2/3。

液，1 个月后停用卡波姆滴眼液，定期复查。

（三）病例分析

1. 病例 1 中患者老年女性，有糖尿病史，还有翼状胬肉局部的结膜隆起，导致眼表不规则，影响泪膜的均匀分布。

2. 老年和女性患者因其体内性激素水平的变化可致术后干眼的风险提高[3,10]，术后睑板腺功能障碍引发干眼症状，随术后局部药物治疗角膜上皮病变加重。

3. 治疗上要去除诱因。睑板腺热敷，清洁，同时减少局部药物毒性反应，调整药物剂量，尽量使用不含防腐剂和促进角膜上皮恢复的药物，随访时应进行角膜荧光素钠染色检查，确保随访至角膜上皮修复完全。

4. 术前检查要详细，检查时要提拉眼睑以发现有无眼睑松弛，同时挤压睑板以评价睑板腺阻塞程度。当睑缘有明显充血、血管扩张、分泌物时除局部治疗可以考虑口服红霉素、多西环素、米诺环素等治疗，多西环素不但控制有害游离脂肪酸和细菌过度增生，还能抑制泪膜中细胞因子。

5. 有角膜点状着染的干眼症首选不含防腐剂的人工泪液。如症状顽固，可考虑配戴角膜绷带镜或自体血清治疗。

6. 病例 2 中患者青年女性，拟行屈光手术，查体发现双眼睑板腺功能障碍，角膜上皮粗糙。

7. 屈光手术候选人多有长期隐形眼镜配戴史，术前即有中重度干眼，术前详细病史咨询和睑板腺检查可早期发现干眼，及时治疗，避免术后发现干眼的相关不适影响患者满意度。

参 考 文 献

[1] 亚洲干眼协会中国分会，海峡两岸医药卫生交流协会眼科学专业委员会眼表与泪液病学组，中国医师协会眼科医师分会眼表与干眼学组．中国干眼专家共识：眼手术相关性干眼（2021 年）[J]. 中华眼科杂志，2021, 57(8): 564-572.

[2] NETTUNE GR, PFLUGFELDER SC. Post-LASIK tear dysfunction and dysesthesia[J]. The ocular surface, 2010, 8(3): 135.

[3] SHOJA MR, BESHARATI MR. Dry eye after LASIK for myopia: Incidence and risk factors[J]. European Journal of Ophthalmology, 2007, 17(1): 1-6.

[4] YU EY, LEUNG A, RAO S, et al. Effect of laser in situ keratomileusis on tear stability[J]. Ophthalmology, 2000, 107(12): 2131-2135.

[5] TRATTLER WB, MAJMUDAR PA, DONNENFELD ED, et al. The prospective health assessment of cataract patients' ocular surface (PHACO) study: the effect of dry eye[J]. Clinical Ophthalmology, 2017, 11: 1423-1430.

[6] GUPTA PK, DRINKWATER OJ, VANDUSEN KW, et al. Prevalence of ocular surface dysfunction in patients presenting for cataract surgery evaluation[J]. J Cataract Refract Surg, 2018, 44(9): 1090-1096.

[7] CETINKAYA S, MESTAN E, ACIR NO, et al. The course of dry eye after phacoemulsification surgery[J]. BMC Ophthalmology, 2015, 15(1): 68.

[8] KIM JH, CHUNG JL, KANG SY, et al. Change in corneal sensitivity and corneal nerve after cataract surgery[J]. Cornea, 2009, 28(Suppl 1): S20-S25.

[9] 亚洲干眼协会中国分会，海峡两岸医药卫生交流协会眼科学专业委员会眼表与泪液病学组，中国医师协会眼科医师分会眼表与干眼学组．中国干眼专家共识：检查和诊断（2020 年）[J]. 中华眼科杂志，2020, 56(10): 741-747.

[10] MURAKAMI Y, MANCHE EE. Prospective, randomized comparison of self-reported postoperative dry eye and visual fluctuation in LASIK and photorefractive keratectomy[J]. Ophthalmology Rochester & Hagerstown, 2012, 119(11): 2220-2224.

第六章

药物相关性干眼

（一）疾病知识要点

1. 定义 2021年中国干眼专家共识指出，药物相关性干眼是指眼局部或全身应用药物而导致的干眼，包括由于患者个体因素、药物自身因素以及药物不合理使用等造成的泪膜稳定性下降及眼表损伤[1]。药物可通过影响眼表细胞功能、减少泪液分泌量、降低泪膜稳定性、引起免疫炎性反应等多种机制造成干眼[2]。

2. 诊断依据

（1）病史：长期全身或局部用药史是诊断药物相关性干眼的重要依据。药物相关性干眼的发生与药物使用有剂量相关性和时间相关性[3]，在接诊时应注重询问患者是否有长期基础疾病或用药史，用药的种类、药物剂量、用药时长与频率、用药方式、停药后反应等。常见易引起干眼的药物及辅料有以下几类。①全身药物：抗胆碱能药，抗组胺药物，抗精神病和抗抑郁类药物，性激素类药物，维甲酸类药物，化学治疗药物等。②局部药物及辅料：防腐剂，抗青光眼药物，抗生素类药物，抗病毒药物，抗胆碱药物，非甾体抗炎药物等。

（2）症状：药物相关性干眼症状主要表现为干眼的症状，包括干燥、烧灼感、异物感、视物模糊、眼痛等，这些症状与药物使用相关，停药后可以得到缓解或消失。全身用药引起的干眼，还可伴有全身其他系统的症状，如口干、心率加快、头痛、恶心、呕吐、便秘、过敏反应、一过性水肿、关节疼痛、直立性低血压等。

（3）体征：药物相关性干眼有典型的干眼体征。与其他类型干眼相比，其眼表上皮损害常见，且角膜上皮损害较结膜更为严重。轻度的药物相关性干眼，患者可有泪河高度降低、泪液分泌量减少、泪膜稳定性下降、角膜表面少量荧光素钠点状着色。中度干眼的患者除上述体征明显加重外，可有角膜弥漫的点状上皮浸润、假树枝样上皮损害、角膜基质水肿等。重度干眼可有角膜和结膜上皮糜烂、片状缺损、溃疡等，甚至可有睑缘及睑板腺改变，如睑板腺缺失、睑缘充血、新生血管形成等。

（4）辅助检查：泪液分泌量降低，泪河高度降低，泪膜破裂时间缩短，角膜荧光素钠染色较重，泪膜脂质层厚度降低；睑板腺成像红外图像有睑板腺缺失及形态结构的改变；睑板腺分泌能力下降及分泌物性状的改变；激光角膜共聚焦显微镜可见眼表炎症细胞的增加及神经纤维的减少；角膜知觉检查可有角膜知觉的丧失等。这些相关的辅助检查均有助于诊断。

3. 临床治疗方案 药物相关性干眼的治疗可参考《中国干眼专家共识：药物相关性干眼（2021年）》[1]，主要包括合理用药与调整用药、药物治疗和非药物治疗几方面。

（1）合理用药与调整用药：出现药物相关性干眼时，要考虑是否是因为不合理用药引起的，并调整用药方案。全身药物相关性干眼应慎重停药、减量或换药，注意与相关专科医生会诊，综合评估用药的风险与获益，避免对患者原有的全身疾病产生影响。局部药物相关性干眼往往是由于药物中添加的防腐剂引起，可考虑减少所用药物的剂量，改变用药方式与频率，或换用眼部副作用较小的低浓度防腐剂或不含防腐剂的剂型。

（2）药物治疗：根据患者发生干眼的机制，可选用促泪液分泌剂、人工泪液、生长因子滴眼液、抗炎滴眼液等不同药物。如果发生了局部感染或为了预防感染，可以适当使用抗生素滴眼液。

（3）非药物治疗：由于药物相关性干眼的发生与药物使用密不可分，非药物治疗在治疗中具有更重要的作用。可以根据干眼的发生机制和患者的临床表现针对性治疗。对睑板腺功能障碍或伴有睑缘炎的患者，可以进行睑缘清洁、热敷、熏蒸、睑板腺按摩等。对于泪液分泌量少的患者，可酌情选择泪道栓塞、泪点封闭等。对于常规治疗效果有限、病情较为严重、可能引起视力严重受损，且停药后无恢复希望的患者，可以选择手术治疗。

（二）典型病例

患者，男性，57岁。因“双眼视物模糊、干涩、疼痛、眼红7个月”就诊。患者7个月前无明显诱因出现双眼逐渐视物模糊、干涩、疼痛、眼红，无脓性分泌物，自行使用人工泪液（具体不详），无明显缓解，来院就诊。既往有双眼开角型青光眼病史，双眼局部使用抗青光眼药物3年余。目前用药：局部予双眼布林佐胺滴眼液2次/d、马来酸噻吗洛尔滴眼液2次/d，酒石酸溴莫尼定滴眼液2次/d，拉坦前列腺素1次/晚，既往双眼白内障手术史，否认外伤史、否认全身疾病史。

眼科检查：视力右眼0.06，左眼0.1，矫正视力均不提高；眼压右眼18mmHg，左眼19mmHg。双眼位正，眼球运动正常。裂隙灯检查：双眼混合充血，角膜上皮粗糙，轻度水肿，KP（-），中央前房深，周边前房＞1CT，Tyn（-），人工晶状体在位，眼底视盘边界清，色略淡，C/D=0.5~0.6，视网膜在位。角膜荧光素钠染色检查：右眼可见大量点状着染，中下方可见一小线状上皮隆起，呈假树枝样改变；左眼可见大量点状着染融合成片，下方上皮线状隆起，呈假树枝样改变（图 3-6-0-1）。

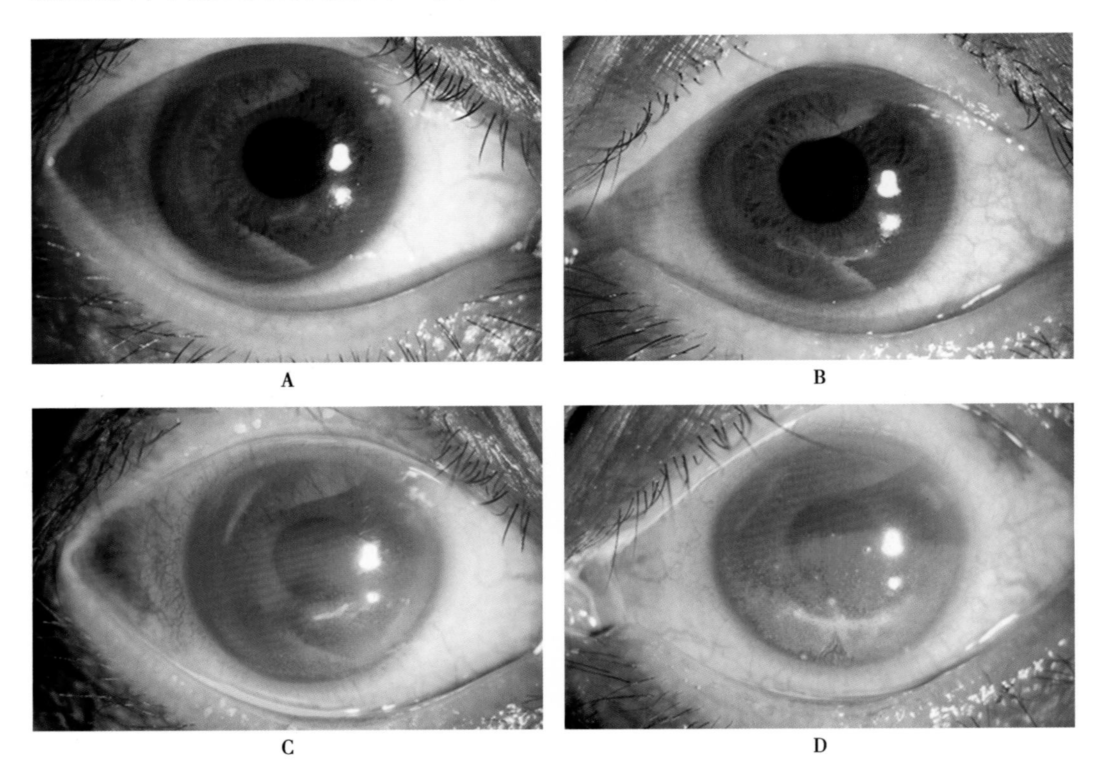

图 3-6-0-1　患者治疗前眼前节照相

A、B. 可见双眼结膜混合充血，角膜上皮粗糙，轻度水肿；C. 右眼角膜荧光素钠染色，可见大量点状着染，中下方可见一小线状上皮隆起，呈假树枝样改变；D. 左眼角膜荧光素钠染色，可见大量点状着染融合成片，下方上皮线状隆起，呈假树枝样改变。

辅助检查：OSDI 评分 30.56 分。非接触式泪膜破裂时间 (noninvasive tear break-up time, NIBUT)：右眼 4.01s，左眼 3.06s。无表麻 Schirmer Ⅰ试验 (Schirmer Ⅰ test, SⅠt)：右眼 5mm/5min，左眼 4mm/5min。泪膜脂质层厚度 (lipid layer thickness, LLT)：右眼 42μm，左眼 51μm。不完全瞬目比例：右眼 9/12，左眼 11/11。双上下睑睑板腺均轻度缺失，约占面积 1/4。

临床诊断：双眼药物相关性干眼；双眼原发性开角型青光眼；双眼人工晶状体眼。

治疗：调整抗青光眼用药，减轻眼表损伤，改为局部予双眼布林佐胺噻吗洛尔滴眼液 2 次 /d、拉坦前列腺素滴眼液 1 次 /d，口服醋甲唑胺 50mg，2 次 /d。局部予双眼羧甲基纤维素钠滴眼液 3 次 /d，润滑眼表，小牛血去蛋白眼用凝胶 2 次 /d，修复损伤的眼表上皮。嘱患者瞬目训练，减少不完全瞬目比例。

治疗 2 周后，患者自觉症状减轻，视力右眼 0.06，左眼 0.1，矫正视力均不提高；眼压右眼 17mmHg，左眼 16mmHg。裂隙灯检查：双眼结膜无充血，右眼角膜下方可见角膜上皮荧光素钠着染减轻，局部角膜上皮隆起伴轻度水肿，左眼角膜上皮荧光素钠着染明显减轻，下方角膜局部隆起伴轻度水肿（图 3-6-0-2）。

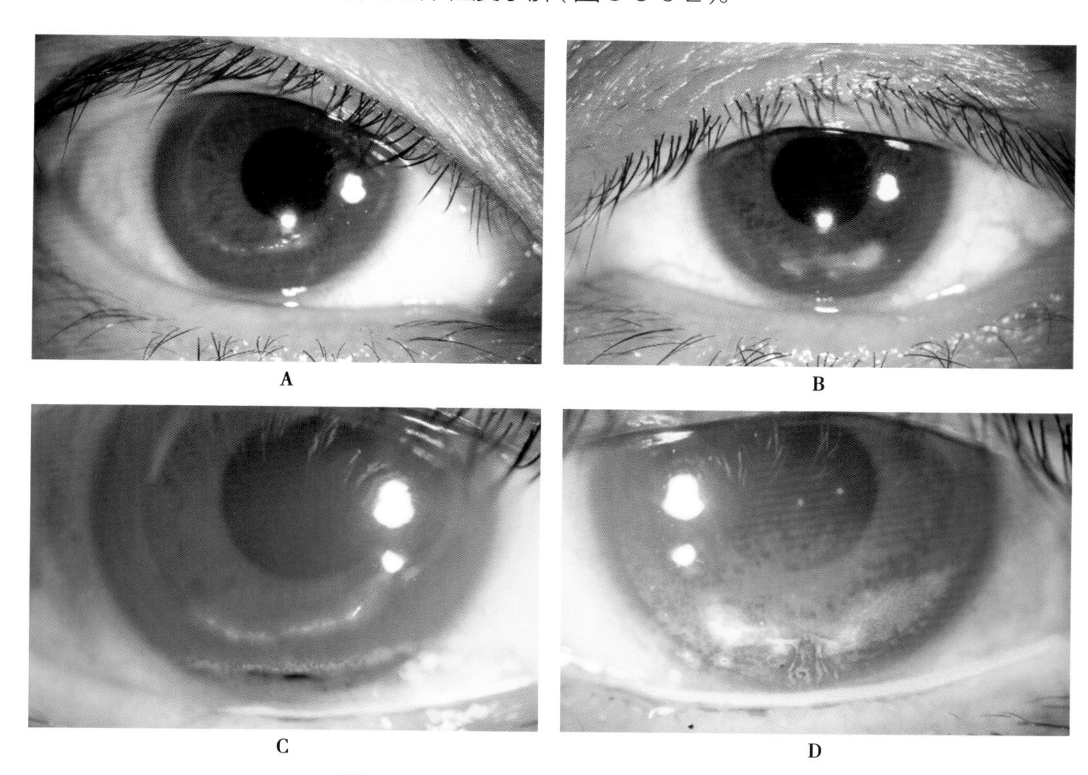

图 3-6-0-2　患者治疗 2 周后眼前节照相

A、B. 可见双眼结膜无充血，角膜下方可见局部隆起伴轻度水肿；C. 右眼角膜荧光素钠染色，可见着染明显减轻；D. 左眼角膜荧光素钠染色，可见着染明显减轻。

辅助检查：OSDI 评分 25.00 分。非接触式泪膜破裂时间 (noninvasive tear break-up time, NIBUT)：右眼 5.03s，左眼 6.35s。无表麻 Schirmer Ⅰ试验 (Schirmer Ⅰ test, SⅠt)：右眼 7mm/5min，左眼 6mm/5min。泪膜脂质层厚度 (lipid layer thickness, LLT)：右眼 65μm，左眼 63μm。不完全瞬目比例：右眼 4/8，左眼 3/9。双上下睑睑板腺均轻度缺失，约占面积 1/4。

调药后患者眼压控制平稳，干眼症状与体征明显改善，用药同前，继续治疗。

治疗 4 周后，患者自觉症状进一步改善，视力右眼 0.06，左眼 0.1，矫正视力均不提高；眼压右眼 19mmHg，左眼 18mmHg。裂隙灯检查：双眼结膜无充血，右眼角膜清亮，荧光素钠染色消失，左眼角膜中央清亮，下方仅可见少量点状荧光素钠染色（图 3-6-0-3）。

辅助检查：OSDI 评分 12.50 分。非接触式泪膜破裂时间 (noninvasive tear break-up time, NIBUT)：右眼 8.29s，左眼 7.67s。无表麻 Schirmer Ⅰ试验

(Schirmer Ⅰ test, SⅠt)：右眼 11mm/5min，左眼 9mm/5min。泪膜脂质层厚度 (lipid layer thickness, LLT)：右眼 85μm，左眼 77μm。不完全瞬目比例：右眼 1/6，左眼 0/5。双上下睑睑板腺均轻度缺失，约占面积 1/4。

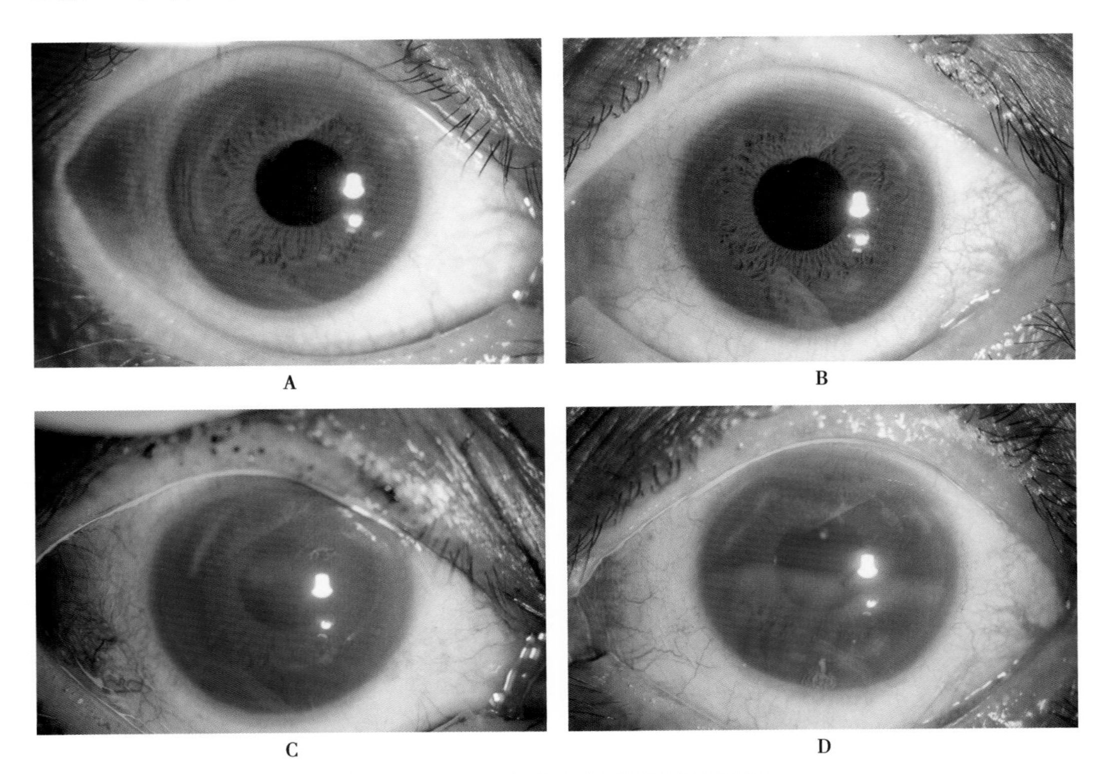

图 3-6-0-3　患者治疗 4 周后眼前节照相

A、B. 可见双眼结膜无充血，角膜清亮；C. 右眼角膜荧光素钠染色完全消失；D. 左眼角膜下方荧光素钠少量点染。

（三）病例分析

本病例特点：

1. 患者患有双眼原发性开角型青光眼，长期双眼使用多种抗青光眼药物治疗，其干眼症状和体征于抗青光眼药物治疗过程中出现。

2. 临床诊断依据中，患者眼干症状明显，泪河高度降低，角膜上皮点染严重，左眼呈典型假树枝样改变，角膜损伤大于结膜损伤，无明显脓性分泌物，结膜轻度充血，无其他特征性改变，且症状与体征自行使用常规人工泪液后无明显好转，干眼诊断可以明确。

3. 药物相关性干眼，多由于眼局部或全身用药导致，干眼症状较难缓解，本例患者长期使用多种抗青光眼药物，药物中的防腐剂可导致泪膜稳定性下降，眼表轻度炎症，影响眼表细胞功能，造成干眼。

4. 本病例的治疗重点是调整眼局部药物的使用，缓解干眼症状，促进角膜上皮愈合。本例治疗中减少了抗青光眼滴眼液的种类，换用两种药物的复合制剂，并且增加了口服的抗青光眼药物，减轻眼表损伤同时控制眼压；加用不含防腐剂的人工泪液润滑眼表，缓解干眼的症状；使用血清制剂修复眼表，有效改善干眼的体征。治疗过程中注意足疗程，避免病变反复，同时监测眼压，与青光眼专科医生密切会诊调整全身与局部抗青光眼药物的用法用量，同时注意有无全身药物不良反应。

参 考 文 献

[1] 亚洲干眼协会中国分会，海峡两岸医药卫生交流协会眼科学专业委员会眼表与泪液病学组，中国医师协会眼科医师分会眼表与干眼学组．中国干眼专家共识：药物相关性干眼(2021年)[J]. 中华眼科杂志，2021, 57(10): 734-742.

[2] FRAUNFELDER FT, SCIUBBA JJ, MATHERS WD. The role of medications in causing dry eye[J]. J Ophthalmol, 2012, 2012: 285851.

[3] ASKEROGLU U, ALLEYNE B, GUYURON B. Pharmaceutical and herbal products that may contribute to dry eyes[J]. Plast Reconstr Surg, 2013, 131(1): 159-167.

第七章

神经营养性角膜炎相关干眼

（一）疾病知识要点

1. 定义 神经营养性角膜炎（neurotrophic keratitis，NK）是由三叉神经损伤引起角膜感觉减退或丧失后造成的角膜上皮细胞层的退行性病变，可出现持续性角膜上皮缺损、角膜溃疡甚至角膜穿孔[1-2]。三叉神经通路任何一部分受损，都可能导致 NK。其原因很多，包括损伤到三叉神经节至角膜末端神经的疾病、手术、外伤及药物等[3]。由于角膜上皮细胞更新受到破坏，可出现持续性的角膜上皮缺损、角膜溃疡甚至角膜穿孔[4]。

2. 神经营养性角膜炎诊断依据[5]

（1）病史：主要是与三叉神经损害相关的病史。①角膜局部病变：病毒感染、眼部药物的使用、眼表化学性烧伤、医源性损伤（如长期配戴角膜接触镜、各种眼表手术）等；②三叉神经麻痹：肿瘤（听神经瘤、神经纤维瘤、脑膜瘤、微动脉瘤、面部肿瘤等）、颅内手术、头部手术；③先天性疾病：先天性疾病（Riley-Day 综合征、Goldenhar 综合征、家族性角膜感觉迟钝等）、遗传相关角膜病（格子状角膜营养不良等）；④全身性疾病：糖尿病、维生素 A 缺乏、多发性硬化、Adie 综合征等。以上多种原因均可通过引起眼表干燥和 / 或角膜神经营养性丧失导致 NK。

（2）症状：角膜知觉减退或消失，无眼部刺激症状，可伴有结膜和眼睑部位知觉减退或消失。

（3）体征：早期表现为角膜点状上皮缺损，以下方角膜最常见。点状缺损逐渐融合，形成角膜上皮片状缺失和溃疡，溃疡常位于角膜中央或下半部，溃疡边缘隆起、上皮增厚，基底清洁。角膜溃疡严重者可发生角膜融解，继发感染甚至穿孔。

（4）辅助检查：角膜知觉减退；泪液分泌量降低；泪膜破裂时间缩短；角膜共聚焦显微镜检查可发现角膜基质内神经纤维数量和密度减少；溃疡处微生物检测无病原体

等可有助于诊断。

3. 依据临床体征进行临床分期[6]（图 3-7-0-1）

（1）Ⅰ期：点状角膜病变，角膜上皮增生、不规则，泪膜黏度增加，泪膜破裂时间减少，可伴有浅表新生血管形成。

（2）Ⅱ期：持续角膜上皮缺损（多表现为卵圆形或环形），基质水肿，可产生无菌性前房反应。

（3）Ⅲ期：角膜基质溃疡，可伴有基质融解，严重者可发生角膜穿孔。

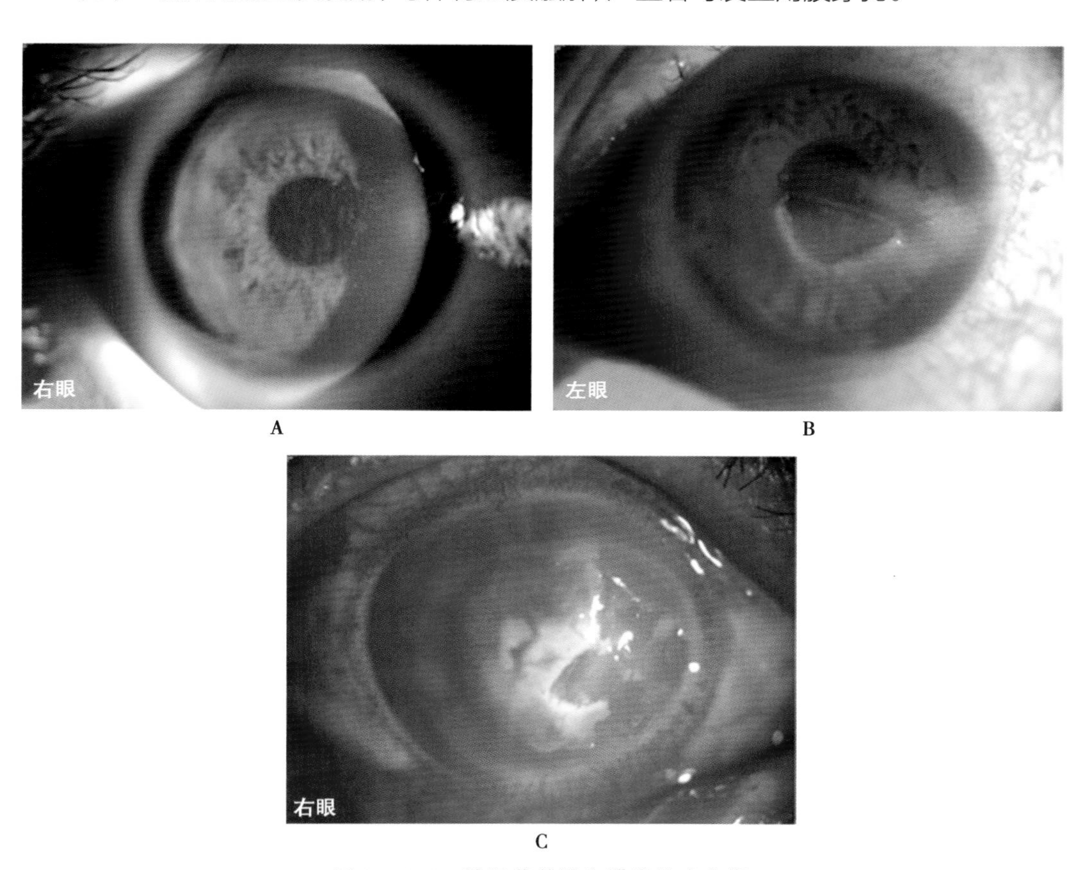

图 3-7-0-1 神经营养性角膜炎临床分期

A. Ⅰ期，点状角膜病变；B. Ⅱ期，持续角膜上皮缺损，基底清洁，边缘上皮隆起；C. Ⅲ期，角膜基质溃疡，可伴有基质融解。

4. 临床治疗方案 NK治疗依据疾病的严重程度、分期不同而有所不同。

（1）积极治疗导致三叉神经损害的原发病，请相关科室医师协助治疗。

（2）轻度患者治疗方案（Ⅰ期治疗方案）：①局部无防腐剂的人工泪液；②局部促进角膜修复和营养作用药物（小牛血去蛋白眼用凝胶）。疗程至角膜上皮完全修复，之后可用无防腐剂的人工泪液维持治疗。

（3）中度患者治疗方案（Ⅱ期治疗方案）：①局部无防腐剂的人工泪液；②局部促

进角膜修复和营养作用药物（小牛血去蛋白眼用凝胶），4 次 /d；持续性上皮缺损可用 20%~40% 浓度的自体血清，4 次 /d；③局部使用神经生长因子滴眼液促进感觉神经元和交感神经元生长和存活，恢复受损神经元功能，4 次 /d；④局部抗生素眼膏预防感染，1 次 / 晚；⑤存在前房积脓时，可加用局部激素治疗，并联合睫状肌麻痹剂；⑥在眼科医师指导下配戴高透氧的治疗性角膜绷带镜；⑦对于睑裂闭合不全的患者，嘱其睡觉时用医用胶布封闭眼睑并加用抗生素眼膏。疗程至角膜修复，之后可用无防腐剂的人工泪液维持治疗。

（4）重度患者治疗方案（Ⅲ期治疗方案）：①局部治疗同中度患者治疗方法；②出现角膜基质融解时，局部可加用胶原酶抑制剂（乙酰半胱氨酸或四环霉素眼膏）；③全身口服维生素 B_2 和 C；④部分睑裂缝合术，缝合颞侧睑缘或中央 1/3 部分的睑缘；⑤对于持续性角膜上皮缺损、无菌性溃疡长期存在的患者，可实行结膜瓣遮盖术或羊膜移植术；⑥对于药物治疗和早期手术治疗效果不佳的患者，可行额神经或对侧正常神经分支转位术等神经移植手术；⑦对于上述治疗效果未能奏效的患者，行永久性睑裂缝合术，待原发病治愈角膜知觉恢复后，再剪开缝合的睑裂；⑧对于溃疡导致角膜穿孔时，需采取穿透性角膜移植术，术后配戴高透氧的绷带式角膜接触镜或进行睑裂缝合保护角膜。

（二）典型病例

患者，男性，70 岁，因“左眼红伴视力下降 4 个月”就诊。患者 4 个月前因带状疱疹，在当地医院输液治疗后，下肢不能移动，在外院诊断为吉兰 - 巴雷综合征（Guillain-Barré syndrome）。2 个月前就诊于本院眼科。患者否认外伤史、手术史及全身病史。

眼科检查：视力右眼 0.3，左眼 FC/ 眼前，眼压右眼 14mmHg，左眼 13mmHg。双眼睑闭合正常。裂隙灯检查：右眼未见明显异常。左眼结膜充血，角膜周边新生血管长入，角膜上皮大片缺损，荧光素钠染色阳性（图 3-7-0-2），下方角膜基质浸润，轻度水肿。前房中深，晶状体混浊，眼底检查未见异常。

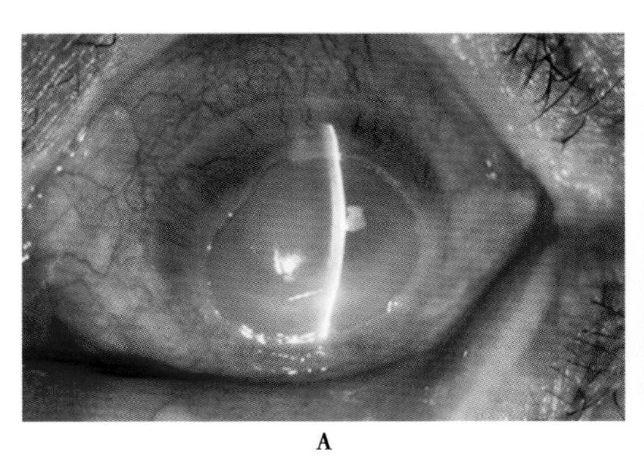

A

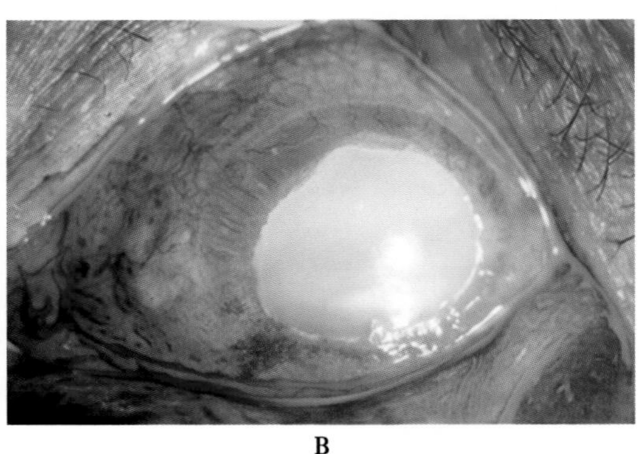

B

图 3-7-0-2　患者治疗前眼前节照相

A. 左眼结膜充血，角膜周边新生血管长入，角膜上皮大片缺损；B. 角膜荧光素染色示左眼角膜中央片状着染。

辅助检查：Cochet-Bonnet 角膜知觉检测，右眼中央 5mm，周边 6mm；左眼除鼻侧 1mm 外，其余部位 0mm（图 3-7-0-3）。角膜激光共聚焦显微镜检查：左眼角膜上皮大片缺如，基质细胞反光增强，中、后部基质稍水肿，内皮层可见密集的炎性细胞影像。左眼周边上皮残存区域可见上皮细胞肿胀，可见朗格汉斯细胞，上、下、鼻、颞上皮下均未及上皮基底下神经纤维，基质层及内皮层窥不清（图 3-7-0-4）。角膜刮片结果可见多量中性粒细胞，少量水肿上皮细胞；细菌培养结果阴性。

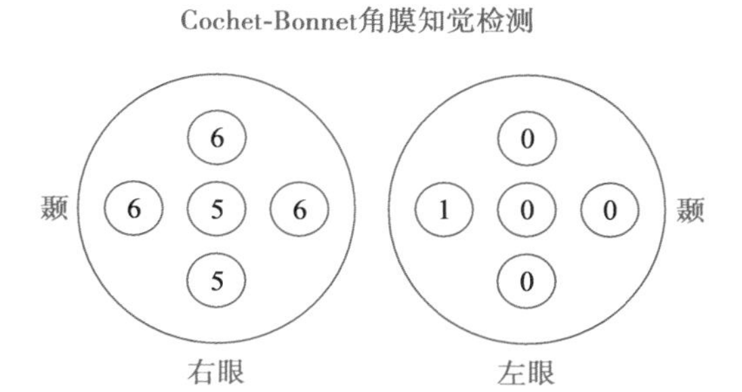

图 3-7-0-3　患者治疗前 Cochet-Bonnet 角膜知觉检测

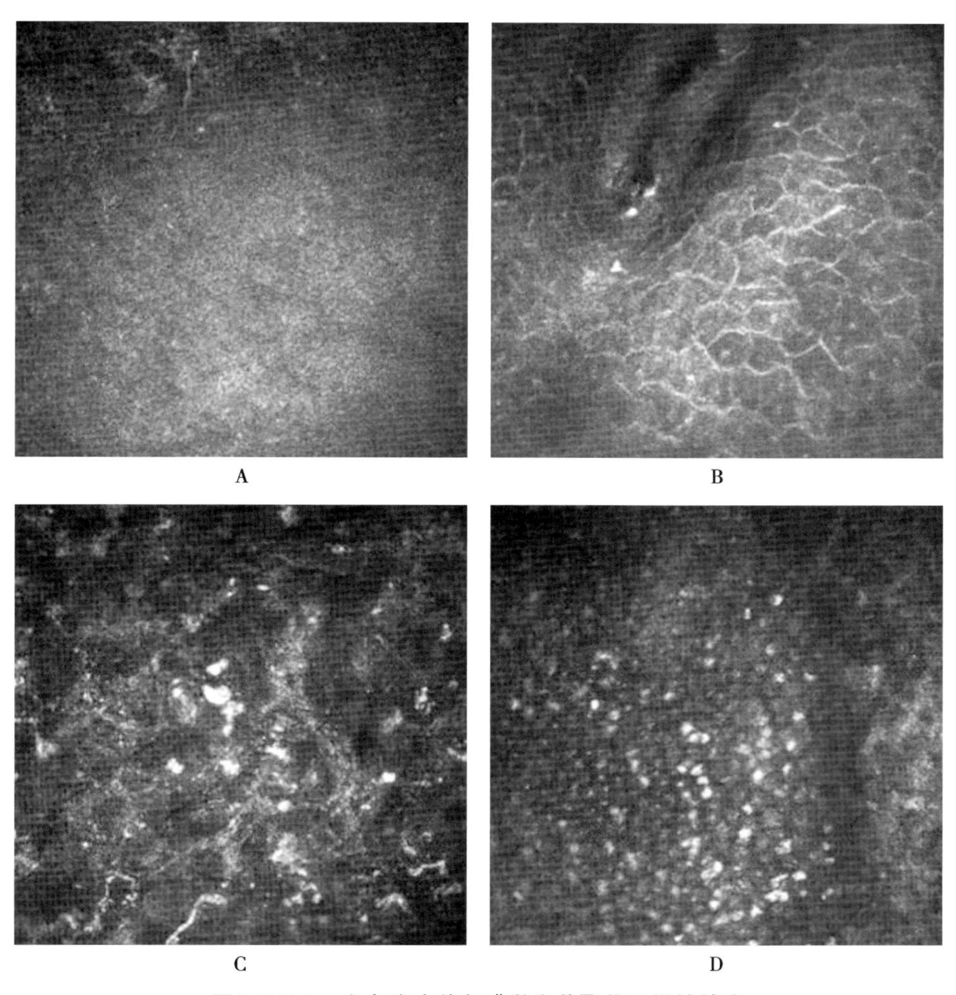

图 3-7-0-4　患者治疗前角膜激光共聚焦显微镜检查

A. 角膜上皮缺损区基底膜下神经纤维缺如；B. 上皮缺损区基质细胞核结构不清，可见多量炎性细胞；C、D. 病灶周边上皮细胞肿胀明显，细胞核增大，基底细胞肿胀明显，核反光增强。

临床诊断：左眼神经营养不良性角膜炎，左眼带状疱疹病毒性角膜炎。

治疗：给予左眼塞奈吉明滴眼液 6 次 /d，口服更昔洛韦胶囊 500mg/ 次，3 次 /d。

治疗 1 个月后，患者自觉症状减轻。裂隙灯检查：左眼角膜上皮完全愈合，上皮水肿，荧光素钠染色无明显着染（图 3-7-0-5）。角膜知觉检测：左眼中央及周边 0.5mm（图 3-7-0-6）。角膜激光共聚焦显微镜检查：左眼角膜上皮层基本完整，上皮细胞肿胀，上皮层内及上皮下可见高反光细胞影像，未窥及角膜上皮基底下神经纤维，基质细胞广泛活化，内皮层窥不清，隐可见细胞边界，内皮层后可见高反光炎性细胞影像，局部密集（图 3-7-0-7）。用药同前，继续治疗。

治疗 2 个月后裂隙灯检查：左眼充血减轻，角膜上皮完整，下方轻度水肿。角膜知觉检测：左眼中央 4.5mm，周边除颞侧为 0mm 外，其余方位均为 5mm。角膜共聚焦显微镜检查：左眼角膜上皮层基本完整，上皮细胞反光强，上皮细胞肿胀，局部上皮下可见高反光的细胞影像，各拍摄位置均未及基底下神经纤维。调整用药，给予醋酸泼尼松龙滴眼液 2 次 /d，塞奈吉明滴眼液 6 次 /d，玻璃酸钠滴眼液 6 次 /d，妥布霉素地塞米松眼膏 1 次 / 晚。

治疗 3 个月后裂隙灯检查：左眼充血减轻，角膜上皮完整（图 3-7-0-8）。角膜知

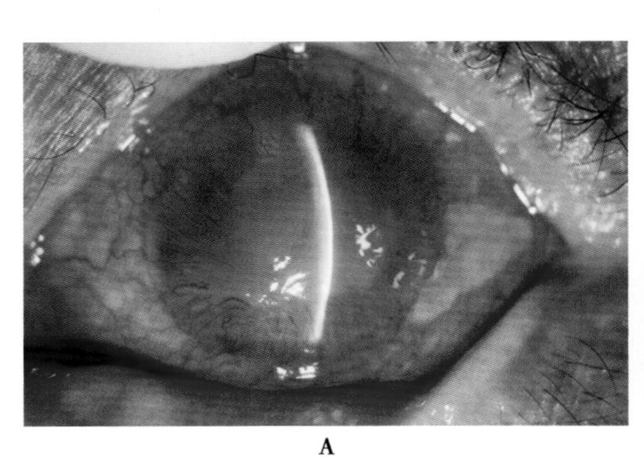

A

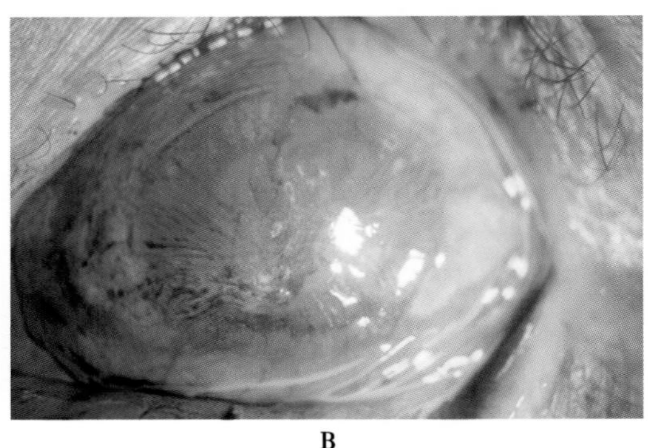

B

图 3-7-0-5　治疗 1 个月后眼前节照相

A. 左眼角膜上皮完全愈合，上皮水肿；B. 荧光素钠染色示无明显着染。

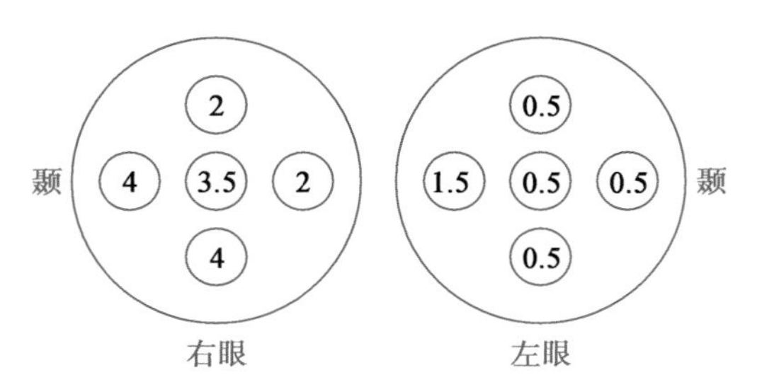

图 3-7-0-6　治疗 1 个月后 Cochet-Bonnet 角膜知觉检测

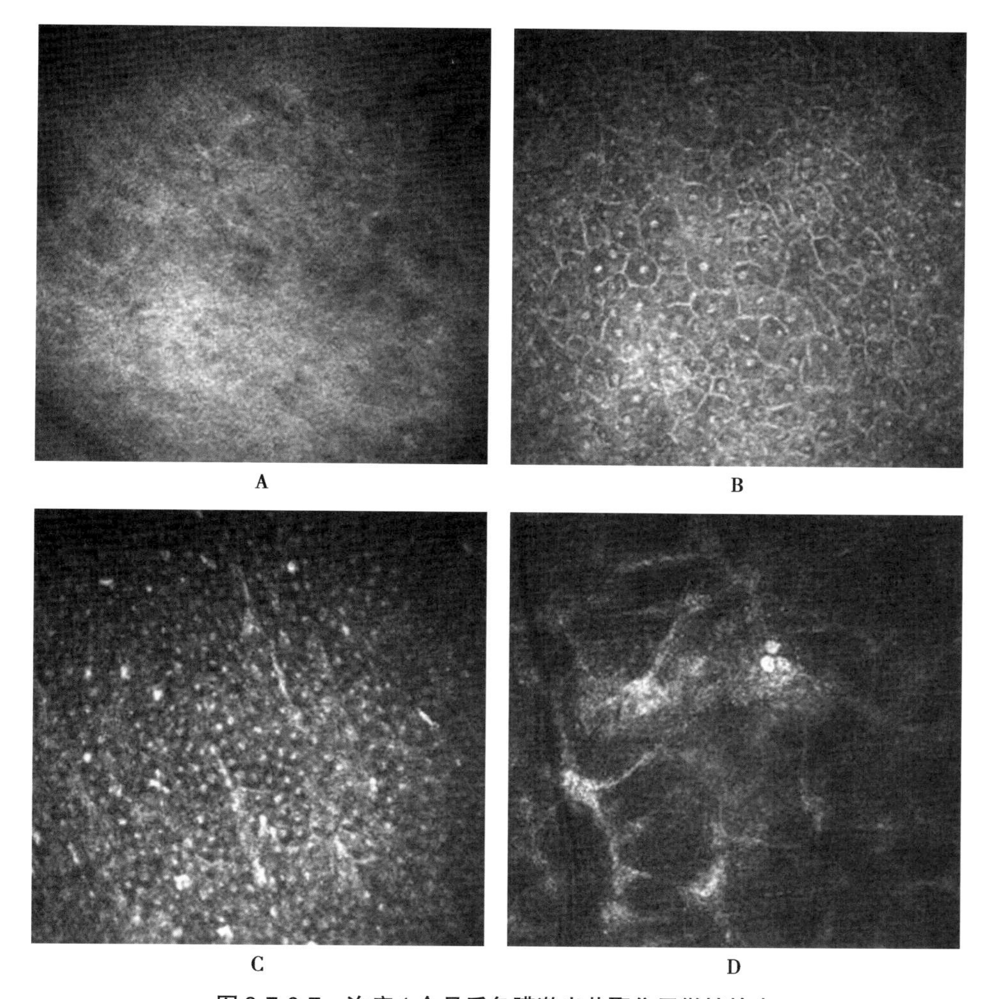

图 3-7-0-7　治疗 1 个月后角膜激光共聚焦显微镜检查

A. 角膜基底膜下神经纤维缺如；B. 角膜上皮肿胀较治疗前减轻，基底细胞肿胀明显，可见炎性细胞浸润；C、D. 基质细胞水肿明显，炎性细胞减少。

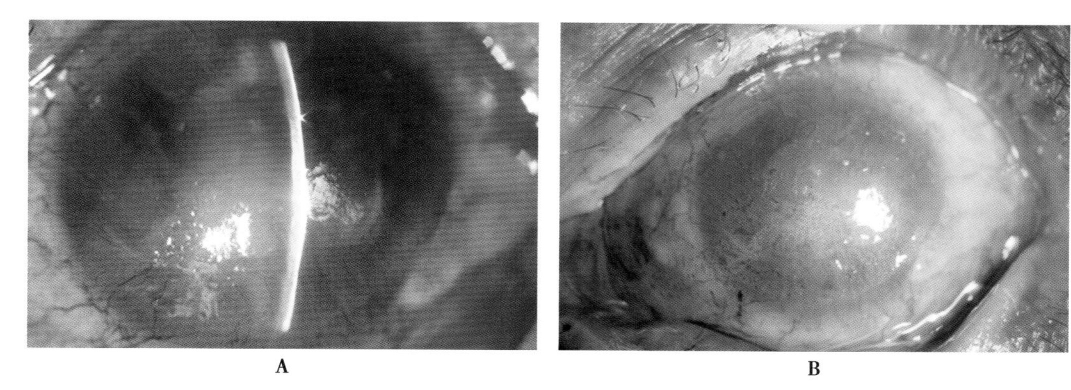

图 3-7-0-8　治疗 3 个月后眼前节照相

A. 左眼充血减轻，角膜上皮完整；B. 荧光素钠染色示无明显着染。

觉检测：左眼中央 4mm，周边均 6mm（图 3-7-0-9）。角膜激光共聚焦显微镜检查：左眼角膜上皮完整，未见明确角膜上皮基底下神经纤维，局部上皮下可见血管影像，中央角膜基质层细胞活化，中、后部基质层窥不清，内皮层细胞结构欠清，层后可见炎性细胞影像（图 3-7-0-10）。调整用药，予醋酸泼尼松龙滴眼液 2 次 /d，玻璃酸钠滴眼液 6 次 /d，妥布霉素地塞米松眼膏 1 次 / 晚，配戴绷带式角膜接触镜。

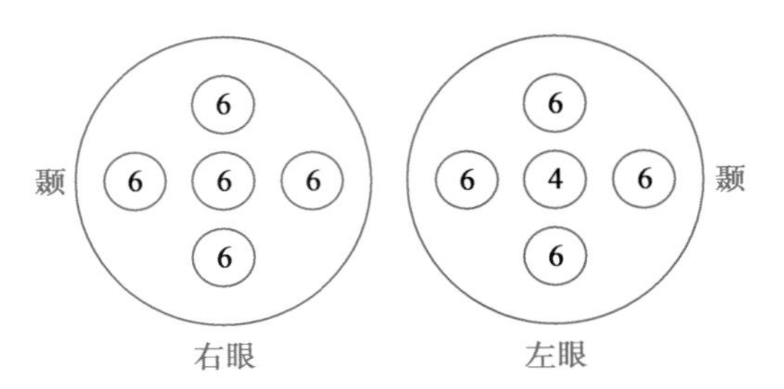

图 3-7-0-9　治疗 3 个月后 Cochet-Bonnet 角膜知觉检测

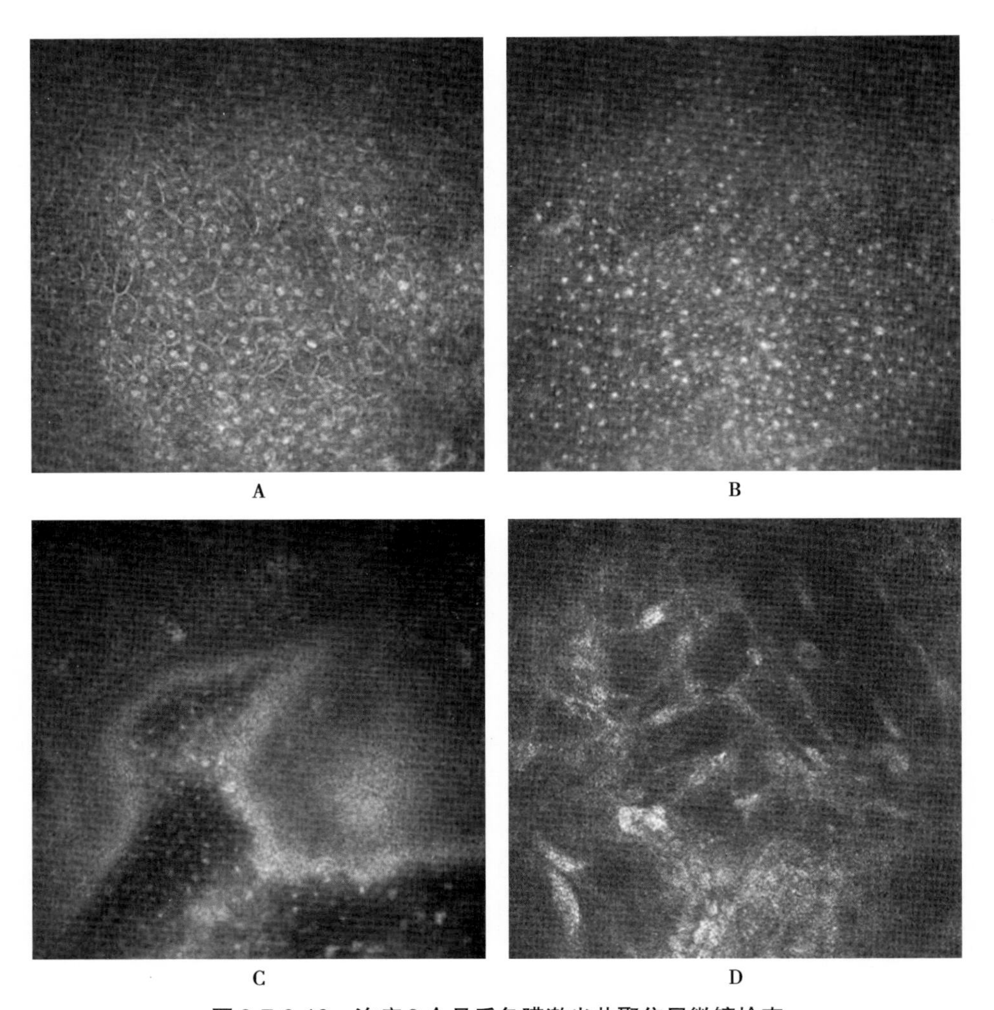

图 3-7-0-10　治疗 3 个月后角膜激光共聚焦显微镜检查

A. 角膜上皮愈合，细胞边界清晰，但较正常明显增大，细胞核反光增强；B. 基底细胞肿胀减轻，核反光较强；C. 基底膜下神经纤维仍缺如；D. 基质细胞肿胀明显。

（三）病例分析

1. 患者原发疾病为疱疹病毒感染，病变反复发作或治疗不当，易导致角膜神经损伤，发生神经营养性角膜炎。应根据病情变化，适时调整抗病毒药物，并给予角膜保护药物。

2. 临床诊断依据中，患者症状与体征分离，表现为无刺激症状的角膜上皮缺损 / 溃疡或浸润和角膜知觉减退，提示病变特征，可通过激光共聚焦显微镜证实角膜神经纤维密度降低。但应注意与感染性角膜疾病鉴别。

3. 神经营养性角膜炎溃疡迁延，尽早发现并予以治疗，可减少瞳孔后粘连、并发性白内障、继发性青光眼等并发症的发生。

4. 本病例的治疗采用了神经生长因子滴眼液促进角膜上皮愈合，同时采用口服抗病毒药物治疗，减少局部抗病毒药物对眼表的损伤，可见治疗 1 个月后角膜上皮完全愈合，治疗 2 个月角膜上皮保持完整，给药局部激素抗炎治疗后，炎症进一步减轻，虽然激光共聚焦显微镜检查未见明显神经修复，但是角膜知觉得到明显改善，说明角膜知觉恢复要早于神经生长。

5. 神经营养性角膜炎治疗通常需要较长时间，以防止角膜上皮病变复发，本例采用绷带式角膜接触镜联合治疗，目的是促进角膜上皮修复，避免瞬目摩擦造成的上皮脱落。

6. 对于神经营养性角膜炎在采用局部药物疗效欠佳的情况下，可以考虑羊膜覆盖、睑裂缝合等手术进行综合治疗。

参 考 文 献

[1] 中华医学会眼科学分会角膜病学组 . 中国神经营养性角膜炎诊断及治疗专家共识（2021 年）. 中华眼科杂志，2021, 57(2): 90-94.

[2] DANA R, FARID M, GUPTA PK, et al. Expert consensus on the identification, diagnosis, and treatment of neurotrophic keratopathy. BMC Ophthalmol, 2021, 21(1): 327.

[3] OKADA Y, REINACH PS, KITANO A, et al. Neurotrophic keratopathy; its pathophysiology and treatment. Histol Histopathol, 2010, 25(6): 771-780.

[4] SEMERARO F, FORBICE E, ROMANO V, et al. Neurotrophic keratitis. Ophthalmologica, 2014, 231(4): 191-197.

[5] HSU HY, MODI D. Etiologies, quantitative hypoesthesia, and clinical outcomes of neurotrophic keratopathy. Eye & Contact Lens, 2015, 41(5): 314-317.

[6] BONINI S, RAMA P, OLZI D, et al. Neurotrophic keratitis. Eye, 2003, 17(8): 989-995.

第八章

面部肌张力障碍相关干眼

（一）疾病知识要点

1. 概述　面部肌张力障碍是一种运动障碍，其特征是持续性或间歇性肌肉收缩引起的异常运动，通常重复出现。面部肌张力障碍性运动常表现为不自主频繁瞬目、不自主闭眼、眼周肌肉皮肤抽动、口面部肌肉非自主收缩；其常因随意动作诱发或加重，伴有肌肉兴奋的泛化[1]。40%~60% 的面部肌张力障碍患者伴有眼部干涩、刺激甚至疼痛等干眼相关症状[2-3]。面部肌张力障碍患者的初次识别率不足 20%，与部分干眼患者的频繁瞬目鉴别困难，误诊率高[4]，故面部肌张力障碍相关性干眼患者需要眼科医生给予更多关注。

常见面部肌张力障碍疾病主要为良性特发性眼睑痉挛和半侧面肌痉挛。良性特发性眼睑痉挛是指由于眼轮匝肌的不自主的痉挛性收缩引起的眼睑阵发性或持续性闭合。若合并双侧的口周、鼻旁、面下部、颈部肌肉的不自主收缩时，则为 Meige 综合征，患者常有噘嘴、咀嚼、开颌、构音和发音障碍等症状。目前病因不明，在成为典型的眼睑痉挛前约 1/3 患者表现为瞬目次数增加。瞬目次数的增加多与眼部的刺激症状有关，进而发展到眼轮匝肌阵挛或强直性收缩，最终导致眼睑的强力闭合。

研究表明，与单纯干眼患者相比，面部肌张力障碍同时伴有干眼的患者眼表多种细胞因子表达增加，包括肿瘤坏死因子、白介素及血管内皮生长因子[5]。眼表炎症及异常瞬目带来的泪液动力学异常，是面部肌张力障碍患者中干眼高发的主要原因。

2. 诊断依据

（1）病史：需要关注神经系统相关疾病及家族性遗传病史，特别是全身药物史（L-DOPA、噻嗪类、丁酰苯类、甲氧氯普胺、化疗药物）等，继发性痉挛患者在停药后恢复正常，伴发的眼表不适随之缓解。

（2）症状：睁眼困难及非自主瞬目增加最为常见，此外眼部干涩、畏光、视疲劳、视物模糊、异物感亦较为常见。部分患者伴有头痛、颈部肌肉酸胀疼痛。以上症状导致患者活动受影响，阅读不持久。

（3）体征：早期表现为眼局部刺激症状，瞬目次数增多，继而发展为发作性眼睑痉挛闭合。主要影响阅读、使用视频终端、走路、开车等，甚至可引起患者功能性失明。光照可使眼睑痉挛加重，因此患者在室内外均要求配戴墨镜。情绪紧张、阅读等亦可使症状加重。而说话、压眼眶、咀嚼等动作可使症状减轻。眼表检查常表现为结膜充血、泪液分泌减少，泪膜破裂时间缩短，严重者角膜上皮弥散点染。

（4）辅助检查：面部肌张力障碍患者需要排除遗传性及继发性因素，如肝豆状核变性、神经节苷脂沉积症、苍白球黑质色素变性、进行性核上性眼肌麻痹、双侧基底节钙化、甲状旁腺功能减退、中毒、脑血管病变、脑外伤、脑炎、脑裂畸形、药物诱发等。因此，需要在进行相关科室会诊及检查之后，进行相应治疗。

3. 眼睑及面肌痉挛程度分级

0级：无痉挛，无功能障碍；

1级：外部刺激引起瞬目增多，无功能障碍；

2级：轻度，轻微颤动，无明显功能障碍；

3级：中度明显的痉挛，轻度功能障碍；

4级：重度，严重功能障碍（不能阅读、看电视、开车）。

4. 临床治疗方案 依据疾病的严重程度及分期选择不同治疗方法。

（1）支持和康复治疗：首先要进行心理疏导，充分与患者及家属沟通，使其理解疾病的性质，建立对疗效的合理预期。避免过度焦虑、紧张、情绪波动，提高自我控制能力。配戴墨镜、眼镜支架或颈托以及使用矫形器械等可以强化缓解效果[5]，有助于减轻病程早期的局部症状。

（2）目前仅对一些病因明确的获得性肌张力障碍采用特异性治疗，如药物诱发的病例可及时停药并应用拮抗剂治疗，由抗精神病药物引起的急性肌张力障碍主要使用抗胆碱能药物，自身免疫性脑损害导致的肌张力障碍可以采用免疫治疗。与Wilson病相关的肌张力障碍综合征可用低铜饮食、促进铜盐排出及阻止肠道吸收。

（3）肉毒毒素治疗：肉毒毒素是肉毒梭菌产生的大分子复合蛋白，具有化学去神经支配作用，可迅速消除或缓解肌肉痉挛，重建主动肌与拮抗肌之间的力量平衡，明显提高患者的生活质量，已成为治疗肌张力障碍的有效手段[6]。1项Ⅰ级证据和3项Ⅱ级证据研究证实，肉毒毒素可以改善眼睑痉挛的痉挛程度，改善眼部不适症状，提高日常生活能力。肉毒毒素治疗眼睑痉挛的不良反应通常较轻微，包括上睑下垂、视物模糊、睑裂闭合不全等。肉毒毒素被推荐为颈部肌张力障碍和眼睑痉挛的一线治疗方法[7]。

局部肉毒毒素注射位点根据患者面部痉挛累及部位进行注射，可参考图 3-8-0-1。

（4）手术治疗：脑深部电刺激（deep brain stimulation，DBS）对内侧苍白球（GPi）或丘脑底核持续电刺激已应用于多种肌张力障碍的治疗，如口服药物或肉毒毒素治疗效果不佳的原发性全身型、节段型和颈部肌张力障碍患者。2 项 I 级证据的多中心随机双盲平行对照研究结果显示，GPi-DBS 治疗可以显著改善患者的重复运动、异常姿势和慢性疼痛，提高患者的生活质量[8-9]。此外微血管减压术也是临床常见的手术方式。1967 年，美国 Jennatta 教授首创微血管减压术治疗面肌痉挛，是目前国际上神经外科常用的根治半侧面肌痉挛的方法。

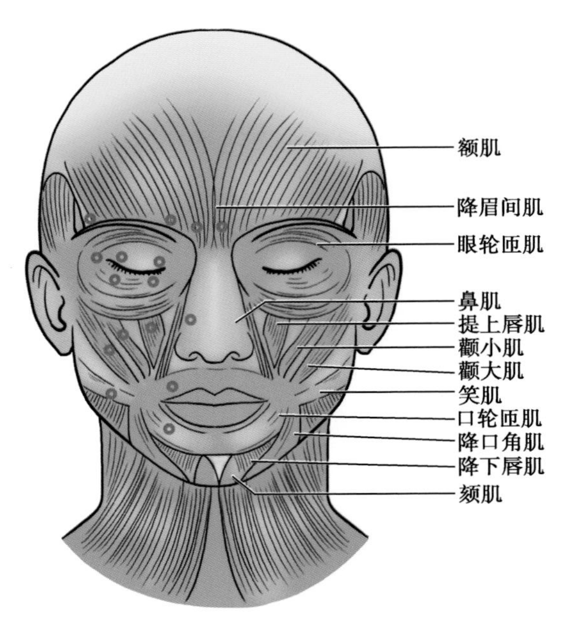

图 3-8-0-1　患者面部肌肉分布图

（5）干眼相关治疗：治疗眼睑痉挛的同时治疗干眼。一项两年 34 例患者的临床研究中发现，眼睑痉挛使用肉毒毒素治疗，配合人工泪液，干眼症状明显缓解，OSDI 评分、BUT 以及角膜荧光素钠染色评分均有显著改善。根据干眼症的分类不同，采取针对性治疗。水液缺乏性干眼，给予补充不含防腐剂的人工泪液，泪道栓治疗，出现角膜上皮损伤的患者可补充促上皮修复的滴眼液。对于脂质缺乏性干眼，首先应保持眼睛局部的清洁，在存在睑板腺堵塞的情况下，可以通过眼睑局部的热敷或者眼睑的按摩，或者强脉冲光及热脉动治疗，促进分泌物的排出，严重的可以给予糖皮质激素及抗生素控制局部的炎症，比如妥布霉素地塞米松滴眼液、盐酸左氧氟沙星滴眼液。在症状非常明显的时候，可以选择口服抗生素，比如四环素、多西环素。黏蛋白缺乏性干眼，可给予促进黏蛋白分泌的 P2Y2 受体激动剂（地夸磷索钠）或补充维生素 A 治疗。另外值得注意的是对于部分干眼出现代偿性的眼睑痉挛患者，治疗干眼是关键。

（二）典型病例

患者，女性，46 岁，因“双眼睁眼困难、干涩 2 年，视力下降 2 周”就诊。患者 2 年前无明显诱因出现双眼干涩、异物感，不自主眨眼，逐渐加重至发作性闭眼，不能自主睁开，近 2 周出现双眼视物模糊、畏光，无明显流泪、分泌物。长期间断使用玻璃酸钠滴眼液，眼干略好转，睁眼困难无好转。既往无外伤史、手术史，自诉无全身病史。

眼科检查：视力右眼 0.6，左眼 0.6。双眼位正，眼球运动正常。双眼发作性眼睑闭合，无法自主睁开，眼周可见眼睑及鼻旁肌肉痉挛。双眼泪河较浅，睑板腺开口部分脂栓堵塞，双眼角膜上皮点状缺损，角膜荧光素染色阳性，其余未见明显异常（图 3-8-0-2）。

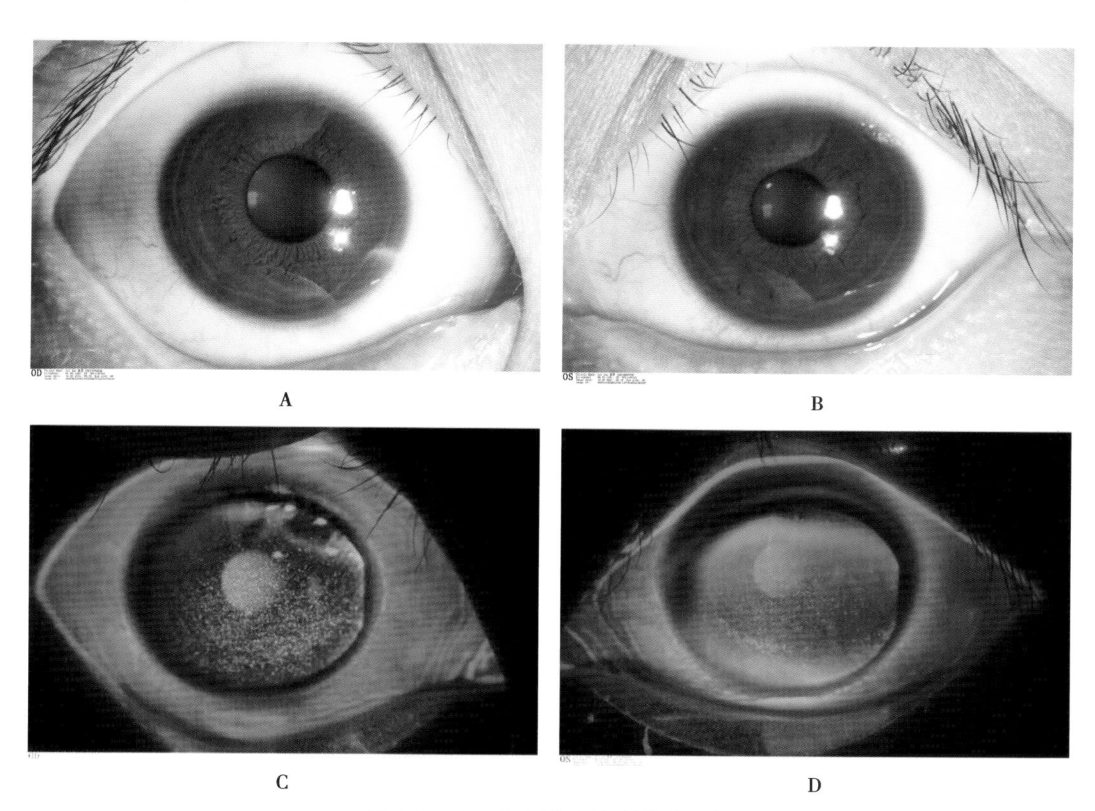

图 3-8-0-2　患者治疗前眼前节照相

A、B. 双眼结膜轻度充血，角膜上皮粗糙；C. 右眼角膜下方弥漫点状着染；D. 左眼角膜下方点状着染，部分融合成片。

辅助检查：

泪液功能检查：BUT 右眼 5s，左眼 3s；Schirmer Ⅰ试验右眼 5mm/5min，左眼 4mm/5min。

临床诊断：Meige 综合征；干眼。

治疗：给予眼周及鼻旁 A 型肉毒毒素注射治疗，上、下眼睑中内 1/3、中外 1/3 及外眦处皮下眼轮匝肌注射 5 个位点，眉头、眉弓处注射 1 个位点，鼻旁 1 个位点，每点 2.5U。清洁睑缘，予双眼玻璃酸钠滴眼液 4 次 /d。

治疗 1 周后，患者不自主闭眼症状消失，轻压双眼睑缘可见睑板腺开口排出油状分泌物，睑板腺阻塞减轻，睑缘清洁，结膜未见明显充血，角膜透明（图 3-8-0-3）。暂停睑缘清洁，停用 A 型肉毒毒素眼周及面部注射，嘱患者继续使用人工泪液局部点眼。

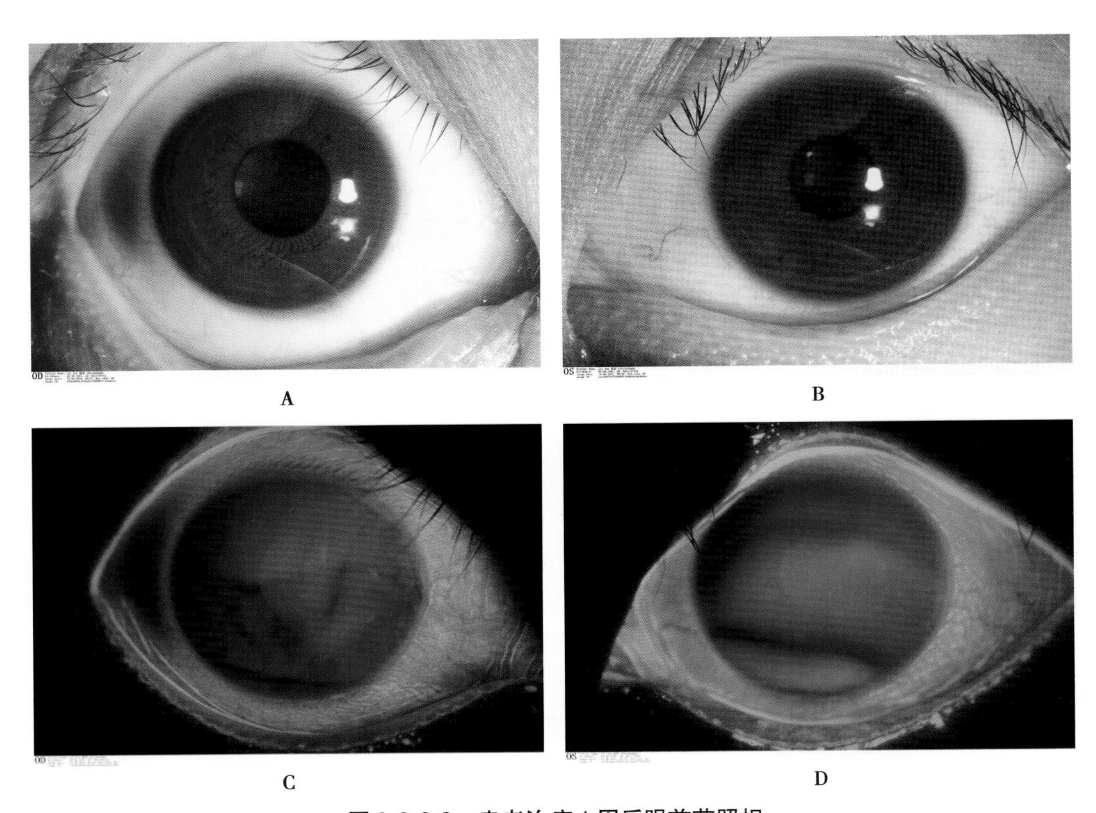

图 3-8-0-3　患者治疗 1 周后眼前节照相

A、B. 双眼结膜未见明显充血，角膜透明；C、D. 双眼未见明显角膜点染。

（三）病例分析

本病例特点：

1. 中年女性，无明显诱因出现不自主瞬目次数增多，逐渐进展为不自主眼睑闭合。

2. 伴有眼部干涩、异物感等症状，随疾病进展逐渐出现眼部痉挛表现，同时出现眼表损害。

3. 经局部使用不含防腐剂人工泪液等治疗后，角膜上皮损伤修复，眼表结膜充血减轻，眼部刺激症状缓解。

4. 肉毒毒素局部注射治疗效果良好，注射后 1 周起效，局部痉挛症状消失。但随着肉毒毒素药物作用的消失，局部痉挛症状会再次出现，需要规律重复注射。

5. 该例患者反复眨眼，病情逐渐进展，眼睑痉挛症状加重，持续的眼表炎症及泪膜动力学异常引起眼表损害加重，角膜上皮点状染色，并且引起视力下降。经过肉毒毒素局部注射以及干眼治疗，患者症状消失。但眼睑痉挛在肉毒毒素作用消失后会再次出现，干眼及眼表损害的相关因素仍然存在，因此对于面部痉挛合并干眼的患者，需要规律地进行肉毒毒素的治疗，同时密切关注可能出现的角膜上皮损伤等眼表损害。

参考文献

[1] 中华医学会神经病学分会帕金森病及运动障碍学组．肌张力障碍诊断中国专家共识 [J]. 中华神经科杂志，2020, 53(1): 8-12.

[2] HWANG WJ. Demographic and clinical features of patients with blepharospasm in southern taiwan: a university hospital-based study[J]. Acta Neurol，2012，21(3) : 108-114.

[3] BIUK D，KARIN AA，MATIC S，et al. Quality of life in patients with blep- harospasm[J]. Coll Antropol，2013，37(1) : 29-33.

[4] ELSTON JS，MARSDEN CD，GRANDAS F，et al. The significance of ophthalmological symptoms in idiopathic blepharospasm[J]. Eye (Lond) ，1988，2(4): 435-439.

[5] LU R, HUANG R, LI K, et al. The influence of benign essential blepharospasm on dry eye disease and ocular inflammation[J]. Am J Ophthalmol, 2014, 157(3):591-597.

[6] RAMOS VF, KARP BI,HALLETT M. Tricks in dystonia: ordering the complexity[J]. J Neurol Neurosurg Psychiatry, 2014, 85(9): 987-993.

[7] 中华医学会神经病学分会帕金森病及运动障碍学组．肌张力障碍诊断与治疗指南 [J]. 中华神经科杂志，2008, 41(8):570-573.

[8] SIMPSON DM, HALLETT M, ASHMAN J, et al. Practice guideline update summary: botulinum neurotoxin for the treatment of blepharospasm, cervical dystonia, adult spasticity, and headache. report of the guideline development subcommittee of the American academy of neurology[J]. Neurology, 2016, 86(19): 1818-1826.

[9] KUPSCH A, BENECKE R, MÜLLER J, et al. Pallidal deep-brain stimulation in primary generalized or segmental dystonia[J]. N Engl J Med, 2006, 355(19): 1978-1990.

[10] VOLKMANN J, MUELLER J, DEUSCHL G, et al. Pallidal neurostimulation in patients with medication-refractory cervical dystonia: a randomised, sham-controlled trial[J]. Lancet Neurol, 2014, 13(9): 875-884.

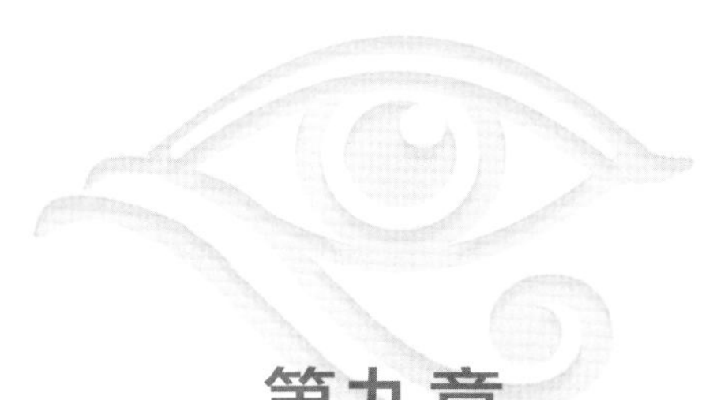

第九章

结膜松弛相关干眼

（一）疾病知识要点

1．定义 结膜松弛症（conjunctivochalasis，CCh）是由于球结膜过度松弛和/或下睑缘张力增高，造成松弛结膜堆积在眼球与下睑缘、内外眦部之间引起眼表泪液学异常，并伴有眼部不适症状的疾病[1]。

本病发病率和严重程度随年龄增加而增加，女性发病率高于男性，常双眼发病。据报道，干眼、接触镜配戴史、屈光不正和眼轴增长、眼睑功能异常（皮肤松弛、睑裂闭合不全、老年性眼睑内翻、上睑下垂、睑缘炎、睑板腺功能障碍等）均与结膜松弛症相关，在询问病史时应重点关注。

2．临床表现 结膜松弛症通常表现为松弛的下方球结膜脱垂在睑缘上方，但也可以累及上方结膜。症状包括眼部刺激感、流泪、疼痛、视物模糊、眼干、眼红或结膜下出血。由于临床表现轻微，早期可能发生漏诊，并将症状归因于其他病因。结膜松弛症经常与其他疾病伴发，如干眼等，应在结膜松弛症显著以前进行必要的治疗。

3．诊断依据

（1）症状：结膜松弛症无特异性症状，可表现为刺激感、流泪、疼痛、视物模糊、眼干或眼痛。干眼症状或视物模糊在向下注视和用力瞬目时更明显。严重病例可发生结膜组织脱出、暴露，并可能导致严重的疼痛、角膜溃疡形成和结膜下出血。

（2）体征[2]：裂隙灯检查可在鼻侧、中央或颞下睑缘或跨越多个区，见到折叠的结膜组织。若鼻侧结膜阻塞下泪小点，可见泪河增宽。荧光素染色可显示结膜折叠，可能看到非暴露区和结膜松弛区的泪河中断。其他表现包括皮肤黏膜交界前移和泪小点水肿。

（3）辅助检查[3]：泪膜破裂时间缩短，角膜荧光素染色增加，结膜杯状细胞减少，泪液渗透压增高，泪液清除延缓。AS-OCT 示结膜厚度比年龄匹配的正常年龄组薄。

（4）结膜松弛临床分级标准[4]

Ⅰ级：患者无结膜松弛引起的溢泪、异物感、干涩等相关症状。裂隙灯显微镜检查，在眼球与下睑缘、内外眦部之间，球结膜松弛成细小的皱褶，在原位眼时不明显，眼球下转时加重，上转时消失。泪液新月面基本完整。松弛的结膜对泪膜稳定、泪液流动及排泄无影响。

Ⅱ级：患者有结膜松弛引起的溢泪或异物感或干涩等相关症状之一。裂隙灯显微镜检查，在眼球与下睑缘、内外眦部之间，球结膜松弛成明显皱褶，在原位眼时明显，当眼球下转时加重，上转时减轻。松弛的结膜夹在眼球与下睑缘之间，但未堆积在下睑缘上。泪液新月面残缺不全。松弛的结膜对泪膜稳定、泪液流动及排泄有轻度影响。

Ⅲ级：患者常有结膜松弛引起的溢泪、异物感、干涩等相关症状。裂隙灯显微镜检查，在眼球与下睑缘间，松弛的结膜形成多层皱褶，在原位眼时，部分松弛的结膜骑跨在下睑缘上，有充血、水肿；在内、外眦部有与角膜缘同心排列的多层皱褶，内眦部松弛的结膜常堵塞下泪小点开口处。泪液新月面残缺，可见一些蓄积在结膜上的泪液。松弛的结膜对泪膜稳定、泪液流动及排泄有明显影响。

Ⅳ级：患者除结膜松弛引起的溢泪、异物感、干涩常见症状外，同时伴有刺痛感、灼痛感等相关症状，困扰患者生活。裂隙灯显微镜检查，松弛结膜改变在Ⅲ级的基础上，进一步加重，突出在下睑缘上的松弛结膜充血、水肿，甚至有出血或小溃疡形成等，看不到泪液新月面，仅见蓄积的泪液。松弛的结膜使泪液流动及排泄障碍，泪膜改变等。

4. 临床治疗方案[1]

(1) 药物治疗：如有干涩、异物感等症状，可给予人工泪液、重组牛碱性成纤维细胞生长因子 (bFGF) 滴眼液或表皮生长因子 (EGF) 滴眼液等。有痒感，松弛球结膜水肿、充血时，可适量联合使用含糖皮质激素的抗生素滴眼液。如病变严重，出现因松弛结膜暴露而导致的刺痛、边缘性角膜溃疡及结膜下出血，在药物治疗无效时，睡前可用湿房眼罩或治疗性角膜接触镜，以减少眼部暴露。在上述治疗措施无效时，可考虑手术治疗。

(2) 手术治疗

1）结膜新月形切除术：结膜新月形切除术适用于Ⅲ、Ⅳ级 CCh 患者。新月形切除术方法简单、有效，术后松弛的结膜皱褶消失，结膜切口愈合好，泪液流向畅通，下泪小点阻塞解除，泪河恢复正常，但结膜不宜切除过度。

2）结膜缝线固定术：结膜缝线固定术适用于Ⅱ、Ⅲ级 CCh 患者。该手术不切除结膜，较结膜切除和眼轮匝肌移位缩短术损伤小，手术简单、快捷，能加深下穹窿。

3）双极电凝治疗术：双极电凝治疗术适用于Ⅱ、Ⅲ级 CCh 患者，不适宜下睑缘张力过高患者。通过双极电凝对松弛结膜的损伤和刺激引起局部炎性反应，局部组织瘢痕化，使松弛结膜皱褶收缩，并与筋膜和浅层巩膜粘连，拉紧下移松弛结膜于结膜穹窿部，解除松弛结膜堆积在下睑缘上影响泪河和眼表，而达到治疗的目的。

4）下睑缘张力减弱术：下睑缘张力减弱术主要适应于下睑缘张力增高型结膜松弛症。是通过减弱下睑缘张力，使得下睑缘恢复正常或适度外倾，解除对球结膜的推压力，减压后的松弛结膜逐渐复原，不影响泪河形成与泪液流动，患者眼表不适等症状消失。

（二）典型病例

患者，女性，62 岁，因“双眼溢泪 8 年，伴眼干、畏光”就诊。8 年前无明显诱因出现双眼流泪，伴眼干、畏光，无头疼、眼疼症状，7 年前就诊于当地医院，诊断为“双眼干眼”，予人工泪液滴眼液治疗，未见明显好转。近日患者自觉症状加重，溢泪明显，来院就诊。患者既往体健。否认外伤史、手术史及药物过敏史。

眼科检查：视力右眼 0.5，左眼 0.4，眼压右眼 15mmHg，左眼 15mmHg。双眼位正，眼球运动正常。双眼在眼球与下睑缘间，松弛结膜形成多层皱褶，在原位眼时，部分松弛结膜骑跨在下睑缘上，伴充血、水肿；在内、外眦部有与角膜缘同心排列的多层皱褶，内眦部松弛结膜堵塞下泪小点开口处。泪液新月面残缺，可见一些蓄积在结膜上的泪液，且泪河不连续。角膜透明，前房中深，无房闪，虹膜纹理清，瞳孔圆，晶状体皮质混浊，眼底检查未见异常（图 3-9-0-1）。

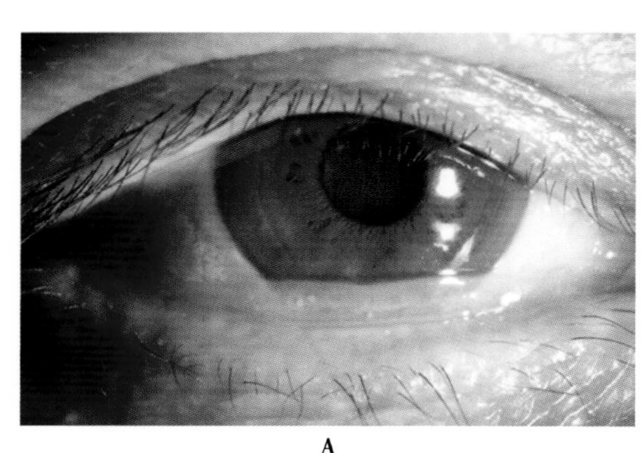
A

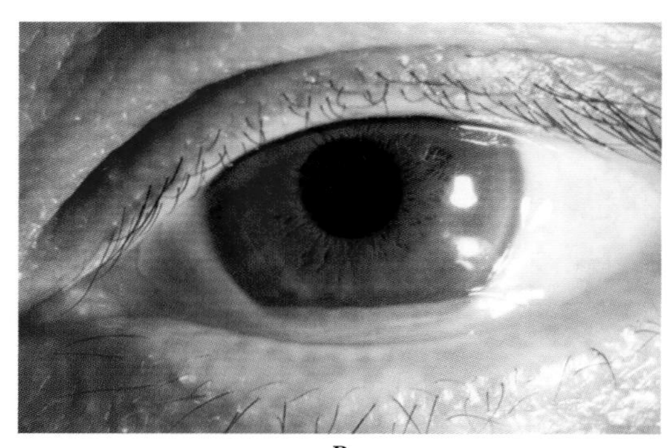
B

图 3-9-0-1　患者治疗前眼前节照相

A、B. 双眼松弛结膜堆积形成多层皱褶，伴充血、水肿；在内、外眦部有与角膜缘同心排列的多层皱褶，内眦部松弛结膜堵塞下泪小点开口处，泪液新月面残缺，泪河不连续。

辅助检查：BUT 右眼 3.06s，左眼 5.16s。Schirmer Ⅰ试验：右眼 11mm/5min，左眼 5mm/5min。

临床诊断：双眼结膜松弛；双眼干眼。

治疗：完善入院检查，局部浸润麻醉下行双眼结膜新月形切除术，术后予双眼氟米龙滴眼液3次/d，左氧氟沙星滴眼液3次/d。

术后1天查体，眼科检查：视力右眼0.5，左眼0.4。结膜下出血，下睑缘上堆积结膜消失，结膜平复，内、外眦处结膜皱褶消失，新月形泪河面形成且泪河连续，角膜清亮（图3-9-0-2）。

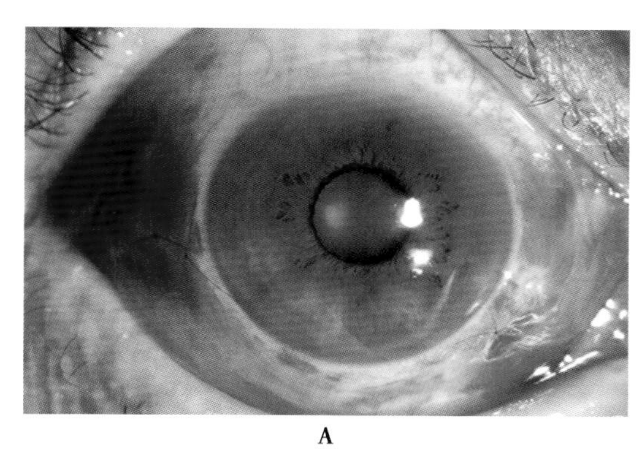
A

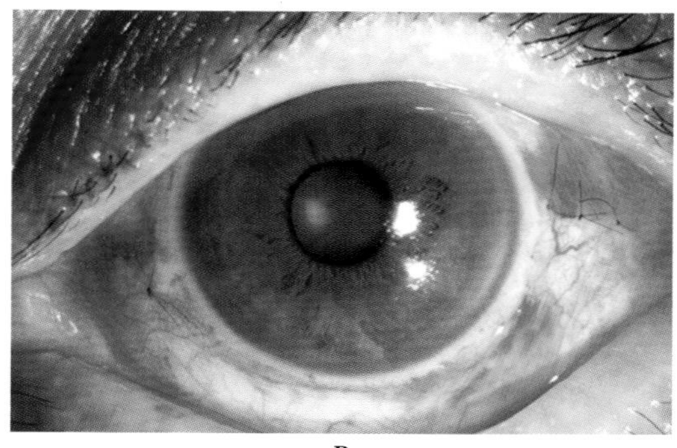
B

图3-9-0-2 患者术后1天眼前节照相

A、B. 双眼结膜下出血，缝线在位，伤口对合良好，下睑缘上堆积结膜消失。

（三）病例分析

1. 老年女性，双眼发病。初发时，症状没有特异性，表现为溢泪，异物感和眼干。于当地医院误诊为单纯干眼，予人工泪液治疗效果不明显。应仔细进行裂隙灯检查，注意观察结膜的细小皱褶，有助诊断。

2. 该患者眼科检查见在原位眼时，部分松弛结膜骑跨在下睑缘上，伴充血、水肿；在内、外眦部有与角膜缘同心排列的多层皱褶，内眦部松弛结膜堵塞下泪小点开口处。分级为Ⅲ级，是结膜新月形切除术的手术适应证，术中用记号笔标注好切除范围，以免切除过量结膜。

3. 术后松弛的结膜皱褶消失，结膜切口愈合好，泪液流向畅通，下泪小点阻塞解除，泪河恢复正常。不仅眼表结构趋于正常，而且有助于泪液动力学恢复，泪膜稳定性改善，患者干眼症状随之缓解。

参 考 文 献

[1] 李青松，张兴儒，项敏泓，等．结膜松弛症的治疗研究现状 [J]. 国际眼科纵览，2009, 33(1): 27-30.

[2] MARMALIDOU A, KHEIRKHAH A, DANA R. Conjunctivochalasis: a systematic review[J]. Survey of Ophthalmology, 2018, 63(4): 554-564.
[3] 贾元玲 , 张兴儒 , 项敏泓 . 结膜松弛症泪液学及治疗研究进展 [J]. 国际眼科纵览 , 2017, 41(1): 38-42.
[4] 张兴儒 , 项敏泓 . 结膜松弛症基础与临床 [J]. 上海 : 上海科学技术出版社 , 2016.

第十章

围绝经期干眼

（一）疾病知识要点

1. 病因与病机　围绝经期（perimenopause period）指绝经过渡期即卵巢功能开始衰退至末次月经后的第一年[1]。围绝经期干眼（perimenopausal dry eye），通常认为是发生在女性围绝经期这一生理阶段的干眼。美国的一项大规模干眼流行病学调查研究中数据显示，50 岁以上女性干眼患病率几乎是男性的两倍[2]。泪腺、睑板腺是性激素的主要靶器官，性激素水平失调，与干眼的发病密切相关[3-5]。《素问・上古天真论》曰"女子七七，任脉虚，太冲脉衰少，天癸竭……"绝经前后诸症的病机为：肾气衰减，肾精亏虚，阴阳失调，气机郁滞。干眼为围绝经期诸症中眼部的一个重要疾病，有研究表明，性激素水平下降，特别是雌激素和雄激素水平下降是绝经期女性干眼发生的重要原因之一[6]，雄激素对维持泪腺结构和调节泪腺功能非常重要，雄激素水平降低可以引起泪腺的凋亡、坏死和自身免疫反应，导致干眼。雄激素还可以调节睑板腺脂质的分泌，在维持泪膜稳态、减少泪液蒸发方面起重要作用[3]。泪腺和睑板腺也是雌激素的靶器官，绝经期或绝经后女性由于卵巢分泌功能减退，雌激素水平降低，睑板腺分泌功能减弱，脂质分泌减少，泪液蒸发增强，从而促使绝经期或绝经后妇女的干眼发生。

2. 围绝经期干眼诊断依据　干眼专家共识中未对本病作出明确的诊断描述，故以同时符合干眼及围绝经期两个条件为诊断标准。

（1）干眼的诊断标准：具体诊断标准参照 2020 年发表的《中国干眼专家共识：检查和诊断（2020 年）》[7]。

（2）围绝经期的诊断标准[8-9]：①年龄在 40~55 岁的女性，出现月经周期紊乱或闭经。②伴随烘热出汗、注意力不集中、焦虑不安、激动易怒、情绪低落、抑郁、心悸、失眠、胸闷、头痛、头晕、耳鸣、记忆力减退等。③性激素水平测定(可适当参考):促卵泡激素(FSH)升高呈波动型,FSH＞10U/L提示卵巢储备功能下降;雌激素早期波动较大。④排除妇科疾病如子宫内膜病变、妇科肿瘤等。

3. 临床治疗方案

(1)围绝经期干眼的局部及全身治疗同一般干眼治疗。

(2)本类干眼患者局部应用人工泪液可暂时缓解不适症状但效果不能持久。有研究证实应用性激素替代疗法治疗围绝经期干眼能明显减轻眼表不适并提高泪液质量,且治疗时间大于5年组效果更佳[10-11],但性激素治疗有潜在的不良反应,且在一定程度上影响泪腺功能,加重干眼症状[12-13]。故本病需要一个局部与全身治疗兼顾,中西医治疗相结合的优化治疗方案。

(3)中医认为围绝经期女性多因肝气不疏,肝失疏泄,而至精气不能上荣;肾脏阴阳两虚,肾水无以制相火,而至相火妄动,而发本病。故中医药治疗本病应以"益肾疏肝"为主。临床中围绝经期女性干眼患者多合并如潮热、出汗、心悸、头晕、耳鸣、抑郁、烦躁、易怒、眩晕、失眠等全身症状,同时多伴有抑郁及焦虑状态。可见围绝经期诸症不仅存在生理症状亦存在心理症状。围绝经期女性肝气不疏,肾脏阴阳两亏,发病病机多为"肾虚肝郁"。肾气衰竭,精血亏虚,冲任不调,气血不能上荣于目,目失濡养,致视物不清,眼干涩,故治以疏肝气,温肾阳,滋肾阴,调冲任为主。

(二)典型病例

患者,女性,52岁,因"双眼睁眼困难、畏光伴异物感4~5年"就诊。患者既往有双眼睑板腺囊肿切除手术史。月经4个月未来潮。曾就诊于多家医院诊断"双眼干眼、双眼结膜炎、双眼睑板腺功能障碍"。曾经局部使用抗炎、抗生素、人工泪液等药物以及睑板腺强脉冲光等物理治疗;曾口服叶黄素、杞菊地黄丸等药物治疗。患者现自觉症状持续性加重,故来院就诊。目前用药:双眼0.1%玻璃酸钠滴眼液4次/d;双眼卡波姆眼用凝胶2次/d;双眼0.1%氟米龙滴眼液3次/d。

眼科检查:视力右眼0.8,左眼0.3矫正0.8,眼压右眼12.1mmHg,左眼11.4mmHg。双眼瞬目频率高。双眼睑缘充血伴睑板腺开口堵塞,双眼结膜轻度充血,双眼中部及下部角膜荧光着染(+)(图3-10-0-1)。双眼前房深,瞳孔圆,晶状体透明,眼底检查未见异常。

辅助检查:

泪液功能检查:NIBUT右眼2.74s,左眼2.67s。Schirmer Ⅰ试验:右眼2mm/5min,左眼2mm/5min。双眼睑板腺照相:双眼上下睑板腺面积缺失Ⅱ~Ⅲ级(图3-10-0-2)。

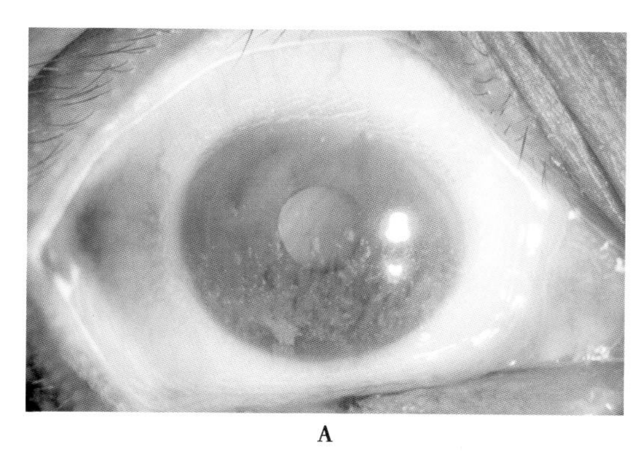
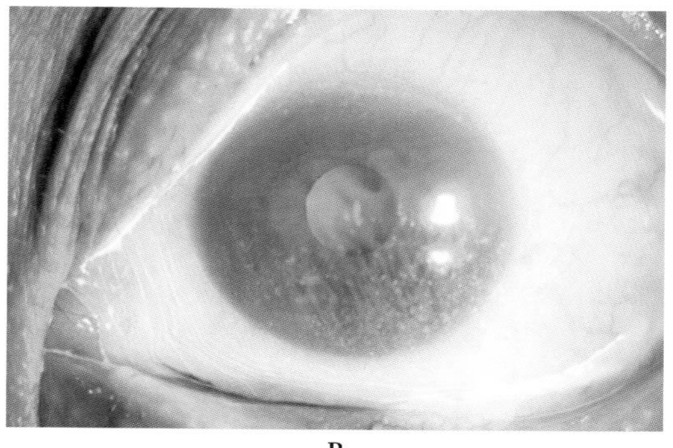

A　　B

图 3-10-0-1　患者治疗前眼前节照相

A、B. 荧光素钠染色示双眼中部及下部角膜着染，部分融合成片。

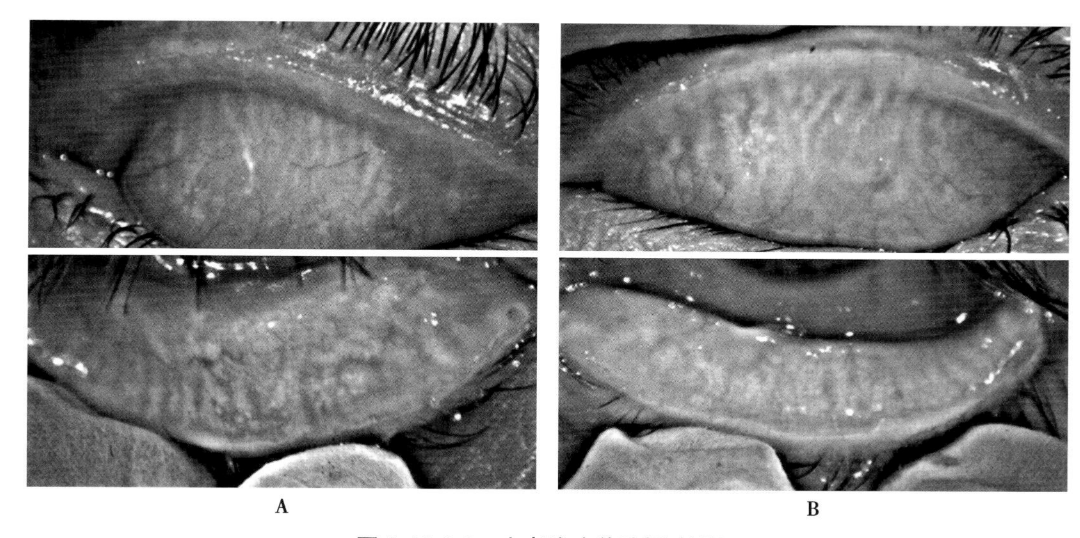

A　　B

图 3-10-0-2　患者治疗前睑板腺照相

A. 右眼上、下睑睑板腺缺失面积约为 2/3；B. 左眼上睑睑板腺缺失面积＞2/3，下睑约为 1/2。

其他症状体征：心烦易怒，情绪低落。紧张时出现手部及头部震颤。劳累或情绪激动后有头晕头痛、失眠。手心足心冷，时而出现烘热出汗，不喜饮冷。皮肤易发痒。口干口苦、偶有耳鸣。饮食正常、二便正常。舌红苔白稍厚腻，脉沉缓。

临床诊断：

西医：双眼干眼，双眼睑板腺功能障碍，左眼屈光不正。

中医：白涩症（肝郁肾虚 血虚风动）。

治疗：益肾疏肝、养血熄风。处方：二仙汤加小柴胡汤合四物汤加减（药物组成：仙茅 10g、仙灵脾 10g、巴戟天 12g、当归 10g、知母 12g、黄柏 10g、柴胡 15g、半夏 9g、白僵蚕 15g、葛根 15g、白芍 15g、川芎 12g、熟地 15g、天麻 15g、钩藤 15g、龟板 15g），

14 副。双眼局部用药：0.1% 玻璃酸钠滴眼液 4 次 /d；卡波姆眼用凝胶 2 次 /d；0.1% 氟米龙滴眼液 2 次 /d。

治疗 20 天后，患者自觉眼部不适及刺激症状稍有好转，仍觉眼皮难睁；双眼睑缘充血改善，角膜荧光着染较首诊减轻，余大致同前（图 3-10-0-3）。双眼泪液分泌试验：右眼 5mm，左眼 4mm。自觉症状：睡眠较前改善、仍觉双眼眼皮发沉、双眼异物感较前减轻，全身不适有减轻，患者无明显用药不适。舌红苔白稍厚，脉沉。处方加白术 20g、生薏苡仁 20g，14 副。双眼局部用药：0.1% 玻璃酸钠滴眼液 4 次 /d；卡波姆眼用凝胶 2 次 /d；0.1% 氟米龙滴眼液 1 次 /d。

治疗 1 个半月后，患者自觉眼部不适症状改善明显，服药无不适。双眼眨眼频率降低，双眼睑缘充血消失，双眼角膜透明，无荧光着染（图 3-10-0-4）。NIBUT：右眼 6.31s，左眼 7.14s。Schirmer Ⅰ试验：右眼 6mm/5min，左眼 6mm/5min。继用前药方 2 周。双眼局部用药：0.1% 玻璃酸钠滴眼液 4 次 /d；卡波姆眼用凝胶 1 次 /d，暂停氟米龙滴眼液。患者未再继续就诊，电话随访，目前病情稳定，现双眼间断性使用 0.1% 玻璃酸钠滴眼液。

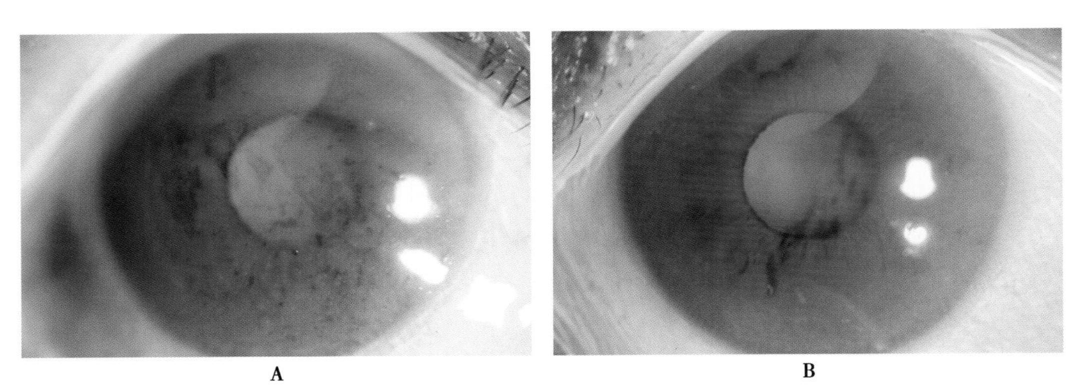

图 3-10-0-3　患者治疗 20 天后眼前节照相

A、B. 双眼角膜欠光滑，荧光素钠染色示双眼中下方角膜仍有部分点状着染。

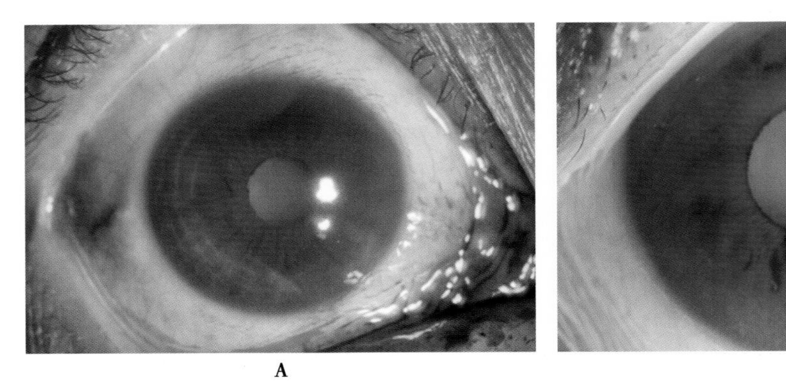

图 3-10-0-4　患者治疗 1 个半月后眼前节照相

A、B. 荧光素钠染色示双眼角膜未见明显着染。

（三）病例分析

1. 本病例特点

(1) 围绝经期是女性患者的特殊生理时期，治疗眼病同时亦需兼顾该时期病理生理特点。双眼局部使用激素类抗炎药和人工泪液可以暂时缓解眼部症状，但患者病程日久，病机为“肝郁肾虚 血虚风动”，治疗应遵循病机，从整体出发标本兼治，中西结合，以期更持久的疗效。

(2) 患者除干眼症状外兼见围绝经期症状，如：月经紊乱、性格急躁易怒、烘热汗出以及情绪低落等围绝经期表现。此外还合并了皮肤发痒、头晕头痛、头手轻颤等血虚风动表现，故治疗需以疏肝益肾、养血熄风为主。

(3) 因患者病程较久，治疗初期症状改善不明显时，需近一步分析病因病机并调整用药：如二诊时患者自觉眼部症状稍有改善、但是眼皮发沉症状仍较明显，分析因“胞睑属于脾”，结合患者舌苔、脉象，属于脾虚湿困之征，故酌加健脾利湿药物。

2. 按语 “二仙汤”是上海中医药大学张伯讷教授创立的经验方，由仙茅、仙灵脾、巴戟天、当归、知母、黄柏组成，其功效是：“温肾阳，补肾精，泻肾火，调冲任”，擅治更年期诸症。该方集“寒热补泻”于一体，温肾阳同时不生燥，泻肾火同时避免苦寒伤正，该组方及拆方均具有类雌激素样作用[14]，是治疗更年期综合征的验方，现二仙汤已被拓展应用于更年期相关各科疾病，充分体现了中医辨证论治和异病同治的特点。临床中认为围绝经期诸症除与肾脏阴阳俱虚相关外，与肝胆气机郁滞的关系亦相当密切，治疗中必重视调理肝胆。小柴胡汤为和解足少阳胆经之代表方剂，柴胡疏肝理气，黄芩清胆经郁热，二者配伍共为和解少阳之要药，其主治的“往来寒热”“胸胁苦满”等柴胡证与更年期综合征的潮热汗出、烦躁、抑郁等症极为相似[15]。因此，我们将小柴胡汤与二仙汤合用治疗围绝经期干眼症以提高疗效。此外，本患者除具备典型围绝经期症状外还合并了皮肤发痒、头晕、头痛、头部轻颤手抖等血虚风动表现，故治疗中需兼顾这一病机特点酌情养血柔肝以熄内风。

参考文献

[1] SOULES MR, SHERMAN S, PARROTT E, et al. Executive summary: stages of reproductive aging workshop (STRAW)[J]. Climacteric, 2001, 4(4): 267-272.

[2] SCHAUMBERG DA, SULLIVAN DA, BURING JE, et al. Prevalence of dry eye

syndrome among US women[J]. Am J Ophthalmol,2003, 136(2):318-326.

[3] ABLAMOWICZ AF, NICHOLS JJ, NICHOLS KK. Association between serum levels of testosterone and estradiol with meibomian gland assessments in postmenopausal women[J]. Invest Ophthalmol Vis Sci, 2016,57(2):295-300.

[4] GOLEBIOWSKI B, BADARUDIN N, EDEN J, et al. Does endogenous serum oestrogen play a role in meibomian gland dysfunction in postmenopausal women with dry eye[J]? Br J Ophthalmol, 2017, 101(2): 218-222.

[5] VERSURA P, GIANNACCARE G, CAMPOS EC. Sex-steroid imbalance infemales and dry eye[J]. Curr Eye Res, 2015, 40(2): 162-175.

[6] 郭胜，杨君，芦佳娜 . 绝经后干眼症与性激素的关系 [J]. 临床医药实践杂志 , 2008, 17(7): 502-504.

[7] 亚洲干眼协会中国分会，海峡两岸医药卫生交流协会眼科学专业委员会眼表与泪液病学组，中国医师协会眼科医师分会眼表与干眼学组 . 中国干眼专家共识：检查和诊断 (2020 年)[J]. 中华眼科杂志 , 2020, 56(10): 741-747.

[8] HENRY BURGER, NANCY FUGATE WOODS, LORRAINE DENNERSTEIN, et al. Nomenclature and endocrinology of menopause and perimenopause[J]. Expert Rev Neurother, 2007, 7(11 Suppl):S35-43.

[9] 谢章，苟文丽 . 妇产科学 [M].8 版 . 北京：人民卫生出版社 ,2013:14-15,364-367.

[10] JENSEN AA, HIGGINBOTHAM EJ, GUZINSKI GM, et al. A survey of ocular complaints in postmenopausal women[J]. J Assoc Acad Minor Phys, 2000, 11(2-3):44-49.

[11] SULLIVAN DA, SULLIVAN BD, EVANS JE, et al. Androgen deficiency, meibomian gland dysfunction,and evaporative dry eye[J]. Ann N Y Acad Sci, 2002, 966:211-22.

[12] 刘健锋 . 更年期综合征中西医研究动态与发展 [J]. 中国现代药物应用，2010,4(14): 244.

[13] ERDEM U, OZDEGIRMENCI O, SOBACI E, et al. Dry eye in postmenopausal women using hormone replacement therapy[J]. Maturitas,2007,56(3):257-262.

[14] 王大伟，邓秀兰，王继峰，等 . 二仙汤雌激素样作用的实验研究 [J]. 北京中医药，2008，27 (9):728-730.

[15] 王普京 . 柴胡加龙骨牡蛎汤加减治疗更年期失眠的疗效分析 [J]. 中国中医基础医学杂志，2006,12(5): 369-382.

第十一章

产 后 干 眼

（一）疾病知识要点

1. 病因与病机 产后干眼（postpartum dry eye）尚无明确定义，临床中一般认为女性产后半年内新发的干眼为产后干眼。Moss 等[1]的研究结果表明女性干眼发病率约为男性的 1.5 倍，可见女性更易患干眼[2]。干眼发病除与年龄、环境、手术和药物及全身系统疾病等因素相关外，也与神经精神、睡眠因素相关[3-4]。王辉等人观察发现产后干眼多发生在产后 2 个月内[5]，与产后抑郁的发病时间相似，产后干眼相关影响因素分析显示，眼表疾病指数（OSDI）评分与产后抑郁评分存在正相关，与睡眠时间存在负相关，推测产后发生干眼与睡眠质量密切相关。但也有研究发现在围产期女性中，妊娠晚期干眼患病率最高，在产后 6 周左右降到最低[6]。产后干眼的具体发病机制不明，是否与激素水平的变化相关有待进一步研究。《审视瑶函》对产后目病的病机描述为："盖产则百脉皆动，气血俱伤，大虚而大足。故邪得以易乘，肝部发生之气甚弱，血少而胆失滋养精汁少，则目中精膏气液，皆失化源，所以目病者多"，可见产后干眼的发病以血虚为基本病机。

2. 产后干眼诊断依据 干眼专家共识未对本病做出明确的诊断描述，故本病的诊断主要依据符合干眼的诊断同时满足产后 6 个月内且既往无干眼诊断，并排除全身免疫系统疾患为本病诊断标准。

干眼的诊断标准：具体诊断标准参照 2020 年发表的《中国干眼专家共识：检查和诊断（2020 年）》[7]。

3. 临床治疗方案 产后干眼的局部及全身治疗同干眼。

中医治疗：产后干眼的发生多因产后气血亏虚、情志郁结，加之用眼过度、睡眠不足等因素，导致气血亏虚，肝郁血瘀，血虚为本，瘀滞为标。故治疗采用：养肝补血、疏肝解郁。

（二）典型病例

患者，女性，29岁，因"产后双眼干涩、畏光、疼痛、视物不清，左眼为著1个月"就诊。曾辗转多家医院，予玻璃酸钠滴眼液、卡波姆滴眼液、小牛血去蛋白眼用凝胶、氟米龙滴眼液等点眼，曾行睑板腺按摩、热敷、熏蒸等物理治疗，症状无明显好转，遂来院就诊。既往有双眼屈光不正病史，约-2.50DS。

眼科检查：视力右眼0.2，矫正0.9，左眼0.1，矫正1.0。眼压右眼16mmHg，左眼14mmHg。双眼睑板腺开口轻度阻塞。双眼泪河浅，角膜荧光染色（-）（图3-11-0-1）。前房深，瞳孔圆，晶状体透明，眼底检查未见异常。

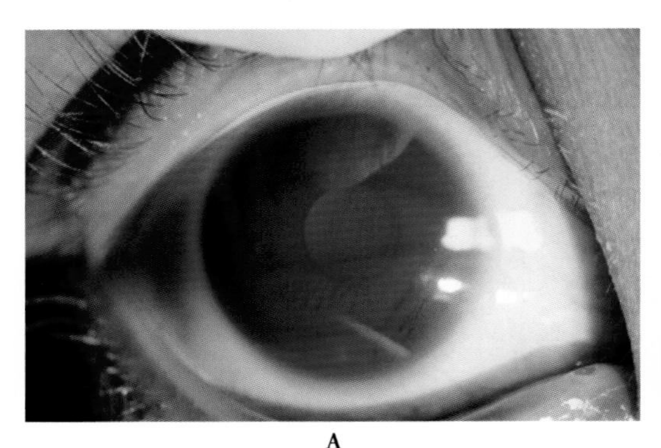
A

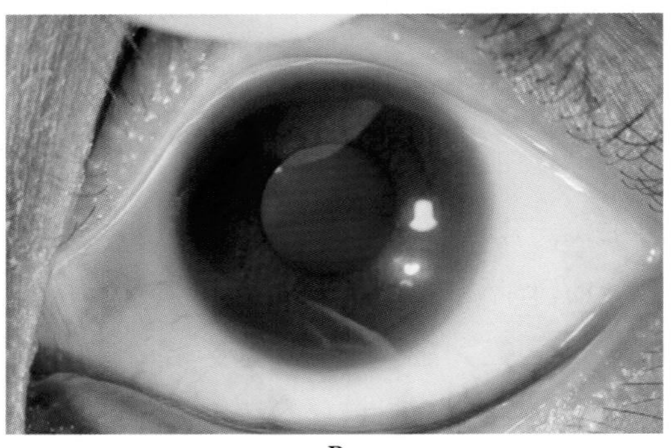
B

图3-11-0-1　患者治疗前眼前节照相

A、B. 荧光素钠染色示角膜未见明显点染。

辅助检查：

泪液功能检查：Schirmer Ⅰ试验右眼5mm/5min，左眼6mm/5min。FBUT右眼4s，左眼5s。OSDI评分36.36分。睑板腺照相：双眼上下睑均未见明显缺失（图3-11-0-2）。

患者自诉产后情绪不稳定，时因琐事悲伤哭泣，夜晚起夜多，睡眠质量差。双眼干涩，灼痛，畏光畏风，视物不能持久，大便偏干，小便正常，舌淡黯苔白，脉沉弦。

临床诊断：

西医：双眼干眼（产后），双眼屈光不正。

中医：双眼白涩症（气血亏虚，肝郁血瘀）。

治疗：养肝补血、疏肝解郁。予四物补肝散加减（处方：熟地黄15g、白芍10g、川芎10g、当归10g、夏枯草10g、香附10g、炙甘草6g、柴胡10g、炒枳壳10g、丹皮10g、炒酸枣仁20g、茯苓10g），水煎服，7剂。双眼局部用药：0.1%玻璃酸钠滴眼液4次/d，重组牛碱性成纤维生长因子眼用凝胶2次/d。

治疗1周后，患者诉眼部疼痛、干涩症状有缓解，仍有睡眠差。双眼角膜荧光

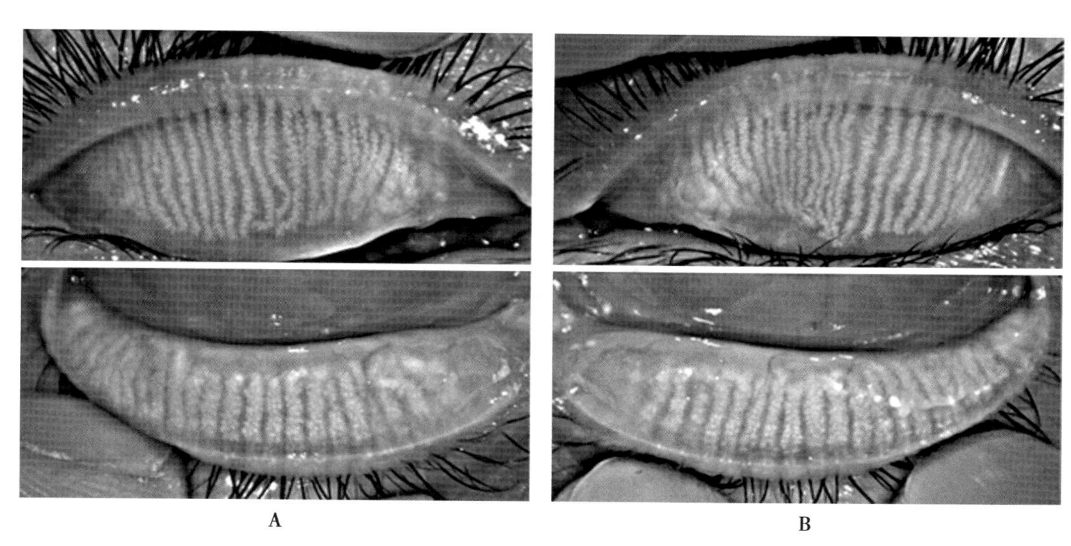

A　　B

图 3-11-0-2　患者治疗前睑板腺照相

A、B. 双眼上下睑睑板腺均未见明显缺失。

染色(-)，泪河较前增高，眼前节及眼底未见明显异常。Schirmer Ⅰ试验：右眼 8mm/5min，左眼 8mm/5min。BUT：右眼 6s，左眼 7s。因患者自觉睡眠差，故上方改炒酸枣仁为 30g，加合欢皮 10g，14 剂继服。双眼局部用药：0.1% 玻璃酸钠滴眼液 4 次 /d，重组牛碱性成纤维生长因子眼用凝胶 2 次 /d。

治疗 1 个月后，自觉眼部干涩、畏光、疼痛感改善，睡眠较前有好转。双眼角膜荧光染色(-)，泪河较前增高(图 3-11-0-3)。Schirmer Ⅰ试验：右眼 8mm/5min，左眼 9mm/5min。BUT：右眼 7s，左眼 9s。OSDI 评分：19.78 分。暂停口服中药治疗，双眼局部用药：0.1% 玻璃酸钠滴眼液 3 次 /d。

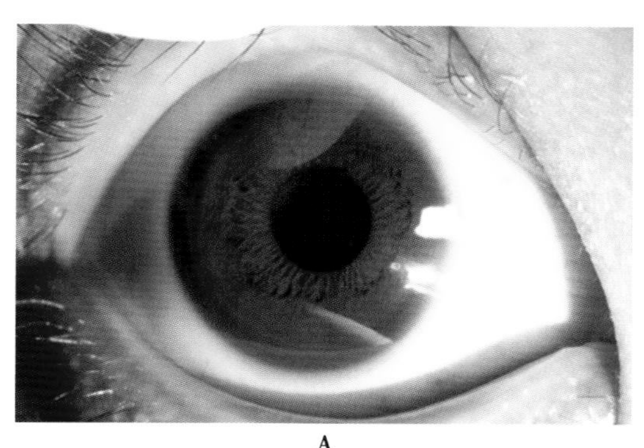

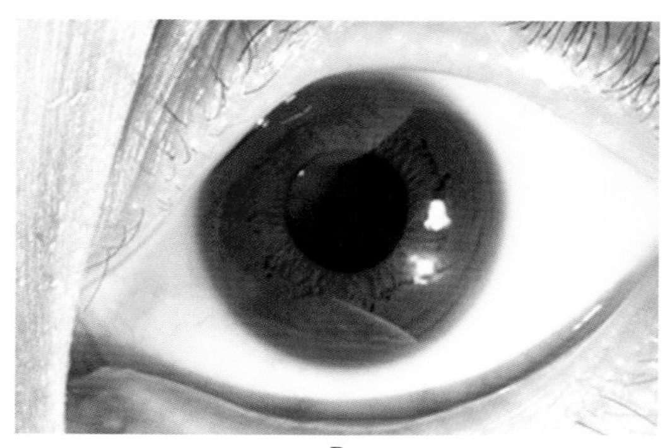

A　　B

图 3-11-0-3　患者治疗 1 个月后眼前节照相

A、B. 双眼泪河较前增高，结膜未见明显充血，角膜透明。

(三) 病例分析

1. 本病例特点

(1) 此患者的干眼症状与体征不符，眼部检查干眼程度较轻但患者自觉症状较重。

（2）患者有较明显的悲伤欲哭、焦虑、抑郁状态及睡眠障碍，为产后肝血不足从而导致的肝血不能上荣于目而出现的干眼；肝阴血不足而导致肝阳虚亢，煎酌津液导致血行滞涩，故出现焦虑、抑郁等肝郁气滞表现。肝属木、木生火，心属火，肝血不足，“母病及子”则出现悲伤欲哭以及睡眠障碍等心血不足之症。

（3）因考虑到患者仍在哺乳期，故眼局部使用人工泪液缓解眼干、眼痛症状，而全身依据病机进行“养肝补血、疏肝解郁”的辨证治疗。中西结合双管其下，缓解了患者的自觉症状，取得了一定的疗效。

2. 按语　此患者产后1个月出现眼部干涩、畏光、疼痛等症状，妇女以血为本，产后失血耗气，阴血更虚，由于产后激素水平变化及环境、家庭因素等的影响，患者肝气不舒，情志郁结，使眼中经脉血少而涩滞，眼失血荣，加之产后用眼过度，睡眠不足，故发为干涩，疼痛，不能久视。眼中经脉血少而涩滞，眼失血荣，发为疼痛，此多为虚痛。虚痛特征之一即“痛而不能视”，因视耗血，血伤愈痛。这一点也印证了本患者眼部干涩、疼痛症状明显，而并无严重的干眼体征。四物补肝散出自《审视瑶函》，方用熟地补血，当归养血为君药；夏枯草入厥阴补养血脉为臣；甘草益元气，补脾胃，白芍补脾和血为佐；川芎助清阳之气上升，香附理血气散郁为使。在原方基础上加柴胡，枳实，以合四逆散之意，加强疏肝解郁之功效，又加酸枣仁养血安神，丹皮清热散淤行血滞，茯苓健脾渗湿助甘草补中焦。二诊加重炒枣仁用量，又加合欢皮解郁安神，故三诊患者睡眠、情绪均好转，眼部症状得以缓解。

参考文献

[1] MOSS SE, KLEIN R, KLEIN BE. Prevalence of and risk factors for dry eye syndrome[J]. Arch of Ophthalmol,2000,118(9):1264-1268.

[2] SCHAUMBERG DA, BURING JE, SULLIVAN DA, et al. Hormone replacement therapy and dry eye syndrome [J].JAMA,2001,286(17):2114-2119.

[3] SZAKATS I, SEBESTYEN M, NEMETH J, et al. The role of health anxiety and depressive symptoms in dry eye disease[J]. Curr Eye Res,2016,41(8):1044-1049.

[4] 左兆羊，沈光林，祁倘然，等．干眼与睡眠障碍相关性研究进展[J]. 中国实用眼科杂志,2016,34(6):521-525.

[5] 王辉，于静，邱礼新．产后干眼患者的中医证候及相关影响因素分析[J]. 中国中医眼科杂志，2020，30(10): 767-771.

[6] Nwachukwu Nkiru Z, Onwubiko Stella, Nnemma Udeh, et al. A longitudinal study among pregnant women in Enugu, south east, Nigeria[J]. Ocul Surf,2019,17(3):458-463.

[7] 亚洲干眼协会中国分会，海峡两岸医药卫生交流协会眼科学专业委员会眼表与泪液病学组，中国医师协会眼科医师分会眼表与干眼学组．中国干眼专家共识：检查和诊断(2020年)[J]. 中华眼科杂志，2020，56(10): 741-747.

第十二章

干眼相关神经性疼痛

（一）疾病知识要点

1．定义 干眼是一种通过症状和体征综合诊断的常见多因素疾病。在部分干眼患者中，自觉症状与医师评估的干眼程度并无明确的相关性。DEWS Ⅱ更新的干眼定义中增加了眼表神经感觉异常在干眼发病中的影响和作用[1]。研究表明感觉神经性疼痛在干眼症状、体征分离中扮演了重要的角色，是部分患者干眼症状的重要组成部分[2]。国际疼痛研究协会将疼痛定义为"与实际或潜在组织损伤相关的不愉快的感觉和情绪体验"[3]，疼痛通常分为两大类——伤害性疼痛和神经性疼痛。与组织损伤引起的伤害性疼痛不同，神经性疼痛是指由躯体感觉系统的损害或疾病导致的疼痛，在眼表通常与角膜相关，称为神经性角膜疼痛或角膜神经痛[4]。

干眼的发病除泪膜稳态、炎症等因素外，与神经性疼痛类似的体感功能障碍也参与其中[5]。沿角膜躯体感知传导通路的神经异常是引起干眼相关神经性疼痛的主要原因[6]。这种神经异常可由眼表伤害性刺激诱发，或为神经功能障碍产生的自发性异常冲动。干眼相关神经性疼痛的发病与眼表泪膜的稳定性密切相关，持续的泪膜异常可损伤眼表正常修复机制，使眼表和神经末梢处于一种慢性炎症状态，从而使神经的敏感性增强[7]。在其疼痛的神经病理机制方面，反复炎症刺激和异常神经纤维形成可导致感受器对疼痛的敏感性增加，阈值降低，从而增强周围疼痛的信号传导（周围致敏）[8]；持久的周围神经损伤可使中枢神经元对类似的疼痛反应兴奋阈值降低，导致异位放电且频率增加及疼痛信号增强放大，最终导致中枢神经系统敏感化（中枢敏化）[9]。故临床中可见外周性疼痛、中枢性疼痛及混合性疼痛不同类型。

2．干眼相关神经性疼痛诊断依据 由于人们对于干眼相关神经性疼痛的认识还不够全面，目前并无统一的诊断标准。本病通常根据患者病史、症状、神经性疼痛的典型特征以及可支持神经损伤或功能障碍的临床检查作出诊断。

（1）病史：一些炎症性疾病、系统性疾病或手术干预可能与干眼相关神经性疼痛相关，部分患者还伴有严重的睡眠不足、焦虑、抑郁状态等合并症。

（2）症状：除一般干眼常见的疼痛表现外，还可表现为痛觉过敏（包括对流动的空气、最小的有害刺激和正常光等的敏感反应）、异常性疼痛（由正常的非有害刺激产生的疼痛感，如润滑滴眼液甚至患者自己的眼泪）、自发性疼痛（无任何刺激情况下出现眼部不适感）等特征[10-11]。

（3）体征：可伴有泪液异常及睑板腺功能障碍相关体征，但常常体征不明显或很轻微，通常表现为症状与体征不符。

（4）眼痛程度评估：眼痛评估调查（ocular pain assessment survey，OPAS）[12]是一种经过验证的神经性疼痛调查表。该表包括眼部疼痛程度、非眼部疼痛、生活质量、加重因素、相关因素等多维度内容，具有较好的敏感性及准确性。

（5）辅助检查：①干眼相关检查包括干眼相关问卷调查，泪液分泌试验（Schirmer 试验），泪膜破裂时间（breakup time，BUT），泪河高度，角膜荧光素染色检查，脂质层厚度，睑板腺功能评估等。②外周和中枢性疼痛鉴别：表面麻醉剂可以区分疼痛的来源，如局部使用眼部表面麻醉药物可以减轻外周神经性疼痛，但其对中枢神经性疼痛没有影响。③角膜知觉检测：可以提供角膜神经感知异常的相关证据，常用的角膜敏感度测量仪有 Cochet-Bonnet 和 Belmonte 触觉测量仪，在干眼相关神经性疼痛患者中可以看到角膜对刺激的感觉减退或感觉过敏[13-14]，其敏感性差异可能与不同的干眼类型，病变的位置及程度，检查设备等相关。④共聚焦显微镜检查：可以观察到干眼相关神经性疼痛患者角膜基质下神经纤维丛数量和密度的变化，以及走行、弯曲度、微神经瘤等神经形态学变化（图 3-12-0-1）。

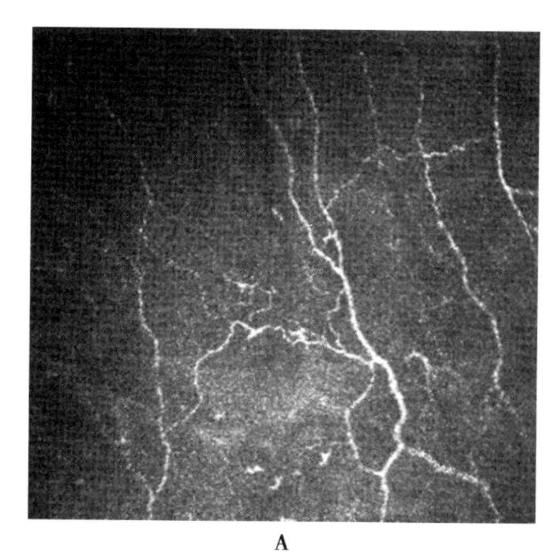
A

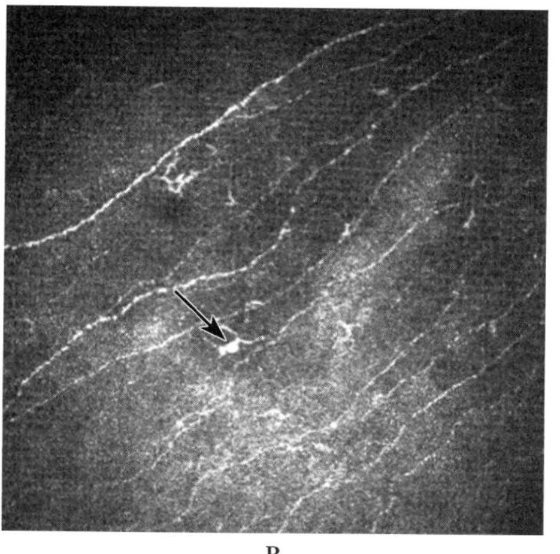
B

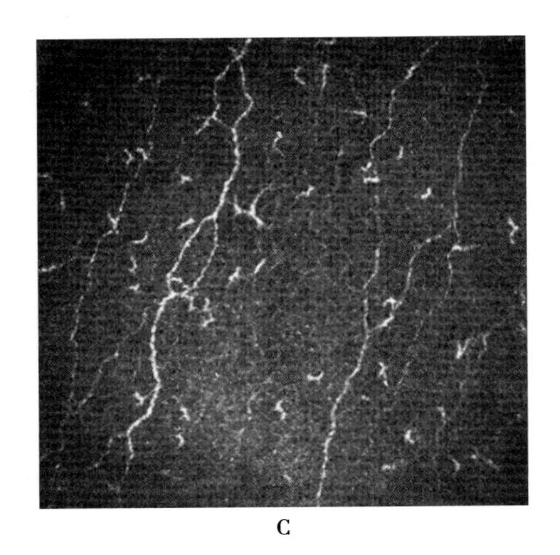

C

图 3-12-0-1　角膜激光共聚焦显微镜检查

A. 神经纤维局部走行迂曲，粗细不均，深度 =40μm；B. 神经纤维纤细，部分呈节段状，局部可见末端膨大，即微神经瘤（黑色箭头处），深度 =41μm；C. 神经纤维曲折增多，并伴有大量朗格汉斯细胞影像，深度 =47μm。

3. 临床治疗方案　针对感觉神经异常的治疗包括以下几个方面。

（1）神经营养疗法

1）自体血清：自体血清包含神经生长因子、维生素 A、表皮生长因子、纤维连接蛋白和胰岛素样生长因子 -1 等，局部应用可以改善干眼相关神经性疼痛症状，促进神经纤维再生。建议使用 20% 自体血清滴眼液，4～8 次 /d [15-16]。

2）神经营养因子：特别是神经生长因子（nerve growth factor, NGF），可增强对神经的营养和损伤修复作用，促进角膜神经纤维增生和形态恢复。

（2）抗炎治疗：炎症所致的神经损伤及外周敏化在干眼相关神经性疼痛中起重要作用，所以抗炎治疗是缓解干眼相关神经性疼痛的必要选择。①局部类固醇滴眼液：如 0.5% 氯替泼诺混悬滴眼液或 0.1% 氟米龙滴眼液等；②免疫抑制剂：如 0.05% 环孢素滴眼液或 0.03% 他克莫司滴眼液；③非甾体抗炎药：如普拉洛芬滴眼液，双氯芬酸钠滴眼液或溴芬酸钠滴眼液；④其他：淋巴细胞功能相关抗原 -1 拮抗剂，如立他司特滴眼液 [17]。

（3）眼表修复治疗：当局部药物治疗不能很好地缓解症状时，可以尝试一些辅助治疗以加速角膜表面的神经修复。①羊膜覆盖：新鲜及冻干羊膜对眼表具有抗炎、抗纤维化和神经营养作用，对于缓解干眼相关神经性疼痛症状有效，但对于不能耐受聚碳酸酯环的痛觉过敏的患者需慎重选择；②辅助器械：治疗性角膜绷带镜、巩膜镜等能够保护干眼相关神经性疼痛患者减少外界环境的刺激，但对于严重痛觉过敏患者可能会加重刺激症状，需合理选择应用。

（4）全身药物：难治性外周疼痛症状、混合性及中枢神经性疼痛可给予全身药物治疗。三环类抗抑郁药去甲替林、阿米替林可以通过单胺再摄取抑制、钠通道阻滞和抗胆碱作用治疗神经性疼痛；抗癫痫药加巴喷丁和普瑞巴林是治疗神经性疼痛的一线药物 [18]，其作用机制都是作为配体与电压依赖性钙通道的 α2δ 亚基结合，减少钙离子内流和兴奋性神经传递 [19]；抗惊厥药卡马西平，阿片类镇痛药纳曲酮、曲马多等也可以用于治疗慢性神经性疼痛，但在获得疗效的同时应关注药物的副作用。

（5）其他疗法：一些用于治疗非眼部疼痛的辅助疗法也已应用于治疗眼表疼痛，如非侵入性的经皮神经电刺激 [20]、A 型肉毒杆菌毒素注射治疗 [21]、神经阻滞疗法等 [22]；针灸以及中医中药的干预治疗可缓解部分患者的眼痛症状。此外，有氧运动，补充维生素 B_{12}，omega-3 脂肪酸，以及认知干预也可作为干眼相关神经性疼痛的辅助治疗方法。

（二）典型病例

患者，女性，28 岁，因“双眼畏光，疼痛 9 个月”就诊。患者 9 个月前因熬夜，过度用眼后出现双眼刺痛，畏光明显，不能看手机、电脑屏幕，当地医院诊为干眼，曾用多种人工泪液、氟米龙滴眼液、地夸磷索钠滴眼液等药物治疗，以及局部热敷、睑板腺按摩等治疗，均无明显好转，来院就诊。患者既往无外伤史、手术史，自诉无全身病史。

眼科检查：视力右眼 0.8，矫正 1.0；左眼 0.8，矫正 1.0。双眼位正，眼球运动正常，睑板腺开口未见明显异常，泪河略浅，睑球结膜轻度充血，角膜清亮（图 3-12-0-2）。泪河高度：右眼 0.19mm，左眼 0.29mm。睑板腺图像分析：双眼睑板腺缺失面积≤1/3。

辅助检查：

泪液功能检查：FBUT 右眼 5s，左眼 6s。Schirmer Ⅰ试验：右眼 6mm/5min，左眼 8mm/5min。眼表疾病指数问卷（OSDI）：35.42 分。

临床诊断：双眼干眼。

治疗：双眼局部用药，无防腐剂人工泪液 4 次 /d、1% 环孢素滴眼液 2 次 /d、卡波姆眼用凝胶 2 次 /d。

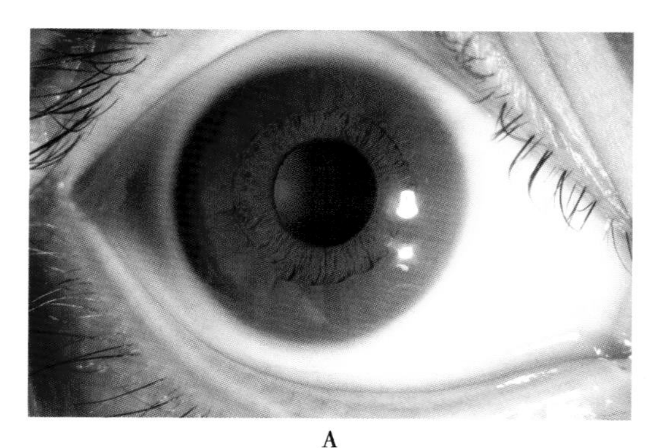
A

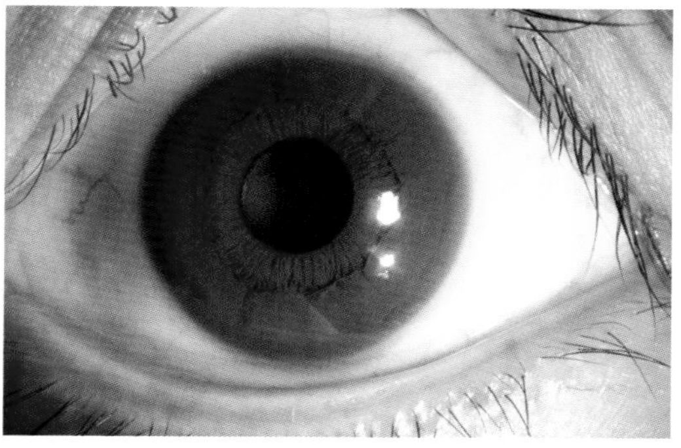
B

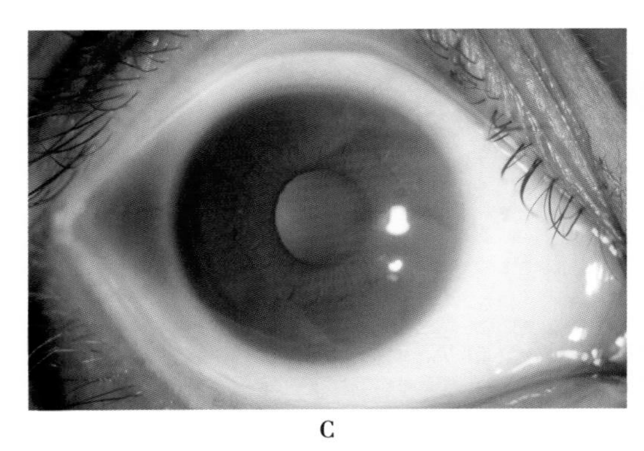
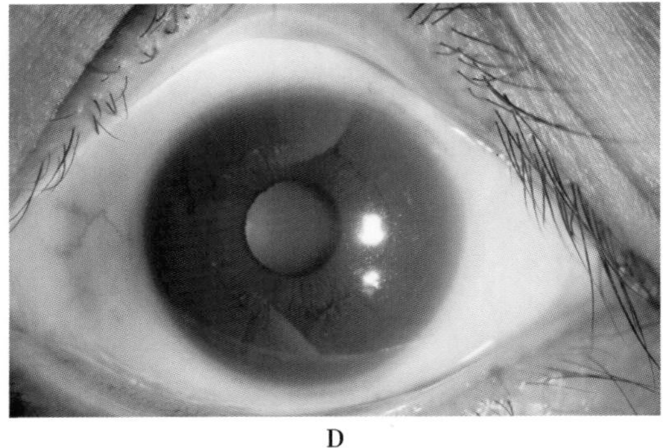

C D

图 3-12-0-2　患者治疗前眼前节照相

A、B. 双眼睑板腺开口未见明显堵塞，泪河略浅，睑球结膜轻度充血，角膜清亮；C、D. 荧光素钠染色示双眼角膜无明显点染。

治疗 2 周后，患者自觉症状无明显改善。详细询问病情，患者眼部体征并不明显，但自觉症状严重，表现为典型的光敏感痛，微弱光源即可引起眼部不适，考虑与感觉神经异常相关，因此给予患者填写 OPAS 问卷（表 3-12-0-1），并应用 Cochet-Bonnet 触觉测量仪行角膜知觉检测：双眼中央及上下左右各象限均为 6cm。角膜共聚焦显微镜检查：双眼角膜基底下神经纤维分支少，局部分布欠均匀，局部可见神经末端膨大（图 3-12-0-3）。诊断为双眼干眼相关神经性疼痛。在原有治疗基础上给患者加用 20% 自体血清 8 次 /d，氯替泼诺滴眼液为 4 次 /d，并辨证给予中药汤剂口服。

治疗 1 个月后，患者诉疼痛症状缓解，畏光减轻，减氯替泼诺滴眼液为 2 次 /d，继续应用 20% 自体血清及中药汤剂口服，余治疗同前。

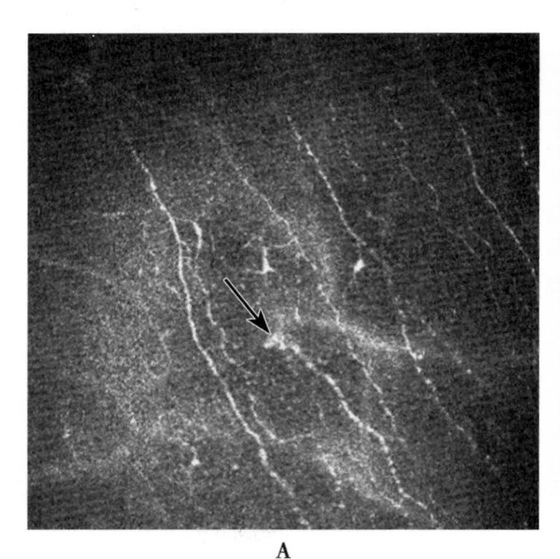
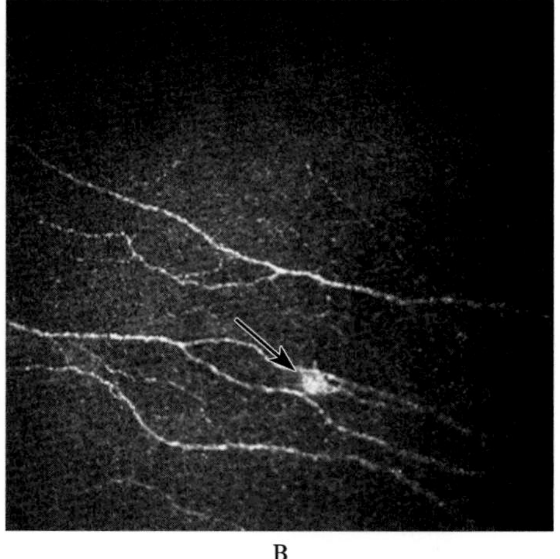

A B

图 3-12-0-3　患者治疗前激光共聚焦显微镜检查

A. 深度 =61μm：双眼角膜基底下神经纤维分支少，曲折度增加，分布欠均匀，局部可见神经末端膨大（黑色箭头处）；B. 深度 =56μm：双眼角膜基底下神经纤维分支少，曲折度增加，分布欠均匀，局部可见神经末端膨大（黑色箭头处）。

治疗 6 周后，患者自诉眼痛、畏光症状继续减轻，停用氯替泼诺滴眼液，继续应用自体血清、环孢素滴眼液、人工泪液及中药汤剂口服。

治疗 10 周后，患者已能正常生活，症状无明显复发，再次填写 OPAS 问卷，复查角膜共聚焦显微镜检查显示双眼角膜基底下神经纤维分支增多，未见明显末端膨大（表 3-12-0-1，图 3-12-0-4）。

表 3-12-0-1　治疗前后患者眼痛评估调查（OPAS）评分比较　　单位：分

眼痛评估调查（OPAS）	治疗前	治疗后
眼部疼痛程度（0~60）	48	22
非眼部疼痛（0~20）	6	4
生活质量（0~60）	45	29
加重因素（0~2）	1.8	1.1
相关因素（0~4）	2.5	1.6

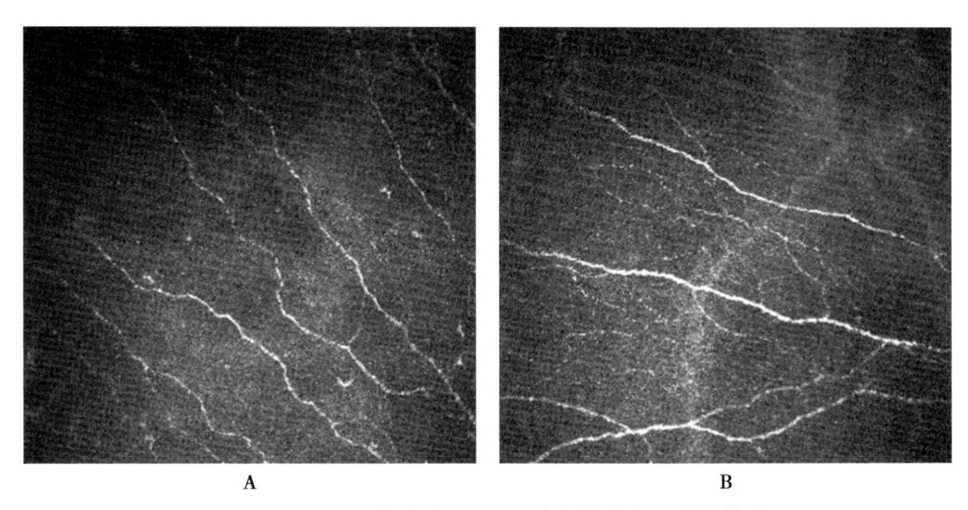

图 3-12-0-4　患者治疗 10 周后激光共聚焦显微镜检查

A. 深度 =40μm：角膜基底下神经纤维分支增多，未见明显末端膨大；B. 深度 =56μm：角膜基底下神经纤维分支增多，未见明显末端膨大。

（三）病例分析

本病例特点

（1）干眼相关神经性疼痛的患者常伴有光敏感痛、烧灼感、刺痛感、干燥感、异物感等表现，可与干眼的常见症状重叠，但相关体征往往不明显，症状明显大于体征，可严重影响工作及生活质量。

（2）本例患者的症状表现主要为光敏感痛，微弱的光源即可引起眼部的刺激疼痛，OPAS 问卷评分较高，知觉检查可见角膜敏感性增强，共聚焦显微镜检查可见基底下神经纤维变细，分支减少，局部末端膨大（即微神经瘤），故综合分析诊断为干眼相关神经性疼痛。

（3）本病从中医角度来讲，肝主目，目以血为供养之源，角膜神经更需要阴血之濡养。而《黄帝内经》有言“久视伤血”，临床观察干眼相关神经性疼痛的患者常伴有长期过度用眼、熬夜用眼、睡眠质量差等特点，耗伤肝血，眼中经脉血少而涩滞，眼失血荣，发为疼痛。本病历中医辨证为血虚津亏，筋脉失养，给予方药：当归 10g，沙参 10g，枸杞子 15g，麦冬 15g，生地黄 20g，熟地黄 20g，黄精 15g，桑叶 10g，菊花 10g，柴胡 10g，黄芩 10g，丹皮 10g，白芍 15g，炙甘草 10g，水煎服，日 1 剂。方中应用大量补血养阴药物如生熟地黄、当归、白芍、沙参、麦冬、黄精、枸杞子等，配以柴胡、黄芩、丹皮疏肝清热解郁，桑叶、菊花清肝明目，二诊加酸枣仁加强补血养肝作用，且能安神助眠，又配合自体血清、人工泪液等药物，故使疼痛、畏光症状明显缓解。

（4）目前虽然对于干眼相关神经性疼痛的认识有了一定进展，但在治疗中还是具有很大挑战，往往需要联合治疗甚至多学科合作以解决该疾病的各种复杂的潜在因素。

参 考 文 献

[1] CRAIG JP, NICHOLS KK, AKPEK EK, et al.TFOS DEWS Ⅱ definition and classification report[J].Ocul Surf,2017,15(3):276-283.

[2] 林祥，刘昭麟，吴洁丽，等．干眼感觉神经性疼痛的研究进展[J]．中华眼科杂志,2018,54(02):144-148.

[3] JENSEN TS, BARON R, HAANPÄÄ M, et al. A new definition of neuropathic pain[J]. Pain, 2011,152(10):2204-2205.

[4] GOYAL S, HAMRAH P. Understanding neuropathic corneal pain--gaps and current therapeutic approaches[J].Semin Ophthalmol, 2016,31(1-2):59-70.

[5] MEHRA D, COHEN NK, GALOR A. Ocular surface pain: a narrative review[J]. Ophthalmol Ther,2020,9(3):1-21.

[6] GUTHOFF RF, WIENSS H, HAHNEL C, et al. Epithelial innervation of human cornea: a three-dimensional study using confocal laser scanning fluorescence microscopy[J]. Cornea,2005,24(5):608-613.

[7] FERNANDES V, SHARMA D, VAIDYA S, et al. Cellular and molecular mechanisms driving neuropathic pain: recent advancements and challenges[J].Expert Opin Ther

Targets,2018,22(2):131-142.
[8] BAUM P, KOJ S, KLÖTING N, et al. Treatment-induced neuropathy in diabetes (TIND)-developing a disease model in type 1 diabetic rats[J].Int J Mol Sci, 2021, 22(4): 1571.
[9] HAINS BC, SAAB CY, KLEIN JP, et al. Altered sodium channel expression in second-order spinal sensory neurons contributes to pain after peripheral nerve injury[J]. J Neurosci, 2004, 24(20):4832-4839.
[10] ROSENTHAL P, BORSOOK D. The corneal pain system. Part Ⅰ: the missing piece of the dry eye puzzle[J].Ocul Surf, 2012,10(1):2-14.
[11] COSTIGAN M, SCHOLZ J, WOOLF CJ. Neuropathic pain: a maladaptive response of the nervous system to damage[J].Annu Rev Neurosci, 2009,32:1-32.
[12] QAZI Y, HURWITZ S, KHAN S, et al. Validity and reliability of a novel ocular pain assessment survey (OPAS) in quantifying and monitoring corneal and ocular surface pain[J].Ophthalmology,2016,123(7):1458-1468.
[13] DIECKMANN G, GOYAL S, HAMRAH P. Neuropathic corneal pain: approaches for management[J]. Ophthalmology, 2017, 124(11):S34-47.
[14] SHAHEEN BS, BAKIR M, JAIN S. Corneal nerves in health and disease[J]. Surv Ophthalmol, 2014, 59(3): 263-285.
[15] AGGARWAL S, KHEIRKHAH A, CAVALCANTI BM, et al. Autologous serum tears for treatment of photoallodynia in patients with corneal neuropathy: efficacy and evaluation with in vivo confocal microscopy[J]. Ocul Surf, 2015, 13(3):250-262.
[16] THEOPHANOUS C, JACOBS DS, HAMRAH P. Corneal neuralgia after LASIK[J]. Optom Vis Sci, 2015, 92(9):e233-e240.
[17] Abidi A, Shukla P, Ahmad A. Lifitegrast: a novel drug for treatment of dry eye disease[J].J Pharmacol Pharmacother, 2016, 7(4): 194-198.
[18] ATTAL N, CRUCCU G, BARON R, et al. European federation of neurological societies. EFNS guidelines on the pharmacological treatment of neuropathic pain: 2010 revision[J]. Eur J Neurol, 2010, 17(9):1113-e88.
[19] JENSEN TS, MADSEN CS, FINNERUP NB. Pharmacology and treatment of neuropathic pains[J]. Curr Opin Neurol, 2009, 22(5):467-474.
[20] SIVANESAN E, LEVITT RC, SARANTOPOULOS CD, et al.Noninvasive electrical stimulation for the treatment of chronic ocular pain and photophobia[J]. Neuromodulation, 2018, 21(8):727-734.
[21] VENKATESWARAN N, HWANG J, RONG A, et al. Onabo-tulinum toxin a improves photophobia and sensations of dryness independent of ocular surface parameters[J]. Investig Ophthalmol Vis Sci, 2019, 60(9):6757.
[22] SMALL LR, GALOR A, FELIX ER, et al. Oral gabapentinoids and nerve blocks for the treatment of chronic ocular pain[J]. Eye & Contact Lens, 2020, 46(3):174-181.

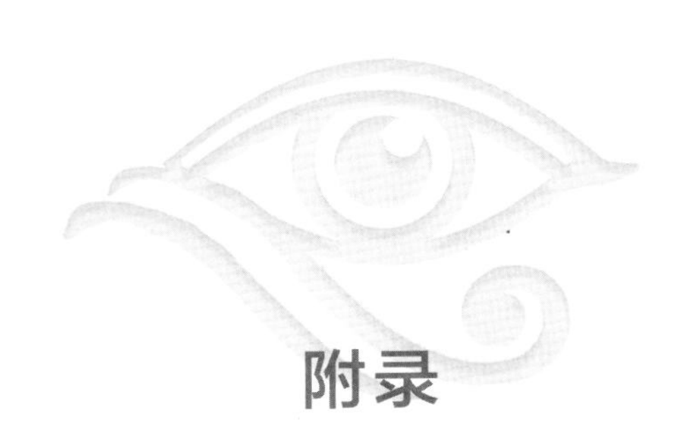

附录

中英文名词、缩写对照

5- 脂加氧酶(5-lipoxygenases，5-LOX)

DHA 衍生物神经保护素 D1(neuroprotectin D1, NPD1)

McMonnies 量表(McMonnies dry eye questionnaire, MQ)

Sjögren's 综合征国际临床合作联盟眼表染色评分 (Sjögren's international collaborative clinical alliance ocular staining score, SICCA OSS)

白三烯(leukotriene, LT)

白细胞介素(interleukin，IL)

苯扎氯铵(benzalkonium chloride, BAK)

必需脂肪酸(essential fatty acids，EFAs)

表面不对称指数(surface asymmetry index，SAI)

表面规则指数(the surface regularity index，SRI)

表皮生长受体(epidermal growth factor receptor，EGFR)

表皮生长因子(epidermal growth factor，EGF)

不完全瞬目比例(partial blink, PB)

茶树油(tea tree oil，TTO)

第二版干眼病国际专家共识(dry eye workshop, DEWS Ⅱ)

点状上皮糜烂 (punctate epithelial erosions, PEE)

短链 α- 亚麻酸(α-linolenic acid，ALA)

多不饱和脂肪酸(polyunsaturated fatty acids，PUFAs)

二高 -γ- 亚麻酸(dihomo-γ-linolenic acid，DGLA)

非侵入泪膜破裂时间(non-invasive breakup time，NIBUT)

酚红棉丝试验(phenol red thread test，PRT test)

干扰素(interferon，INF)

干涉颜色单位 (interference color unit, ICU)

干眼 5 项问卷(5-item dry eye questionnaire, DEQ-5)

干眼对日常生活的影响(impact of dry eye in everyday life, IDEEL)

干燥综合征(Sjögren syndrome, SS)

核因子(nuclear factor，NF)

花生四烯酸(arachidonic acid，AA)

环加氧酶(cyclooxygenase，COX)
患者眼干涩感标准评估量表(standard patient evaluation of eye dryness, SPEED)
混合性结缔组织病(mixed connective tissue disease, MCTD)
活体激光共聚焦显微镜(in vivo confocal microscopy, IVCM)
活性氧(reactive oxygen species，ROS)
基于IDEEL的中文问卷(Chinese version of dry eye related quality of life, CDERQOL)
间接免疫荧光法(indirect immunofluorescence, IIF)
睑板腺功能障碍(meibomian gland dysfunction, MGD)
睑板腺检查器(meibomian gland evaluator，MGE)
睑缘炎相关角结膜病变(blepharokeratoconjunctivitis, BKC)
碱性成纤维细胞生长因子(basic fibroblast growth factor, bFGF)
角膜预期视力(potential visual acuity，PVA)
接触镜干眼问卷(contact lens dry eye questionnaire，CLDEQ)
聚合酶链式反应(polymerase Chain Reaction, PCR)
抗核抗体(antinuclear antibodies，ANA)
可提取核抗原(extractable nuclear antigen,ENA)
泪河高度(tear meniscus height, TMH)
泪河面积(tear meniscus area, TMA)
泪河深度(tear meniscus depth, TMD)
泪膜和眼表协会(Tear Film and Ocular Surface Society, TFOS)
泪膜破裂时间(tear breakup time，TBUT)
泪膜脂质层厚度(lipid layer thickness, LLT)
泪液分泌试验(Schirmer's test)
泪液基质金属蛋白酶-9(matrix metallopeptidase 9, MMP-9)
泪液清除率(tear clearance rate, TCR)
泪液周转率(tear turnover rate, TTR)
类风湿关节炎(rheumatoid arthritis, RA)
类风湿因子(rheumatoid factor，RF)
量子分子共振(quantum molecular resonance, QMR)
磷脂酶C(phospholipases C, PLC)
酶联免疫吸附测定(enzyme linked immunosorbent assay, ELISA)
美国国家眼科研究所(National Eye Institute, NEI)
美国食品药品管理局(Food and Drug Administration，FDA)
免疫双扩散法(immunodiffusion, ID)
内部相关系数(intraclass correlation coefficient, ICC)
黏蛋白(mucin, MUC)
黏膜上皮交界区域(mucocutaneous junction，MCJ)
前列腺素(prostaglandin, PG)
浅层点状角膜病变(superficial punctate keratopathy，SPK)
强脉冲光(intense pulsed light，IPL)
人喉表皮样癌细胞系(human epidermoid carcinoma cell line，HEP-2)
三磷酸肌醇(inositol trisphosphate, IP3)
三磷腺苷(adenosine triphosphate, ATP)
色素上皮衍生因子(pigment epithilium-derived factor，PEDF)

神经生长因子（nerve growth factor, NGF）
生长因子（growth factor，GF）
试纸泪河计（strip meniscometry tube，SMTube）
视觉模拟量表（visual analog scale,VAS）
受试者工作特征曲线（receiver operating characteristic curve, ROC）
受试者工作特征曲线下面积（the area under the ROC curve, AUC）
丝裂原活化蛋白激酶（mitogen-activated protein kinase, MAPK）
萜品烯-4-醇（terpinen-4-ol，T4O）
系统性红斑狼疮（systemic lupus erythematousus, SLE）
系统性硬化症（systemic sclerosis, SSc）
虾青素（astaxanthin，AST）
线性免疫印迹法（line immunoassay, LIA）
消退素E（resolvin E, RvE）
血清滴眼剂（serum eye drops，SED）
眼表疾病指数量表（ocular surface disease index, OSDI）
眼睑刷上皮病变 (lid-wiper epitheliopathy, LWE)
眼前节光学相干断层扫描（optical coherence tomography, OCT）
眼痛评估调查 (ocular pain assessment survey，OPAS)
移植物抗宿主病（graft versus-host disease, GVHD）
异体血清滴眼液（allogeneic serum eye drops，Allo-SED）
印迹细胞学 (impression cytology，IC)
荧光素染色泪膜破裂时间（fluorescein breakup time，FBUT）
应激活化蛋白激酶（stress-activated protein kinases, SAPK）
原发性胆汁性胆管炎（primary biliary-cholangitis, PBC）
灶性淋巴细胞浸润性唾液腺炎（focal lymphocytic sialadenitis, FLS）
长链二十二碳六烯酸（docosahexaenoic acid，DHA）
长链二十碳五烯酸（eicosapentaenoic acid，EPA）
肿瘤坏死因子（tumor necrosis factor, TNF）
重组牛碱性成纤维细胞生长因子（rb-bFGF）
重组人表皮生长因子 (recombinant human epidermal growth factor, rhEGF)
准分子激光手术 (laser-assisted in situ keratomileusis,LASIK)
自体血清滴眼液（autologous serum eye drops，Auto-SED）